多学科临床诊治系列

解放军总医院
临床病例精粹

第3辑 消化道癌肺癌专辑（存活10年以上）

主　编　顾倬云

编者单位　解放军总医院

科学出版社

北　京

内 容 简 介

本书精选解放军总医院第一、第二医学中心经以外科手术为基本治疗的多学科综合治疗得以存活 10 年以上的癌症病例 46 例，主要涉及进展期胃癌、结肠癌，以及胰腺癌、肝癌及肺癌等。每个病例包括病例介绍、病例点评，并根据最新进展阐述疾病精要，重点介绍解放军总医院专家对病例的讨论及点评，目的是使临床医师在疾病诊疗过程中树立整体观，通过资料收集、分析、诊断、治疗决策及治疗结果反馈，总结每个病例诊治过程中的正反经验，培养、提高临床系统思维能力。

本书内容翔实，实用性强，有助于各专科医师开阔思维，打破专科界限，提高临床诊治水平。

图书在版编目（CIP）数据

解放军总医院临床病例精粹. 第3辑, 消化道癌肺癌专辑: 存活10年以上 / 顾倬云主编. —北京: 科学出版社, 2023.5
（多学科临床诊治系列）
ISBN 978-7-03-075428-8

Ⅰ.①解… Ⅱ.①顾… Ⅲ.①临床医学－病案－汇编 ②消化系肿瘤－病案－汇编 ③肺癌－病案－汇编 Ⅳ.①R4 ②R735 ③R734.2

中国国家版本馆CIP数据核字（2023）第069716号

责任编辑: 王海燕　肖　芳 / 责任校对: 张　娟
责任印制: 赵　博 / 封面设计: 吴朝洪

科学出版社 出版
北京东黄城根北街 16 号
邮政编码: 100717
http://www.sciencep.com

北京汇瑞嘉合文化发展有限公司 印刷
科学出版社发行　各地新华书店经销

*

2023 年 5 月第　一　版　　开本: 720×1000　1/16
2023 年 5 月第一次印刷　　印张: 25 1/4
字数: 461 000
定价: 228.00 元
（如有印装质量问题，我社负责调换）

编著者名单

主　　编　顾倬云

编　　委（以姓氏笔画为序）

万　军　卫　勃　马　林　王新江　石怀银

卢实春　刘朝阳　初向阳　李小梅　张　东

陈　凛　郑　伟　胡　毅　俞森洋　贾宝庆

顾倬云　徐白萱　唐　云　蔡守旺

编　著　者（以姓氏笔画为序）

王　勋　王　鹏　王成方　王英伟　王绪宁

石　卉　卢灿荣　史宪杰　刘　昊　刘　添

齐迎春　苏　明　杜　磊　李　鹏　邱娇娇

辛宪磊　宋　昱　宋　謞　张　勇　张　晶

陈永卫　陈志达　陈振鸿　孟庆禹　郗洪庆

郭学光　陶海涛　黄　亮　黄海力　曹延祥

崔明新　姬　翔　谢天宇　廖　亮

学术秘书　齐迎春　文军宝　卫　勃　廖　亮　仲昭红

编者单位　解放军总医院

编委简介

万　军　解放军总医院第二医学中心消化内科主任医师、教授

卫　勃　解放军总医院第一医学中心普通外科主任医师、教授

马　林　解放军总医院第一医学中心放射诊断科主任医师、教授

王新江　解放军总医院第二医学中心放射科副主任医师

石怀银　解放军总医院第一医学中心病理科主任医师、教授

卢实春　解放军总医院第一医学中心肝胆胰外科主任医师、教授

刘朝阳　解放军总医院第二医学中心综合外科副主任医师

初向阳　解放军总医院第一医学中心胸外科主任医师、教授

李小梅　解放军总医院第二医学中心老年医学科主任医师、副教授

张　东　解放军总医院第二医学中心肿瘤内科主任医师、副教授

陈　凛　解放军总医院第一医学中心普通外科主任医师、教授

郑　伟　解放军总医院第一医学中心普通外科主任医师、副教授

胡　毅　解放军总医院第一医学中心肿瘤科主任医师、教授

俞森洋　解放军总医院第二医学中心呼吸科主任医师、教授

贾宝庆　解放军总医院第一医学中心普通外科主任医师、教授

顾倬云　解放军总医院第二医学中心外科主任医师、教授

徐白萱　解放军总医院第一医学中心核医学科主任医师、教授

唐　云　解放军总医院第一医学中心普通外科主任医师、教授

蔡守旺　解放军总医院第一医学中心肝胆胰外科主任医师、教授

前　言

《解放军总医院临床病例精粹》第 1 辑和第 2 辑出版后，广受临床医师好评，成为临床工作的重要参考书。

本书为第 3 辑，介绍了消化道癌（其中有进展期胃癌、结肠癌 30 例，肝癌、胰腺癌等 11 例）及肺癌（5 例），共 46 例经典病例，以上病例经手术根治切除术后，我们对其皆进行了 10 年以上的紧密随诊，获取了全面、可信的资料。

癌症是"恶性肿瘤"，恶性肿瘤是一个尚未被人类完全揭开的谜团，它每年吞噬着几百万人的生命。对恶性肿瘤的发生、发展及防治规律近几十年取得了很大进展，但距离揭示恶性肿瘤的本质，根本上解决问题，还有很大的差距。

本书通过对 46 例病例的研究认识到：①癌症并非不治之症；②可治愈的癌症不是慢性病，癌症就是癌症；③癌症治愈后能活过百岁，活过 90 岁的并不少见；④老年人局限进展期实体瘤，80 岁以上老人若健康状况良好，能够耐受根治性手术切除，本人意愿、家庭条件等综合因素允许，仍应积极地治疗；⑤多原发癌不少见，结肠癌根治术后治愈 10 年以上者可因发生肺癌数月后死亡；⑥癌症患者得以长期存活，除与正确的治疗方式相关外，与患者对疾病的态度、经济条件、社会保障等也均有相当大的关系。对于癌症患者，活得更长、活得更好是考验诊疗效果的关键。对于这些活得久、活得好的患者进行深入研究，或许是找到解决治愈癌症之门的路径。相信本书的出版对各科同道均能有所启发和借鉴。

此次出版工作得到了解放军总医院第二医学中心李天志主任、姚伟部长等领导的大力支持，编委对各相关专科病例内容进行编辑、点评，撰写相关疾病精要，病理科石怀银主任，影像科马林、王新江主任，核医学科徐白萱主任对每一例病例的病理、影像、核医学等临床辅诊资料进行了认真地审定，一并表示感谢！

由于编者水平有限，书中存在不完善或不妥当之处，敬请同仁指正！

顾倬云

解放军总医院一级教授

外科主任医师

目　录

病例 1　罕见巨大纤维板层肝细胞癌成功手术根治切除后 32 年，无肿瘤复发，身体健康

【要点】　纤维板层肝细胞癌（fibrolamellar hepatic carcinoma）占全部肝癌患者的 1%～2%，1986 年 10 月我院收治一例巨大纤维板层肝细胞癌女性，肿瘤几乎占据整个腹腔，术后称重肿瘤达 6kg。巨大肿瘤压迫导致患者行动困难，脏器功能障碍，严重贫血，血红蛋白 73g/L。根治切除右肝巨大肿瘤已 32 年健在，无肿瘤复发。

一、病例介绍

（一）病史简介

患者，女性。1937 年出生。因腹胀、食欲减退于 1979 年在北京某大医院检查发现右上腹肿物，肋缘下 4 横指，质地软，表面光滑，无触痛。B 超诊断为"肝血管瘤"，未行治疗。近半年肿瘤增大迅速，腹胀明显加重，活动受影响，尤其无法弯腰，且体重进行性下降，贫血（图 1-1）。曾就诊于北京各大医院，均未收治。1986 年 11 月 10 日收入我院外科。

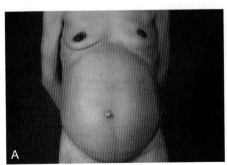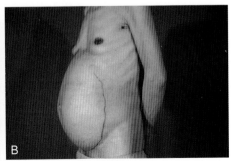

图 1-1　巨大腹部肿瘤

A. 正面；B. 侧面

1. **既往史** 1972年患"无黄疸型肝炎"，持续治疗2个月后肝功能转为正常。

2. **体格检查** 慢性病容，消瘦，贫血貌。体温37℃，脉搏90次/分，呼吸18次/分，血压120/80mmHg。头颈未发现异常，肺呼吸音清，未闻及干、湿啰音，心律齐，各瓣膜区未闻及杂音。胸壁未见静脉曲张。腹部明显隆起膨大，可及巨大肿瘤，自肋缘测量上下径为35cm，左右径为30cm，巨大肿瘤自右肋缘向下达盆腔，质地中等偏软，表面光滑，似有弹性，肿瘤几乎占据整个腹腔。脐的左上方相当于移位后的肝门区可闻及明显的动脉血管杂音。肝上界第5肋，腹水征阴性。

3. **实验室检查** 血红蛋白73g/L，白细胞4.6×10^9/L，中性粒细胞0.77，血小板196×10^9/L；谷丙转氨酶正常范围，胆红素正常，血糖4.3mmol/L，尿素氮4.641mmol/L（13mg/dl），肌酐44μmol/L；凝血酶原时间17.5秒，凝血酶原活动度72%；碱性磷酸酶28U/L，血钾5.3mmol/L，血钠147mmol/L，血氯102mmol/L；乙肝表面抗原阳性；AFP阴性。

4. **影像学检查**

（1）增强CT诊断（1986年11月20日，本院）：肝内巨大血管瘤，瘤内钙化囊性改变（图1-2）。

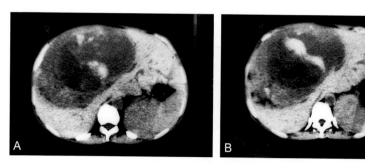

图1-2　右肝大块充盈缺损
A. 瘤内有钙化、囊性改变；B. 左肝呈长条形

（2）胸部左、右、前斜位片（1986年11月24日，本院）：右上肺条索状结核病变，左心室大，不除外左心房大。

（3）肝动脉造影（1986年11月24日，本院）：显示肝右动脉扩张，增粗，肝内动脉分支压迫、伸展，动脉后期见不规则浓染，部分可呈团块状。印象：巨大肝肿瘤，考虑海绵状血管瘤可能性大（图1-3）。

（4）肝血池（1986年11月20日，本院）：右肝为大片放射性缺损区占据，左肝代偿性增大，并受压左移，脾增大。同位素^{99m}Tc血池显像见右叶巨大缺损区内上侧明显无充盈，但缺损区大部仍未充填（图1-4）。初步诊断：肝右叶巨大血管瘤伴中心部蜕变可能性大。

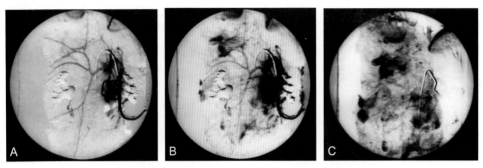

图 1-3　A 和 B. 腹腔动脉造影，数字减影（DSA）显示：肝动脉明显增粗，分支拉长、移位，其远侧斑片状肿瘤染色；C. 腹腔动脉造影（DSA）动脉晚期：肝脏及中上腹区多发团状肿瘤染色，界线不清楚。未见动静脉瘘

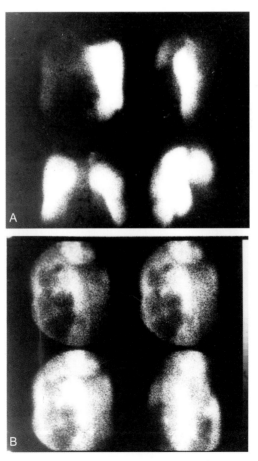

图 1-4　肝血池
A. 右肝大片放射性缺损；B. 左肝代偿性增大，向左移位

（5）超声检查（1986 年 11 月 25 日，本院）：肿瘤主要占据右肝前叶，小部分占据在右肝后叶，巨大肿瘤达盆腔，肝左叶被推移向左侧移位，内部血管走行清晰，回声分布均匀，肝左叶内见一前后径为 9cm 的回声减低区，内部回声不均匀，可见不规则无回声区。第二肝门处见肝静脉回声，被推移向下及左移位，见挤压现象。脾不大。印象：肝右叶占位性病变考虑肝脏血管瘤。

（二）临床诊断

肝脏巨大血管瘤（右肝）。

（三）诊疗经过

1. 第 1 次全院多学科讨论

（1）讨论目的：①明确诊断；②解救患者，切除巨大肝肿瘤的可能性和手术巨大风险的预防措施。

（2）病情评估：患者女性，47 岁。病史 7 年，近半年肿瘤迅速增大，生活、工作均受到影响，肿瘤巨大，而体重逐渐降低，进食减少，贫血，曾在北京多家大医院就诊，均因风险太大，未收治。

根据病史、B 超、CT、血管造影、血池扫描诊断"右肝巨大肝血管瘤"。虽然是良性，近半年增长迅速，贫血，表明肿瘤在体内形成一巨大血库，肿瘤主要在右前叶及右后叶部分，部分右后叶及左叶肝未受累。超声提示肝右及肝中静脉有移位，肝左静脉正常，CT 显示有囊性变，可能是肝脏退行性变，肿瘤没有侵蚀下腔静脉，肝右后叶部分及左肝正常，手术切除右前叶及右后一部分，术后基本能维持肝脏功能，因为现在的肝脏功能主要依靠右后部分及左肝叶维持。若不做手术则患者不可能有出路，只有手术切除肿瘤尚有治愈的可能，但手术危险性相当大，主要是手术出血多，出血最常见的部位是第二肝门，其次是下腔静脉。手术中宜先结扎肝右动脉以减少出血，肝脏体积也有可能变小。因右肝肿瘤巨大，肝门移位，控制肝门是手术的关键。血液供应十分关键，至少要准备 10 000ml 血液备用。

麻醉科：手术宜用全身麻醉，保证呼吸通畅，麻醉中最怕大出血及手术时间过长，过多输库血，可能出现不良反应。

心内科：心电图有改变，可能与贫血、长期心脏负荷过重有关，如果没有大出血，则可承担手术，若发生大出血则存在风险。

血库：备上万毫升的血比较困难，需要医院、医务部门协调。

（3）讨论结论：准备手术切除，做好术前准备，手术细节尚待进一步分析。

2. 第 2 次全院多学科讨论　讨论目的：主要讨论手术前准备及术中注意事项。

（1）决定手术基本出发点：患者近半年肿瘤增大迅速，体重减轻、贫血，生活难以自理，病情尚在进展期，若不治疗，则生活质量很差，必将威胁患者生命。

（2）手术成功的条件：普外科手术技术能力强；全院有关科室全力配合；院领导重视。患者及其家属信任。

（3）对手术极大风险的预测和减少出血及止血的措施：手术中最大的风险是术中大出血，出血有可能达到数千到上万毫升，因此首先要准备足够血源，备血 10 000ml。术中先控制肝右动脉、肝门静脉、下腔静脉，控制好阻断血流时间。

（4）认真讨论术前动脉栓塞问题，一致意见是栓塞肝右动脉不能达到止血目的，因为门静脉不能栓塞，对肿瘤出血无法控制。但如果术中探查发现肝门不能控制，则肿瘤无法切除，应准备术中栓塞。

（5）手术后处理：术中可能出现大出血；因血压波动、大量快速输入全血，术后对生命体征的监测和器官功能的维护至关重要，当时普外科已成立重症监护室，有 6 张床位，术后患者进入重症监护室。对输液量和尿量严密观察，保证机体内环境稳定，顺利度过创伤反应期。预防胸、腹腔感染，促进伤口愈合，特别注意大量出血及大量输入库血后引起的凝血功能障碍、低温、心功能障碍及肾、肺、肝功能障碍。

（四）手术

1986 年 11 月 29 日手术，手术历时 11 小时 45 分钟，麻醉 12 小时 40 分钟。

手术切口自剑突至耻骨联合，腹壁十分菲薄，肌肉层极弱，并在脐上向左侧加做横切口。肝肿瘤显露在切口部，肿瘤占据整个腹腔，测量肿瘤长径超过40cm，横径 30cm（图 1-5）。右半肝几乎全部被肿瘤侵犯，左半肝代偿性增大，被推向左侧，呈长条形，左右肝之间没有清楚的界线。第一肝门向左、向下移位，肝固有动脉显著增粗，直径约 1.5cm，并有明显震颤，此点与血管瘤不相符合，一般血管瘤的肝固有动脉不增粗。本例肝肿瘤巨大，呈紫红色，表面血管充盈，加压有弹性，但与海绵状血管瘤不同之处在于挤压时不能挤瘪。相当第二肝门处有一囊样区域，正好骑跨于下腔静脉与肝静脉相交部位。由于肿瘤不能挤瘪，又有囊样的血湖，因此手术难度比预想的更大。按预定方案，行规则性右半肝切除，首先处理第一肝门，结扎、切断右肝动脉、胆囊动脉、胆囊管及右肝管，结扎、切断右侧门静脉。此时经第 6 肋间开胸，游离三角、冠状及镰状韧带。肝短静脉异常增粗，经肿瘤回流之血管支增多，右肝静脉短，在第二肝门处分离极易出血，手术仍转至右肝肿瘤表面界线偏左侧切肝，切开 2/3 处为一血窦，出血猛烈，血压下降，输血后血压回升，按此情况分析，虽右肝动脉及右门静脉向肝血供已阻断，而左肝尚有来血，此时立即托出肿瘤，部分阻断腔静脉血流，阻断部分腔静脉时血压有明显下降，输血后血压回升，显露右肝静脉，钳夹切断并结扎，循此与前面的肝切缘会合，切除肝脏巨大肿瘤（图1-6）。发现相当于右肝静脉部位有一囊腔，充盈肉样组织，因此曾考虑为"血管内皮细胞瘤"，而不像海绵状血管瘤。肝脏切缘缝合止血，止血过程费时2～3小时。在切肝过程中，阻断肝动脉4次，每次15分钟，阻断肝门1次，时间为12分钟。手术历时11小时45分钟，术中出血8500ml，术中输血7600ml，手术全程血压几度波动，血源供应及时，很快回升。关胸、关腹过程中血压一直平稳，安置胸腔引流、腹腔引流（图1-7）。

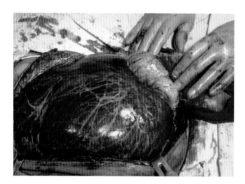

图1-5　肝肿瘤占据腹腔

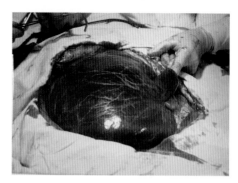

图1-6　切除肝脏巨大肿瘤

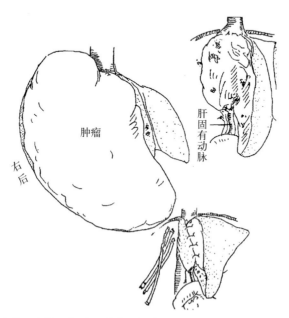

图1-7　手术示意图（肿瘤、切除后、残留左肝缝合、引流）

（五）病理诊断

1. **大体检查**　肝脏形态消失，肿瘤形成巨大椭圆形肿块（图 1-8），切面呈酱红色，有散在灰白色结节，且伴大片出血、坏死，质软，呈烂肉样，肿瘤旁近周边处尚可见残留的肝组织区，肉眼无肝硬化改变。肝脏与肿瘤区分界清楚。

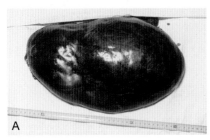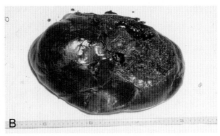

图 1-8　切除的肝肿瘤

A. 肿瘤大体形态，称重 6000g；B. 肿瘤切面

2. **镜下所见**　肿瘤大小 30cm×20cm×7cm（肿瘤内血液溢出，且经甲醛固定后），伴有出血及大片状坏死、灶性脂肪变性，以及髓外造血。肿瘤细胞较大，呈颗粒状，嗜伊红染色，有一个大的核仁，核分裂不等，癌巢之间为板层纤维组织（图 1-9），癌旁肝脏呈慢性迁延性肝炎，地伊红染色局灶性 HBsAg（+）。慢性胆囊炎，胆囊黏膜部分上皮自溶。

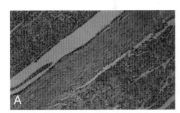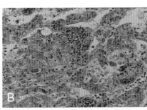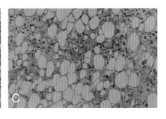

图 1-9　肝肿瘤病理

A. 癌组织间纤维板层状结构，低倍（HE 染色）；B. 髓外造血高倍（HE 染色）；C. 脂肪变性高倍（HE 染色）

3. **病理诊断**　（右半）巨块型肝纤维板层样癌（fibrolamellar hepatocellular carcinoma）。

（六）临床病理讨论（手术后全院讨论）

手术后组织全院临床病理讨论，病理科、外科、CT、ECT 等科参加。

诊断方面：术前诊断"肝血管瘤"，术中发现肿瘤有烂肉样组织与血管瘤不符,有可能是"血管内皮细胞瘤"或"肉瘤",术后确诊肝巨块型纤维板层肝细胞癌。

病理科:此病例特点为肿瘤巨大,肝脏形态消失,肿瘤间质中有大量增生纤维组织伴纤维化,这些纤维平行排列呈宽窄不均的板层状,将癌组织分隔。在板层状胶原纤维带组织中无细胞成分,有时可见少量淋巴细胞及浆细胞浸润。癌细胞排列成巢状、小梁状、片状或假腺管状,癌细胞呈多边形,细胞体积较大,胞界清晰,少数癌细胞呈梭形。胞核中等大小,呈圆形或卵圆形,染色质聚集在核周,核仁大而明显,嗜酸性,核分裂象少见。根据此例组织形态及特点,诊断为巨型纤维板层肝细胞癌。

放射科(CT):纤维板层肝细胞癌CT扫描表现为有包膜的低回声或混合型回声,缺少肝细胞癌常见的动静脉分流,癌灶中心常可见瘢痕和钙化。此例术前诊断为"血管瘤",主要对纤维板层肝细胞癌的影像特点缺乏认识。病理诊断后回顾CT特点,对提高诊断水平有很大帮助。对于CT检查发现肿块中心瘢痕或钙化者应多考虑此病。此例瘤内有钙化及囊变形成。

放射科(肝动脉造影):肝动脉造影显示肝右动脉扩张、增粗。肝内动脉分支见压迫伸展,动脉后期可见不规则浓染,部分呈团块状。印象为巨大肝肿瘤,以海绵状血管瘤可能性大。当时对病变右肝动脉扩张增粗未深入关注,一般巨大海绵状血管瘤在毛细血管期可见"雪花样"影像,肿瘤供血的肝动脉支可有扩张,但无肿瘤血管出现。

普外科:手术后临床病理讨论的目的如下。①术前诊断与术后病理诊断不符,探讨原因。②治疗成功,手术决策、手术风险、血源的准备,以及手术细节、步骤的策划均贯彻了医者救治患者的医德医术。③领导重视,全院有关单位共同协作,克服困难,保证充分血源。④普外科于1986年成立外科ICU,设6张床位,此例患者在ICU度过了术后最困难的时期。肿瘤巨大、胸腹联合切口,手术创伤大,手术时间长,大量失血,几度血压下降,以及快速大量输血,术后创伤反应重,并发心包积液、气胸、低蛋白血症、腹水,均得到及时、合理的处理,切口一期愈合,顺利恢复。此例的经验值得吸取。

(七)随诊

术后进行了系统随诊,半年复查情况良好,生活如常人,已能操持家务。查血红蛋白140g/L,白细胞$96×10^9$/L,肝酶、胆红素在正常范围,HBsAg(+),AFP(-)。术后一年半复查CT示:肝右叶缺如,肝左叶明显增大,脾大,腹主动脉及腔静脉周围未见肿大淋巴结影。术后一年恢复正常工作直至退休。手术后12年临床检查及CT扫描未见肿瘤复发征象,迄今为手术后32年,一般情况良好，思维敏捷，行动自如。

二、病例点评

术前临床及影像学检查诊断为肝血管瘤，以海绵状血管瘤可能性大，手术切除，病理检查明确诊断为纤维板层肝细胞癌。此例系我院手术切除，病理确诊的首例，以致临床未获得正确诊断。经术后组织临床病理讨论，术前未能正确诊断的原因有：①病程长，从发现肿瘤到治疗有 7 年病程，而病程长正是纤维板层肝细胞癌的特点。根据文献报道，病程最长的一例达 10 年，最短的有 1 个月，平均病程为 3 年 2 个月。②影像学检查缺乏诊断此病的经验，一致认定为"肝血管瘤"，实则有许多不符合"海绵状血管瘤"的征象，未获重视。③临床检查肿瘤巨大，质地较软，且有一定弹性，与典型肝脏实质肿瘤不尽相同。通过此例全院术前术后多次讨论，对少见的肝纤维板层肝细胞癌有了深刻认识。

治疗决策是正确的。患者由于肿瘤负荷大，生活质量很差，若肿瘤继续发展，必将威胁患者生命，手术是挽救患者生命的唯一办法。围绕手术做了充分的技术准备、思想准备，全院支持，动员协调保证 10 000ml 血液备用，手术者承担极大风险，经过 12 余小时的奋战，完整切除了重 6kg 的巨大肿瘤，手术后在 ICU 严密观察，及时处理，患者顺利恢复，术后 36 天出院。出院后系统随诊，32 年后来院，情况良好。

（顾倬云）

三、相关疾病精要

纤维板层肝细胞癌（fibrolamellar hepatocellular carcinoma，FLHC）属于肝细胞癌（hepatocellular carcinoma，HCC）的少见类型，占全部肝癌患者的 1%～9%，1956 年由美国学者 Edmondson 首先报道。Edmondson 首先报道的这例患者为 14 岁青少年女性，既往无乙型肝炎病史，但那时并未命名为纤维板层肝细胞癌。1980 年，在 Craig 等第一次以肝脏纤维板层肝细胞癌命名并总结了 23 例此类肿瘤的特征之后，世界卫生组织（WHO）肿瘤分类委员会才承认这一肿瘤命名，Caballero 于 1985 年基于免疫组织化学和超微结构的研究提出的纤维板层肝细胞癌，直至 2010 年才有其专属的疾病分类编码。

FLHC 的发生率为 0.6%～9%，远低于普通肝细胞癌的发生率，迄今为止，全球仅有数百例报道，且多分布于欧美等西方国家，亚洲、非洲等地区报道甚少。该病以 25 岁为发病高峰，85% 的患者发病年龄 ≤ 35 岁。Terzis 报道平均发病年龄为（24.8±1.3）岁，且年轻的肝癌患者中，43% 为 FLHC。老年人发病相对罕见，Berman 等报道在一组 19 例患者中，有两例分别为 69 岁和 85 岁。其发病率的性别和种族差异并不显著，与乙肝病毒感染也无明显关联。HCC 常伴有肝硬化，而 FLHC 恰好相反，研究发现 FLHC 中肝硬化发病率仅为 4%。此外，黄曲霉素、肝毒素、血吸虫病等与 HCC 有很强的关联性，同样也可以导致 FLHC。口服避孕药与肝腺瘤相关，但与 FLHC 无显著性关联。回顾性分析可见，只有 7/78 的 FLHC 患者有口服避孕药史。一些学者基于 FNH 与 FLHC 在大体形态、发病年龄、性别分布的相似，且灶性结节样增生（focal nodular hyperplasia，FNH）与 FLHC 同时出现，故认为 FLHC 与 FNH 有关，但 Berman 回顾了大量 FLHC 病例报道后指出，只有 5/128 的患者伴有 FNH，故 FNH 与 FLHC 并无显著关联。

诊断：FLHC 的临床表现并不典型，常见症状为上腹部隐痛或不适（62%），也可表现为腹胀、食欲减退（19%），乏力（25%），体重下降（31%）等，可有压痛。从出现症状到确诊时间并不长，有些病例甚至在体检时才发现肝脏病变。国外报道一例患者，干扰素治疗 HBV 5 年后发生肝纤维板层癌。检索文献发现距目前为止国内该肿瘤最大约 35cm×25cm×15cm，手术切除标本重量 3.7kg，国外报道最重的为 3.671kg，最大直径为 30cm。可有梗阻性黄疸、腹水等表现。血生化并无特异性，患者大多 HBsAg 阴性，肝功能可正常或轻度异常。

AFP 可正常或轻度升高，AFP 90% 正常，但血清铁蛋白可作为预后因子之一，其术后再次显著升高则强烈提示肿瘤复发。不饱和维生素 B_{12} 结合力在 HCC 中可作为肿瘤标志物，特别是在 AFP 阴性的病例中，Berman 的总结显示有 9/10 的 FLHC 患者不饱和维生素 B_{12} 结合力升高，但与其 FLHC 的相关程度尚待证实。神经升压素在血清检查中升高可使 FLHC 区别于其他 HCC，并作为治疗后复发的标志。

超声、CT 和 MRI 均有助于 FLHC 的诊断。超声下 FLHC 多为边界清晰、内部回声不均匀的包块；增强 CT 表现为巨块型（7～20cm）富血供肿物，常有分叶，密度不均匀，多有钙化，中央区瘢痕是 FLHC 与一般肝细胞癌的主要区别，中央区不伴有出血的坏死区也是 FLHC 的典型表现之一。PET/CT 在 FLHC 的诊断应用还有待进一步研究，现有的研究证明 70% 的 FLHC 可有代谢增高表现。

FLHC 的病理表现：肿瘤与周围组织分界清楚，表面较光滑，呈膨胀性生长，巨大肿瘤常伴有囊样区，肿瘤剖面可见有假包膜，条索状纤维组织呈放射状伸向四周分隔瘤块。癌细胞较大，多呈角形，癌细胞巢间出现大量平行排列的板层状纤维组织，以胶原纤维为主，具有颗粒状强嗜酸性胞质。FLHC 的超微结构报道始于 1980 年，表现为线粒体不含内容物，胞质内可见增多的粗面内质网。1982 年 Farhi 等总结了 3 例 FLHC 患者，并对其超微结构进行了研究，认为与 HCC 相比具有胞质内线粒体的区别。

FLHC 的主要致死原因是肝衰竭、转移、感染。常见的传播途径有：①局部浸润，影像学检查可见有胆道、血管受侵的表现；②淋巴结和血行转移，FLHC 的淋巴转移可高达 30% ～ 60%；此外还有广泛的腹腔种植转移和骨转移报道。

治疗：迄今为止，手术是 FLHC 的主要治疗手段，也是唯一治愈性治疗方法。FLHC 生长缓慢，转移少，易误诊为肝脏良性肿瘤，理想的手术除了将肿瘤全部切除之外，还要求切缘阴性，并进行淋巴清扫。文献报道手术切除率在 48% ～ 75%，中位生存时间为 44 ～ 68 个月，手术切除后生存时间可延长至 32 年，术后 5 年生存率可由 25% 升至 76%。近来 Gazzaz 等通过对 20 例 FLHC 患者的治疗结果分析得出结论，肝切除的 3 年生存率要高于肝移植。鉴于 FLHC 属于惰性肿瘤，全身性抗肿瘤治疗和肝动脉栓塞化疗对 FLHC 的疗效和生存期影响并不确切，但有研究发现，放、化疗可以减少手术切除后的肝内复发，同时尽可能使肿瘤缩小，使手术切除成为可能。但目前尚无统一的放、化疗方案。

（李小梅　邱娇娇　宋　谞）

参 考 文 献

[1] 顾倬云，黄志强．罕见的巨大纤维板层肝细胞癌 [J]. 中国人民解放军军医进修学院学报，1988, 9(2):111-112.

[2] 顾倬云，黄志强．巨大纤维板层肝细胞癌切除后随诊 14 年一例 [J]. 中华肿瘤杂志，2001, 23(2):154.

[3] 于国，李维华，王淑琴．肝纤维板层癌的病理学观察 [J]. 解放军医学杂志，1994, 19(4):268-270.

[4] Chagas A L, Kikuchi L, Herman P, et al. Clinical and pathological evaluation of fibrolamellar hepatocellular carcinoma: a single center study of 21 cases[J]. Clinics, 2015, 70(3):207-213.

[5] Kassahun, T W. Contemporary management of fibrolamellar hepatocellular carcinoma: diagnosis, treatment, outcome, prognostic factors, and recent developments[J]. World Journal of Surgical Oncology, 2016, 14(1): 151-161.

[6] Lim I I, Farber BA, Laguaglia M P. Advances in fibrolamellar hepatocellular carcinoma: A Review[J]. European Journal of Pediatric Surgery, 2014, 24(6):461-466.

[7] Stipa F, Yoon S S, Liau K H, et al. Outcome of patients with fibrolamellar hepatocellular carcinoma[J]. Cancer, 2010, 106(6):1331-1338.

[8] Wahab M A, Hanafy E E, Nakeeb A E, et al. Clinicopathological features and surgical outcome of patients with fibrolamellar hepatocellular carcinoma(experience with 22 patients

over a 15-year period)[J]. World Journal of Gastrointestinal Surgery, 2017(02):31-37.

[9] Ang C S, Kelley R K, Choti M A, et al. Clinicopathologic characteristics and survival outcomes of patients with fibrolamellar carcinoma: Data from the fibrolamellar carcinoma consortium[J]. Gastrointestinal cancer research: GCR, 2013, 6(1):3-9.

[10] Gabriel G, Malouf, Sylvie, et al. Transcriptional profiling of pure fibrolamellar hepatocellular carcinoma reveals an endocrine signature[J]. Hepatology, 2014, 59(6), 2228-2237.

[11] John R, Craig M D, PhD, Robert L, et al. Fibrolamellar carcinoma of the liver: A tumor of adolescents and young adults with distinctive clinico-pathologic features[J]. Cancer, 1980, 46(2):372-379.

[12] Kelly J, Lafaro K J, Pawlik T M. Fibrolamellar hepatocellular carcinoma: current clinical perspectives [J]. Journal of Hepatocellular Carcinoma, 2015, 2: 151-157.

[13] Mayo S C, Mavros M N, Nathan H, et al. Treatment and prognosis of patients with fibrolamellar hepatocellular carcinoma: A national perspective[J]. Journal of the American College of Surgeons, 2014, 218(2):196-205.

[14] Michael Torbenson. Fibrolamellar carcinoma: 2012 Update[J]. Scientifica, 2012, 2012:1-15.

病例 2 胰腺头部导管腺癌，胰十二指肠根治术后 11 年无瘤生存

【要点】 患者因高血压入住心内科检查时发现血脂肪酶升高，转入消化科，以后又转入外科。全面检查后确诊为胰腺癌可能性大，术中穿刺病理确诊。于 2008 年 4 月 25 日行胰十二指肠根治术。术后病理：胰腺中分化导管腺癌，肿瘤大小 1.8cm×1.5cm×1.5cm，淋巴结 0/20，术后未行化疗，定期住院做全面检查，至 2019 年无瘤生存，情况良好。

一、病 例 介 绍

（一）病史简介

患者，男性，71 岁。2008 年 4 月手术，2019 年 2 月随诊（82 岁）无瘤生存。

2008 年 2 月 27 日因高血压住院并做全面检查，住院期间出现流涕，无发热，考虑"上呼吸道感染"（3 月 20 日），当日查血淀粉酶 132.4U/L，脂肪酶 728.8U/L。2008 年 3 月 22 日复查血淀粉酶 153.5U/L，脂肪酶 894.1U/L，血常规、肝酶均正常。转入消化科给予禁食、善宁、静脉补液等治疗，两天后复查血淀粉酶降至正常范围，脂肪酶下降，但仍不在正常范围。为进一步明确病因，行腹部 MRI 检查发现胰管扩张、纡曲，胰腺萎缩性改变。住院期间无发热，无腹痛，食欲好，睡眠正常，体重无下降。

1. 既往史、个人史 20 世纪 60 年代曾患"结核性胸膜炎"治愈，70 年代诊断为高血压，目前口服络活喜、洛汀新、美托洛尔（倍他乐克），血压得到控制。1994 年诊断前列腺肥大。1990 年行"右耳鼓膜修补术"。1996 年发生青霉素皮疹。2000 年诊断肠息肉肠镜下处理。2003 年饮酒后发现皮疹。曾行阑尾切除手术。吸烟史 30 余年，10 支 / 天，无饮酒嗜好。父母早亡，死因不详。

2. 体格检查 体温 36.3℃，脉搏 72 次 / 分，呼吸 18 次 / 分，血压 122/58mmHg。身高 172cm，体重 67kg，BMI 22.6 kg/m²。神志清楚，营养中等。全身皮肤黏膜无黄染，巩膜无黄染，浅表淋巴结未触及肿大。头颈部无异常。双肺呼吸音清，未闻及干、湿啰音。心率 72 次 / 分，律齐，各瓣膜听诊区未闻

及病理性杂音。右下腹可见手术切口瘢痕（阑尾切除），全腹无压痛，未扪及肿块。双下肢无水肿。

3. 实验室检查 血常规（2008 年 3 月 7 日）：血红蛋白 127g/L；红细胞计数 $3.72 \times 10^{12}/L$；血小板计数 $202 \times 10^9/L$；白细胞计数 $4.63 \times 10^9/L$；中性粒细胞 0.561，淋巴细胞 0.311，血细胞比容 0.375L/L。

血生化（2008 年 3 月 7 日）：总蛋白 59.3g/L，血清白蛋白 38.6g/L，葡萄糖 4.98mmol/L，尿素 6.66mmol/L；肌酐 88.3μmol/L；丙氨酸转氨酶、天冬氨酸转氨酶、γ- 谷氨酰基转移酶、碱性磷酸酶、血胆固醇、三酰甘油、总胆红素、直接胆红素均在正常范围。血淀粉酶、脂肪酶变化见表 2-1。

表 2-1 血淀粉酶、脂肪酶变化

2008 年	血淀粉酶 （28 ～ 150U/L）	血脂肪酶 （13 ～ 60U/L）	尿淀粉酶 （32 ～ 64U/L）
2 月 27 日	92.8		
3 月 20 日	132.4	728.8	
3 月 22 日	153.5	894.1	
3 月 23 日	148.5	649.0	146.7
3 月 24 日	107.3	315.3	
3 月 25 日	82.9	251.4	

肿瘤标志物：CEA、AFP、CA125、CA19-9、CA15-3、CA724、CYFRA21-1、NSE、总 PSA、血清铁蛋白均在正常范围。

凝血 8 项在正常范围。

4. 影像学检查

（1）腹部超声（2008 年 3 月 5 日）：肝脏多发囊肿，胰腺大小正常，回声均匀。2008 年 4 月 3 日：胰腺体尾部胰管扩张约 9.0mm，未见占位性病变，腹膜后淋巴结未见肿大。

（2）腹部 MR 平扫（2008 年 3 月 25 日）：胰管扩张、纤曲，未见明确占位，胰腺萎缩，周围未见渗出，无胰腺炎症表现；肝内外胆管及胆总管无扩张，肝内多发囊肿。

（3）MRCP（2008 年 3 月 31 日）：胰管全程扩张，胰管远端汇入胆总管一段显示不清。

（4）胰腺 MR 平扫加增强（2008 年 4 月 3 日）：胰管汇入壶腹处显示不清，

近端胰管管壁略显增厚，轻度强化，考虑为胰管内生性生长恶性肿瘤可能性大。肝脏及左肾囊肿（图 2-1）。

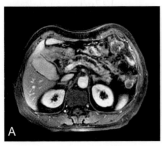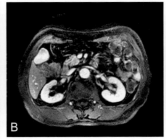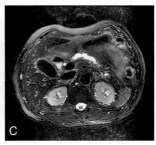

图 2-1　MR 扫描（平扫＋增强）（2008 年 4 月 3 日）

A. T$_1$WI 增强：胰腺钩突处可疑异常强化结节；B. T$_2$WI 压脂：胰腺管扩张；C. T$_1$WI 增强：胰腺管扩张，体部和尾部未见异常强化影

（王新江）

（5）PET/CT（2008 年 4 月）：胰头、颈处轻度代谢增高，胰头高代谢灶从前上向后下方延续，在 CT 上对应的病灶为低密度灶，SUV 值 3.0，考虑不除外 ERCP 操作后的炎症反应所致；纵隔内主动脉弓下淋巴结代谢增高，SUV 值 4.3。以往胸部 CT 未见肿大淋巴结，该病灶要动态观察。

（6）ERCP 检查（2008 年 4 月 8 日）：内镜下观察十二指肠乳头形态正常。十二指肠乳头插管造影：胰头部胰管狭窄长约 1cm，距乳头侧长 2cm 胰管正常，狭窄远端胰管扩张，用 8.5F 金属螺旋扩张管扩张狭窄部。胰管内微超声提示：胰头部胰管管壁增厚，狭窄部可见散在不规则偏低回声区，边界不清。胰管周围胰腺正常结构消失，胰管刷取细胞涂片结果：未见肿瘤细胞。沿导丝放入 5F 9cm 胰管支架，引流通畅。

（7）腹部 CT 平扫加增强（2008 年 4 月 23 日）：胰腺体尾部胰管纡曲、扩张，内见引流管，梗阻部位在胰头部，平扫增强均未见明确占位性病变。胰头部胰管狭窄，考虑恶性病变可能性大。胰腺周围结构清晰，肠系膜上静脉未见受累征象。肝脏多发囊肿，胆囊结石，胆囊炎。

（二）临床诊断

①胰头部癌；②慢性局限性胰腺炎待排除；③高血压。

（三）诊疗经过

因高血压住院，血液生化检查发现脂肪酶高，无腹痛及消化道症状，在消化科按"胰腺炎"治疗，予以禁食、输液、抑酶等处理，连续三次检查脂肪酶下降但未降至正常水平，两次腹部超声检查示胰腺实质无异常，导管无扩张，为此进行了腹部 CT 平扫加增强、腹部 MR 平扫加增强、MRCP、PET-CT、

ERCP 检查，发现胰管扩张，最大径 9mm，胰头部胰管汇入壶腹处显示不佳，管壁略显增厚，多次查肿瘤标志物 10 项均在正常范围，血常规、血生化除脂肪酶以外均在正常范围。患病后患者体重无下降。

1. 第 1 次多学科讨论（2008 年 4 月 15 日）（内科、外科、影像科）

影像科：3 月 24 日腹部 MRI 示胰管扩张、纤曲，未见明确的占位性病变，胰腺萎缩，周围未见渗出，未见胰腺炎表现；3 月 31 日 MRCP 提示胰管全程扩张，胰管远端汇入胆总管一段显示不清；4 月 2 日胰腺增强 MRI 提示胰管汇入壶腹处显示不清，管壁略显增厚，轻度强化，考虑为胰管内生性生长恶性肿瘤可能性大。

核医学科：PET-CT 扫描提示胰头、颈处轻度代谢增高，胰头部高代谢灶从前上向后下方延续，在 CT 上对应为低密度灶，SUV 值 3.0，考虑不除外 ERCP 操作后的炎症反应所致。

消化科：ERCP 检查提示内镜下观察乳头形态正常，不像胰腺导管内乳头状黏液性肿瘤，胰管内超声提示胰头部胰管管壁增厚，胰管狭窄部可见散在不规则低回声区，胰管周围胰腺正常结构消失。胰管刷取细胞涂片未见肿瘤细胞，胰管刷取细胞的阳性率不高，仅为 30% 左右。十二指肠乳头插管造影见胰头部胰管狭窄长约 1cm，距乳头侧长约 2cm 胰管正常，狭窄远端胰管扩张，用 8.5F 金属螺旋扩张管扩张狭窄部，沿导丝放入 5F 9cm 胰管支架。ERCP 仍为诊断胰腺癌的金标准：①胰管狭窄或完全阻断；②胰头部有占位性病变。此患者胰头未发现肿块，要明确诊断最好要有病理学依据。超声内镜下引导穿刺可提高阳性率，但并发症多。

消化科：患者发病主要为脂肪酶升高，没有任何临床症状，无高血脂、无慢性胰腺炎病史，亦无长期饮酒史，影像学检查见胰管纤曲、扩张，胰头部胰管狭窄、梗阻，因此高度怀疑胰头部肿瘤。内科治疗手段有限，需要外科干预。

肝胆外科：诊断上倾向于恶性肿瘤，主胰管来源，内生性生长，胰头部胰管狭窄，不符合慢性胰腺炎的表现。尽管目前没有明确的病理结果，但是无论是良性还是恶性都应该考虑手术，最好能在术前取得明确病理结果以确定术式，缩短手术时间。如果是恶性，则应施行胰十二指肠根治术，若为良性病变可考虑改道术。

外科：患者表现为脂肪酶升高，没有任何症状，影像学检查提示：胰头部胰管狭窄，狭窄以远胰管纤曲、扩张，近一年多来未查体，此次住院检查腹部 B 超（2008 年 3 月 5 日，2008 年 3 月 11 日）显示：胰腺大小正常，实质回声均匀；2008 年 4 月 3 日腹部 B 超：胰腺实质回声增强，欠均匀，主胰管全程纤曲、扩张，内径 9 ～ 12mm，未见占位性病变。腹部磁共振（MR）、MRCP、MR 平扫加增强、CT 平扫加增强均显示胰管狭窄及狭窄以远胰管扩张，未见肿块，ERCP 加胰管微超声检查并行胰管狭窄部扩张及内置金属支架引流。短短一个多月内胰管扩张明显，首先考虑胰腺导管腺癌，沿管壁浸润性生长，慢性胰腺炎可能性不大。也有不支持肿瘤的以下几点：无消化道症状，无全身症状，体重无减轻，肿瘤标志物均在正常范围，但综合分析仍考虑胰头癌。ERCP 放置支架只能暂时解除梗阻，不能解决根本问题，因此需要外科手术治疗。手术探查，术中穿刺活检，病理确诊胰头癌，即行胰十二指肠根治术。

外科：患者病情发现早，缺乏临床症状，诊断比较困难，既往有关胰腺方面未做过特殊检查，因此不好判断病程长短。MRI 提示胰管狭窄，管壁增厚，未见明确包块影，ERCP 放置支架后扩张的胰管很快变细，说明梗阻时间不会太长，梗阻进展很快，因此支持恶性肿瘤的诊断。一般来讲胰头段的胰管恶性肿瘤与胆总管下段很近，早期容易出现黄疸，但此患者没有黄疸，说明病变发现比较早。治疗上考虑手术切除。最好术前有明确的病理结果，如果做不到则考虑术中穿刺活检。目前内科已经做了很多工作，下一步治疗要靠外科。

2. 第 2 次多学科讨论（2008 年 4 月 20 日）（内科、外科、影像科）　病史介绍及影像学检查所见同 4 月 15 日。

外科教授（外院）：从患者的影像学资料看，目前诊断考虑以下 3 种可能：①胰腺导管乳头状黏液瘤（IPMN）；②胰腺癌（早期）；③壶腹部良性肿瘤。IPMN 的可能性最大，尽管 ERCP 检查时未见到乳头开口处有黏液样物质流出，但是仍不能排除，因为只有 20% 的患者内镜下可见到黏液，80% 看不到。另外胰腺癌的可能性也不完全排除，因为今年 3 月份腹部 B 超没有发现胰管扩张，短短 20 多天出现胰管扩张，表明疾病进展较快。胰腺癌的生存期大概 1 年，如果病变处于比较早期，预后可能相对要好一些。慢性胰腺炎可能性很小。治疗方面应考虑手术，术式根据术中病理结果而定，如果全程胰管均有囊性改变，需要切除整个胰腺，否则可以局部切除。胰十二指肠根治术属于肝胆外科很大的手术，术后并发症发生率 30% ～ 40%，死亡率虽有下降，但也达到 3% ～ 5%，因此要充分向患者及其家属交代手术的风险。

3. 手术治疗（2008 年 4 月 25 日）　全身麻醉，上腹正中旁切口，肝脏色泽、质地正常，无腹水，游离十二指肠，胰腺头颈交界部可触及硬结，术中 B 超探查胰头部胰管周围不均匀低回声病变，胰体部也可见不均质低回声病变。18G 穿刺针于胰头病变处穿刺 4 针，病理检查：胰头纤维组织中见管状腺癌。由于术中超声胰头部病变性质确定，胰体部发现低回声改变，术中手术组和手术顾问组进行讨论，决定行保留幽门扩大胰十二指肠根治术。

探查：游离胰腺头部，胰颈部分离肠系膜上静脉，游离胰腺体部病变左侧1.5cm。

切除：切除胆囊，横断肝总管，骨骼化肝十二指肠韧带，切开胃结肠韧带，胰体部病变左侧1.5cm处，离断胰腺实质，切除胰腺钩突，离断屈氏韧带及空肠起始段，完整移除标本。清扫腹膜后肠系膜上动脉、腹腔干、腹主动脉旁淋巴及结缔组织。胰腺切缘冰冻切片检查未见癌组织。

重建（Child 重建）：胰管 - 空肠黏膜端侧吻合，胰管内置 3 号硅胶管外经空肠戳口引出体外。距胰肠吻合口 10cm 行肝总管 - 空肠端侧吻合，间断缝合。于横结肠前距胆肠吻合口 30cm 行十二指肠 - 空肠端侧吻合，连续法吻合。于胃体前壁插管胃造口，营养管经造口管置入空肠输出袢。生理盐水—蒸馏水—生理盐水冲洗腹腔，置腹腔引流管。术中出血约 800ml，输血浆 2U。手术后恢复顺利。术后 35 天出院。

4. 手术后多学科讨论（2008 年 6 月 12 日）　住院复查发现膀胱直肠凹见2.2cm 液性暗区（2008 年 6 月 9 日 B 超）。血 CA125 68.1U/ml，CYFRA21-1 6.04ng/ml（正常：0.1 ～ 4.0 ng/ml），讨论进一步处理。

分析血 CA125、CYFRA21-1 升高，特异性不高，不能提示复发。少量腹水，其性质不确定，宜定期复查。根据癌症分期属 T1c-T2，N0，切缘无癌，加之目前胰腺癌化疗疗效不肯定，患者本人及其家属亦表示不愿行化疗，故决定不做化疗。

今后治疗：①思想疏解；②加强营养管理；③胰酶补充；④加用胃肠动力调节药物；⑤监测血肿瘤标志物；⑥重复腹部超声检查。

（四）病理诊断

胰腺头部中分化导管腺癌：①胰腺中分化导管腺癌；②胰头周围脂肪组织中异位肾上腺；③慢性胆囊炎。

大体：切除十二指肠长 16cm，胰头胰体总大小为 8.5cm×3.5cm×3.5cm，胰管内壁光滑，管壁厚约 0.1cm，无局部增厚，距胰体断端 4.5cm，距十二指肠乳头 2cm 处胰腺组织呈灰白色，质韧，实性，灰白色包裹胰管致胰管轻度狭窄，灰白色质韧区范围约 1.8cm×1.5cm×1.5cm，胆总管直径 1.7cm，胆囊长11.5cm，周径 7cm，壁厚 0.3cm。胰头周围检出淋巴结 20 枚。胰管一段长 5.5cm。另见灰黄色椭圆形结节 1 枚，大小为 0.7cm×0.5cm×0.5cm。

第 1 次冰冻：灰红色软组织 2 条。

第 2 次冰冻：灰红灰黄色不整形软组织 1 块，大小为 0.7cm×0.5cm×0.5cm。

镜下：胰腺中分化导管腺癌，肿瘤大小为 1.8cm×1.5cm×1.5cm，局部钙化，周围胰腺组织萎缩伴急、慢性炎细胞浸润，十二指肠乳头、十二指肠切缘、胰头切缘均未见癌。胰腺导管上皮有轻度不典型增生，胰头周围淋巴结未见转移癌（0/20）（图 2-2，图 2-3）。

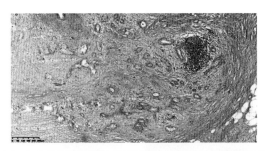

图 2-2　胰腺头部中分化导管腺癌，低倍镜下见不规则腺癌组织浸润，HE 染色

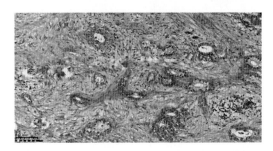

图 2-3　腺癌组织浸润，表现为不规则腺管，间质见反应性增生，HE 染色高倍

（石怀银　姬　翔）

（五）随诊

多次住院、门诊复查，最后一次复查（2019 年 1 月 28 日门诊，术后 11 年）：神志清楚，营养中等，未发现肿瘤复发、转移（表 2-2）。

表 2-2　手术后体重、BMI 变化

	身高（cm）	体重（kg）	BMI（kg/m²）
2008 年 2 月 27 日	172	67	22.6
2008 年 3 月 25 日	171	62	21.2
2008 年 4 月 25 日　手术			
2008 年 5 月 27 日	172	60	20.3
2008 年 5 月 30 日	172	58	19.6
2016 年 4 月 15 日	172	64.9	21.9
2018 年 5 月 28 日	172	62.6	21.6

多次 PET/CT 复查，术区及残余胰腺均未见异常代谢征象（图 2-4，图 2-5）。

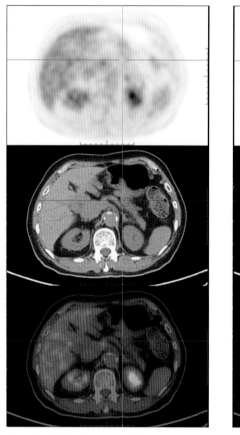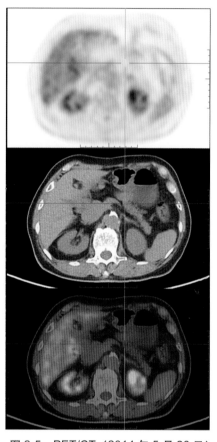

图 2-4　PET/CT（2013 年 4 月 22 日）　　图 2-5　PET/CT（2014 年 5 月 26 日）

胰头术区及残余胰腺未见异常代谢征象，躯干余部未见肿瘤转移征象。

（徐白萱　杜　磊）

二、病例点评

胰腺癌是恶性程度很高的消化系统肿瘤，起病隐匿，侵袭性强，难以早期诊断，往往就诊时已属晚期。患者就诊时，仅 15% ～ 20% 的胰腺癌是可切除的，近 40 年来，胰腺癌的总手术切除率和 5 年生存率无显著改善，5 年生存率 < 5%。胰腺癌确诊时 80% 以上患者已是晚期，失去了手术时机。15% ～ 20% 的胰腺癌施行胰十二指肠根治术后，绝大部分患者也可能复发转移，根治术后中位生存期仅为 20 个月，2 年生存率为 20% ～ 40%。5 年生存率 < 20%

（10% ～ 20%）；25% 患者为局部晚期胰腺癌，中位生存期为 9 个月，15% 为可切除胰腺癌，中位生存期约为 18 个月。

此例获 11 年以上无瘤生存在以下几个特点。

1. 较早期诊断。胰腺头部肿瘤经甲醛固定后测量为 1.8cm 长径，按 2017 年第 8 版分期属于 T1c 或 T2，N0，M0，IB 期。此患者因心脏病住院，无消化道症状，实验室检查示单项脂肪酶增高，多次复查均有增高，按"胰腺炎"治疗无效，肿瘤标志物 10 项均在正常范围。根据实验室检查脂肪酶持续增高进行了 B 超、MR 平扫＋增强、MRCP、ERCP、PET-CT、腹部 CT＋增强检查，所见首先考虑胰腺头部导管腺癌。

2. 多学科讨论分析诊断和确定手术治疗方案。剖腹探查，术中取病理确诊，制订保留幽门的胰十二肠切除术＋经胃造口营养管置入空肠输出袢。术中以蒸馏水冲洗腹腔。手术恢复顺利，术后 35 天出院，未行化疗。

3. 术后辅以心理、生理治疗，使患者对治疗充满信心，保持良好心态，戒除不良嗜好，遵从医嘱，定期复查；注重营养，术后 11 年余，精神饱满，营养良好，体重稳定。

4. 单项脂肪酶高，多次复查及按"胰腺炎"治疗无效是胰腺癌的信号之一。此患者发现胰腺头部癌是属偶然，按照当前的医疗理念，为追求"住院日指标"很难做到对患者进行全面检查。此例患者得以早期诊断，及时、正确治疗有赖于医师认真、精湛的医疗技术，良好的医疗作风，多学科研讨提出最正确的诊断、最佳的治疗方案，以及良好的医疗条件和系统随诊。

此例患者属 IB 期胰腺癌，文献报道其根治术后 5 年生存率可达 30%。因此，最终长期治愈的关键在于早期诊断、及时有效的治疗。如何才能做到早期诊断，是临床研究的关键点和难点。此例治疗效果良好，值得借鉴。

（顾偉云）

三、相关疾病精要

胰腺癌是高度恶性消化系统肿瘤，约 90% 起源于腺管上皮的导管腺癌，其发病率和病死率近几年呈明显上升趋势，2017 年美国癌症统计数据表明，胰腺癌病死率占恶性肿瘤的第 4 位，5 年生存率＜ 6%。该病早期确诊率较低，手术死亡率较高。男女发病率之比为（1.5 ～ 2）:1，根治性切除是唯一能达到治愈的方法。已失去根治性切除机会的患者，综合治疗（化疗、放疗、局部粒子植入及免疫治疗）是当前研究的热点。

美国癌症联合会（American Joint Commission on Cancer，AJCC）的 TNM

分期系统，目前已经更新至第 8 版。根据肿瘤大小、有无淋巴结转移及远处转移，胰腺癌可分为Ⅰ、Ⅱ、Ⅲ、Ⅳ期。传统观点认为只要没有远处转移或大血管侵犯，通过精湛的外科手术方法（包括血管切除重建）都能完整切除胰腺癌。但相当一部分患者并不能获得切缘阴性的结果，而切缘阳性又是预后不良的因素之一。临界可切除胰腺癌不同于以往的可能切除胰腺癌，手术切缘阳性的风险较高，因此，术前必须对患者的可切除性进行评估。美国国立综合癌症网络（National Comprehensive Cancer Network，NCCN）发布的胰腺癌临床实践指南中也有对临界可切除性的详细阐述：①没有远处转移；②肿瘤侵犯肠系膜上静脉/门静脉（SMV/PV），导致管腔狭窄；③肿瘤包绕 SMV/PV，但未包绕邻近动脉，导致血管闭塞，受累血管两端可进行血管切除和重建；④肿瘤累及肝动脉，但未累及腹腔动脉干；⑤侵犯肠系膜上动脉（SMA），但 ≤ 180°。

中国上海的一项研究根据中国人群特点收集了美国国立癌症研究所（National Cancer Institute，NCI）流行病监测与最终治疗结果（surveillance epidemiology and end result，SEER）数据库中 2004—2014 年 45 856 例胰腺癌患者和复旦大学附属肿瘤医院 2005—2015 年 3166 例胰腺癌患者，发现在同一分期下，不同亚群患者的确存在生存期不一致的情况。Shi 等认为第 8 版分期过度强调了 N 分期在总分期中的权重，导致了分期不准确，并提出Ⅲ期应进一步细分为Ⅲ A 期和Ⅲ B 期。该研究提出胰腺癌患者临床病理分期需要对淋巴结转移数目、原发肿瘤大小及肿瘤对周围血管侵犯情况进行综合考虑。一项来自欧洲和美国 5 家大型单位的研究则对第 8 版 AJCC 分期进行了临床验证。该研究纳入了 1525 例患者。按照第 7 版分期，Ⅰ A 期有 41 例（2.7%），Ⅰ B 期 42 例（2.8%），Ⅱ A 期 200 例（13.1%），Ⅱ B 期 1229 例（80.6%），Ⅲ期 12 例（0.8%）；使用了第 8 版分期后，Ⅰ A 期有 118 例（7.7%），Ⅰ B 期 144 例（9.4%），Ⅱ A 期 22 例（1.4%），Ⅱ B 期 643 例（42.2%），Ⅲ期 598 例（39.2%）。大量Ⅱ B 期在新的分期下变成了Ⅲ期，其中有 774 例（50.8%）有了不同的分期；183 例（12.0%）被归类为更低的级别，591 例（38.8%）被归为更高的级别。在 5 年生存率方面，第 7 版分期对比第 8 版分期：Ⅰ A 期为 38.2% *vs* 39.2%；Ⅰ B 期为 34.7% *vs* 33.9%；Ⅱ A 期为 35.3% *vs* 27.6%；Ⅱ B 期为 16.5% *vs* 21.0%；Ⅲ期为 0 *vs* 10.8%。就 N 分期而言，第 8 版也给出了其 5 年生存率，N0 为 35.6%，N1 为 20.8%，N2 为 10.9%。

目前手术仍是治疗胰腺癌的主要方式，但根治性切除术后肿瘤早期进展发生率仍然比较高，术后 5 年生存率仅 18%，且接近 80% 患者在术后 2 年内复发。在临界可切除或局部进展期胰腺癌中，新辅助化疗后病理达到完全缓解患者的生存期明显提高。来自约翰·霍普金斯大学的一项研究观察了局部进展期胰腺癌新辅助化疗后行手术切除对生存期的影响。胰腺癌根治术后辅助化疗能够延缓肿瘤的进展，TNM 分期及肿瘤组织分化程度影响术后无进展生存期，低分化患者术后早期进展风险更高。Ⅱ期与Ⅲ期患者术后辅助化疗有助于延长无进展生存期，Ⅰ期患者术后辅助治疗对改善无进展生存期无明显优势。淋巴结转移、低分化、R1 切除及未完成辅助化疗是影响预后的危险因素。血管侵犯及术前 CEA 水平升高者更易复发，且复发后生存时间更短，对这些易早期复发患者术前应重视评估病情及慎重考虑是否需要术前治疗。化疗方案分别选择以 FOLFIRINOX 为基础的化疗，以吉西他滨为基础的化疗或两者结合的化疗方案。以 FOLFIRINOX 为基础的化疗和立体定向放疗能增加可切除性，切除后的患者也有更长的生存期。Mellon 等报道的 110 例临界可切除患者接受新辅助治疗，主要是吉西他滨联合多西紫杉醇或卡培他滨方案，后辅以立体定向治疗(SBRT)，手术切除率和 R_0 切除率分别为 51% 和 96%，估计中位 OS 为 19.2 个月。

　　尽管外科手术切除肿瘤是延长生存期的最佳选择，但 85% 的胰腺癌患者确诊时已出现转移或处于局部进展期，无法接受手术治疗。积极的药物治疗有利于延长生存期，提高生活质量，改善预后。最新分子靶向药物、细胞免疫治疗的研发和应用为胰腺癌的治疗带来了新的希望，但总体有效率仍较低。目前，晚期胰腺癌的药物治疗还处于瓶颈阶段。一线治疗方案包括以下方面。

　　1. 以吉西他滨为基础方案　2013 年，一项Ⅲ期临床研究（MPACT）显示，吉西他滨（GEM）联合白蛋白结合型紫杉醇（Nab-P）可显著延长患者中位总生存期（8.5 个月 vs 6.7 个月，$P < 0.01$），且联合用药的不良事件可控。基于该结果，NCCN 指南将 GEM 联合 Nab-P 治疗晚期胰腺癌的证据级别提高为Ⅰ类。

　　2. 以 5-FU 为基础方案　PRODIGE 研究比较了 FOLFIRINOX（5-FU＋亚叶酸钙＋伊立替康＋奥沙利铂）方案与 GEM 单药治疗转移性胰腺癌的疗效与安全性，结果显示，应用前者的患者总生存期（11.1 个月 vs 6.8 个月）和无进展生存期（6.4 个月 vs 3.3 个月）均明显延长（P 均< 0.01），胰腺癌患者的生存期较前有所延长，FOLFIRINOX 中位生存 mOS 达到 11.1 个月，相较于 5-FU 4.4 个月的中位总生存期显著延长。但 FOLFIRINOX 方案毒性较大，尤其化疗后发生骨髓抑制。NCCN 指南推荐 FOLFIRINOX 方案用于治疗身体状态好的晚期胰腺癌患者，或作为局部进展期胰腺癌新辅助化疗的推荐方案。此外，免疫疗法使用自身免疫系统来对抗癌症，并且成为继手术、化疗和放疗之后癌症治疗的第四大支柱。

　　胰腺癌是恶性程度极高的肿瘤，早期临床症状隐匿，病情进展迅速，预后差。在胰腺癌分子发生机制深入研究的同时，更多治疗方法如化疗、放疗、靶向治疗及免疫治疗在临床上受到越来越多的关注和运用。

（李小梅　邱娇娇）

参 考 文 献

[1] Conroy T, Desseigne F, Ychou M, et al. FOLFIRINOX versus gemcitabine for metastatic pancreatic cancer[J]. New England Journal of Medicine, 2011, 364(19):1817-1825.

[2] Gemenetzis G, Groot V P, Blair A B, et al. Survival in locally advanced pancreatic cancer after neoadjuvant therapy and surgical resection[J]. Annals of Surgery, 2019, 270(2):340-347.

[3] Kamarajah S K, Burns W R, Frankel T L, et al. Validation of the American Joint Commission on Cancer (AJCC) 8th edition staging system for patients with pancreatic adenocarcinoma: A surveillance, epidemiology and end results (SEER) Analysis[J]. Annals of Surgical Oncology, 2017, 24(7):2023-2030.

[4] Mellon E A, Hoffe S E, Springett G M, et al. Long-term outcomes of induction chemotherapy and neoadjuvant stereotactic body radiotherapy for borderline resectable and locally advanced pancreatic adenocarcinoma[J]. Acta Oncologica, 2015, 54(7):979-985.

[5] Shi S, Hua J, Liang C, et al. Proposed Modification of the 8th Edition of the AJCC Staging System for Pancreatic Ductal Adenocarcinoma[J]. Annals of Surgery, 2018, 269(5):1-7.

[6] Tempero M A, Malafa M P, Al-Hawary M, et al. Pancreatic adenocarcinoma, version 2. 2017: Clinical practice guidelines in Oncology[J]. Journal of the National Comprehensive Cancer Network Jnccn, 2017, 15(8):1028-1061.

病例 3 壶腹腺癌累及胆总管开口部，胰十二指肠根治术后存活 33 年

【要点】 患者 59 岁时确诊壶腹腺癌累及胆总管开口部，瘤体大小 1.5cm×1.5cm×1cm，癌组织累及胆总管开口部及周围肠黏膜、黏膜下层。施行胰十二指肠根治术，手术恢复顺利，无瘤存活 31 年。术后第 32 年胃镜检查发现胃空肠吻合口后壁 0.8cm×1.0cm 不规则溃疡，病理检查为中 - 低分化腺癌，此后 1 年 10 个月带瘤生存，全身消瘦明显，活动后气短、心动过缓、心功能不全、凝血功能障碍，于术后 33 年死亡。享年 92 岁。

一、病 例 介 绍

（一）病史简介

患者，男性，1919 年出生，2011 年 10 月 2 日病故，病故时 92 岁 1 个月。

主因发热、畏寒反复发作 1 个月于 1978 年 11 月 22 日入院。发作时体温 38.9～40.5℃，畏寒，常以受凉为诱因，伴全身倦怠、头晕、干咳，每次发热持续数小时至 2 天，无腹痛、恶心、呕吐等症状。每次发热，应用"退热药"仍可坚持工作。入院时查总胆红素 41.04μmmol/L（2.4mg/dl），碱性磷酸酶、转肽酶升高，考虑"胆道感染"，应用庆大霉素、四环素抗感染治疗效果不明显。

1. 既往史、个人史 ① 1972 年 12 月 19 日，因畏寒发热、右上腹痛伴黄疸 9 个月在本院行胆囊切除 + 胆总管切开取石术（取出成形结石 2 枚）+ 胆总管 T 形管引流术，术后并发膈下积血，于 1972 年 12 月 28 日手术切开引流，引流出暗红色血液、血块约 400ml；② 20 世纪 50 年代行阑尾切除术；③青霉素过敏史；④冠心病（1978 年）。个人无吸烟、饮酒史。父亲死于肺癌，母亲死于脑出血。

2. 体格检查 体温 39℃，脉搏 100 次 / 分，呼吸 18 次 / 分，血压 120/70mmHg。体重 76kg，身高 176cm，BMI 24.5kg/m²。神志清，巩膜、皮肤轻度黄染。两肺底闻及湿啰音。心脏浊音界不大，律齐，各瓣膜区未闻及杂音。右上腹切口瘢痕（胆囊切除术），全腹无压痛，未扪及肿块，肝脾未触及，双下肢无可凹性水肿。

3. 实验室检查　血常规：血红蛋白 114g/L，白细胞计数 18.1×10⁹/L，中性粒细胞 0.94，血小板计数 252×10⁹/L。血生化：谷丙转氨酶 210U/L，γ- 谷氨酰基转移酶 463 U/L，白蛋白 41g/L，球蛋白 26g/L，总胆红素 56.43mmol/L（3.3mg/dl），直接胆红素 41.04mmol/L（2.4mg/dl），血糖 5.83mmol/L（105mg/dl），淀粉酶、脂肪酶正常。甲胎蛋白正常范围。血钾 3.5mmol/L，血钠 138mmol/L。动脉血气：pH 7.47，PCO_2 34.3mmHg，HCO_3^- 24mmol/L，BE +2mmol/L。

4. 影像学检查

（1）胸部 X 线：右肺尖少许斑索影，相当右下肺野及支气管分叉下方金属异物存留。

（2）心电图：偶发室性期前收缩。

（3）脑电图：未发现异常。

（二）临床诊断

1. 急性梗阻性化脓性胆管炎：①胆管结石引起；②壶腹周围癌待除外。

2. 右上腹切口瘢痕（胆囊切除，胆管结石取出 T 形管引流术后）。

3. 青霉素过敏。

（三）诊疗经过

患者在内科诊治，按急性胆管炎应用抗生素治疗，体温未能得到控制（表 3-1），且胆红素升高，出现胆管梗阻，于 1978 年 11 月 29 日转入外科。

表 3-1　入院后体温变化

时间（1978 年）	体温（℃）
11 月 22 日（入院）	39.2
11 月 24 日	40.7
11 月 28 日	38.4
12 月 2 日	39.9
12 月 4 日	38.8
12 月 5 日	39.9
12 月 8 日	39.3
12 月 10 日	40.5
12 月 16 日	39.8
12 月 18 日	37.2
12 月 19 日（手术）	

1. 多学科研讨　关于诊断：临床症状判断梗阻性、化脓性胆管炎发作，6 年前曾因胆囊、胆总管结石手术，急性胆管炎原因以胆管结石复发可能性大，无腹痛及恶心、呕吐等消化道症状，出现胆红素升高，壶腹周围癌不能排除。

关于治疗：内科治疗无效，宜行手术治疗。手术方案第一步为探查，切开胆总管探查，若未发现结石，应行术中胆管造影，若仍未探明原因，则应切开十二指肠探查，若发现肿瘤病变应根据术中情况决定治疗方案。应行胰十二指肠根治术准备。

2. 手术　1978 年 12 月 19 日在硬膜外麻醉下施行手术。

探查：切除右肋缘下切口瘢痕，上腹部广泛粘连，无腹水。胆总管直径约 3.8cm，胰头肿大，尤以钩突为明显，质中等硬。切开胆总管，胆汁涌出，压力高，未发现结石，遂行术中胆管造影（图 3-1，图 3-2），见胆总管、肝胆管扩张明显，胆管下端阻塞呈鸟嘴状，考虑为器质性病变所致梗阻，进行术中讨论，决定切开十二指肠前壁探查，触及相当壶腹部十二指肠后壁约 1.5cm 的肿物，中等硬度，呈紫红色，类似肉芽，当即采取组织进行病理检查，冰冻切片报告为 "腺癌"。二次在手术室进行多学科讨论（外科、内科、心脏科、麻醉科），外科意见诊断乏特壶腹癌已明确，未发现腹内转移，局部情况可以根治切除。心脏科：患者近期曾发作房颤，但可以承受手术。决定行 Whipple 手术。

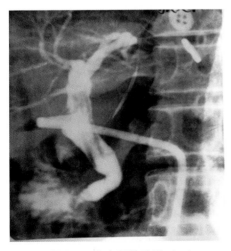
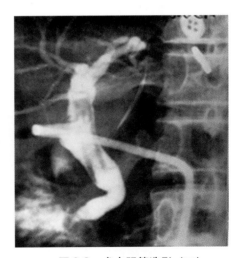

图 3-1　术中胆管造影（一）　　　　图 3-2　术中胆管造影（二）

切除：12：30 开始手术，切除胃的 1/2、全部十二指肠、胰头、胆管下端及空肠 10cm，手术过程顺利。

重建：结肠后，胰管空肠吻合，胰管端对空肠侧黏膜间断整形线缝合，胰管内置硅胶管至空肠戳口引出体外，胆管空肠吻合，胃空肠端侧吻合，距胆肠吻合口 35cm，间断丝线缝合。缝闭屈氏韧带裂隙及横结肠系膜裂隙。

手术历时 7 小时 20 分钟。术中血压波动，有两次血压测不到，很快纠正，因粘连严重及胆管急性化脓性炎症充血，故术中出血较多，输血 2000ml。术后应用庆大霉素 8 万 U，每 8 小时 1 次，白霉素 400mg，每 8 小时 1 次。

（四）病理诊断

1. 壶腹部腺癌，瘤体 1.5cm×1.5cm×1cm。癌组织累及胆总管开口部、周围肠黏膜及黏膜下层组织。未侵及胰腺头部，胆总管切缘未见癌组织，伴有明显的急性炎症反应。胃、空肠切缘未见癌组织。大网膜及十二指肠外膜、空肠浆膜均未找到淋巴结。

2. 胆总管中上段管腔扩张，直径 3cm，管壁增厚。

3. 十二指肠乳头上方 1.5cm 处肠憩室（1.5cm×0.9cm×0.3cm）。

（五）随诊

1997 年 10 月左眼白内障手术；2000 年持续性房颤 10 余年；2002 年诊断腹股沟斜疝，用疝带治疗。2001 年 6 月 29 日，2007 年 9 月 10 日胃镜未发现病变；2008 年 8 月 11 日诊断糖尿病肾病Ⅳ期。

2009 年 12 月 22 日胃镜检查：吻合口距门齿 50cm，通畅，胃空肠吻合口上残胃后壁见 0.8cm×1.0cm 不规则溃疡，超声胃镜：病变区低回声改变，约 0.6cm×1.2cm，累及黏膜、黏膜下层，局部与肌层分界不清（图 3-3）。

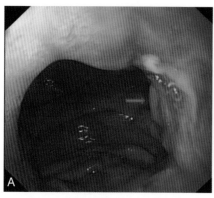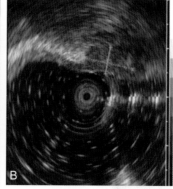

图 3-3　胃镜检查（2009 年 12 月 22 日）

A. 胃肠吻合口后壁见 1 处 0.8cm×1.0cm 不规则溃疡，略凹陷，上覆白苔，周围黏膜充血肿胀；B. 超声胃镜：病变处呈不均匀低回声改变，范围约 0.6cm×1.2cm，累及黏膜、黏膜下层，局部与肌层分界不清病理检查：胃空肠吻合口后壁中 - 低分化腺癌伴大片炎性坏死，HER-1（+），Ki-67（80%+）（图 3-4）。

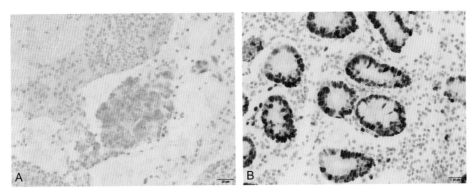

图 3-4　病理检查
A. HER-1（+）；B. Ki-67（80%+）

2009 年 12 月 28 日复查 PET/CT（图 3-5）。

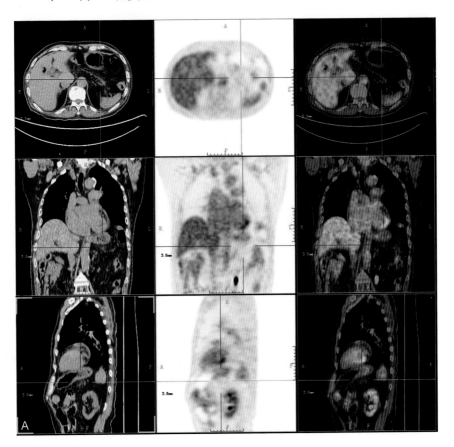

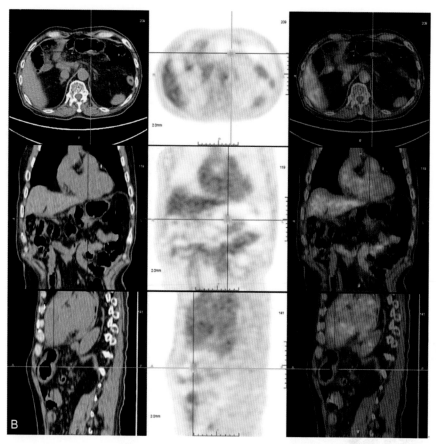

图 3-5　PET/CT（2009 年 12 月 28 日）

A. 胰十二指肠根治术后，术区无异常代谢增高，胰腺体尾部实质萎缩；B. 胃小弯侧胃壁略厚，轻度代谢增强

2010 年 3 月 22 日 PET/CT 复查（图 3-6）。

院内多学科讨论（2010 年 3 月 25 日，2010 年 3 月 30 日）：以上证据提示残胃癌，内、外科一致意见并听取家属意见决定采用调节免疫、以扶正为主的治疗方针。

2011 年 7 月 27 日第 18 次入院。主诉为活动后气短 7 个月，加重 1 个月体重明显减轻。诊断：冠心病，陈旧性心肌梗死，心功能不全；胃空肠吻合口癌，壶腹癌胰十二指肠切除术后。2011 年 8 月复查腹部 CT 平扫提示残胃吻合口处异常增厚，腹膜后多个淋巴结肿大（图 3-7）。带瘤生存，全身消耗明显（表 3-2），心肾功能不全，凝血功能障碍于 2011 年 10 月 2 日死亡。

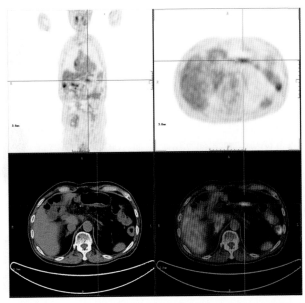

图 3-6　PET/CT（2010 年 3 月 22 日）胃小弯侧胃壁异常代谢，符合残胃癌征象

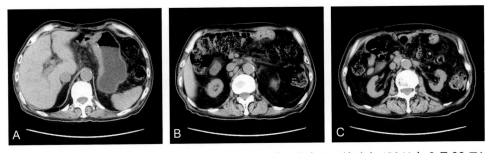

图 3-7　腹部 CT 平扫：残胃吻合口处异常增厚，腹膜后多个淋巴结肿大（2011 年 8 月 30 日）

表 3-2　体重变化（身高 176cm）

	体重（kg）	BMI（kg/m²）
1978 年 11 月 23 日	76	24.5
1978 年 12 月 19 日	手术	
1979 年 1 月 23 日	65	20.98
1979 年 3 月 6 日	70	22.6
1984 年 11 月 18 日	70	22.6
1991 年 8 月 4 日	71.5	23.08
1991 年 11 月 14 日	69	22.28
2008 年 8 月 11 日	65.5	21.15

续表

	体重（kg）	BMI（kg/m²）
2011 年 9 月 26 日	55	17.76
2011 年 10 月 1 日	死亡	

死亡讨论：直接死因是 DIC。胃管和尿管引流均为血性，血红蛋白急剧下降，1 天之内从 110g/L 下降到 74g/L，血小板进行性消耗。

死亡原因：①肿瘤广泛转移，肿瘤指标明显升高（CEA 4245μg/L，CA19-9 11 664U/ml，CA15-3 60.53U/ml，CA724 171.1U/ml，CYFRA21-1 501.0ng/ml，NSE253.5ng/ml），B 超：肝脏不除外占位性病变。②多脏器（肝、肾、心脏、肺）功能衰竭。

二、病例点评

壶腹癌胰十二指肠根治术后无瘤存活 31 年，31 年后胃镜检查发现胃肠吻合口残胃后壁中低分化腺癌，此时患者已是 91 岁高龄，带瘤生存 1 年 10 个月，92 岁病故。

此例治疗是成功的。根治手术后未用化疗及其他针对肿瘤的治疗，说明癌症在根治切除后是可以治愈的。但是 31 年后残胃再发癌症的原因仍然不清楚。

此次治疗成功，分析其原因如下。

1. 医生高度的责任心，精湛的治疗技术，多学科合作的团队精神。

（1）住院时患者畏寒发热，伴有黄疸、肝酶升高，6 年前曾施行胆囊切除、胆总管切开取石术，应用抗生素无效，体温最高达 40.5℃，畏寒发热持续 26 天，明确诊断为"急性梗阻性化脓性胆管炎"。引起胆管梗阻的原因，首先考虑胆管结石，但此次发病无腹痛症状，因此认为壶腹部周围癌不能排除。

（2）梗阻原因不解除，抗生素很难控制感染，必须施行急症手术，减压、引流、探明原因。若为胆结石，当能解决问题，若术中未能找到结石，则应进行一步一步探查，必须找到导致梗阻的原因。第一步，术中胆管造影；第二步，切开十二指肠探查。发现病变，术中活检，病理确定为壶腹腺癌。

（3）急症情况下施行胰十二指肠根治术是否可行？在手术室进行多学科讨论，内科、麻醉科认为患者近期曾发作心房颤动，但未持续，心电图正常，应可承受手术及麻醉。外科意见：急性化脓性梗阻性胆管炎情况下施行胰十二指肠根治术，加之曾有胆囊切除加 T 形管引流术病史，术中必然困难很多，特别是分离过程中出血、吻合口愈合不好引起漏均为严重问题，风险很大，但若分期手术则会增加患者痛苦，故决定一期手术，做好手术准备，充分备血，认真仔细操作，防止并发症发生。

（4）术中粘连重，出血多，曾两度血压测不到，按预定方案处理，均得以矫正。手术顺利完成，探查花费了 4 小时，12：30 才开始切除，全程近 12 小时。

（5）术后未发生胰瘘、出血等并发症。未行化疗。

2. 医患和谐沟通，医疗保障条件良好，手术后多次住院复查，几十年来，患者心态很好，精神状态极佳。随着年龄增长，糖尿病、肾功能不全、冠心病、心肌梗死等疾病相继发生，患者仍然乐观、自信，享 92 岁高龄。

3. 患者最后死于癌症广泛转移，癌性恶病质。手术 31 年后在胃空肠吻合附近发现癌，显然是新发病灶，为什么时隔手术 31 年又发生癌？是值得进一步深入研究的课题。

壶腹癌是指发生于胆胰管末端，胆胰管汇合后形成的壶腹部恶性肿瘤。壶腹癌占壶腹周围癌的 6% ～ 12%。壶腹周围癌是壶腹癌、胆总管下段癌、胰腺头部癌、十二指肠乳头癌的统称，壶腹周围癌晚期浸润范围广时，原发部位往往难以分辨，因此，壶腹癌所占壶腹周围癌的比例很难准确统计。壶腹癌以乳头状腺癌为主，少数为管状腺癌、黏液癌，壶腹癌容易坏死形成溃疡引起消化道出血，肿瘤易引起胆道梗阻，发生黄疸，当癌肿坏死脱落，胆道梗阻缓解，血胆红素水平下降。因此，壶腹癌的黄疸呈波动性。淋巴结转移是其主要转移方式，血行转移仅次于淋巴转移。部分肿瘤可沿神经扩散。

根治手术是唯一可以治愈壶腹癌的方法。

此例壶腹癌临床主要表现为畏寒发热反复发作，持续 1 个月余，住院后经抗生素治疗，仍有畏寒发热 26 天，伴轻、中度黄疸，由于 20 世纪 70 年代诊断手段有限，手术前难以确诊，术中探查、确诊耗时 4 小时。40 年来，医疗诊断技术不断发展，纤维十二指肠镜、腹部 CT、磁共振胆胰管成像（MRCP）、内镜逆行胰胆管造影（ERCP）等检查方法的应用，使腹部疾病的诊断水平得到了极大提高。

（顾倬云）

三、相关疾病精要

壶腹癌是指发生于肝胰壶腹周围 2cm 以内，包括十二指肠乳头胆管下端、胰头部及壶腹部恶性肿瘤，虽然肿瘤来源组织有异，但是由于其特殊的解剖部位，壶腹周围部癌的临床表现、治疗手段等均相同，故常将它们一并讨论。壶腹部癌与胰头癌、胆总管下端癌、十二指肠腺癌等共同称为壶腹周围癌。壶腹癌是一类较为少见的恶性肿瘤，其发病率占消化系统恶性肿瘤的 0.5%，早期壶腹癌的可切除率和 5 年生存率明显优于胰头癌，可切除率已达 76.5% ～ 88%，根治切除术后的壶腹癌患者 5 年生存率可达 38% ～ 68%。但是与其他类型的壶腹周围癌类似，由于临床症状、体征不典型，壶腹癌的早期发现率始终较低，大多数确诊患者已处于进展期或晚期。

（一）病理及分型

根据内镜下观察，肉眼上壶腹癌可分为 4 型：肿块型、溃疡型、混合型和特殊型，临床上以混合型多见。病理学分型上，壶腹癌以腺癌为主，高、中分化腺癌约占 85%，低分化腺癌约占 15%，另外还包括黏液癌、乳头状癌、未分化癌等。目前大多数学者将壶腹癌按组织学分类为肠型和胰胆管型，壶腹癌的组织学分类可用于指示预后和化疗方案的选择，肠型壶腹癌预后明显优于胰胆管型。

（二）临床表现及诊断

梗阻性黄疸是壶腹癌患者的最主要症状，由于肿瘤坏死、脱落，胆道再通，黄疸症状可时轻时重，呈波动性,同时伴有上腹部饱胀不适、食欲减退、发热寒战、肝脏及胆囊肿大等症状。因为其特殊的解剖位置，壶腹癌患者可早期出现梗阻性黄疸，因此壶腹癌的早期发现率优于胰腺癌。目前壶腹癌的诊断尚无特异性实验室检查指标，与其他消化系统相类似，可表现为 CEA、CA125、CA19-9 等异常升高，但缺乏特异性。如果肿瘤患者出现梗阻性黄疸，可引起血胆红素、丙氨酸转氨酶（ALT）、天冬氨酸转氨酶（AST）、碱性磷酸酶（AKP）等异常。B 超目前被认为是壶腹周围癌的优先诊断手段，主要用于壶腹周围癌的初筛及随访。CT/MRI 可显示肿瘤的大小与范围、有无周围组织与淋巴转移、与胆管及胰腺的位置关系等，常用于术前准备。十二指肠镜、ERCP 或超声内镜（EUS）引导下活检术是非常必要的术前检查，有助于判断肿瘤的性质和分期，对指导和完善手术方案具有重要意义。EUS 可排除肠道气体的干扰，清晰显示壶腹周围十二指肠壁的层次结构，明确肿瘤与胰腺、胆总管的位置关系。

（三）治疗

壶腹癌的治疗手段仍以外科手术为主，外科手术治疗主要包括局部切除术、胰十二指肠切除术（Whipple 手术）和姑息性手术。

1. 局部切除术　局部切除术主要包括经十二指肠局部切除术和内镜下乳头切除术。尽管局部切除术具有创伤小、出血少、恢复快、术后并发症发生率低等优点，但是较高的术后复发率使其仍存在较大的争议。国内外报道的文献认为其主要适用于良性肿瘤，pTis-T1 且肿瘤体积较小的恶性肿瘤，无法耐受胰十二指肠切除术的早期患者。值得注意的是，大多数学者均认为术前明确的病理诊断和分期、术中冰冻病理确保切缘阴性是必不可少的工作。

2. **胰十二指肠切除术**　作为壶腹癌的唯一根治性术式，胰十二指肠切除术包括经典胰十二指肠切除术（pancreaticoduodenectomy，PD）和保留幽门的胰十二指肠切除术（pylorus-preserving pancreaticoduodenectomy，PPPD）。目前普遍认为，能够耐受根治性手术的早期及进展期壶腹癌患者均应首先考虑行 PD/PPPD，以延长患者的生存期。除了传统开腹手术，近年来腹腔镜手术及机器人手术逐步开始应用于壶腹癌的根治性手术。随着外科技术和围手术期诊疗的不断进步，Whipple 手术的死亡率已降至 5% 以下，术后并发症发生率也明显下降。Bourgouin 等回顾分析了多中心的壶腹周围癌的胰十二指肠切除术术后随访资料，壶腹癌（55 例）2 年生存率和 5 年生存率分别为 69%、51%，十二指肠腺癌（25 例）2 年生存率和 5 年生存率分别为 80%、51%，胆管下端癌（55 例）2 年生存率和 5 年生存率分别为 51%、34%。影响壶腹癌胰十二指肠切除术后预后的独立相关因素主要包括远处转移、肿瘤直径、肿瘤分化情况等。

3. **姑息性手术**　姑息性手术的主要目的是解除胆管、胰管及十二指肠梗阻，目前仍无明确证据证实根治性手术前的减黄处理可使壶腹癌患者受益，因此其主要适用于不可切除的晚期肿瘤患者。主要的手术方法有：①穿刺置管术，经皮经肝穿刺胆管引流术（PTCD）、内镜下鼻胆管引流术（ENBD）、内镜下胆管引流术（ERBD）等；②开腹手术，胆囊空肠吻合、胆总管十二指肠吻合、胆总管空肠 Roux-Y 吻合术等。

4. **围手术期放化疗**　壶腹癌的术后放、化疗或新辅助放、化疗标准方案目前尚未形成共识，NCCN 指南和欧洲肿瘤学会（ESMO）均未对壶腹癌术后患者推荐使用辅助放化疗，部分临床研究的结果可供参考。Nassour 等对 2004—2013 年 4190 例在德州大学西南医学中心行根治性切除手术的壶腹癌患者进行回顾性分析发现与对照组相比，辅助放疗和辅助放化疗可以延长总生存率（分别为 47.2 个月 *vs* 35.5 个月；38.1 个月 *vs* 31.0 个月），另一项回顾性临床研究发现，壶腹癌患者无论在短期生活质量及安全性还是长期生存期上，均不能从术前新辅助放、化疗中获益。总而言之，目前缺乏大样本的前瞻性临床研究提供强有力的循证医学证据指导临床实践。尽管壶腹癌组织胚胎学起源相同，但是不同的病理组织学亚型之间肿瘤细胞的生物学行为差异很大，这可能是造成壶腹癌化疗方案不统一的原因。

（黄　亮　郑　伟）

参 考 文 献

[1]　Asano E, Okano K, Oshima M, et al. Phenotypic characterization and clinical outcome in

ampullary adenocarcinoma [J]. J Surg Oncol, 2016, 114(1): 119-127.

[2]　Bourgouin S, Ewald J, Mancini J, et al. Predictors of survival in ampullary, bile duct and duodenal cancers following pancreaticoduodenectomy: a 10-yearMulticentreAnalysis [J]. J Gastrointestinal Surg, 2015, 19(7): 1247-1255.

[3]　Cloyd J M, Wang H, Overman M, et al. Influence of preoperative therapy on short- and long-term outcomes of patients with adenocarcinoma of the ampulla of Vater [J]. Ann Surg Oncol, 2017, 24:2031-2039.

[4]　Di Giorgio A, Alfieri S, Rotondi E, et al. Pancreatoduodenectomy for tumors of Vater' ampulla: report on 94 consecutive patients[J]. World J Surg, 2005, 29(4):513-518.

[5]　J Hsu He, Yang T M, Hsieh YH, et al. Predictors for pattens of failure after pancreaticoduodenectomy in ampullary cancer[J]. Ann Surg Oncol, 2007, 14(1):50-60.

[6]　Nassour I, Hynan L, Christie A, et al. Association of adjuvant therapy with improved survival in ampullary cancer: A national cohort study[J]. J Gastrointest Surg, 2018, 22(4): 695-702.

[7]　Onkendi E, Naik N, Rosedahl J, et al. Adenomas of the ampulla of vater: a comparison of outcomes of operative and endoscopic resections [J]. J Gastrointest Surg, 2014, 18(9): 1588-1596.

[8]　O'onnell J B, Maggard M A, Manunga J, et al. Survival after resection of ampullary carcinoma: a national population-based study. Ann Surg Oncol, 2008, 15:1820-1827.

病例 4　食管胃结合部腺癌Ⅲ A 期（pT3N2M0），施行全胃切除，术后 19 年死亡

【要点】患者，男性，72 岁。因近半年体重减轻 13kg，曾两次解柏油样便，上消化道钡剂检查和胃镜检查确诊胃底、体部癌，3cm×3cm 大小，胃小弯淋巴结转移 5/7（pT3N2M0），施行全胃切除术。术后多次复查胃镜、腹部 CT 未发现复发、转移，术后 19 年因吸入性肺炎、多脏器功能衰竭死亡。

一、病 例 介 绍

（一）病史简介

患者，男性，1916 年出生，2007 年 7 月 25 日病故，死亡时 92 岁 6 个月。因近半年体重减轻 13kg（从 71kg 降至 58kg），于 1988 年 5 月 18 日入消化科。2 次柏油样便，查大便隐血（+++），无腹痛、腹胀，无头晕、乏力，食欲尚好，但食量减少。上胃肠钡剂检查、胃镜检查诊断：胃底、体交界处低分化腺癌，1988 年 5 月 28 日转入外科治疗。

1. 既往史、个人史　1950 年患肺结核已治愈。1969 年因甲状腺结节行手术治疗。1940—1945 年吸烟，已戒烟，不饮酒。

2. 体格检查　体温 36℃，脉搏 64 次 / 分，呼吸 20 次 / 分，血压 122/70mmHg。身高 178cm，体重 58kg，BMI 18.1kg/m²。神志清楚，营养中等。皮肤、巩膜未见黄染，表浅淋巴结未扪及肿大。双肺听诊呼吸音清，未闻及干、湿啰音。心界不大，律齐，各瓣膜区未闻及杂音。腹平，未见胃肠型及蠕动波。腹软，全腹无压痛、反跳痛，上腹部未扪及肿块，肝脾肋下未触及，移动性浊音阴性，肠鸣音正常。四肢无凹陷性水肿。

3. 实验室检查　血常规：血红蛋白 136g/L；白细胞计数 6.8×10⁹/L；血小板计数 196×10⁹/L。红细胞沉降率 8mm/h。血生化：丙氨酸转氨酶 < 30U/L，总蛋白 57g/L，白蛋白 38g/L，葡萄糖 4.49mmol/L（81mg/dl），尿素氮 7.497mmol/L（21mg/dl）；肌酐 88.1μmol/L（1.0mg/dl）；胆红素、直接胆红素、γ- 谷氨酰基转

移酶、碱性磷酸酶、凝血酶原时间、凝血酶原活动度均在正常范围。

肿瘤标志物：CEA 正常范围，AFP < 25μg/L。痰液检查 3 次未找到抗酸杆菌。

4. 影像学检查

（1）上胃肠钡剂（1988 年 5 月 26 日）：胃小弯溃疡，癌？十二指肠旁巨大憩室。

（2）胃镜（1988 年 5 月 26 日）：胃底、体交界处小弯侧及后壁 2cm×3cm 溃疡，病理：低分化溃疡型腺癌。

（3）腹部 CT（1988 年 5 月）：肝囊肿（1.2cm×1.2cm），胆囊结石。

（4）超声检查（1988 年 5 月 21 日）：肝左叶囊肿，胆囊结石。

（5）心电图（1988 年 5 月 31 日）：窦性心律，心电图不正常，房室传导延迟。

（二）临床诊断

1. 胃癌，胃底体部进展期癌。

2. 胆囊结石。

3. 十二指肠憩室。

4. 冠心病。

（三）诊疗经过

1. 多学科临床讨论　外科、麻醉科、内科多次讨论，患者已年过七旬，患有冠心病，有肺结核病史。目前心脏情况尚属稳定，结核病已治疗痊愈，经多次痰培养未找到结核杆菌。心脏、肺、肝、肾功能在正常范围，充分准备应可承受手术治疗，手术应属首选，临床全面检查未发现肝脏及腹膜转移，可以进行手术探查。手术方式考虑近端胃切除，若食管下端有癌细胞浸润或有明显淋巴结转移，则应行全胃切除。

2. 手术　1988 年 6 月 7 日手术，术中病理检查食管下端有癌组织浸润，小弯侧至胃左动脉周围淋巴结肿大，决定行全胃切除（包括小网膜及肿大淋巴结，大网膜），吻合：食管 - 空肠吻合①，空肠 - 空肠吻合②，十二指肠残端闭合、十二指肠空肠与空肠吻合③。术中出血 400ml，输全血 800ml。

术后并发急性坏死性胰腺炎，继发吻合口③漏，术后第 7 天急诊手术探查发现吻合口①，吻合口②初步愈合，胰头部紫红色，胰体部水肿变硬，吻合口③处有少量纤维素苔及渗液（横结肠系膜下），放置引流，逐渐愈合，于 1988 年 10 月 13 日痊愈出院。

术后未行放、化疗。

（四）病理诊断

胃小弯侧底、体部溃疡型低分化腺癌Ⅲ A 期（pT3N2M0）。

1. 胃小弯侧底、体部溃疡型低分化腺癌，肿瘤大小 3cm×3cm，癌组织侵及胃壁深肌层（图 4-1，图 4-2），上下切缘未见癌。

2. 胃小弯淋巴结癌转移（5/7），胃大弯侧淋巴结未见转移（0/4）。

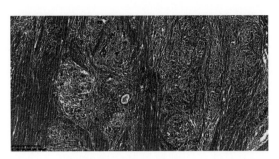

图 4-1　食管胃结合部低分化腺癌，HE 染色低倍

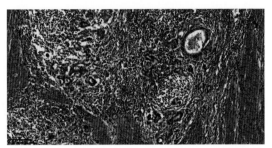

图 4-2　食管胃结合部低分化腺癌，HE 染色高倍

癌组织表现为不规则小腺管，可见间质反应及淋巴细胞浸润

（五）随诊

多次住院复查。1996 年 2 月 16 日～ 2007 年 7 月 9 日先后 14 次住院复查。多次复查胃镜、腹部 CT，未发现复发、转移。

术后少食多餐，一般情况及精神状态良好，消瘦，体重较术前明显减轻（表 4-1）。

1995 年患急性原发性腹膜炎治愈。

1997 年 9 月诊断巨幼细胞贫血，长期服叶酸、维生素 B_{12} 治疗；2000 年诊断缺铁性贫血，2002 年诊断骨质疏松，应用利血生、铁剂、维生素 D_3、钙剂治疗。

2007 年 7 月 9 日住院，呼吸急促，意识不清，诊断为吸入性肺炎、酸中毒、贫血、低蛋白血症。于 2007 年 7 月 25 日死亡。

表 4-1 患者体重变化 (身高 178cm)

	体重 (kg)	BMI (kg/m²)
患病前	71	22.4
患病后 (1988 年 5 月 18 日)	58	18.3
手术 (1988 年 6 月 7 日)		
手术后 68 天 (1988 年 8 月 14 日)	48.5	15.3
手术后 71 天 (1988 年 8 月 23 日)	46	14.5
手术后 4 个月 (1988 年 10 月 9 日)	49.5	15.6

二、病例点评

病例特点：①老年男性；②确诊胃底、体部癌并发体重减轻、便血；③全胃切除术，病理分期 Ⅲ A 期 ($pT_3N_2M_0$)，术后并发坏死性胰腺炎，经救治痊愈；④术后未行辅助化疗、放疗及其他针对肿瘤的治疗；⑤患病后体重减轻 13kg，术后体重减轻 10～12kg，虽有营养师指导未能恢复到术前水平；⑥术后 9 年诊断巨细胞贫血、缺铁性贫血；⑦术后 19 年因吸入性肺炎、贫血、低蛋白血症病故。享年 92 岁。

局部进展期胃上部癌全胃切除 D1⁺ 淋巴结清扫术后，未施行化、放疗，术后 19 年病故，术后无瘤生存 (DSF) 19 年，总生存 (OS) 19 年，享年 92 岁。此例根治切除术后胃癌痊愈。

有关局部进展期胃上部癌选择全胃切除还是近端胃切除一直是争论的焦点。然外科手术方式的选择是否适当还需要依据远期生存结局进行判断。远期结局包括肿瘤复发率和术后总生存率指标进行预后评估，此例术后紧密随诊，多次住院复查，其间未发现胃癌复发、转移，表明此例全胃切除 D1⁺ 淋巴结清扫的手术范围适当。

术后并发急性坏死性胰腺炎，经抢救治愈，老年人全胃切除食管空肠吻合手术在多科合作管理下可以处理得更好。

全胃切除术后生活质量，与近端胃切除术比较，体重指数 (BMI)、体重减轻、骨骼肌减少、维生素 B_{12} 等营养素缺乏，一直是全胃切除术后的严重问题，近端胃切除术则发生反流性食管炎及吻合口狭窄比例较全胃切除术高。

此例患者患病半年体重下降 13kg (71kg 降至 58kg) 手术后又下降 5kg，BMI 一直在 14.5～15.6kg/m² 之间波动，虽有营养师指导，少食多餐，但很难提升 BMI，骨骼肌减少、明显消瘦，唯精神状况尚好。其间曾患急性原发性腹膜炎，贫血很难纠正。此例表明全胃切除术后远期并发症导致体质下降、免疫力减低，随着年龄增长会愈加严重。对于老年胃上部癌选择全胃切除术仍应慎重。

（顾倬云）

三、相关疾病精要

世界卫生组织 2018 年发布的全球癌症统计报告（GLOBOCAN）发布，全球每年新发胃癌病例 104 万例，居恶性肿瘤发病率第 5 位，因胃癌死亡人数 78 万，列第 3 位。中国国家癌症中心发布，2015 年我国胃癌发病率为 29.3/10 万，死亡率为 21.2/10 万，均列第 3 位。胃癌是我国常见的消化道恶性肿瘤，每年新发病例约 41 万例，约占全球的 40%。死亡病例数约 29 万例。2015 年全球癌症生存分析（CONCORD）工作组汇集了来自世界各地的科学家，首次推进全球癌症生存监测项目，根据 CONCORD3（第三轮）全球癌症分析，胃癌的 5 年净生存率 (netsurvival) (2010—2014 年) 为 20% ～ 40%；中国国家癌症中心 (NCC) 中国癌症分析报告，胃癌（2003—2005 年）5 年生存率为 27.4%；胃癌（2012—2015 年）5 年生存率为 35.1%。已有明显提高。

局部进展期胃癌指 T2 ～ T4 肿瘤，侵犯胃壁达固有肌层、浆膜层或邻近脏器，但未发现远隔部位的转移。按第 8 版 TNM 分期为 Ⅰ B ～ Ⅲ 期。

我国胃癌 80% 就诊时已是局部进展期癌。只有外科手术方能达到根治切除治愈的目的。但胃癌根治切除术后超过 50% 的患者发生腹膜转移，接近 20% 的胃癌患者在术前或术中被诊断有腹膜转移，当前胃癌的 5 年生存率约为 35.1%，明显低于日本（60.3%）和韩国（68.9%），主要原因是早癌的诊断比例偏低，各级医疗单位手术及围手术期质量控制存在差距，以及医疗保障等各方面原因。

制订外科治疗策略：①要评估胃癌的分期。②胃癌的部位：胃癌部位划分为上 1/3、中 1/3 和下 1/3，一般以大小弯长度做三等份划定。通常胃上部癌主要包括食管胃结合部癌、胃底癌和部分胃体上段癌，目前胃上部癌在手术切除范围、手术路径和消化道重建方式存在较多争论。③患者的全身情况、年龄：根据中国国家癌症中心，中国癌症分析报告（2003—2015 年），患者年龄越大，其 5 年相对生存率越低，以 2012—2015 年为例，所有癌症合并分析：< 45 岁，67.6%；≥ 75 岁，24.3%，绝对差值 43.3%，常见的 10 种癌症绝对差值为 47%。④医院的技术水平和患者的经济条件。

1. **胃癌的分期** 肿瘤分期的主要目的：①选择治疗方法，确定治疗方案；

②判断预后；③肿瘤研究；④患者信息的标准化有利于交流。目前胃癌的分期主要推荐用国际抗癌联盟（UICC）/美国癌症联合委员会（AJCC）TNM 分期，现已更新至第 8 版（2016 年制定发布，2018 年 1 月 1 日正式使用）（表 4-2）。此版系国际胃癌学会（IGCA）与美国癌症联合委员会共同努力下制定，共收集了 15 个国家 25 411 例患者的数据完成。第 7 版 TNM 分期，人群主要来自于日本、韩国，胃癌的长期生存数据不足，因此，第 7 版胃癌 TNM 分期不适用于全球（表 4-3）。

表 4-2　第 8 版胃癌 TNM 分期

（2016 年发布，2018 年 1 月 1 日正式使用）

	N0	N1	N2	N3a	N3b
T1	ⅠA	ⅠB	ⅡA	ⅡB	ⅢB
T2	IB	ⅡA	ⅡB	ⅢA	ⅢB
T3	ⅡA	ⅡB	ⅢA	ⅢB	ⅢC
T4a	ⅡB	ⅢA	ⅢA	ⅢB	ⅢC
T4b	ⅢA	ⅢB	ⅢB	ⅢC	ⅢC
M1	Ⅳ	Ⅳ	Ⅳ	Ⅳ	Ⅳ

表 4-3　第 7 版胃癌 TNM 分期

（2009 年制定，2010 年颁布）

	N0	N1	N2	N3
T1	ⅠA	ⅠB	ⅡA	ⅡB
T2	ⅠB	ⅡA	ⅡB	ⅢA
T3	ⅡA	ⅡB	ⅢA	ⅢB
T4a	ⅡB	ⅢA	ⅢB	ⅢC
T4b	ⅢA	ⅢB	ⅢC	ⅢC
M1	Ⅳ	Ⅳ	Ⅳ	Ⅳ

　　第 8 版更新的内容包括：①食管胃结合部癌归属改变；②病理分期发生改变；③新增胃癌新辅助治疗后 TNM 分期（ypTNM）；④新增胃癌 cTNM 分期。

　　第 7 版和第 8 版胃癌 TNM 分期比较见表 4-4。

表 4-4　胃癌 TNM 分期（UICC/AJCC）

第 8 版 TNM 分期（2016 年版）	第 7 版 TNM 分期（2010 年公布）
T：原发肿瘤	T：原发肿瘤
TX　原发肿瘤不能确定	T0　无原发肿瘤的证据
T0　原发肿瘤情况不明	Tis　肿瘤局限在黏膜上皮内，未侵及黏膜固有层
Tis　重度不典型增生，定义为恶性肿瘤未突破基底膜	
T1　肿瘤侵犯黏膜固有层、黏膜肌层和黏膜下层	T1　肿瘤侵犯黏膜固有层、黏膜肌层和黏膜下层
T1a　肿瘤侵犯黏膜固有层和黏膜肌层	T1a　肿瘤侵犯黏膜层和（或）黏膜肌层
T1b　肿瘤侵犯黏膜下层	T1b　肿瘤侵犯黏膜下层
T2　肿瘤侵犯固有肌层	T2　肿瘤侵犯固有肌层
T3　肿瘤侵犯浆膜下结缔组织，但未侵犯邻近结构	T3　肿瘤侵犯浆膜下结缔组织，但没有侵犯浆膜或邻近组织
T4　肿瘤侵犯浆膜（脏层腹膜）或邻近结构	T4　肿瘤侵犯浆膜（脏层腹膜）
T4a　肿瘤侵犯浆膜（脏层腹膜）	T4a　肿瘤侵犯浆膜（脏层腹膜）
T4b　肿瘤侵犯邻近结构[※]	T4b　肿瘤侵犯邻近结构[※]
N：淋巴结转移	N：淋巴结转移
Nx　区域淋巴结转移不能确定	N0　无区域淋巴结转移（远端清扫的淋巴结数）
N0　无淋巴结转移	
N1　1～2 个区域淋巴结转移	N1　1～2 个区域淋巴结转移
N2　3～6 个区域淋巴结转移	N2　3～6 个区域淋巴结转移
N3　≥ 7 个淋巴结转移	N3　7 个以上区域淋巴结转移
N3a　7～15 个区域淋巴结转移	
N3b　16 个以上区域淋巴结转移	
M：远处转移	M：远处转移
M0　无远处转移	M0　无远处转移
M1　有远处转移	M1　有远处转移

[※] 胃的邻近结构是指脾、横结肠、肝、横膈、胰腺、肾上腺、肾、小肠、腹壁、后腹膜

　　TNM 分期主要由 T（原发肿瘤）、N（转移淋巴结）、M（远处转移组成）。直到第 8 版 UICC、AJCC 及日本胃癌协会（JGCA）颁布三大分期系统逐步统一，国际胃癌学会（IGCA）分期项目（1）第 8 版公布后，IGCA 分期项目（2）即将启动。直至今日有关胃癌的分期、分型有多种，国际上为多数国家承认、应用的是 TNM 分期。然而 TNM 分期仍有待于不断探索及优化更新。所有的分期、分型均要在临床实践中获得检验。

胃癌的病理诊断、病理分期（切除术后）是判断肿瘤进展程度、评估预后、指导后续治疗的依据，病理检查原发肿瘤、淋巴结转移及远处转移的质量是大数据分析的保证。准确的 T 分期根据肿瘤浸润胃壁组织深度判断，病理取材、必要的连续切片是判断肿瘤浸润深度的依据。N 分期，第 5 版分期前是基于解剖学距离的分期，距离原发肿瘤 > 3cm 为界（pN1 淋巴结转移距离原发肿瘤 3cm 以内；pN2 距离 > 3cm），由于临床对手术标本的检查和病理科检查常有不一致，第 5 版以后改变为以淋巴结转移数目作为淋巴结分期的标准，以后均采用淋巴结数目作为分期标准。要求清扫的淋巴结数 15 枚以上，N 分期方可减少偏倚，对于淋巴结检取不足 15 枚，采用淋巴结转移率分期（rN 淋巴结转移数 / 淋巴结检取数），以弥补由于淋巴结检出数不足而致 N 分期的偏倚。第 5 版分期中定义 N1 为 1 ～ 6 枚转移；N2 为 7 ～ 15 枚转移；N3 为 15 枚以上转移，这一分类方法优于前 4 版分期，但亦有不足。2010 年第 7 版进一步细化 N 分期：N1 为 1 ～ 2 枚转移，N2 为 3 ～ 6 枚转移，N3 为 7 ～ 15 枚转移。在第 7 版分期中已提出将 N3 分为两个亚分期，pN3a 为 7 ～ 15 枚淋巴结转移；pN3b 为 15 枚以上淋巴结转移，但未在 TNM 分期中体现。而此后在患者预后分析中 N3a 与 N3b 有显著差异，第 8 版分期中 N3a、N3b 亚型已列入 TNM 分期。

癌结节（tumor deposit，TD）：在胃周淋巴结引流区域内独立存在的肿瘤结节，并且无可识别的淋巴结、淋巴管、神经或血管的结构，常见于大网膜与系膜组织中。通常所指的癌结节系指胃周引流区域内的癌结节，非引流区域内的肿瘤结节则被认为是远处转移。文献报道，胃周癌结节的阳性率为 9.1% ～ 26.7%。癌结节阳性率报道差异相当大，与癌结节诊断标准不同密切相关，也与淋巴结外科清扫范围及病理医师检测技术有关。目前多认为癌结节来源于肿瘤的直接播散、淋巴结转移、脉管侵犯或神经侵犯等，随着肿瘤的进展，原有结构被破坏，继而形成癌结节。癌结节对肿瘤分期、患者预后的影响一直是研究的热点。多个中心研究发现，癌结节阳性的胃癌患者预后显著差于癌结节阴性患者，是独立的预后危险因素。

癌结节的诊断标准；癌结节的起源，与淋巴结转移、淋巴结外侵犯、脉管侵犯、神经侵犯等的关系；癌结节如何合理纳入新版 TNM 分期，以提高分期系统的准确性和可重复性均是研究的热点。

2. 胃癌的部位　根治性切除术是有可能治愈胃癌的唯一方法，无根治切除可能的胃癌则基本无治愈可能，这部分病例成了"慢性病"，需要综合治疗方法维持，但又不似"慢性病"。一般慢性病应用特效药物可使疾病长期处于稳定控制状态，而不能根治切除的胃癌，现有的治疗手段尚不可能控制疾病，化疗、放疗、生物治疗下肿瘤一步一步进展恶化。

远端胃癌（局部进展期癌），标准术式为切除远端胃 3/4，包括大网膜及肝胃韧带部分，行胃十二指肠吻合或胃空肠吻合，根据病情清扫胃周围淋巴结，D1 淋巴结切除或 D2 淋巴结切除术。

胃上部癌，主要包括食管胃结合部腺癌、胃底癌及部分胃体上段癌。胃上部癌有逐年增加趋势，我国 20 世纪 70 年代报道约占胃癌的 20.6%。2016 年一项单中心胃癌外科病例登记研究发现，在 1988—2012 年，食管胃结合部癌所占比例由 22.3% 增至 35.7%。据日本报道，20 世纪 60 年代至 21 世纪初，食管胃结合部腺癌比例上升了 7.3%；据美国报道，食管胃结合部腺癌近 35 年发病率增长近 2.5 倍。目前对胃上部进展期癌的手术范围及切除后消化道重建存在争论。国内外指南提出，要求切缘距离肿瘤 ≥ 4cm，才可保证切缘阴性，此点争议不大，而对胃上部进展期癌是施行全胃切除还是近端胃切除存在争议。我们认为应结合个体情况而定，适当的病例行近端胃切除同样可达到根治效果，术后获得 10 年以上存活。

关于淋巴结清扫：胃周淋巴结往往与相应的血管相伴而逆行，胃周淋巴结小弯侧主要由胃左动脉及胃右动脉分支伴行为 1、3a、5 组淋巴结；大弯侧由胃网膜右及胃网膜左动脉及脾动脉分支伴行为 4sa、4sb、6 组淋巴结（图 4-3）；第 7 组淋巴结在胃左动脉根部伴行；第 8 组淋巴结沿肝总动脉分布；第 9 组淋巴结沿腹腔干分布；第 10 组淋巴结沿脾门分布；第 11 组淋巴结沿脾动脉分布，动脉近侧为 11p，动脉远侧为 11d；第 12 组淋巴结，位于肝十二指肠韧带内分布；第 13 组淋巴结为胰后淋巴结；第 14 组淋巴结为肠系膜根部淋巴结；第 15 组为结肠中动脉旁淋巴结；第 16 组为腹主动脉旁淋巴结。D1 手术：远端胃切除要求清扫淋巴结 3b、4d、5、6 组；近端胃切除要求清扫 1、2、3a、4sd、4sb；D2 手术：D1+1、7、8、9、11p 组；D3 手术：D1+D2+9、11、12、13、14、15、16 组。

当前推荐进展期胃癌宜行 D2 淋巴结清扫，认为近端胃切除仅清扫了 1、2、3a、4sa、4sb、7、8、9、11p，而保留了 4d、5、6 组淋巴结，未达到 D2 根治。针对胃上部癌是否需要行远端胃周淋巴结清扫成为争议的焦点。最近研究报道，T2～T3 期胃上部癌患者的远端胃周淋巴结转移率非常低，4d、12a、5 或 6 组淋巴结转移率分别为 0.99%、0.006%、0 或 0，提示 T2～T3 胃上部癌患者可不清扫 3d、12a、5 和 6 组淋巴结。

进展期胃癌在日本推荐 D2 淋巴结清扫，并作为规约。我国大宗病例临床研究，认为对于进展期胃癌 D2 淋巴结清扫达到 R0 切除机会更大。欧美学者大多支持 D1 手术加辅助化疗。

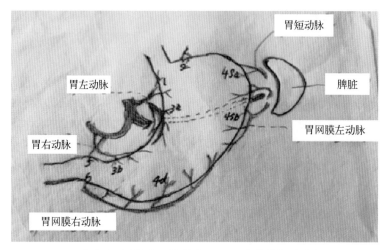

图 4-3　胃周淋巴结分布——沿动脉逆向引流

选择近端胃切除术需要考虑两点：①肿瘤能否达到 R0 切除；②残胃的功能。因此提出近端胃切除需要保留远端 1/2 以上的残胃，残胃太小会增加反流性食管炎，影响术后生活质量。为此，对近端胃切除消化道重建术式进行探讨，并制定了"近端胃切除消化道重建中国专家共识（2020 版）"。

全胃切除术用于胃上部进展期癌，主要原因如下：①达到根治目的；②避免出现近端胃切除术后严重的反流性食管炎。然而，全胃切除术后会发生营养代谢的障碍，在手术后长久生存的病例看到，体重明显降低、贫血等一系列并发症。

近端胃切除治疗进展期胃上部癌。根据对长期存活患者的观察，治疗胃上部癌在维持营养代谢、肌力、BMI 方面明显优于全胃切除患者，保证手术质量，防止吻合口狭窄，保留足够远端胃容量，可以减轻反流性食管炎的症状，保持体重、营养状态。

食管 - 胃结合部进展期腺癌的手术路径、手术范围——是全胃还是近端胃切除还有待临床研究，为了保证研究质量，应有严密的随诊体系、手术质量控制及全面策划。

腹腔镜胃癌外科

1994 年 Kitano 等报道腹腔镜辅助根治性胃切除术治疗胃癌，以后在第 14 版日本胃癌规约中，推荐腹腔镜手术适用于治疗 I 期远端胃癌。对于腹腔镜是否适用于进展期胃癌，外科学界仍持谨慎态度。2009 年中国开展临床研究，探讨腹腔镜与开腹手术对进展期胃癌的近、远期疗效，初步证明，腹腔镜治疗局部进展期远端胃癌的近期疗效与开腹手术相当，此后，将腹腔镜辅助胃癌根治术的适应证扩大至 cT4a 期或Ⅲ期。临床研究证实，对于局部进展期胃下部癌，腹腔镜与开腹手术的 3 年无病生存率（DFS）和总生存率（OS）相近。随后，中国腹腔镜胃肠外科研究组（CLASS）开展了系列研究，证实腹腔镜手术与开腹手术的并发症发生率差异无统计学意义，腹腔镜全胃切除组与开腹组 3 年 DFS 及 OS 差异无统计学意义。腹腔镜根治性胃切除术治疗胃癌在国内推广，相应的多中心、前瞻性、随机对照系列临床研究在 CLASS 组织下开展，取得不错的成绩。中山大学孙逸仙纪念医院胃肠外科周声宁、韩方海等用腹腔镜技术行全胃联合胰体尾脾切除术治疗 T4b 期胃癌 21 例，手术死亡率为 0，3 年无病生存率为 38.1%，同期开腹手术组对照 16 例，3 年无病生存率为 37.5%，差异无统计学意义。腹腔镜胃癌切除术的适应证已扩大到 T4b 期。

腹腔镜应用于胃癌手术的争论点有：①腹腔镜应用于胃癌根治术是否安全可行；②腹腔镜辅助胃癌根治术是否能达到与开腹手术同样的根治效果。腹腔镜技术是否促进肿瘤细胞腹腔播散及穿刺孔、切口种植，一直是腹腔镜胃癌手术安全性讨论的焦点。根据研究，40% Ⅱ、Ⅲ期胃癌腹腔冲洗液有游离癌细胞。因此，进展期胃癌行腹腔镜胃癌根治术，一定要关注如此高的腹腔内游离癌细胞，若未行处理，术后腹膜转移发生率将增加。根据《欧洲外科肿瘤杂志》发表的一项研究结果显示，胃癌腹膜转移发生率较高，接近 20% 的胃癌患者在术前或术中被诊断有腹膜转移；超过 50% 的胃癌患者在根治性切除术后发生腹膜转移。腹膜转移早期诊断困难，因为腹膜转移以微转移为主，从腹腔内癌细胞存在开始。

（顾伟云）

参 考 文 献

[1]　《近端胃切除消化道重建中国专家共识》编写委员会. 近端胃切除消化道重建中国专家共识 (2020 版)[J]. 中华胃肠外科杂志 , 2020, 23(2):101-108.

[2]　梁文全 , 周正方 , 崔建新 , 等 . 癌结节在胃癌患者分期和预后评估中的价值 [J]. 中华胃肠外科杂志 , 2017, 20(3):277-282.

[3]　Bray F, Feday J, Soerjomataram I, et al. GLOBAL cancer statistics 2018:GLOBOCAN estimates of incidence and mortality worldwide for 36 cancers in 185 countrics[J]. CA Cancer J Clin, 2018, 68(6):394-424.

[4]　Hu y, Huang C, Sun Y, et al. Morbidity and mortality of Laparoscopic versus open D2 distal gastrectorng for advanced gastric cancer:a randomized controlled trial [J]. J Clin Oncol, 2016, 34(12):1350-1357.

[5]　Lin K, Yang K, Zhang W, et al. Changes of esophagogartric junctional adenocarcinoma and gastroesophageal reflux disease among surgical patients during 1988-2012: a single-

institution, high-volume experience in China[J]. Ann Surg, 2016, 263(1):88-91.

[6] Sano T, Coit D G, Kim H H, et al. Proposal of a new stage grouping of gastric cancer for TNM classification:International Gastric Concer Association staging project[J]. Gastric Cancer, 2017, 20(2):217-225.

[7] Yang 1, Zheg R, Wang N, et al. Incidence and mortality of stomach cancer in China, 2014[J]. Chin J Cancer Res, 2018, 30(3):291-298.

病例5 食管胃结合部腺癌ⅢB期（pT4aN3aM0），全胃切除术后无瘤生存12年

【要点】 患者，男性，52 岁。2007 年 9 月 29 日行全胃切除术，肿瘤大小7cm×6.5cm×3.8cm，位于胃体小弯侧，浸润至食管胃交界处，溃疡型低分化腺癌，部分印戒细胞癌，淋巴结转移（12/15），手术后无瘤生存12年。

一、病例介绍

（一）病史简介

患者，男性，52 岁。主因"间断性上腹部胀痛、黑粪 1 个月"于 2007 年 9 月 27 日入我院治疗。

患者于 2007 年 8 月下旬无明显诱因出现上腹部胀痛，疼痛与饮食无关，不向后背部放射，并解柏油样便，每日 1 ～ 2 次，每次约 200g。未诉发热、黄疸，未诉反酸、嗳气，未诉恶心、呕吐、呕血。当时未予以特殊治疗，后症状逐渐加重，于 2007 年 9 月 24 日到当地医院就诊，行胃镜及组织病理检查提示"胃癌（Borrmann Ⅲ 型），胃体腺上皮细胞癌"，为求进一步治疗到我院就诊。我院病理会诊诊断为"胃低分化腺癌"，门诊以"胃癌"收入院。患者自发病以来，一般状况良好，精神食欲可，睡眠可，小便正常，无头晕、头痛、耳鸣，无咳嗽、咳痰，无尿频、尿痛、尿急等，病程中体重减轻约 5kg。

1.既往史、个人史 3 个月前因外伤导致肋骨骨折，已痊愈，20 年前因"阑尾炎"在当地医院行阑尾切除术，术后恢复好。个人无不良嗜好。父已故，死因不详。

2.体格检查 入院时，体温 36.6℃，脉搏 78 次 / 分，呼吸 18 次 / 分，血压120/80mmHg。身高 175cm，体重 70kg，BMI 22.86kg/m²。发育正常，营养良好，神志清楚。全身皮肤及黏膜色泽正常。眼睑无水肿，巩膜未见黄染。颈部未见颈静脉怒张，未闻及血管杂音。双肺未闻干、湿啰音。心律齐，各瓣膜听诊区未闻及杂音，未闻及心包摩擦音。腹部平坦，无腹壁静脉曲张，右下腹可见长约 4cm 的切口，愈合好。腹软，全腹无压痛。反跳痛及肌紧张，未触及肿块，

肝脾肋下未触及，无移动性浊音，肝浊音界位于右锁骨中线第 5 肋间，肝肾区无叩击痛，肠鸣音正常。直肠指检未发现异常。

3. 实验室检查　血常规（2007 年 9 月 28 日）：血红蛋白 149g/L，红细胞计数 4.87×10^{12}/L，白细胞计数 6.05×10^9/L，中性粒细胞 0.617，淋巴细胞 0.302，血小板计数 286×10^9/L。血生化（2007 年 9 月 28 日）：总蛋白 68.4g/L，血清白蛋白 46.6g/L（2007 年 9 月 22 日：29.0g/L），血糖 5.14mmol/L。肝酶、胆红素、尿素、肌酐、血电解质、凝血 6 项均在正常范围。肿瘤标志物：CEA 59.05ng/ml，AFP、CA125、CA19-9 均在正常范围。大便隐血阴性。

4. 影像学检查

（1）上消化道钡剂造影（2007 年 9 月 16 日，本院）：食管下段及贲门见不规则龛影，并见结节状充盈缺损，考虑贲门胃底腺癌。

（2）腹部 CT 平扫＋增强扫描（2007 年 9 月 16 日，本院）：肝脏外形、大小正常，表面光滑，肝内胆管无扩张，胆囊不大；胃底贲门胃壁增厚，CT 值 37HU，动脉期 CT 值 66HU，门静脉期 CT 值 78HU，胃底示多个结节状软组织密度影。胰腺走行自然，胰头不大。双肾形态失常，双肾内、左肾盂内多个类圆形低密度影，增强扫描无强化。

（3）纤维胃镜检查（2007 年 9 月 19 日，本院）：食管黏膜光滑，齿状线清楚，贲门及胃底可见黏膜隆起占位，糜烂伴溃疡形成，活检病理：中分化腺癌伴坏死。

（二）临床诊断

食管下端、胃底贲门中分化腺癌，进展期。

（三）诊疗经过

1. 病情分析　男性，52 岁，平素体健，无不良嗜好，1 个月来间断上腹胀痛伴黑粪，每日 1 ～ 2 次，每次约 200g，胃镜检查示贲门及胃底溃疡型腺癌，腹部 CT 平扫加增强示腹腔脏器未见转移，全身检查未发现转移，决定行手术治疗。术前充分准备，若肿瘤侵及范围大，则行全胃切除、食管空肠吻合术、D2 淋巴结清扫。

2. 手术　2007 年 9 月 29 日在全身麻醉下施行全胃切除、食管 - 空肠吻合术。

（1）探查：腹腔无粘连，无腹水，肝脏未扪及肿块。胃底、贲门部可扪及 6cm×4cm×5cm 肿块，腹腔干、腹主动脉周围可扪及肿大淋巴结。

（2）切除：幽门下 3cm 切断十二指肠，肿瘤上缘 2cm 离断食管，清扫网膜淋巴结、腹腔干周围淋巴结。

（3）吻合：自横结肠前行食管 - 空肠端侧吻合（吻合器），距 Treiz 韧带 30cm 离断空肠，距空肠远断端 50cm 处行空肠 - 空肠端侧吻合。术中出血约 200ml，未输血。

（四）病理诊断

食管胃结合部溃疡性低分化腺癌（Siewert Ⅲ型），ⅢB期（pT4aN3aM0）。

1. 大体检查　切除全胃，大弯长 33cm，小弯长 16.5cm，上切缘周径 4cm，下切缘周径 4.5cm。紧邻上切缘，于胃体小弯侧见一溃疡型肿物，大小 7cm×6.5cm×3.8cm，切面灰白色，质脆，有黏液分泌。肿物侵及胃壁全层。小弯检出淋巴结 7 枚，大弯检出淋巴结 1 枚，（腹主动脉旁）淋巴结 6 枚，（脾动脉近端）淋巴结 1 枚，（脾动脉远端）淋巴结 1 枚，（食管切缘）切环 1 枚，长 1.2cm，直径 1.2cm。

2. 镜下检查　胃体小弯侧溃疡型低分化腺癌，部分为印戒细胞癌，伴较多黏液湖形成，瘤体大小为 7cm×6.5cm×3.8cm。癌组织浸润至胃、食管交界处，浸润胃壁全层，并侵犯小弯侧脂肪组织（图 5-1，图 5-2）。下切缘及送检（胃、食管切缘）未见癌。小弯侧淋巴结及送检（腹主动脉旁、脾动脉近端、脾动脉远端）淋巴结见转移癌（分别为 4/7、6/6、1/1、1/1），大弯侧淋巴结未见转移癌（0/1）。免疫组化染色显示肿瘤细胞：HER-1（-），HER-2（+），p53（<+25%），p170（+），Ki-67（25%～50%），VEGF（+），Top-Ⅱα（+<25%），p16（+）。

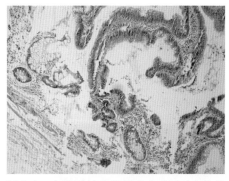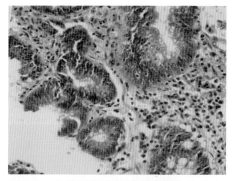

图 5-1　食管胃结合部低分化腺癌，HE 染色低倍

图 5-2　食管胃结合部溃疡性低分化腺癌，HE 染色高倍

（五）随诊

2015 年 10 月 2019 年，患者每 3～6 个月定期复查，均未见复发、转移，手术后 12 年，目前情况良好。术后体重维持在 65kg 左右。

CT 复查（2008 年 10 月 10 日）：全胃切除术后，吻合口显示通畅，未见肿瘤复发及转移征象（图 5-3）。

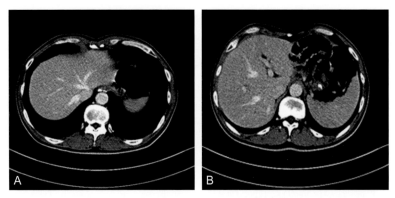

图 5-3　2008 年 10 月 10 日 CT 检查：未见肿瘤复发及转移征象

2011 年 3 月 1 日行 PET/CT 检查，胃手术野区域内无异常代谢征象，躯干余部未见明确肿瘤转移征象（图 5-4）。

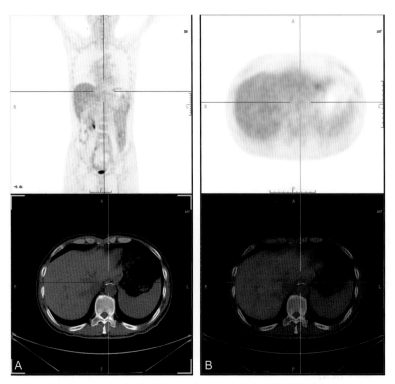

图 5-4　2011 年 3 月 11 日 PET-CT：未见肿瘤转移征象

二、病 例 点 评

该患者胃癌分期 T4aN3aM0，病理属于Ⅲ B 期，属局部进展期癌，而且术后患者并没有进行常规化疗，分析患者术后生存 12 年的原因主要可能与手术的根治性切除、胃癌的特殊病理特征等因素相关。

1. 手术的根治度较高，为患者的长期生存奠定了基础。该例患者术者清扫了腹主动脉旁、11p、11d 组、10 组淋巴结，根据规范化胃癌根治术的定义和胃淋巴流注的动态规律，本例对高转移倾向的第三站淋巴结进行重点清扫，对腹主动脉旁淋巴结的清扫事实上达到了胃癌 D4 扩大淋巴结清扫术。

2. 胃癌生物学行为和临床病理特征对于远期生存有重要影响。患者性别、年龄，胃癌部位、大小，胃癌大体形态、组织学分化程度、生长方式、浸润深度、淋巴转移等多种因素对患者 5 年生存率都有一定影响。因此该患者罹患胃癌的各种生物学行为也可能是导致该患者生存期较长的重要原因。

（卫　勃）

三、相关疾病精要

1. **胃癌概述**　胃癌是世界范围内最常见的恶性肿瘤之一。据统计 2012 年全球胃癌新发病例约 95.1 万例，因胃癌死亡病例约 72.3 万例，分别位居恶性肿瘤的第 5 位和第 3 位。我国是胃癌的"高发区"，每年全球新发及死亡病例超过40% 来自中国。胃癌在我国具有发病率高、死亡率高和早期检出率低（10%～20%）的特点，大多数患者就诊时已处于进展期和晚期。Ⅱ～Ⅳ期患者占胃癌总体病例的 70%～80%，总体 5 年生存率不足 40%。近年来胃癌发病年轻化倾向使得此类患者的肿瘤分化程度更低、侵袭性更强、更容易转移。因此，胃癌一直是严重影响我国民众身体健康、制约社会经济发展的重大疾病。

2. **与胃癌预后相关的因素**　解放军总医院普通外科 2000 年建立了胃癌数据库，2007 年在《中华胃肠外科杂志》发表了 1996 年 1 月～ 2005 年 12 月我院2335 例行手术治疗胃癌患者的临床资料总结报告。以胃癌预后为主要评价指标，首先采用 Cox 模型行单因素分析，再将单因素分析有显著意义的指标进行多因素分析，同时应用 Kaplan-meier 法评估总体生存率。数据证实胃癌外科规范化D2 根治术和综合治疗措施对延长生存期有重要意义。

2335 例行手术治疗的胃癌患者中，男性 1892 例，女性 443 例，男女比例4.3：1。发病年龄 19～87（中位年龄 54）岁。早期胃癌 275 例（11.8%），进展期胃癌 2060 例（88.2%）。行根治性切除术 1690 例，姑息切除术 427 例，胃肠旁路或探查术 218 例。

（1）单因素分析结果：患者的性别、年龄、肿瘤部位、大小和病理类型并不影响生存期；而手术方式、TNM 分期、Borrmann 分型和综合治疗与否影响胃癌患者的预后。行根治切除术、姑息性切除和未切除（仅改道或单纯探查等手术）的患者 5 年生存率分别为 48.7%、7.3% 和 0；TNM Ⅰ、Ⅱ、Ⅲ、Ⅳ期患者的 5 年生存率分别为 92.0%、71.3%、30.4% 和 5.7%；隆起型、溃疡型、溃疡浸润型和弥漫浸润型患者的 5 年生存率分别为 31.1%、25.1%、52.2% 和 0；综合治疗和未综合治疗患者的 5 年生存率为 52.1% 和 31.2%。

（2）多因素分析结果：影响胃癌患者生存的独立预后因素分别是手术方式（P < 0.01）、肿瘤的 TNM 分期（P < 0.01）和综合治疗与否（P < 0.01）。手术方式、TNM 分期是影响本组胃癌患者预后的独立危险因素，而综合治疗则被认为是一个保护因素。

（3）综合治疗有利于提高患者 5 年生存期：本组病例中 88.2% 为进展期胃癌，标准根治手术联合综合治疗的患者 5 年生存率为 52.1%，胃癌患者生存期和病理分期密切相关，进展期胃癌生存期明显低于早期胃癌（图 5-5），而在进展期胃癌的治疗中，胃癌根治术和综合治疗对提高胃癌生存期有重要意义（图 5-6）。我国胃癌的早期筛查制度尚不完善，因此以目前现状为基点的结论对推进我国胃癌外科的发展具有重要的现实意义。

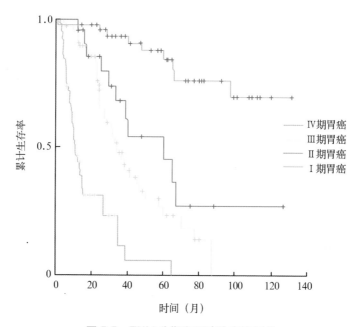

图 5-5　TNM 分期和胃癌生存期相关

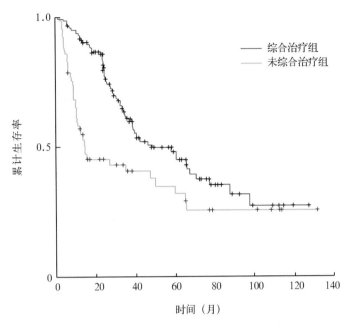

图 5-6　综合治疗可明显提高患者生存期

3. 胃癌规范化手术的基本要求　胃癌手术的基本原则包括充分切除胃癌原发病灶、合理进行淋巴结清扫和彻底消除肿瘤脱落细胞，然而，当前国内外从事胃癌研究的外科学者们对合理的淋巴结清扫的范围和标准还存在着不同的意见和争论。

21 世纪初开始，在中国抗癌协会胃癌专业委员会的推动下，开始制定胃癌 D2 根治术的标准，我们全程参与了该项工作。最终完善和制定了中国胃癌标准根治术的切除范围和淋巴结清扫范围。

（1）标准根治术的规范化操作要求：标准根治术指根治性胃切除（2/3 以上的胃）和第 1、2 站区域淋巴结的完整清除。

胃切除范围的规范化原则：以根治为目的的手术中，决定切除的范围需保证切缘到肿瘤边缘具有足够的距离（图 5-7）。

淋巴结清扫范围（图 5-8）：①常规清扫至第二站淋巴结；②胃窦幽门部癌要求清扫 1，3，4sb，4d，5，6，7，8，9，11P，12a 组淋巴结；③贲门胃底区域要求清扫 1，2，3，4，5，6，7，8，9，10，11 组淋巴结。

（2）扩大根治术的规范化操作要求：扩大手术则指在标准手术的基础上合并切除其他脏器的扩大联合切除术或进行 D2 以上级别的淋巴结清扫术，如胰头后方（13 组）、腹主动脉旁淋巴结（15，16 组）。扩大切除范围一般包括联合脾切除、联合胰腺切除和（或）联合肝切除。

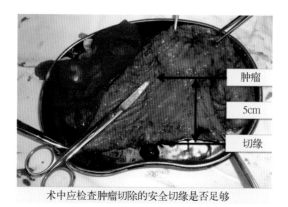

术中应检查肿瘤切除的安全切缘是否足够

图 5-7 保证安全切缘

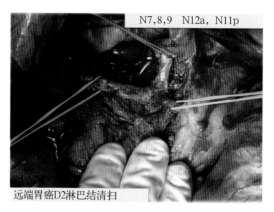

远端胃癌D2淋巴结清扫

图 5-8 远端胃癌根治术 D2 清扫范围

联合脾切除的指征：①胃底贲门区或胃体大弯侧的ⅢB、Ⅳ期肿瘤；②肿瘤直接侵犯胃脾韧带；③脾门或脾动脉旁淋巴结转移；④肿瘤直接浸润脾或发生脾血源性转移。

联合胰腺体尾切除的指征：①切除受浸润的胰腺组织；②脾门和脾动脉旁淋巴结转移。

4.D2 胃癌根治术的操作规范和技术要点　胃癌根治术的淋巴清扫必须遵循整块切除的原则，近年来我们从胚胎学和解剖学入手，对手术顺序和操作技法进行了规范，对淋巴结清扫程度进行界定，提高了胃癌根治术的可操作性，提高了胃癌根治术的彻底性，手术时间明显缩短，手术效果得到一定加强。

6 和 14 组淋巴结清扫入路和要点：①浅入路，仅解剖游离与胰腺被膜延续的薄层膜性结构，至胰腺钩突部表面时，可清晰显露胃结肠静脉干及其属支——副右结肠静脉及胃网膜右静脉，沿胃结肠静脉干至肠系膜上静脉并清扫 14 组淋巴结。②深入路，指解剖游离薄层膜性结构及其下脂肪结缔组织，沿着横结肠系膜后叶行进，可直接清扫 14v 组淋巴结，适合肥胖患者。

5 和 12a 组淋巴结清扫：①前入路法。靠近肝门横沟处切开肝十二指肠韧带浆膜，围绕胃右动脉起始部解剖，从肝固有动脉中段向心方向解剖至与肝总动脉接续处完成 12a 组淋巴结清除。②后入路法。8a 组淋巴结清扫结束后，继续循肝总动脉向肝十二指肠韧带内解剖至肝固有动脉。寻找胃右动脉起始部，先清扫 12a 后清扫 5 组淋巴结。同时为清扫 1 和 3 组淋巴结奠定基础。

4Sb 组淋巴结清扫要点：4Sb 组淋巴结清扫关键是从胃网膜左动脉根部结扎，游离胃结肠韧带近脾门膜性返折处时（与脾结肠韧带延续），逐步显露血管，避免结扎损伤脾动脉下极分支。

11 和 10 组淋巴结清扫：原位 10 组淋巴结清扫。开放手术中用悬吊拉钩或充分垫脾的方法显露脾门，也可将脾脏拖出切口外进行全方位的清扫。目前在腔镜手术中，该处淋巴结的清扫难度已经显著降低。

5. 胃癌外科治疗根治范围的争议　　胃癌外科治疗范围一直是外科领域争论的问题。D2 还是 D1 一直是东西方学者争议的焦点。过去很多年亚洲国家多数支持 D2 甚至更大范围的根治术，而欧美学者则认为 D2 手术可能带来更多的并发症和死亡率，因此大多支持 D1 手术加辅助化疗的治疗方案。近年来，经过东西方学者的反复论证，对于进展期胃癌行 D2 手术作为标准术式已经基本达成了各个指南的共识。

扩大根治术是胃癌或转移灶侵及胃周脏器（T4）或淋巴结转移已达 N2 以上，但尚能行根治切除（B 级证据）而施行的联合脏器切除和（或）D2 以上淋巴结清除术。此类手术对术者的技术水平要求较高，操作有一定的难度，因此建议由经验丰富的胃癌外科专家实施，同时要严格掌握手术适应证，防止过度手术和发生严重的并发症。

（张　勇　卢灿荣　卫　勃）

参 考 文 献

[1]　陈凛，卢灿荣. 胃癌 D2 淋巴结清扫技术要点与实施 [J]. 中华胃肠外科杂志，2012，15(2):109-112.

[2]　陈凛，卢灿荣. 新版日本胃癌"处理规约"和"治疗指南"之解读 [J]. 临床外科杂志，2012, 20(1):10-14.

[3]　陈凛，张勇，卫勃，等. 233 例胃癌外科治疗的临床分析 [J]. 中华胃肠外科杂志，2007，10(5):421-424.

病例6 胃底体部腺癌ⅢB期（pT4aN3aM0），全胃切除术后13年未发现转移

【要点】 患者，女性，46岁。上腹部不适伴腹痛半年，胃镜病理确诊胃底体部低分化腺癌。2006年7月4日施行全身麻醉下全胃切除术，术后病理：胃癌ⅢB期（pT4aN3aM0），术后化疗6周期，随诊13年未发现转移。

一、病例介绍

（一）病史简介

患者，女性，46岁。主因"上腹部不适伴疼痛半年"于2006年7月2日入院。

患者于2006年1月前无明显诱因出现上腹部不适，伴反酸、嗳气等症状，空腹时上腹部疼痛，经常夜间发作，进食后能有所缓解，伴有后背部不适。在当地诊所给予胃药（具体不详）口服治疗稍缓解。2006年6月在我院检查电子胃镜提示：胃底体交界处癌，病理诊断为"胃低分化腺癌"。患者自发病以来，食欲欠佳，时感疲乏，无头晕、头痛，睡眠尚可，体重无明显减轻。

1. **既往史** 既往体健，否认高血压、冠心病、糖尿病病史。

2. **体格检查** 体温36.3℃，脉搏70次/分，呼吸18次/分，血压120/80mmHg。发育正常，营养差，无贫血貌。神志清楚，自动体位，查体合作。全身皮肤、黏膜无黄染，结膜苍白，全身浅表淋巴结无肿大。头颈部未查见异常。胸廓对称，双肺听诊呼吸音清，未闻及干、湿啰音。心率70次/分，律齐，各瓣膜区未闻及杂音。腹平坦，无腹壁静脉曲张，全腹未见胃肠型及蠕动波；腹软，全腹无压痛，肝脾肋下未触及，肝上界于右锁骨中线第6肋间，肝、肾区无叩击痛，无移动性浊音，肠鸣音正常。直肠指检：直肠空虚，未触及肿物，指套无血染。

3. **实验室检查** 血常规：血红蛋白139g/L，红细胞计数4.48×10^{12}/L，白细胞计数5.07×10^9/L，中性粒细胞0.657，淋巴细胞0.235，血细胞比容0.414L/L，血小板计数279×10^9/L。血生化：γ-谷氨酰基转移酶82.8U/L，肝酶、胆红素、血糖、总蛋白、血清白蛋白、血电解质均在正常范围，尿素、肌酐正常。肿瘤标

志物 10 项均在正常范围。大便隐血阴性。

4. 影像学检查

（1）胃镜（2006 年 6 月 28 日，本院）：胃底体低分化腺癌。

（2）腹部超声：肝、胆、胰、脾未发现异常。

（3）胸部正位 X 线片：未发现异常。

（二）临床诊断

胃癌，胃底、体部，进展期。

（三）诊疗经过

病情评估：患者为中年女性，上腹痛半年，检查发现胃底、体部低分化腺癌，病变范围较广泛，宜行手术治疗，保留胃的可能性不大，按全胃切除准备。按目前体质情况，血红蛋白、血清白蛋白均在正常范围，应能承受手术。

手术：2006 年 7 月 4 日在全身麻醉下行全胃切除、食管空肠端侧吻合、空肠 "9" 字代胃术。

探查：无腹水，肝脏未扪及肿物，腹腔、盆腔未发现转移结节。肿瘤位于胃体、小弯侧，几近全部侵及，肝总动脉旁及幽门部未扪及肿大淋巴结。分离横结肠系膜的粘连，胃网膜右动静脉切断结扎，肝胃韧带、胃右动静脉结扎并清理周围淋巴脂肪组织。距幽门 2cm 闭合十二指肠残端。胃左动静脉根部结扎，食管距贲门 2cm 处切断，移除全胃。

切除：全胃切除。

吻合：结肠前食管 - 空肠端侧吻合、空肠 "9" 字代胃术。

化疗：术后 31 天（2006 年 8 月 5 日）开始化疗，方案为希罗达＋奥沙利铂，2006 年 8 月 28 日重复，2006 年 9 月 13 日改为艾恒（奥沙利铂注射液）＋希罗达（卡培他滨），2006 年 10 月 13 日、2006 年 11 月 4 日，2006 年 11 月 23 日重复，共 6 个周期，化疗期间无严重不良反应。

（四）病理诊断

胃底 - 体部溃疡型低分化腺癌，Ⅲ B 期（pT4aN3aM0）

1. **大体检查**　胃底体部溃疡型肿物，小弯侧近全部受侵，侵及浆膜面。小弯侧查到淋巴结 6 枚，大弯侧查到淋巴结 5 枚。

2. **镜下检查**　胃溃疡型低分化腺癌，部分为印戒细胞癌，少部分为黏液腺癌，肿瘤大小为 6cm×6cm×1cm。癌组织侵犯胃壁全层，脉管内可见癌栓（图 6-1，图 6-2）。下切缘及送检（食管切缘）均未见癌。小弯侧及大弯侧淋巴结均见转移癌（分别为 6/6 及 3/5）。免疫组化染色显示肿瘤细胞：CK（＋），HER-1（－），HER-2（－），p53（＋50%～75%），p170（－），Ki-67（＋50%～75%），VEGF（＋），Top-Ⅱα（＋25%～50%），p16（＋）。

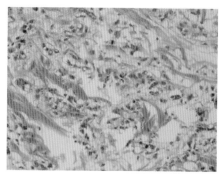

图 6-1 胃底 - 体部低分化腺癌，癌组织腺管分化不明显，HE 染色

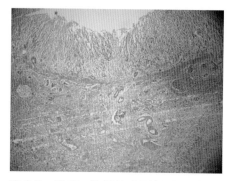

图 6-2 胃底 - 体部溃疡型低分化腺癌，癌组织累及肌层，HE 染色

（五）随诊

2016 年 7 月至 2019 年，患者每 3 ～ 6 个月定期复查，均未见复发、转移，手术后已 13 年余，情况良好。

CT 复查（2009-04-14）：全胃切除术后，吻合口显示通畅，胃壁未见异常增厚，未见肿瘤复发或转移征象（图 6-3）。

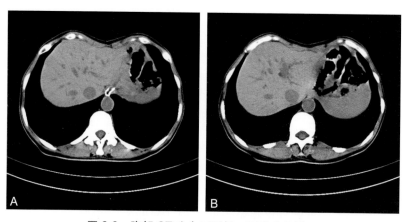

图 6-3 腹部 CT 吻合口通畅，胃壁未见增厚

二、病例点评

患进展期胃癌，Ⅲ B 期（pT4aN3aM0），顺利完成手术后，再追加 6 个周期的术后辅助化疗，患者生存期达 13 年以上，治疗效果极佳。根治性手术加上术后辅助化疗对于进展期胃癌的治疗效果起到了关键的作用。小弯侧淋巴结转移 6/6，大弯侧淋巴结转移 3/5，理论上看淋巴结的清扫显得不足，然而却无瘤

存活十余年，值得探究。

本例患者病理分期 pT4aN3aM0，按照第 7 版胃癌 TNM 分期，其病理分期为 Ⅲ C，而按照 2018 年 1 月 1 日开始执行的第 8 版 AJCC 分期标准，其分期应为 Ⅲ B 期。第 8 版分期细化后能够对预后的判断更符合具体患者。

（卫　勃）

三、相关疾病精要

第 7 版 AJCC 的胃癌 TNM 分期于 2009 年公布，SEER 数据库 1991—2000 年 10 601 例胃癌数据编成了第 7 版 TNM 分期。2016 年底，AJCC 公布了第 8 版胃癌 TNM 分期并于 2018 年 1 月 1 日正式使用。日本胃癌学会的 JGCA 分期与 AJCC 的胃癌 TNM 分期这两大胃癌分期系统从相互独立到相互靠拢走向相互融合。

UICC/AJCC 第 8 版胃癌 TNM 分期采取了综合分期系统、细化了淋巴结亚组、对食管胃结合部腺癌归属做了重新分类，将单一分期系统更改为包括临床分期、病理分期及新辅助治疗后病理分期的分期系统（表 6-1）。

表 6-1　AJCC 第 8 版胃癌分期系统的主要更新内容

更新项目	更新要点
食管和胃的解剖学分界变更	肿瘤中心位于胃食管交界线的距离，2cm 为界区分归属于食管癌、胃癌
病理分期（pTNM）变更	N3a 和 N3b 两个亚群单独列出纳入了 TNM 分期系统
新增新辅助化疗后分期（ypTNM）	随着新辅助化疗的不断兴起，ypTNM 分期系统的提出
新增临床分期（cTNM）	胃癌 cTNM 分期的提出，并指出内镜超声（EUS）是判断胃癌 cT 分期最为理想的检查手段

1. 食管和胃的解剖学分界变更

(1) 肿瘤侵及胃食管交界线，且肿瘤中心位于胃食管交界线以下 < 2cm，则按照食管癌的分期系统进行分期。

(2) 肿瘤未侵犯胃食管交界线，且肿瘤中心位于胃食管交界线以下 2cm，则按照胃癌的分期系统进行分期。

(3) 肿瘤侵犯胃食管交界线，且肿瘤中心位于胃食管交界线 > 2cm，则按照胃癌的分期系统进行分期。

2. 病理分期的变更

（1）背景：由于 Sano 等通过对来自于全球 15 个国家的大数据进行生存分析发现，N3a 和 N3b 两个亚组的患者其生存期存在显著差异。第 7 版分期虽然将 N3 期分成了 N3a 和 N3b 期，但是并没有纳入 TNM 分期系统。

（2）意义：随 N3 细分为 N3a 和 N3b，pTNM 分期变化，导致胃癌 pTNM 分期出现了很大的变化，分期更加细化，造成原Ⅲ期部分亚组分期上升。此次修订也有部分 T4 亚组分期下降，使得各组的生存曲线的差异也更为合理。更能够比较明确地判断患者预后，并对患者术后选择合理的治疗方案有重要的指导意义。

3. 新增胃癌 ypTNM 分期

（1）背景：近年来，随着新辅助化疗的不断兴起，其临床价值也得到了初步证实。但是，在对这类患者进行分期时，我们一直沿用 pTNM 分期系统，尚没有专门新辅助治疗后的肿瘤分期系统。

（2）标准：ypT 分期判断主要决定于残存肿瘤细胞位于胃壁的最深层次；阳性淋巴结定义为至少淋巴结中含有 1 个残存肿瘤灶。对于行新辅助治疗的胃癌病例，术后病理报告应该体现 ypT 和 ypN。如果怀疑有远处转移，也应将转移灶送病理检查进一步明确，在 M 分期上应该为 ypM1。

4. 新增胃癌 cTNM 分期　第 7 版用 pTNM 分期（病理分期）标准代替 cTNM 分期略显繁琐，亦不合理。

（1）在 cT 分期方面与 pT 类似，虽然多层螺旋 CT、MRI、PET-CT 的设备和技术的改进，但都存在一定的局限性，内镜超声（EUS）是判断胃癌 cT 分期最为理想的检查手段。

（2）在 cN 分期方面与 pN 类似，单纯靠 CT 和 PET-CT 检查手段很容易出现假阳性结果。

（3）在 cM 分期方面：基于影像学检查发现有远处转移（包括腹膜转移）则定义为 cM1。通过诊断性腹腔镜探查或腹腔冲洗液证实存在的腹膜转移则认为是远处转移阳性。有趣的是所有 cT4b 的患者均归为Ⅳ a 期，缘于此类患者预后较差，也可能与较高的腹膜转移率有关，这也提示外科医师，对于此类局部晚期患者外科手术不是首选治疗决策，转化治疗应该适时地介入，或经 MDT 讨论最佳的治疗模式。

目前分期所需的预后因素仅需 T、N、M，不需要其他预后因素。临床诊疗推荐的其他因素包括癌胚抗原、癌抗原 19-9、人表皮生长因子（HER2）、微卫星不稳定（MSI）均未证实其独立预后价值。最近 AJCC 建立指南用于评估已发表的统计预测模型，以评价是否许可临床应用。现有的已发表模型或临床中已应用模型，均未经 AJCC 医疗中心评估。尽管这是朝着准确医疗的目标迈出的巨大进步，未来统计预测模型将会被重新评估，只有符合 AJCC 全部标准的方可批准临床应用。

AJCC 第 8 版胃癌 TNM 分期采取了综合分期系统，细化了淋巴结亚组，对食管胃结合部腺癌归属做了重新分类，但是期待的分子分型及风险预测模型并未出现，所以此版分期应该是一个过渡的版本，未来随着更多胃癌数据和研究的成果，下一版分期会更加准确。

5. **胃癌辅助化疗**　目前胃癌术前化疗推荐方案包括表柔比星联合顺铂及氟尿嘧啶（ECF）；顺铂联合氟尿嘧啶（PF）；ECF 方案改良方案，奥沙利铂联合卡培他滨（XELOX）；奥沙利铂联合氟尿嘧啶（FOLFOX）；奥沙利铂联合替吉奥（S-1）（SOX）。

5- 氟尿嘧啶（5-FU）是胃肠道肿瘤基础用药，卡培他滨是 5-FU 的前体药物，经口服药吸收后在体内可转化为 5-FU 发挥抗肿瘤作用，替吉奥是一种口服复方氟尿嘧啶类抗癌药物，其有效成分替加氟是 5-FU 前体类药物，各种 5-FU 类药物以不同方式与奥沙利铂联用在胃癌的术后辅助化疗中较为常见。XELOX 方案是奥沙利铂与卡培他滨的两药联合方案，奥沙利铂是一种第三代铂类抗肿瘤药物，其对肿瘤细胞有细胞毒作用，以 DNA 为作用部位，铂原子与 DNA 链形成链内和链间交联，阻断 DNA 的复制与转录，且对骨髓抑制较为轻微更易与其他化疗药物联合。卡培他滨口服后在肝组织内代谢为脱氟胞嘧啶，经胸苷磷酸化酶作用产生 5- 氟尿嘧啶，卡培他滨既可以增加肿瘤组织药物浓度，又可以降低正常细胞内的药物浓度水平，从而提高了抗肿瘤疗效并降低了不良反应。研究发现，奥沙利铂可上调肿瘤组织内胸苷磷酸化酶的表达水平，使卡培他滨的抗肿瘤活性得以增强，两者联用存在良好的协同作用。

胃癌围手术期治疗（新辅助化、放疗＋手术＋辅助化、放疗）在西方国家已证实优于单纯手术。亚洲各国基于 D2 手术的研究证据也显示术前化疗显著提高肿瘤缓解率及 R0 切除率，安全性良好。然而，D2 基础上的围手术期化、放疗对比术后辅助化疗模式的优势，还需要期待目前正在开展的大样本Ⅲ期临床研究结果。我院已开展多项相关临床试验，本病例的治疗效果也为胃癌辅助化疗的研究指明了方向。

在进展期胃癌的一线化疗方案中，根据人表皮生长因子（HER-2）的表达，铂类和氟尿嘧啶类的组合被认为是标准的治疗方案。对于 HER-2 阳性的患者，在 ToGA 临床Ⅲ期试验中，加用曲妥珠单抗可提高生存率。在二线治疗中，紫杉醇类药物或伊立替康也是经过验证后很好的选择。近几年，两项临床Ⅲ期试验证明雷莫芦单抗作为抗 VEGFR 的单克隆抗体单独使用或者与紫杉醇类药物联合使用患者获益都得到了证实。曲妥珠单抗、阿帕替尼、雷莫芦单抗等分子靶向药物虽然陆续被批准用于胃癌，但胃癌的靶向治疗仍远远落后于肺癌、乳腺癌、肠癌等肿瘤。

6. 胃癌免疫治疗　肿瘤免疫治疗已经取得了进展，关于胃癌的相关免疫疗法包括免疫检查点抑制剂、肿瘤疫苗及免疫细胞过继回输在内的免疫疗法。伴随着生物制剂的发展，免疫疗法通过靶向宿主免疫系统彻底改变了肿瘤学领域。最著名的就是阻断免疫检查点，如细胞毒性 T 淋巴细胞相关抗原 4 (CTLA-4)、程序性细胞死亡 -1 (PD-1) 及其配体 (PD-L1 或 B7-H1)，已证实在几种实体癌症中有效。目前免疫检查点抑制剂程序性死亡受体 -1 (PD-1) 单抗已于 2017 年 9 月被美国 FDA 批准用于晚期复发或转移性胃癌的治疗。在恶性肿瘤治疗日益倡导"个体化治疗"的今天，从分子水平重新认识疾病、应用分子分型指导治疗和预测疗效已成为新的趋势。近年来，免疫治疗在多种实体肿瘤治疗中初显疗效。免疫治疗是近年来发展迅速的肿瘤治疗方式。目前针对胃癌的免疫治疗包括免疫检查点抑制剂、肿瘤疫苗、淋巴细胞过继治疗等。

（1）免疫检查点抑制剂：免疫检查点的存在可以维持免疫系统对机体严格监管的一部分，对于特殊致病微生物的特点，正性检查点可以上调免疫反应，而负性检查点则下调免疫反应。根据肿瘤免疫监视和免疫编辑假设理论，肿瘤细胞可以获得逃避免疫监视的能力，以最终增殖而且失控。细胞毒 T 细胞淋巴抗原 4 (CTLA-4) 和程序化死亡受体 -1 (PD-1) 是两个重要的免疫反应检查点调节因子。在肿瘤免疫过程中，可通过免疫检查点抑制 T 细胞的活化，从而避免免疫系统的杀伤。因此，治疗策略主要采取阻断免疫检查点通路，进而激活 T 细胞发挥识别并杀伤肿瘤的功能。肿瘤细胞可以通过利用免疫检查点如 CTLA-4 来实现这一目标，CTLA-4 在 T 细胞引发过程中在活化的 T 细胞上被上调，并通过与 B7-1 和 B7-2 的相互作用导致 T 细胞抑制。例如，肿瘤细胞可以募集表达 CTLA-4 的调节性 T 细胞，从而限制 T 细胞活化所需的可用共刺激分子的量。因此，通过单克隆抗体靶向免疫检查点如 CTLA-4 可以减轻活化 T 细胞的抑制，从而恢复抗肿瘤免疫力 ipilimumab 是一种针对 CTLA-4 的完全人 IgG 单克隆抗体。Ⅱ 期临床试验 (NCT01585987) 评估了在局部晚期或转移性胃食管连接部癌的二线治疗环境中的 ipilimumab，114 例患者被随机分配接受 ipilimumab 治疗，另外一组使用目前指南最佳支持治疗。两组间中位总生存期 (OS) 无显著差异，ipilimumab 组与最佳支持治疗组相比，中位无进展生存期 (PFS) 较低。另在 18 例转移性胃癌和食管癌患者的二线治疗单中心，非随机 Ⅱ 期临床试验中评估 tremelimumab（针对 CTLA-4 的 IgG2 型单克隆抗体）。1 例患者有部分缓解，4 例患者无进展，其余为病情进展。中位 OS 为 4.8 个月，客观缓解率为 5%。尽管获得部分缓解的患者显示出非常持久的反应，但总体结果测量表明，与现有的二线治疗相比，CTLA-4 抑制剂单药治疗的效果较差。因此，临床试验不再用抗 CTLA-4 抗体研究单一疗法，因为它们的结果确实令人失望。

　　PD-1 也是在活化的 T 细胞上表达的负免疫检查点之一，其结合 PD-L1 和 PD-L2，导致 T 细胞抑制。然而，PD-1/PD-L1 与 CTLA-4 的不同之处在于它在适应性免疫应答的后期阶段起作用，而且是在外周而不是次级淋巴器官中起作用。此外，某些肿瘤本身表达 PD-L1 但不表达 CTLA-4，表明肿瘤细胞中 PD-1/PD-L1 比 CTLA-4 更具特异性的检查点。这些差异可以解释肿瘤对靶向 CTLA-4 和 PD-1/PD-L1 治疗的响应性差异。目前，尚未完成评估食管癌和胃癌中抗 PD-1 或抗 PD-L1 药物的临床试验，只有初步结果可用。其中已经在 CheckMate-032 研究中评估了抗 PD-1 人 IgG4 单克隆抗体 nivolumab，这是一项 I B/ II 期试验，该试验招募了大量预处理的患者。共有 59 名未知 PD-L1 状态的患者单独使用 nivolumab 或使用 nivolumab 加 ipilimumab。仅给予 nivolumab 的患者的客观反应率（ORR）为 14%，随后的 PD-L1 测试显示 38% 的患者为 PD-L1（+）。PD-L1（+）患者表现出优于其 PD-L1 阴性对照的 ORR（27% *vs* 12%）。中位反应持续时间为 7.1 个月。最近在具有里程碑意义的 ATTRACTION-2 试验中评估了 nivolumab 的疗效，该试验是一项多中心，随机，双盲，安慰剂对照的 III 期试验。研究人群包括患有晚期胃癌或胃食管连接部（GEJ）癌症的患者，多种标准全身化学疗法对这些患者没有作用。来自日本，韩国和中国台湾各中心的总计 433 例患者入选，治疗组使用 3mg/kg 的 nivolumab，每两周 1 次。中位 OS 为 5.26 个月 *vs* 4.14 个月，12 个月生存率为 26.2%，而 nivolumab 组为 10.9%。3 ~ 4 级 TRAEs（治疗相关不良反应）分别为 10% 和 4%。Pembrolizumab 是人源化 IgG4 抗 PD-1 单克隆抗体。最近的 KEYNOTE-012 研究是一项 I B 期试验，该试验纳入了先前接受全身治疗和局部治疗的局部晚期或转移性胃癌或胃食管结合部癌症患者，探讨了 PD-1 单克隆抗体 pembrolizumab 治疗进展期胃癌的临床预后与 PD-L1 的关系。结果显示，患者 6 个月生存率为 69%。这也导致最近批准 pembrolizumab 作为 PDL1（+）胃癌患者的第三线治疗。

　　（2）疫苗治疗：癌症疫苗利用与肿瘤细胞相关的抗原，这些抗原可被宿主适应性免疫系统识别并引发抗肿瘤免疫应答。存在与肿瘤相关的几类抗原，例如在肿瘤细胞中过表达的蛋白质、癌症 - 睾丸抗原（CTA）、癌基因的蛋白质产物和热休克蛋白复合物等。疫苗利用了这些类别的抗原中的每一种，以引发适应性免疫应答并产生针对肿瘤细胞的记忆 T 和 B 细胞。人表皮生长因子受体-2（HER-2）是过表达的蛋白质的一个例子，其被用于接种疫苗。用 HER-2 的树突细胞能够诱导针对 HER-2 过表达胃癌的抗肿瘤免疫反应，开发疫苗并在 I 期试验中运用进行评估，共招募了 9 例 HER-2/neu 过度表达的肿瘤并且具有 HLA-A2 阳性状态的患者并接种了疫苗。应用 HER-2 肽的树突细胞每 2 周 1 次，持续 8 周。用干扰素 -γ 分泌测定法，细胞毒性 T 淋巴细胞测定法和肽特异性迟发型超敏反应评估针对 HER-2 的免疫应答的诱导。

CTA 是仅在睾丸及某些癌细胞中表达的蛋白质，适应性免疫系统不能耐受这些蛋白质，从而使这些蛋白质保持其免疫原性。NY-ESO-1 是在食管和胃肿瘤中表达的 CTA。I 期试验评估了在患有各种肿瘤的患者中接种 NY-ESO-1 疫苗。招募了 10 名患者，其中 6 名为胃癌患者。所有患者均接种 NY-ESO-1 疫苗。结果显示，10 名患者中有 9 名抗体反应增加，所有患者的抗原反应性 CD4T 和 CD8T 细胞增加。

热休克蛋白是分子伴侣，其在结合细胞内蛋白质中起作用。在癌细胞中，它们可以与各种细胞内蛋白质形成蛋白质复合物，从而充当肿瘤排斥抗原并诱导 $CD4^+$ 和 $CD8^+T$ 细胞应答。最近在辅助治疗环境中进行的双臂、开放性、非随机 II 期试验评估了从 73 例胃癌患者的肿瘤细胞中分离的热休克蛋白 gp96 的疫苗接种。患者分为接受疫苗接种加化疗或单独化疗两组。接种疫苗组的无病生存率较高。热休克蛋白 gp96 自体肿瘤免疫治疗技术是肿瘤免疫治疗的最新进展，它运用生物技术从患者肿瘤组织中提取针对该患者特异性肿瘤抗原复合物，并通过皮下回输患者本人免疫治疗癌症。

gp96 是针对患者的特异性肿瘤抗原复合物，提取的 gp96 所含抗原为每一个患者独有，因此 gp96 技术属于个体化治疗肿瘤，通过患者特有的抗原作为疫苗，激活免疫反应，特异性杀伤癌细胞，从而减少恶性肿瘤的复发，延长患者生命。

（3）过继性细胞疗法：过继细胞转移疗法（ACT）是基于细胞的疗法，其依赖于 CTL 或自然杀伤细胞（NK 细胞）靶向肿瘤细胞的再输注，将具有抗肿瘤活性的免疫效应细胞回输至患者体内，以杀伤肿瘤细胞，包括 TIL、DC-CIK 和 CAR-T 等。在血液系统恶性肿瘤中使用 ACT 的临床证据使得最近 FDA 批准 ACT 治疗一部分急性淋巴细胞白血病患者。肿瘤浸润淋巴细胞已广泛应用于黑色素瘤的治疗中。在 Kono 等的研究报道中，发现肿瘤浸润细胞治疗联合化疗可以延长晚期胃癌的生存期。自体树突状细胞联合细胞因子诱导的杀伤细胞。ACT 包括使用已从血液或肿瘤本身分离的自体淋巴细胞在体外操作以增强其活性，或将以表达对肿瘤排斥抗原特异性的 T 细胞受体（TCR）的自体 T 细胞工程化生产，也称为嵌合抗原受体（CAR）T 细胞。

　　免疫疗法的不断发展已经使我们在过去面对晚期癌症患者不再束手无策。目前正在进行许多临床试验，以评估胃癌中的免疫疗法。这些包括我们提到的检查点抑制剂疗法，癌症疫苗和 ACT。在检查点抑制剂中，抗 -CTLA-4 疗法作为单一疗法令人失望，但在组合免疫疗法中可能是有用的。初步结果显示抑制 PD-1/PD-L1 治疗更有希望，并表明它们可能是晚期胃癌的有效治疗选择。尽管癌症疫苗和 ACT 远未被批准用于临床，但它们代表了具有不同功效和安全性的免疫治疗选择，并且需要进一步评估作为组合疗法。常规化学疗法和放射疗法及靶向疗法也可以增强免疫疗法的功效。免疫治疗研究的未来发展方向应该涉及免疫治疗生物标志物的发展，并改进对免疫治疗反应的评估。

（陈志达　唐　云）

参 考 文 献

[1]　Amin M B, Edge S B, Greene F L, et al. AJCC Cancer Staging Manual. 8th ed[M]. NewYork: Springer, 2017.

[2]　Matzinger O, Gerber E, Bernstein Z, et al. EORTC-ROG expert opinion: radiotherapy volumeand treatment guidelines for neoadjuvant radiation of adenocarcinomas of the gastroesophageal junction and the stomach[J]. Radiother Oncol, 2009, 92(2): 164-175.

病例 7　食管胃结合部腺癌 Ⅲ A 期（pT4aN2M0），术后无瘤生存已超过 24 年

【要点】 胃贲门小弯侧溃疡型管状及低分化腺癌，肿瘤大小 4.5cm×4.5cm×2cm，侵及胃壁全层达浆膜外脂肪组织，癌组织在食管下层浸润生长，小弯及大弯侧见转移癌（4/5）。施行近端胃切除、食管 - 胃吻合，手术顺利恢复，定期住院复查无瘤生存已超过 24 年。

一、病例介绍

（一）病史简介

患者，男性，1939 年出生，患病手术时 55 岁。

主因间歇性上腹痛半年，胃镜检查发现肿瘤 1 天于 1994 年 4 月 29 入院。患者于 1993 年 10 月开始生活不规律，过量饮酒后觉上腹隐痛不适，伴腹胀满。1994 年 1 月查血红蛋白 100g/L，体重下降 7kg，来我院就诊查胃镜发现肿瘤。发病后饮食无变化，大小便正常。

1. 既往史、个人史　1968 年患十二指肠溃疡，经治疗好转。1988 年胃镜检查又发现十二指肠溃疡，服雷尼替丁症状缓解。1973 年患右肺结核治愈。不吸烟，有过量饮酒。父母亡故，死因不详。1 兄死于"肺癌"，1 姐、1 妹均死于"食管癌"。

2. 体格检查　体温 37.1℃，脉搏 92 次 / 分，呼吸 18 次 / 分，血压 138/60mmHg。神志清楚，营养中等。身高 158cm，体重 56.5kg，BMI 22.6kg/m²。全身浅表淋巴结未扪及肿大。头颈部未发现异常。双肺听诊清音，未闻及干、湿啰音。心界不大，律齐，各瓣膜区未闻及病理性杂音。全腹无压痛，未扪及肿块，肝脾未扪及。下肢无水肿。

3. 实验室检查　血常规：血红蛋白 145g/L，白细胞计数 $8.2×10^9$/L，中性粒细胞 0.72，淋巴细胞 0.25。尿常规正常。大便隐血阳性。血生化：血糖 5.1mmol/L，尿素氮 6.2mmol/L，肌酐 96μmol/L（79.5 ～ 159.0μmol/L），白蛋白 40g/L，总胆固醇 5.3mmol/L，三酰甘油 1.0mmol/L，血钾 4.3mmol/L，血钠 142mmol/L，血氯 110mmol/L，凝血酶原时间、凝血酶原活动度、谷丙转氨酶、谷草转氨酶、

总胆红素、直接胆红素、碱性磷酸酶、γ-谷氨酰基转移酶、乳酸脱氢酶正常范围。血气分析：正常范围。肿瘤标志物：CEA 6.2ng/ml，AFP < 12.5ng/ml。

4. 影像学检查

（1）CT+CV（1994 年 5 月，本院）：多发肝囊肿，腹腔、腹膜后未见肿大淋巴结。

（2）胸部正位 X 线片（1994 年 5 月 3 日，本院）：慢性支气管炎。

（3）上胃肠钡剂（1994 年 5 月 7 日）：贲门-胃底癌（溃疡型），3.5cm×2cm 及 1.5cm×1.5cm 大小溃疡，黏膜破坏，病变累及食管下段。

（4）胃镜检查（1994 年 4 月 29 日）：胃底延至胃体小弯侧溃疡性肿瘤，周边隆起，底部质硬，齿状线不清，胃镜检查诊断：胃底、体贲门癌。

（5）腰椎正位 X 线片（1994 年 8 月 20 日）：腰椎骨质增生。

（二）临床诊断

胃底贲门癌，进展期。

（三）诊疗经过

1. 病情分析　胃底贲门癌进展期，食管下端有受侵，发病后体重下降 7kg，贫血，大便隐血阳性，尚未发现远处转移，应行手术。第一步，手术探查，有可能切除应做到 R0 切除；第二步，若有可能保留远端胃则行近端胃切除，若胃底、体部侵犯范围广则有可能做全胃切除。

2. 手术　1994 年 5 月 20 日施行近端胃切除，食管胃吻合、幽门成形术。

探查：腹腔无液体，肝脏未扪及结节。胃底、贲门部扪及 7cm×6cm×5cm 大小肿物，贲门部小弯侧淋巴结肿大，与肿瘤融合不可分开，胃壁全层受侵犯，浆膜面灰白色皱缩，肿瘤与后腹膜粘连，与胰体部亦有粘连、不紧密。胃角及胃窦部外观正常，可以行近端胃切除。

切除胃的 4/5，行食管-胃吻合，切除包括小网膜淋巴结及大网膜。同时完成幽门成形术。

3. 术后化疗　术后 31 天（1994 年 6 月 20 日）开始化疗，FMA 方案，1 个疗程 3 个周期，3 周为 1 个周期。第 1 天、第 8 天表柔比星 40mg，丝裂霉素 8mg，第 2 天到第 5 天 5-氟尿嘧啶 0.5g。

1994 年 12 月入院行第 2 次化疗时，发热、白细胞降低明显，FMA 方案很难继续。化疗方案改为口服优福定，每疗程约 3 个月，优福定总量 81g，共 4 个疗程。

（四）病理诊断

胃贲门小弯侧溃疡型管状及低分化腺癌（pT4aN2M0，Ⅲ A 期）（图 7-1，图 7-2），肿瘤大小为 4.5cm×4.5cm×2.0cm，侵及胃壁全层达浆膜外脂肪组织，并见癌组织在食管鳞状上皮黏膜下层浸润性生长，小弯及大弯侧淋巴结见转移癌（4/5），上下切缘未见癌组织。肿瘤距上切缘 1cm，距下切缘 5cm。

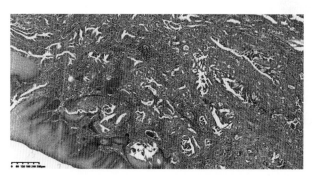

图 7-1　胃贲门管状及低分化腺癌，癌组织累及食管下段，HE 染色

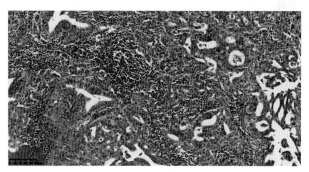

图 7-2　胃贲门管状及低分化腺癌，癌组织表现为不规则腺管样结构，HE 染色

（五）随诊

术后每 6 ～ 12 个月复查 1 次。2012 年 5 月 23 日曾行 PET-CT 检查（图 7-3）。最后一次胃、肠镜（2017 年 4 月 25 日），胃镜：①反流性胃炎；②吻合口炎。肠镜：全大肠未见明显异常。

胸部 CT（2015 年 7 月 6 日）：右肺中叶磨玻璃样密度淡片影，与 2012 年 9 月 26 日片病变范围缩小，右肺散在陈旧性病变。食管内较多内容物。

血常规（2017 年 4 月 19 日）：血红蛋白 105g/L，红细胞计数 3.72×10^{12}/L，白细胞计数 3.91×10^9/L，中性粒细胞 0.494，淋巴细胞 0.330，血小板计数 159×10^9/L，血细胞比容 0.330L/L。

肿瘤标志物 11 项在正常范围。

血生化：总蛋白 69g/L，白蛋白 42.1g/L，肝脏酶学检查正常范围。肾功能正常。

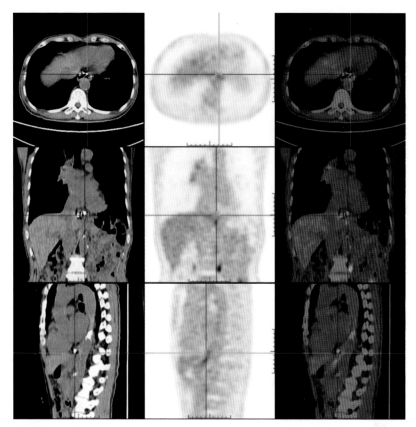

图 7-3　PET-CT（2012 年 5 月 23 日）胃呈术后改变近端胃吻合口及躯干余部未见明确肿瘤复发及转移征象

体重变化见表 7-1。

表 7-1　体重变化（身高 158cm）

	体重（kg）	BMI（kg/m^2）
入院时	54.9	22
手术（1994 年 5 月 20 日）		
手术后		
1994 年 6 月 5 日	51.5	20.63
1994 年 8 月 21 日	47.0	18.83
1994 年 9 月 4 日	45.0	18.03
2011 年 9 月 20 日	43.0	17.22
2017 年 4 月 18 日	44.3	17.75

二、病 例 点 评

食管胃结合部溃疡型管状及低分化腺癌 [Ⅲ A 期（pT4aN2M0）]，癌组织在食管鳞状上皮黏膜下层浸润性生长，施行近端胃 R0 切除术后，无瘤生存(DSF)已超过 24 年。

肿瘤位于食管胃结合部，Siewert Ⅲ 型，肿瘤较大，胃壁浸润至浆膜层并周围脂肪组织，有淋巴结转移，均属预后不良因素。合理的治疗应是患者得以长期存活的关键；医患沟通、和谐的医患关系、人文关怀、心理疏导、患者自我心态的调整是长期存活的根本。

由这一病例认识到肿瘤，即使局部晚期癌，通过合理的治疗也可以治愈，10 年、20 年，其间并不需要像慢性病那样长期不间断地抗肿瘤治疗。

合理的治疗，是指适宜于具体患者的治疗。此患者进行了近端胃切除、食管胃吻合术、幽门成形术、胃网膜淋巴结清除，按其病情应行全胃切除 D2 淋巴结清扫，此患者长期随访证明，D2 淋巴结清扫并非对每一进展期癌都是必需的。

进展期癌合理治疗后长期存活，最根本在于患者的意志、自信和与疾病做斗争的执着理念。还有社会医疗保障、经济条件及生活条件。

医疗文献总结胃癌预后取决于：①预测因子。包括 TNM 分期，肿瘤的组织类型，分化程度，淋巴结转移范围，淋巴、血管和神经的侵犯，淋巴结转移的数目，肿瘤所在部位等。其中，肿瘤所在部位（食管和胃上 1/3 部比胃远端部位预后差）为独立的预后因素；胃壁浸润深度（浆膜受侵预后差）为独立的预后因素；淋巴结转移与否及淋巴结转移数目为独立的预后因素。②合理的治疗与预后相关，根治性切除最为关键，手术范围应结合患者个体情况，并非切除范围越大越好，合理的辅助化疗是预防复发的措施之一，腹腔蒸馏水浸泡使游离的肿瘤细胞破裂，有防止腹膜种植、播散的作用。③分子生物学检测。如检测基因、黏附分子、血浆金属蛋白质 9 等作为判断预后因素，然在临床尚未广泛应用。

对于长期存活进展期胃癌，上述三项判定预后因素是不够的，必须加上患者的生活态度、人文素养，对生命过程的认识（对疾病及健康的态度），客观上还有医疗保障、经济条件、社会关怀、家庭和谐等。

（顾倬云）

三、相关疾病精要

食管胃结合部腺癌（adenocarcinoma of the esophagogastric junction，AEG）发病率呈明显上升趋势。美国流行病学数据库（SEER）资料显示，1973—2008年，AEG 发病率升高近 2.5 倍，男性显著高于女性。英国和荷兰也报道了类似的结果。2016 年，华西医院报道的单中心回顾研究显示，1988—2012 年在该院行胃癌或远端食管癌手术的 5053 例患者中，1723 例确诊为 AEG。并且在过去的 25 年间，AEG 占比逐渐升高，从 22.3%（1988—1992）升至 35.7%（2008—2012 年）。

（一）病因

目前该病发病机制尚未完全阐明，研究报道以下因素与发病相关。

1. 饮食生活习惯　研究表明高脂饮食可增加 AEG 肿瘤的患病风险，高纤维饮食可降低 AEG 肿瘤发病风险。超重或肥胖与 AEG 肿瘤发生相关。此外，多项研究表明，吸烟能增加 AEG 肿瘤的发病风险，比值比（OR）可高达 4，呈现明显的量效关系，戒烟有助于降低罹患 AEG 肿瘤的风险。

2. 癌前病变　慢性反流与 Barrent 食管相关，目前多项研究表明 Barrent 食管增加 AEG 肿瘤发生风险。

3. 基因和遗传因素　基因组学研究表明 AEG 肿瘤不同于单纯的胃癌和食管癌，其潜在的分子机制尚待进一步研究。

（二）临床表现

AEG 肿瘤临床表现类似于食管癌或近端胃癌。早期症状不典型，吞咽食物时可有不同程度的哽噎感，可伴有胸骨后疼痛等不适。随着疾病进展可出现进行性吞咽困难等。

（三）病理与分型

食管胃结合部腺癌目前广泛采用的分型是 Siewert 分型。Siewert 分型主要依据肿瘤所在解剖学位置提出，一般分为 3 型：Ⅰ 型，位于胃食管结合部上1～5cm；Ⅱ 型，位于胃食管结合部上下 1～2cm 处；Ⅲ 型，位于胃食管结合部下 2～5cm。此分型对于外科手术方式的选择具有重要的指导意义。2018 年我国关于食管胃结合部肿瘤的专家共识推荐使用 Siewert 分型，肿瘤分期推荐使用美国癌症联合会（AJCC）第 8 版分期系统。

（四）治疗原则

美国国家综合癌症网络（NCCN）指南及我国专家共识均推荐，AEG 肿瘤治疗以手术根治为基本的多学科综合治疗。

1. **手术治疗** AEG 肿瘤治疗以手术为主，根据不同分型和分期选择不同手术方式。推荐患者术前常规行上消化道造影评估肿瘤位置，明确肿瘤 Siewert 分型，选择不同手术路径。Siewert Ⅰ型 AEG 建议参考食管癌手术方式，即经右胸上腹路径，行经胸食管切除 + 近端胃大部切除。Siewert Ⅲ型 AEG 建议参考胃癌手术方式经腹食管裂孔路径行手术治疗。Siewert Ⅱ型 AEG 手术路径的选择尚存在争议，《食管胃结合部腺癌外科治疗中国专家共识（2018 年版）》建议如果 Siewert Ⅱ型 AEG 患者食管受累距离 < 3cm，则考虑经腹食管裂孔路径，若食管受累距离 > 3cm 推荐经上腹右胸路径进行手术。同时共识中提出微创手术（胸、腹腔镜）可在 Siewert Ⅰ型和Ⅱ型 AEG 患者中选择性开展。全胃切除是 Siewert Ⅱ型（长径 >4cm）和Ⅲ型 AEG 推荐选择的术式，尤其是局部进展期 AEG 推荐此手术方式。Siewert Ⅱ型和Ⅲ型长径 ≤ 4cm 的 AEG，考虑行经腹近端胃大部切除术。

关于食管切缘与 AEG 肿瘤上线的切除范围，目前还没有明确的规定，术中冰冻病理具有重要指导意义。Siewert Ⅰ型和食管受累 ≥ 3cm 的 Siewert Ⅱ型 AEG，推荐食管切缘距离肿瘤 ≥ 5cm。Siewert Ⅲ型和食管受累 < 3cm 的 Siewert Ⅱ型 AEG，推荐食管切缘距离肿瘤 ≥ 2cm，并建议术中快速冰冻病理证实切缘是否阴性。

2. **围手术期放、化疗** 围手术期化疗包括术前新辅助化疗及术后辅助化疗。目前针对 AEG 肿瘤放化疗临床研究较少，主要与食管癌或胃癌联合研究。有研究表明化疗联合手术治疗，可提高 AEG 肿瘤患者的生存期。NCCN 指南推荐食管癌和 AEG 首选治疗方案为氟尿嘧啶 + 奥沙利铂或氟尿嘧啶 + 甲酰四氢叶酸 + 奥沙利铂 + 多西他赛（FLOT）。其他推荐方案包括氟尿嘧啶 + 顺铂。目前对于 R0 可切除的病例，暂不推荐进行新辅助放化疗。AEG 术后化疗方案为氟尿嘧啶类（输注氟尿嘧啶或口服卡培他滨）。

3. **生物免疫治疗** 目前报道人类表皮生长因子受体 -2（HER-2）在食管癌和 AEG 肿瘤中阳性率为 2% ～ 45%，并且 AEG 中 HER-2 表达比胃腺癌中更高。HER-2 单抗药物可用于 HER-2 阳性转移性肿瘤，对于怀疑出现 AEG 肿瘤转移，NCCN 指南推荐检测 HER-2 表达或扩增情况。对于 HER2 阳性的 AEG 肿瘤患者酌情考虑应用此类药物。

对于出现转移的 AEG 肿瘤，评估微卫星不稳定性（MSI）以及检查 PD-L1 表达水平，酌情应用免疫检查位点抑制剂如派姆单抗等。新兴单抗类药物和免疫检查点抑制剂类药物为 AEG 晚期肿瘤患者带来了新的希望。

（五）预后

虽然越来越多的 AEG 肿瘤患者经过多学科综合治疗，但 AEG 肿瘤预后较差，手术后复发率高。

美国 SEER 数据库显示 1973—2008 年局部和转移性 AEG 肿瘤 5 年总体生存率为 12% 和 2%。随着诊疗水平的进步，AEG 肿瘤患者 5 年生存率逐渐提高。目前我国尚缺乏大规模长期 AEG 肿瘤检测数据。2016 年，孙昌裕等回顾天津医科大学肿瘤医院 2002—2011 年收治的 303 例 AEG 患者并对其中 179 例进行了随访，Siewert Ⅱ 型 AEG 患者中位生存时间为 28.5 个月，5 年生存率为 25.0%；Siewert Ⅲ 型 AEG 患者中位生存时间为 29.5 个月，5 年生存率为 31.9%。2019 年，金晶等报道了 2007 年 1 月～ 2014 年 1 月浙江省徽州市人民医院收治的 220 例早期、Ⅱ 期和Ⅲ期 AEG 患者，发现伴有淋巴结转移组与无淋巴结转移组者 1 年总体生存率分别为 93.1%（27/29）和 98.4%（188/191），3 年总体生存率分别为 65.5%（19/29）和 91.6%（175/191）。目前关于 AEG 肿瘤预后数据差异比较大，尚需要更多高质量多中心研究。

（王绪宁　郑　伟）

参 考 文 献

[1] 金晶，熊娟 . 早期Ⅱ型和Ⅲ型胃食管结合部腺癌淋巴结转移的危险因素及预后分析 [J]. 中华普通外科杂志，2019, 34(4): 302-305.

[2] 孙昌裕，邓靖宇，梁寒，等 . 303 例食管胃结合部腺癌的 Siewert 分型及临床病理特征和预后因素分析 [J]. 中华消化外科杂志，2016, 11(15): 1068-1074

[3] Aiani J A, D'Amico T A, Bentrem D J, et al. Esophageal and Esophagogastric Junction Cancers, Version 2. 2019, NCCN Clinical Guidelines in Oncology [J]. J Natl Compr Canc Netw, 2019, 17(7): 855-883.

[4] Liu K, Yang K, Zhang W, et al. Changes of Esophagogastric Junctional Adenocarcinoma and Gastroesophageal Reflux Disease Among Surgical Patients During 1988-2012: A Single-institution, High-volume Experience in China [J]. Ann Surg, 2016, 263(1): 88-95.

[5] Rice T W, Gress D M, Patie D T, et al. Cancer of the esophagus and esophagogastric junction-Major changes in the American Joint Committee on Cancer eighth edition cancer staging manual [J]. CA Cancer J Clin, 2017, 67(4): 304-317.

病例8 进展期食管胃结合部腺癌，85岁高龄行根治性近端胃大部切除术，术后6年4个月残胃癌，经多次局部治疗又生存8年，手术后存活15年，病故时已100岁

【要点】患者，男性，1999年确诊时85岁，胃镜提示为局部进展期胃底贲门小弯侧印戒细胞癌，行近端胃大部切除术，D1淋巴结清扫，术中探查发现肿瘤侵及浆膜，术后病理为胃底贲门小弯侧黏液腺癌，大小为2.5cm×2.5cm×0.8cm，侵及深肌层，淋巴结未见转移癌（大弯0/2，小弯0/6），术后间断予以氟尿嘧啶类单药化疗，过程顺利。2006年复查胃镜证实出现残胃再发癌，多次行胃镜下局部胃黏膜切除术（EMR）、氩气电凝术（APC）等，肿瘤持续缓慢进展，逐渐出现消化道出血，无法承受化疗等全身治疗，于2014年2月7日死亡。

一、病 例 介 绍

（一）病史简介

患者，男性，1914年出生，死亡时间2014年2月7日，已100岁。

主因"上腹部隐痛1个月"于1999年5月31日收入院。患者当时85岁，住院前1个月出现上腹部不适，有隐痛，为间断性疼痛，可自行缓解，无恶心、呕吐、反酸，无腹泻、食欲减退等症状，偶有吞咽困难。就诊于当地医院行胃镜示：贲门小弯侧黏膜隆起，呈菜花状，溃疡大小为2.5cm×1.5cm，质硬脆，取活检病理示："表面鳞状上皮组织增生，不排除黏液细胞癌"，经我院病理科会诊考虑为贲门印戒细胞癌。发病以来精神好，食欲一般，体重无明显变化，二便正常。入院后突发头痛伴恶心呕吐，急诊CT提示右顶枕叶高密度灶，考虑脑出血，遂转入本院脑外科行血肿清除术，术后恢复可，为治疗胃癌再次入院。入院时

精神状态尚可，食欲一般，二便正常。

1. **既往史**　1971 年诊断为糖尿病，经口服降糖药物及注射胰岛素治疗，血糖控制好。

2. **体格检查**　体温 35.8℃，脉搏 82 次 / 分，呼吸 19 次 / 分，血压 150/80mmHg，BMI 16.82kg/m^2。发育正常，巩膜无黄染，浅表淋巴结未扪及肿大。头颅无畸形，右侧顶枕部可见一长约 15cm 的 U 形切口瘢痕，右额部可见一 3cm 的横向瘢痕，愈合好。胸廓对称，双肺呼吸音清晰，未闻及干、湿啰音。心界不大，心率 82 次 / 分，律齐，心尖部可闻及 Ⅱ 级收缩期杂音，余瓣膜区未闻及杂音。腹平软，全腹无压痛及反跳痛，未触及包块，肝脾肋下未扪及，移动性浊音阴性，肠鸣音正常。直肠指检未触及包块，前列腺略大，无压痛，指套无血迹。

3. **实验室检查**　血红蛋白 114g/L，白细胞计数 4.9×10^9/L，中性粒细胞 0.79，血小板 148×10^9/L；谷丙转氨酶、谷草转氨酶均正常，总蛋白 74.4g/L，白蛋白 40.9g/L，总胆红素 8.7μmol/L，直接胆红素 3.4μmol/L，血肌酐 86.3μmol/L，血糖 8.32mmol/L，BUN 9.13mmol/L，血钠 145mmol/L，血钾 3.68mmol/L，碱性磷酸酶 64.9U/L；凝血酶原时间 11.3 秒，凝血酶原活动度 87%；乙肝表面抗原阴性；肿瘤标志物：CEA 6.9ng/ml，AFP < 20ng/ml，PSA 5.9ng/ml，CA19-9 11.14U/ml，CA724 4.77U/ml；大便隐血阴性，未见红白细胞；尿红细胞 0 ～ 3 个 / 高倍镜，白细胞 0 个 / 高倍镜，无管型。

4. **影像学检查**（1999 年 8 月～ 1999 年 9 月）

（1）胸部 X 线片：两肺未见重要病变。

（2）心电图：窦性心律，心电图不正常，左前分支传导阻滞，T 波改变（V$_2$ ～ V$_3$ 由倒置转直立，V$_4$ ～ V$_5$ 较前增高）。

（3）腹部 CT：脾大，脂肪肝；腹膜后未见肿大淋巴结；腹主动脉钙化。

（4）盆腹腔超声：轻度脂肪肝，肝右叶囊肿，前列腺肥大，回声尚均匀。

（5）上消化道造影：食管钡剂通过顺利，未见狭窄及充盈缺损，黏膜皱襞正常；贲门未见明显狭窄，贲门正常结构消失，贲门下方小弯侧可见一隆起性病变，正常黏膜皱襞破坏、消失，龛影不甚具体，余胃壁黏膜尚正常。印象：胃底贲门癌。

（二）临床诊断

1. 胃底贲门小弯侧印戒细胞癌，进展期。

2. 糖尿病。

3. 脑右顶枕叶血肿清除术后。

4. 前列腺肥大。

（三）诊疗经过

1. 多学科讨论（普外科、脑外科、麻醉科、内科）　患者 85 岁高龄，因胃底贲门癌住院，住院期间突发脑出血，经脑外科手术治疗，顺利恢复，脑部手术已 3 个月，拟治疗贲门胃底部癌。

讨论目的：①贲门胃底部癌已深入深肌层，形成溃疡，有吞咽困难症状，影响进食，手术是唯一有效治疗。若不手术，病情进展，有可能并发梗阻、出血、穿孔，生存时间及生存质量均不佳。②高龄，近期脑出血手术、糖尿病、心电图不正常，手术风险极大，各科如何配合保证手术成功。③医患沟通，征询患者及其家属的意见，取得积极配合。④手术不宜扩大，计划做近端胃切除、食管胃吻合术、邻近淋巴结清扫，不扩大淋巴结清扫范围。

2. 手术　1999 年 9 月 7 日施行近端胃切除术。

手术取上腹正中切口，探查：无腹水，肝脏未发现转移病灶，胃贲门小弯侧扪及约 2.5cm×3.0cm 大小肿物，侵及浆膜，边界清楚，无粘连，腹膜、盆腔无种植，未触及肿大淋巴结。术中沿胃大弯切开胃结肠韧带向左侧游离至胃底部，沿脾胃韧带逐一切断结扎胃短血管，再游离近端胃小弯侧，于贲门下胃小弯的内侧游离出胃左血管，切断结扎，于贲门上横断食管，行近端胃大部切除，用吻合器将食管与残胃后壁一次吻合成功，将残胃小弯侧封闭（全层加浆肌层）。手术顺利。

（四）病理诊断

胃底 - 贲门小弯侧黏液腺癌 ⅡA 期（pT3N0M0）

1. 大体检查　切除近端胃，小弯长 4.5cm，大弯长 13cm，食管长 0.7cm，上切缘周径 13.5cm，下切缘周径 15cm，距上切缘 0.6cm，下切缘 2.5cm，胃底小弯侧见一溃疡型肿物，肿物大小 2.5cm×2.5cm×0.8cm，切面灰白，质软，其周围黏膜皱襞存在，送切环 1 枚；膈肌下贲门左淋巴结一枚，灰褐色，大小 1cm×0.8cm×0.6cm，另见网膜一块，大小 13cm×13cm×8cm。

2. 镜下所见　胃底贲门小弯侧黏液腺癌（图 8-1，图 8-2），肿物大小 2.5cm×2.5cm×0.8cm，癌组织侵及深肌层，上下切缘及送检切环未见癌组织，淋巴结未见转移癌（大弯 0/2，小弯 0/6）。术后病理分期：ⅡA 期（pT3N0M0）。

（五）术后辅助化疗

患者术后第 31 天（1999 年 10 月 8 日）开始化疗，优福定 0.486g 口服，每日 3 次，第 1 天到第 5 天 / 周，连续 6 周为 1 个疗程。2000 年 5 月 25 日～6 月 20 日，氟铁龙 200mg 口服，每日 3 次，连续 1 个月为 1 个疗程。此后分别于 2000 年 12 月 4 日～2001 年 1 月 3 日及 2001 年 8 月 7 日～9 月 7 日重复氟铁龙治疗 2 个疗程，过程顺利，无明显胃肠道反应、骨髓抑制及肝肾功能损伤。

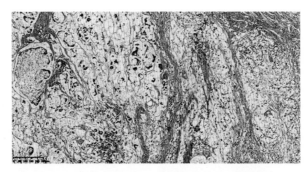

图 8-1　胃底 - 贲门小弯侧黏液腺癌，黏液湖内见黏液癌细胞，HE 染色低倍

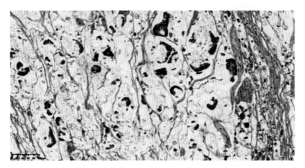

图 8-2　胃底 - 贲门小弯侧黏液腺癌，HE 染色高倍

（六）随诊

术后进行了系统随诊。每半年到 1 年行胃镜检查，诊断为吻合口溃疡，胃
息肉。2006 年 1 月复查胃镜行胃幽门大弯侧息肉样突起活检，病理示胃幽门
黏膜慢性炎，部分腺体呈中重度不典型增生，局灶癌变。诊断：胃底贲门癌
术后，残胃癌。多学科会诊意见：①残胃癌根治切除；②局部治疗 - 胃镜下胃
黏膜切除术。此时患者已 92 岁高龄，患者及其家属坚持拒绝再手术。遂分别于
2006 年 2 月 24 日、6 月 22 日、7 月 6 日行胃镜下胃黏膜切除术（EMR），2007
年 7 月 11 日、7 月 23 日行 EMR+APC（氩气电凝术），2008 年 4 月行 EMR，
2010 年 5 月 21 日内镜下治疗：幽门前区病变予圈套器套扎。2010 年 9 月～ 2013
年 5 月多次发生双肺感染、呼吸衰竭，2013 年 6 月 3 日复查腹部 CT（图 8-3），
胃癌进展但因体能及呼吸功能差未能行全面检查，肿瘤持续缓慢进展，出现上
消化道出血，予以止血、营养支持等治疗。2014 年 2 月 7 日主因双肺感染、呼
吸衰竭及多脏器功能衰竭而死亡。

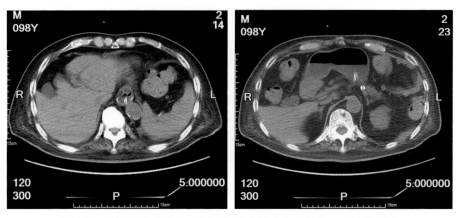

图 8-3　腹部 CT　(2013-06-03) 胃食管吻合口通畅；残胃体积小

二、病 例 点 评

（一）病例特点

①高龄老年人；②有上腹隐痛症状，胃镜检查病理确诊为食管胃结合部腺癌，Siewert Ⅲ型，局部进展期；③诊断胃癌住院期间突发脑出血，脑外科行急症手术治疗，顺利恢复，脑部手术后 3 个月，按计划拟行胃癌治疗；④多种老年慢性病：糖尿病 20 余年、脑右顶枕叶血肿、动脉粥样硬化性心脏病等，脑血肿急症外科手术刚 3 个月；⑤多学科临床讨论决定行近端胃切除、食管胃吻合术，胃周淋巴结清扫；⑥术后紧密随诊，胃切除术后 6 年发现残胃早癌，此时患者已 92 岁高龄，患者及其家属坚持拒绝再手术及化疗，仍采用胃镜下局部治疗，8 年后胃肿瘤进展，合并消化道出血，继发双肺感染死亡；⑦胃癌手术后无瘤生存（DFS）6 年，第 6 年局部再发，胃镜下局部治疗后存活 8 年，总体生存期（OS）15 年，病故时已 100 岁。

（二）点评

高龄老年人的治疗决策是一个复杂的课题，既要有技术综合保障，又取决于医患态度、信任和沟通，以及社会保障。本例发现食管 - 胃结合部腺癌（AEG）时已 85 岁，住院期间突发脑出血急诊施行了脑部手术，手术恢复 3 个月后又施行了近端胃切除、食管胃吻合术，只做胃周围淋巴结清扫，术后 2 年内口服氟尿嘧啶类药物治疗，全身反应很小。术后 6 年 DFS，6 年时发现残胃再发癌，局部治疗下又存活 8 年，OS 达 15 年。根据我们的经验，残胃再发癌的局部治愈率很低，往往是在治疗过程中，病变恶化，发生并发症和转移，但对于高龄老年人，不接受手术、化疗治疗者，胃镜下局部治疗仍不失为一种可采取的方法，此方法延迟了病程进展。此例患者的治疗决策是适当的，胃手术达到根治目的，脑外科手术无并发症，顺利恢复，患者活到 100 岁高龄。

高龄老年人癌症的治疗不单是医疗问题，还是社会问题，包括家属态度、经济条件、医疗保障、本人态度、康复条件等。

（顾伟云）

三、相关疾病精要

（一）贲门癌

广义上讲贲门癌是指发生于胃贲门黏膜上皮及贲门腺体的癌，因其解剖位置及组织结构的特殊性，关于贲门癌的归属部位，医学界存在不同看法，有学者把它归类于胃癌，而有的学者则认为它是食管癌。随着对该部位肿瘤的深入研究，现代肿瘤学基本摒弃"贲门癌"这种命名，而把这一大类肿瘤归属于食管胃结合部肿瘤（EGJ）。Siewert 等单纯根据肿瘤中心或肿块解剖位置把 EGJ 腺癌分为 3 种类型，如果肿瘤中心或超过 66% 的肿块位于解剖 EGJ 上方超过 1cm，则为下段食管癌，Ⅰ型；若位于解剖 EGJ 近端 1cm 和远端 2cm，为Ⅱ型；若超过解剖 EGJ 下方 2cm，则为Ⅲ型。2000 年以后，这种分类稍有改动，Siewert Ⅰ型肿瘤定义为肿瘤中心位于解剖 EGJ 上方超过 1～5cm 的下段食管腺癌；Siewert Ⅱ型肿瘤定义为真贲门肿瘤，肿瘤中心位于解剖 EGJ 上方 1cm 内和 EGJ 下方 2cm 内；Siewert Ⅲ型肿瘤定义为肿瘤中心位于解剖 EGJ 下方 2～5cm 的贲门下癌。Siewert Ⅰ型和Ⅱ型肿瘤治疗原则多参照食管腺癌，而 Siewert Ⅲ型肿瘤更多按照胃癌进行诊治，当然，这种分类方法仍然存在诸多争论，根据个体肿瘤的位置、淋巴结分布和局部控制的特殊要求，个体化的治疗决策是很有必要的。本例患者根据术前影像学检查及术中探查肿瘤位置，考虑为 EGJ 腺癌 Siewert Ⅲ型，后续诊疗措施依据胃癌治疗原则进行。

根据基线检查及剖腹探查所见，提示患者为 T2～T3 期肿瘤，指南推荐对于 T1b～T3 的肿瘤应切除足够的胃以获得显微镜下阴性切缘（≥4cm），而具体的切除方式及淋巴结清扫范围在国际上一直存在争议。胃上部癌的手术，有近端胃切除术或全胃切除术，采取何种手术方式一直存在争议，全胃切除常发生营养代谢障碍、贫血、体重下降；近端胃切除则有反流性食管炎等并发症。而胃切除术时的淋巴结清扫范围，分为 D0、D1 和 D2。D0 切除指 N1 站淋巴结没有得到完全清扫；D1 切除指清扫淋巴结至第 1 站（胃周和大小网膜淋巴结）；D2 切除是指在 D1 切除的基础上清扫淋巴结至第 2 站（胃左血管旁、肝总动脉旁、腹腔干、脾门和脾动脉旁淋巴结）。在东亚国家，根治性胃癌的标准治疗方法为胃切除术联合 D2 淋巴结清扫术，但在西欧国家，远处淋巴结广泛清扫对于延长生存时间的作用不明确。然而，对于清扫足够的淋巴结（15 枚或者更多）有利于分期已经达成了共识。

从荷兰胃癌研究组公布的数据可以看出，与 D1 切除相比，D2 切除患者的术后并发症发生率（25% vs 43%，$P < 0.001$）和死亡率（4% vs 10%，$P=0.004$）均较高，但两组的总生存率并没有显著差异（30% vs 35%，$P=0.53$）。而其长期随访资料证实，D1 和 D2 组的 15 年总生存率分别为 21% 和 29%（$P=0.34$），D2 淋巴结切除与 D1 相比，具有更低的局部（12% vs 22%）和区域复发率（13% vs 19%）以及胃癌相关死亡率（37% vs 48%）。同时，D2 淋巴结切除术伴有明显更高的术后致病率、死亡率和二次手术率。由医学研究委员会（MRC）进行的英国协作组试验同样没有发现 D2 比 D1 切除有更大的生存获益，D1 和 D2 切除 5 年生存率分别为 35% 和 33%，而且 D2 切除增加术后并发症发生率和死亡率。因此，D2 切除在西方国家仅作为推荐而非治疗规范。在 INT-0116 研究中，患者被分成两组：D0 切除组（54%）和 D1 或 D2 切除组（46%），对于接受 D0 切除的患者，医院规模对其总生存（OS）或无病生存期（DFS）没有显著的影响，而在大型癌症中心接受 D1 或 D2 切除的患者，OS 有改善的趋势。因此，指南强调 D2 手术应用适宜于肿瘤中心经验丰富的医师进行。

另一项由意大利胃癌研究组进行的 II 期随机试验中，入组 326 例胃癌患者，133 例接受 D1 术，134 例接受 D2 术，两组术后死亡率及并发症发生率无显著差异，D1 与 D2 的总死亡率分别为 12% 和 17.9%（$P=0.183$），术后 30 天的死亡率分别为 3% 和 2%（$P=0.722$），在随后 8.8 年的中位随访中，二者的 5 年 OS 分别为 66.5% 和 64.2%（$P=0.695$）。D2 术有提高进展期胃癌（pT2 ～ T4）以及淋巴结阳性胃癌 DFS 的趋势（与 D1 术相比，59% vs 38%，$P=0.55$）。

对于胃癌术后的辅助治疗，有不少研究证实根治切除术后的胃癌患者接受化疗并没有明显的生存获益。CLASSIC 研究（由韩国、中国大陆和中国台湾完成的）证实 II ～ III B 期 D2 根治术后胃癌患者可以从术后辅助化疗中获益。该研究共入组 1035 例患者，随机分为术后化疗组（$n=520$）和单纯手术组（$n=515$），中期分析（随访 34.2 个月后），应用卡培他滨和奥沙利铂进行术后化疗的患者，比单纯手术明显提高了 DFS（74% vs 59%，$P < 0.000\ 1$）；而在随访 62.4 个月后，5 年 DFS 分别为 68% 和 53%，5 年 OS 为 78% 和 69%。以上研究结果提示局部进展期胃癌 D2 根治术后行辅助化疗存在生存获益。但是，目前尚无临床研究证实 D0/D1 切除术后可以从术后化疗中获益。

该患者选择近端胃大部切除术，根据术后病理提示，为 D1 切除，淋巴结清扫 0/8，与指南推荐清扫淋巴结要求数要少，术后间断行氟尿嘧啶类药物辅助

化疗，总体效果较为满意，DFS 近 76 个月（6 年余），考虑根治性手术对此例
获得 6 年 DFS 影响较大。

（二）残胃癌

残胃癌（GSC）的定义包括两个方面：① 良性疾病胃切除术后 5 年以上，
残胃出现的新发癌，即所谓狭义残胃癌（GSCB），一般认为术后 10 ～ 20 年发
病率会明显上升。② 胃癌术后残胃癌的定义：胃癌行胃切除术后 10 年以上，残
胃出现的新发癌，即广义残胃癌。有一种包含范围更广泛的残胃癌定义为：胃
癌或其他恶性病变而行大部分胃切除后，不管术后间隔时间多长，在残胃基础
上出现的恶性病变（GSCC）。

残胃癌的发生与手术方式及吻合方式有关，文献指出，近端胃大部切除术
后的残胃癌发生率远高于远端胃大部切除术后，其原因可能与胃体底部近端胃
腺体的切除、胃酸缺乏症和壁细胞数量和功能减少使得血中胃泌素水平增高，
进而推动致癌作用有关。

残胃癌一经确诊，原则上应以手术切除为主，辅以化疗、放疗等综合治疗。
规范性清扫手术，与原发性胃癌一致，应遵循"安全性、根治性、功能性"的原则；
不可根治者，行姑息性切除及短路手术，辅以术后综合治疗。据报道残胃癌的
5 年生存率为 7%～ 20%，但若通过合理的外科切除，残胃癌亦能达到较好的预后，
如早期残胃癌（残胃癌局限于黏膜及黏膜下层）在根治性切除术后 5 年生存率
可达到 69%。

尽管残胃癌的标准术式是全胃切除联合淋巴结清扫术，但有研究显示，早
期且无淋巴结转移的残胃癌患者，内镜下黏膜切除术（EMR）及内镜下黏膜下
层剥离术（ESD），可以减少创伤，降低住院期间并发症发生的风险。但内镜下
胃切除术治疗早期残胃癌由于其技术难点及疗效不明，至今尚未广泛推广，且
手术指征尚待大规模的临床证据来验证修改。

该患者 2006 年 1 月发生了较为局限的残胃癌，因高龄、体能差而未行根治
性手术治疗，选择了 EMR，未辅以相应内科治疗手段，肿瘤持续缓慢进展，多
次复发（有无转移未明），仍选择了局部治疗，逐渐因多脏器功能不全而无局部
及全身抗肿瘤治疗条件，至最终因肺炎、呼吸衰竭而死亡，OS 近 15 年。总体来说，
该患者从治疗中获益良多，提示我们个体化治疗的必要性。

（李小梅　崔明新）

参 考 文 献

[1] 中国残胃癌诊治协作组 . 中国残胃癌定义的外科专家共识意见 (2018 版)[J]. 中华胃肠外
科杂志 , 2018, 21(5):483-485.

[2] Cuschieri A, Weeden S, Fielding J, et al. Patients survival after D1 and D2 resections for gastric cancer:long-term results of the MRC randomised surgical trial. Surgical Co-operative Group[J]. Br J Cancer, 1999, 79:1522-1530.

[3] Degiuli M, Sasako M, Ponti A, et al. Randomised clinical trial comparing survival after D1 or D2 gastrectomy for gastric cancer[J]. Br J Surg, 2014, 101:23-31.

[4] Di Costanzo F, Gasperoni S, Manzione L, et al. Adjuvant chemotherapy in completely resected gastric cancer: a randomised phase III trial conducted by GOIRC[J]. J Natl Cancer Inst, 2008, 100:388-398.

[5] Enzinger PC, Benedetti JK, Meyerhartdt JA, et al. Impact of hospital volume on recurrence and survival after surgery for gastric cancer[J]. Ann Surg, 2007, 245:426-434.

[6] Inomata M, Shiraishi N, Adachi Y, et al. Gastric remnant cancer conpared with primary proximal gastric cancer[J]. Hepatogastroenterology, 2003, 50(50):587-591.

[7] Ito H, Clancy TE, Osteen RT, et al. Adenocarcinoma of the gastric cardia:what is the optimal surgical approach?[J] J Am Coll Surg, 2004, 199:880-886.

[8] Kulig J, Kolodziejczyk P, Sierzega M, et al. Adjuvant chemotherapy with etoposide, adriamycin and cisplatin compared with surgery alone in the treatment of gastric cancer:a phase III randomised, multicencer, clinical trial[J]. Oncology, 2010, 78:54-61.

[9] Noh SH, Park SR, Yang HK, et al. Adjuvant capecitabine plus oxaliplatin for gastric cancer afer D2 gastrectomy(CLASSIC):5-year follow-up of an open-label, randomised phase 3 trial[J]. Lancet Oncol, 2014, 15:1389-1396.

[10] Schwarz RE, Smith DD. Clinical impact of lymphadenectomy extent in resectable gastric cancer of advanced stage[J]. Ann Surg Oncol, 2007, 14:317-328.

[11] Seevaratnam R, Bocicariu A, Cardoso R, et al. How many lymph nodes should be assessed in patients with gastric cancer?A systematic review[J]. Gastric Cancer, 2012, 15 Suppl 1:S70-S88.

[12] Siewert J R, Feith M, Werner M, et al. Adenocarcinoma of the esophagogastric junction:results of surgical therapy based on anatomical/topographic classification in 1002 consecutive patients[J]. Ann Surg, 2000, 232:353-361.

[13] Siewert J R. Carcinoma of the cardia: carcinoma of the gastroesophageal junction classification, pathology, and extent of resection[J]. Dis Esophagus, 1996, 9:173-182.

[14] Smalley SR, Benedetti JK, Haller DG, et al. Updated analysis of SWOG-dieected Intergroup study 0116:a phase III trial of adjuvant radiochemotherapy versus observation after curative gastric cancer resection[J]. J Clin Oncol, 2012, 30:2327-2333.

[15] Songun I, Putter H, Kranenbarg EM, et al. Surgical treatment of gastric cancer:15-year follow-up results of the randomised nationwide Dutch D1 D2 trial[J]. Lancet Oncol, 2010, 11:439-449.

病例9 食管胃结合部腺癌ⅢA期（pT4aN2M0），近端胃切除术后无瘤生存11年余

【要点】患者，男性，63岁。2007年7月14日行近端胃切除，肿瘤5.5cm×4cm×1cm，癌组织侵及食管下端、胃壁全层，小弯侧淋巴结转移（4/12），术后化疗，系统随诊，手术后11年全面复查，未发现肿瘤复发及转移。

一、病 例 介 绍

（一）病史简介

患者，男性，63岁。主因"上腹部不适2个月余"于2007年7月12日入我院治疗。

患者于2007年5月开始出现上腹部不适，偶伴疼痛，尤以空腹为著。无反酸、嗳气。到当地医院就诊口服药物无效，腹部不适症状逐渐加重，行腹部CT检查提示"胃壁不规则，符合胃癌改变，向周围浸润，邻近淋巴结肿大"。患者自发病以来，食欲欠佳，时感疲乏，无头晕、头痛、耳鸣，无咳嗽、咳痰、胸痛，睡眠尚可，体重无明显减轻。

1. **既往史**　既往体健，否认肝炎、结核、高血压、冠心病、糖尿病病史。无烟酒嗜好。

2. **体格检查**　体温36.6℃，脉搏76次/分，呼吸20次/分，血压120/78mmHg。神志清楚，营养较差。巩膜未见黄染，颈部、锁骨上未扪及肿大淋巴结。肺部未闻及干、湿啰音。心界不大，律齐，各瓣膜区未闻及杂音。腹部平软，无压痛，未触及包块，肝脾肋下未触及，肝上界右侧锁骨中线第5肋间，肝肾区无叩击痛，无移动性浊音，肠鸣音正常。直肠指检未见异常，指套未见血染。

3. **实验室检查**　血常规（2007年7月13日）：血红蛋白160g/L，血红细胞计数4.63×10^{12}/L，白细胞计数8.75×10^9/L，中性粒细胞0.643，淋巴细胞0.267，血细胞比容0.465L/L，血小板计数278×10^9/L。血生化（2007年7月13日）：总蛋白69.5g/L，血清白蛋白40.5g/L，葡萄糖7.66mmol/L，丙氨酸转氨酶、天

冬氨酸转氨酶、胆红素、γ-谷氨酰基转移酶、碱性磷酸酶、尿素、肌酐、电解质均在正常范围。肿瘤标志物 6 项均在正常范围，CEA 4.16 μg/L（正常）。大便隐血阴性。

4.影像学检查

（1）腹部 CT（2007 年 7 月 13 日，本院）：胃壁不规则，符合胃癌改变，向周围浸润，邻近淋巴结肿大。

（2）胃镜（2007 年 6 月，外院）：胃贲门小弯侧腺癌。

（3）胸部 X 线片（2007 年 7 月 11 日，本院）：主动脉结钙化，两肺未见病变。

（4）心电图：正常。

（二）临床诊断

胃贲门小弯侧腺癌，进展期。

（三）诊疗经过

1.病情评估　患者 63 岁，胃贲门小弯侧腺癌诊断明确，肿瘤较大，向周围浸润，邻近淋巴结有肿大，属局部进展期，已有淋巴结转移，尚未发现远处转移。全身各系统检查，心、肺、肝、肾功能均在正常范围。手术完整切除病灶、行淋巴结清扫是获得良好预后的关键环节，术中进行全面探查，若有可能应行近端胃切除、食管-胃吻合术，同时做好全胃切除准备。患者虽已年过 60 岁，尚未有重要脏器病变，应可承受手术。术后应辅助全身化疗。

2.手术　2007 年 7 月 14 日在全身麻醉下施行手术。上腹正中切口。

探查：胃底部扪及 3cm×4cm 大小肿瘤，与胰腺轻度粘连，腹腔干周围未见肿大淋巴结，肝脏未发现转移，腹腔、盆腔、系膜未触及结节，无腹水。

切除：近端胃大部切除术，距肿瘤上缘约 5cm 处离断食管，切除近端胃约 3/4，切除小网膜及腹腔干周围淋巴结。剥离结肠系膜前叶，从根部结扎胃左动、静脉。

吻合：食管与胃后壁吻合器吻合。完整取出切除组织。术中出血约 200ml，未输血。术后 2 周出院。

3.术后辅助化疗　术后 37 天开始化疗，分别于 2007 年 8 月 20 日、2007 年 9 月 10 日、2007 年 10 月 1 日、2007 年 10 月 22 日在我院行全身化疗 4 次，方案为注射用奥沙利铂 200mg+5-氟尿嘧啶（5-FU）3000mg，过程顺利。2007 年 12 月 16 日复查未见转移征象，调整化疗方案为多西他赛注射液 100mg，并于 2007 年 12 月 20 日、2008 年 1 月 10 日、2008 年 2 月 1 日、2008 年 2 月 23 日行 4 次全身化疗，骨髓抑制明显，轻度脱发，遂改为口服卡培他滨 1.5g，每日 2 次，连服 14 天，休息 7 天，21 天为 1 个周期，共用 3 个周期。于 2018 年 5 月 18 日来我院全面复查，未见肿瘤转移征象。

（四）病理诊断

胃贲门小弯侧中 - 低分化腺癌，Ⅲ A 期（pT4aN2M0）。

1. **大体检查**　（切除之近端胃）切除近端胃，大弯长 17cm，小弯长 7cm；食管长 1.5cm，上切缘周径 3cm，下切缘周径 11cm，于贲门小弯侧紧邻上切缘见一溃疡型肿物，大小 5.5cm×4cm×1cm，切面灰白质中；小弯侧检出淋巴结 12 枚。大弯侧未检出淋巴结。（上切缘）切环一枚长 0.8cm，直径 1.5cm。

2. **镜下检查**　胃贲门小弯侧溃疡型中 - 低分化腺癌（图 9-1，图 9-2），肿瘤大小为 5.5cm×4cm×1cm，癌组织累及食管黏膜下组织内，侵及胃壁全层，自取下切缘及送检（上切缘）未见癌。小弯侧淋巴结可见转移癌（4/12）。免疫组化染色显示肿瘤细胞：HER-1 (-)，HER-2 (-)，p53 (+25%～50%)，p170 (++)，Ki-67 (+ < 25%)，VEGF (++)，Top- Ⅱ α (+ < 10%)，p16 (++)。

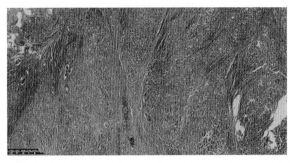

图 9-1　胃贲门小弯侧中 - 低分化腺癌，癌组织分化差，腺管结构少，浸润性生长，HE 染色低倍

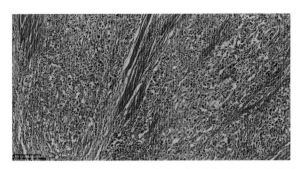

图 9-2　胃贲门小弯侧中 - 低分化腺癌，低分化腺癌，HE 染色高倍

（五）随诊

患者术后每 3 ～ 6 个月定期复查，均未见复发、转移。患者于 2010 年 9 月 13 日复查 PET/CT 提示胃呈术后改变，吻合口及躯干余部未见明确肿瘤复发及转移征象（图 9-3）。2018 年 5 月来院复查，情况良好。

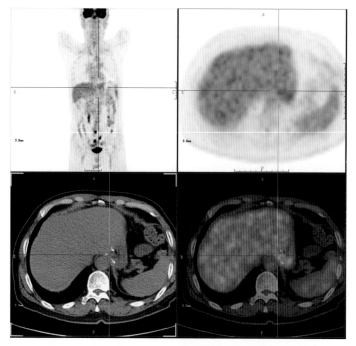

图 9-3 PET-CT：肺、肝、腹腔未见肿瘤复发、转移

二、病例点评

1. **疾病分期** 本例患者病理分期，按照 2018 年 1 月 1 日开始执行的第 8 版 AJCC 分期标准，为ⅢA 期 T4aN2M0。第 8 版分期系统中将 N3 期细分为 N3a 和 N3b，而且直接纳入 TNM 分期系统。重新细化分期的原因是日本学者对全球 15 个国家的大数据进行生存分析，发现 N3a 和 N3b 两个亚组的患者其生存期存在显著差异。而第 8 版分期细化后能够对患者预后的判断更为准确，并对术后治疗方案选择具有重要指导和参考作用。

2. **疾病部位** 该例患者肿瘤位于胃食管结合部（esophagogastric junction，EGJ），该处肿瘤具有一定的特殊性，近年来发病率上升引起了学术界的较大关注。AJCC 第 7 版中食管胃结合部腺癌（adenocarcinoma of gastroesophageal junction）一般是指发生于食管胃解剖交界线上下 5cm 范围的腺癌。既往参考的分型标准主要是 Siewert 教授提出的，分为 3 型：Ⅰ型，齿状线以上 1 ～ 5cm；Ⅱ型，齿状线上 1 cm 至交界线下 2cm；Ⅲ型，齿状线以下 2 ～ 5cm。治疗决策上Ⅰ型按食管癌处理，Ⅱ型和Ⅲ型按照胃癌处理。第 8 版国际抗癌联盟和美国癌症联合委员会（UICC/AJCC）分期系统中食管胃结合部腺癌指南以肿瘤中心

与食管和胃交界线距离为重要参考指标。食管胃结合部腺癌是指肿瘤中心位于
邻近贲门 2cm 范围的肿瘤。

3. 手术方式　关于 AEG 手术胃切除范围方面，Siewert Ⅰ型和 Siewert Ⅲ
型都基本达成共识：Siewert Ⅰ型应该行食管次全切除联合近端胃切除，Siewert
Ⅲ型应该行全胃切除术。Siewert Ⅱ型的手术方式尚存在争议，部分学者认为近
端胃癌根治术也可以选择，而大部分学者倾向于全胃切除术。MDT 作为恶性肿
瘤治疗决策选择的一种组织形式，可以有效建立以病种为基础的"一站式"多
学科诊治平台，因此对此类患者，可以根据多学科讨论意见选择最佳治疗决策。

4. 生存期问题　回顾性分析解放军总医院 1996 年 1 月～ 2005 年 12 月
2335 例胃癌手术患者的预后，其 5 年生存率为 40.1%，TNM 分期和是否接受
综合治疗是影响胃癌患者预后的重要因素。该患者分期为Ⅲ期，根据统计结果，
其平均 5 年生存期为 30.4%。其生存期较长的原因可能和手术达到根治及术后
综合治疗有直接关系。

（卫　勃）

三、相关疾病精要

1. 胃癌辅助化疗　患者术后残留癌细胞是复发、转移的主要根源，术后辅
助化疗的目的在于杀灭这些残留的癌细胞及手术无法清除的微小病灶。20 世纪
70 年代，学者们分别应用塞替派和 5- 氟脱氧尿苷进行胃癌术后辅助化疗，当时
都是使用单药，因此结果显示术后辅助化疗在胃癌患者中价值意义有限，非但
没有提高患者生存期，还导致了更高的并发症率和死亡率。后来新的化疗药的
出现，使得学者们逐渐认识到辅助治疗在胃癌中的价值和意义。

2010 年 *JAMA* 发表的一项 meta 分析入选了 2004—2010 年 17 个胃癌辅助
化疗与单纯手术疗效的 RCT 研究，化疗方案有顺铂 / 多柔比星 / 依托泊苷（DDP/
ADM/VP-16）、丝裂霉素 / 多柔比星 / 氟尿嘧啶（MMC/ADM/5-FU）、多柔比星 /
甲氨蝶呤 / 氟尿嘧啶（ADM/MTX/5-FU）等，结果显示术后接受辅助化疗患者
与单纯手术患者的总生存期（overall survival，OS）和无病生存期（disease-free
survival，DFS）有显著性差异。此后国内外在胃癌辅助治疗方面的研究不断涌现，
目前已经逐渐形成了胃癌辅助治疗的多个指南和专家共识。

2. 胃癌新辅助治疗　胃癌新辅助化疗（neoadjuvant chemotherapy for gastric
cancer）的目的是使肿瘤体积缩小，提高手术切除率，改善治疗效果。研究发
现单纯手术治疗，即使是扩大根治性切除和淋巴结清扫，仍然无法达到真正生
物学意义上的根治；而且术后局部复发率高达 50% 以上。

目前认为新辅助化疗的作用有以下几点。

（1）患者对治疗的耐受性较好。

（2）可以取得降期（down staging）和缩小肿瘤（down sizing）的效果，从而提高 R0 手术切除率。

（3）较早的全身治疗可能会消除或控制潜在的微转移灶，从而减少术后复发、转移的可能。

（4）术前疗效的评判有助于术后治疗方案的选择和预后评估，尤其是取得肿瘤对于化疗药物敏感性的证据。

我们从 21 世纪初就开始将胃癌的新辅助治疗引入临床，应用 5-FU 前体药物 S1 联合奥沙利铂方案进行新辅助化疗，先后在国内进行了 II 期临床试验（NCT01583361），对该方案的安全性和有效性进行了检验。在此基础上设计前瞻性和多中心 III 期临床试验（NCT01090505），联合了国内 15 家三级甲等医院参与，涵盖了全国不同发病区域，目前该研究仍在进行中，研究的阶段性结果在 ASCO 等多个国际会议上作了报告。

3. 基因二代测序应用于胃癌　全外显子测序技术在胃癌领域的研究已经开展了多年，我们也基于二代基因测序的全外显子测序筛查胃癌相关高频突变基因的突变型和野生型与常见临床病理表型之间的关系。随机收集 2016 年 1 ～ 3 月于解放军总医院普外科行胃癌根治术的标本，包括胃癌原发灶组织和术前外周血。采用 Agilent SureSelect Human All Exon V5 + UTRs Kit 试剂盒对肿瘤组织和外周血白细胞的人类全部已知基因外显子区域进行捕获。捕获后的全外显子样本按照 Illumina HiSeq X10 高通量测序平台的标准文库和测序流程进行测序。使用 Mutect 和 Varscan 基因突变识别工具比较高通量测序产生的序列，比对同一患者肿瘤组织与外周血白细胞之间的全外显子序列差异，得到各位点在样品中的基因型并计算各等位序列的碱基变异，过滤掉对蛋白质氨基酸序列无影响的同义突变，得到全外显子中非同义突变。含有突变位点的基因即该基因的突变型。选取突变位点数多于或等于 TP53 的基因为高频突变基因。

结果 Mutect 共探及 2376 个突变位点，Varscan 共探及 2730 个突变位点，两组 TP53 基因突变位点均为 10 个，均见于 10 例患者，涉及可变剪切突变、错义突变、终止突变和框移突变。Mutect 探及突变 1 次的基因 2007 个，占 84.4%，突变 2 次的基因 278 个，占 11.7%，突变 3 次的基因 54 个，占 2.2%，突变 1 次的基因 23 个，占 1%，突变 5 ～ 8 次的基因 12 个，占 0.5%，突变 10 次以上的基因 3 个，占 0.13%。Verscan 探及突变 1 次的基因 2135 个，占 78.2%，突变 2 次的基因 364 个，占 13.3%，突变 3 次的基因 93 个，占 3.4%，突变 4 次的基因 57 个，占 2.1%，突变 5 次的基因 23 个，占 0.8%，突变 6 ～ 9 次的基因 27 个，占 1%，突变 10 次以上的基因 27 个，占 1%。Mutect 筛出 > 10 个突变位点的基因是 *PCMTD1*、*SYNE1*、*TP53*。Varscan 筛出的 27 个 > 10 个突变位点的基因是 *MUC16*、*GXYLT1*、*MTCH2*、*MUC12*、*GOLGA6L2*、*ANKRD36C*、*TAS2R43*、*ANKRD36*、*PRSS3*、*AQP7*、*ICOSLG*、*NACA*、*TEKT4*、*ZNF717*、*PABPC3*、*PCMTD1*、*FGF20*、*OTOP1*、*CCDC144NL*、*OR8U1*、*HERC2*、*MUC3A*、*ADAR*、*ANKRD30A*、*LDHAL6B*、*TP53*、*WDR89*。

高频突变基因与临床病理表型的关系：本研究未发现特定基因突变与性别、BMI、新辅助治疗史、肿瘤浸润深度、食管侵犯、肿瘤大小等因素之间存在关系，由于篇幅有限，仅将有统计学意义的基因列出。*TP53* 基因突变型出现低分化表型可能性比野生型低（55.6% *vs* 100%，$P = 0.005$），突变型淋巴结转移数比野生型少（2.2±1.8 *vs* 9.1±9.7，$P = 0.037$），差异有统计学意义。*TAS2R43* 突变型和野生型在胃体癌中的差异有统计学意义（55.6% *vs* 9.5%，$P = 0.022$），*ANKRD36C* 突变型和野生型在胃体癌中的差异有统计学意义（62.5% *vs* 9.1%，$P = 0.005$），*ANKRD36* 突变型和野生型在近端胃癌中的差异有统计学意义（8.33% *vs* 44.4%，$P = 0.049$），*SYNE1* 突变型转移淋巴结数目较野生型少 [（8.8±9.5）*vs*（2.1±2.4），$P = 0.006$]，*ADAR* 突变型发病年龄较低（50.7±11.5 岁 *vs*（64.0±9.8）岁，$P = 0.006$）。

4. 免疫治疗　肿瘤免疫疗法是用人体自身的免疫系统去治疗肿瘤性疾病的一类方法，免疫治疗近些年来有迅猛发展，肿瘤免疫治疗有望成为继手术、化疗、放疗、靶向治疗后肿瘤治疗领域的又一进展。

（1）CAR-T 技术：也就是嵌合抗原受体 -T 细胞疗法，CAR-T 疗法治愈了一名患有急性淋巴细胞白血病的小女孩，几乎完全清除了患者体内的癌细胞。这种方法需要从患者体内抽取出 T 细胞在体外培养，继而通过基因改造的方法让这些 T 细胞表达一些特异的肿瘤抗原受体。在体外大量增殖后，这些经过改造的 T 细胞就会被注射回患者体内，进而对表达这些抗原的癌细胞进行攻击。不过 CAR-T 治疗目前还处于临床试验阶段，其疗效在血液肿瘤领域有一些成功的例子，对胃癌尚在探索当中。

（2）免疫检查点抑制剂：人体的一些小分子常能与 T 细胞上的受体结合，避免激发自身免疫，保护正常组织细胞不被 T 细胞攻击，但肿瘤细胞也会利用这一点，逃过 T 细胞的攻击。为了抑制其执行杀伤肿瘤的功能，一些肿瘤细胞会分泌一种叫作 PD-L1 的配体。当它与 T 细胞上的 PD-1 受体结合后，会抑制 T 细胞的活性，这就是产生免疫逃逸的机制。

而免疫检查点抑制剂能阻断 PD-1 与 PD-L1 之间的结合，也可以直接与肿瘤细胞分泌的 PD-L1 结合，保持 T 细胞对肿瘤细胞的杀伤活性。Keytruda 在 2014

年被美国 FDA 批准为首个 PD-1 抗体药物。日本也批准了一种 PD-1 抗体药物 nivolumab。2018 年 12 月，君实生物的 PD-1 抗体特瑞普利单抗注射液成为国产首个 PD-1 品种，而恒瑞医药、百济神州、信达生物等也在积极研发相关产品。

5. 胃癌术后放疗　在胃癌的治疗中，由于毗邻脏器对放疗剂量耐受性较差，放疗在胃癌中的应用较少。但是近年来随着适形放疗的发展，已经有很多研究开始关注胃癌的放疗。美国开展的 INT0116 试验对 281 例胃癌患者进行术后放、化疗，结果证实胃癌术后放化疗能够显著提高患者术后 3 年生存时间（50% vs 41%，P=0.005），能够显著减少肿瘤复发率（48% vs 31%，$P < 0.001$）。虽然该研究证实了放疗在胃癌治疗中的价值，但目前胃癌术后放疗临床病例数少，有待更多循证医学证据的支持。

6. 胃癌靶向治疗展望　随着生物学技术的发展以及各学科间的交叉渗透，我们对胃癌的发病机制有了更深层次的了解。小分子靶向药物、生物免疫治疗的出现使不可切除性或转移性胃癌的临床治疗方案趋于多元化。目前针对胃癌的靶点主要包括 EGFR、HER-2、VEGF、VEGFR、mTO-c-MET、HGF 等。而肿瘤相关 DNA、RNA、蛋白质分子及信号通路的发现为胃癌诊治提供了新的靶点，一些作用于肿瘤血管生成及阻断肿瘤细胞增殖的小分子靶向药物（例如 Bevacizumab、Pertuzumab、Apatinib、AZD4547 等），以及以抗 PD-1 抗体（Pembrolizumab）为代表的免疫疗法已被批准与化疗联合，也已经作为治疗晚期胃癌的二、三线药物。但靶向药物及免疫疗法价格昂贵，适应证有限，治疗过程中一旦病情进展，患者预后很差。因此与其亡羊补牢，不如未雨绸缪。一般认为"早发现、早干预"才是构建胃癌防治体系的关键。

（郁洪庆　卫　勃　陈　凛）

参 考 文 献

[1] 丛霆，刘国晓，崔建新，等. 全外显子测序筛查胃癌高频突变基因的突变型与野生型在临床病理表型上的差异 [J]. 中华医学杂志，2018, 98(28):2242-2245.

[2] 刘怡，张珂诚，郁洪庆，等. 胃癌新辅助化疗疗效及影响因素分析 [J]. 解放军医学院学报，2018, 39(2):117-121.

[3] 鲁意迅，郁洪庆，谢天宇，等. 不同 TNM 分期系统在 Siewert Ⅲ 型食管胃结合部腺癌中应用的优越性比较 [J]. 中华胃肠外科杂志，2019, 22(2):143-148.

[4] 郁洪庆，张珂诚，卫勃，等. 胃癌 TNM 分期第八版更新在临床诊断治疗中的意义和思考 [J]. 中华胃肠外科杂志，2017, 20(2):166-170.

病例 10　食管胃结合部腺癌Ⅲ A 期（pT4aN2M0），腹腔镜辅助近端胃切除术后无瘤生存 11 年

【要点】　患者，男性，63 岁。2007 年 7 月 14 日行近端胃切除，肿瘤大小 5.5cm×4cm×1cm，癌组织侵及食管下端，胃壁全层，小弯侧淋巴结转移 4/12，术后化疗，系统随访，手术后 11 年全面复查，未发现肿瘤复发及转移。

一、病例介绍

（一）病史简介

患者，男性，67 岁。主因"进食后哽噎感 2 个月余"于 2007 年 10 月 3 日入我院治疗。

患者自述于 2007 年 7 月底无明显诱因出现进食哽噎感，无腹痛、腹胀，无呕血、黑粪，未予诊治，症状无缓解。于 2007 年 9 月 24 日就诊于我院门诊，行胃镜检查发现贲门溃疡、疣状胃炎，病理诊断：贲门癌，累及食管下端。现为进一步诊治收入我科，患者目前仍有进食哽噎感，发病以来精神、睡眠尚可，食欲正常，大小便正常，体重无明显下降。

1. **既往史**　既往"颈椎病"病史，否认高血压、冠心病及糖尿病病史，无烟酒嗜好。

2. **体格检查**　入院时体温 36.3℃，脉搏 70 次 / 分，呼吸 18 次 / 分，血压 130/70mmHg，身高 175cm，体重 > 70kg。发育正常，营养良好，神志清楚。全身皮肤及可见黏膜色泽正常。眼睑无水肿，巩膜未见黄染。颈部未见颈静脉怒张，颈软，气管居中，未闻及血管杂音。双肺未闻干、湿啰音。心律齐，各瓣膜听诊区未闻及杂音。腹部略膨隆，无腹壁静脉曲张，腹软，全腹无压痛，未触及肿块，肝脾肋下未触及，肝上界于右锁骨中线第 5 肋间，移动性浊音阴性，肠鸣音正常。直肠指检：直肠空虚，未触及肿物。指套退出无染血。

3. **实验室检查**　血常规（2007 年 10 月 3 日）：血红蛋白 134g/L，红细胞计

数 4.45×10^{12}/L，血细胞比容 0.408L/L，白细胞计数 6.67×10^9/L，中性粒细胞 0.670，淋巴细胞 0.247，血小板计数 170×10^9/L。血生化（2007 年 10 月 3 日，我院）：总蛋白 84.0g/L，白蛋白测定为 44.5g/L，肌钙蛋白 T ＜ 0.01mmol/L，肌酸激酶同工酶 56U/L，丙氨酸转氨酶、天冬氨酸转氨酶、总胆红素、葡萄糖、尿素、肌酐在正常范围，钾、钠、氯、钙在正常范围。

4. 胃镜检查及影像学检查

（1）胃镜检查（2007 年 9 月 24 日，本院）：距门齿 40cm 食管之后侧壁见一大小 1.0cm×1.0cm 溃疡，表面覆白苔，周边黏膜肿胀充血，活检 6 块，组织软，弹性好，胃窦黏膜红白相间以红为主，可见散在疣状隆起，表面糜烂无苔，余胃未见明显异常，幽门圆，开闭自然。十二指肠球及降段未见异常。病理诊断：贲门低分化腺癌。

（2）超声心动（2007 年 10 月 3 日，本院）：心脏结构及功能未见明显异常。

（3）胸部 X 线片正位（2007 年 10 月 3 日，本院）：双肺纹理增粗。

（4）腹部超声（2007 年 10 月 3 日，本院）：肝右叶囊肿。

（二）临床诊断

贲门癌，进展期。

（三）诊疗经过

1. 病情分析　患者，男性，67 岁。平素体健，无烟酒嗜好，无高血压、冠心病及糖尿病病史。检查无贫血，血清白蛋白在正常范围，肝、肾功能正常，贲门癌诊断明确，未发现腹部及全身转移，鉴于肿瘤侵及范围不大，拟行近端胃切除，腹腔镜辅助下手术。

2. 手术　2007 年 10 月 6 日在腹腔镜辅助下行近端胃切除术。

探查：无腹水，肝脏及腹腔、盆腔未见转移。肿瘤位于贲门部，约 3.5cm×4cm，侵及浆膜层，食管下段浆膜面亦受侵约 3cm，胃小弯可见数枚肿大淋巴结。于食管下段距贲门 4cm 处紧贴膈肌上荷包钳，离断食管，切除胃及大、小网膜，胃切除约 3/4，食管与胃后壁吻合（吻合器）。清扫胃周围网膜、贲门左右侧淋巴结脂肪组织、腹腔干、肝总动脉、脾动脉旁淋巴组织、脂肪组织。

3. 化疗　术后 27 天化疗，共行 10 个周期化疗，方案为 FOLFOX4，过程顺利。

（四）病理诊断

食管胃结合部溃疡型低分化腺癌（Siewert Ⅲ型），Ⅲ A 期（pT4aN2M0）。

1. 大体检查　标本为切除之近端胃，食管长 0.8cm，上切缘周径为 3cm，下切缘为 15cm，小弯长 7.5cm，大弯长 14cm。浆膜呈灰红色，光滑，沿大弯打开胃，于小弯侧紧邻上切缘距下切缘 4.5cm 处可见一溃疡型肿物大小约

2.2cm×1.5cm×1.5cm，切面呈灰白色，质硬，侵犯胃壁全层，与周围组织分界清楚。四周胃黏膜呈灰红色，皱襞明显。于大弯侧寻见淋巴结 2 枚，小弯侧寻见淋巴结 9 枚，大网膜大小 17cm×17cm×2cm，未见淋巴结。切环一枚长 0.5cm，周径 2.5cm。

2. **镜下诊断**　胃食管交界处胃小弯侧溃疡型低分化腺癌（图 10-1，图 10-2），肿瘤大小为 2.2cm×1.5cm×1.5cm，浸润胃壁全层并浸润至食管鳞状上皮黏膜下。自取下切缘及送检（吻合口上）切缘均未见癌组织。小弯侧淋巴结见转移癌（3/9），大弯侧淋巴结未见转移癌（0/2）。大网膜未见癌组织。

免疫组化染色显示肿瘤细胞：HER-1 (-)，HER-2 (-)，p53 (-)，p170（弱 +），AFP (-)，CD56 (-)，Ki-67 (+25%)，VEGF (+)，Top-Ⅱα (+10% ～ 20%)，p16 (+)。

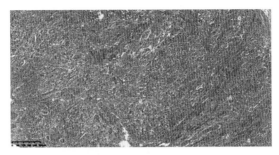

图 10-1　食管胃结合部溃疡型低分化腺癌，癌组织分化差，腺腔不明显，浸润生长，HE 染色低倍

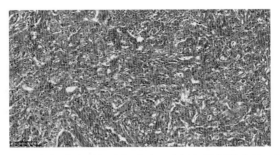

图 10-2　食管胃结合部溃疡型低分化腺癌，癌组织浸润性生长，HE 染色高倍

（五）随诊

2007 年 10 月至 2018 年，患者每 3 ～ 6 个月定期复查，均未见复发、转移，手术后 11 年，情况良好。

CT 复查（2009 年 2 月 17 日）：胃部分切除术后，吻合口显示通畅，胃壁未见异常增厚，未见明确肿瘤复发或转移征象（图 10-3）。

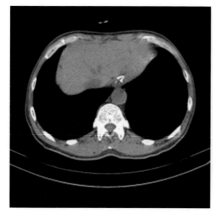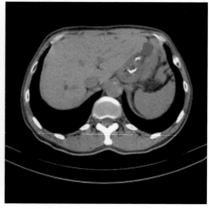

图 10-3　腹部 CT：肝脏、腹腔未发现转移病灶

（马　林　王英伟）

二、病例点评

1.局部进展期胃癌患者应坚持以手术为中心的综合治疗，该患者进行了根治性近端胃切除，手术后进行了正规的辅助化疗，治疗效果良好。近年来，胃癌新辅助治疗开展的越来越普遍，而一些指南中针对于该患者的分期 T4aN2M0 建议术前新辅助化疗。应该先手术还是先化疗呢？这个问题目前仍有较多争论。此例未行术前化疗，根治切除术后获 11 年以上生存期，说明先手术是正确的。新辅助化疗目前较为肯定的结论是可以提高患者的手术可切除率，远期生存方面的获益仍有争议。

2.对于胃食管结合部癌，到底应该行近端胃癌根治术还是全胃切除术也存在一定的争议。目前具有统一共识的是对于分期较早的患者，如果能更多地保留胃功能可以选择近端胃癌根治术。但是对于进展期胃癌，均建议全胃切除术。该患者行近端胃癌根治术，其治疗效果仍较好，恰好和目前的一些争论点相吻合。全胃切除术对于患者进食和营养状况影响较大，因此选择近端胃癌根治术，但近端胃癌根治术的部分患者术后因为反流问题，其生活质量可能也较差。为了保留更多胃功能同时避免并发症，需要注意近端胃癌根治术后的消化道重建。最简单的防止反流的方法就是幽门成形术，这样可以让食物更快速地进入十二指肠从而减少反流的发生。也有学者使用双通道的吻合方法来解决这一问题，该手术术后远期治疗效果较好，但操作复杂程度较高。

3.腹腔镜技术在胃癌中的应用。腹腔镜胃癌根治术目前已经成为早期胃癌的标准手术方式之一。随着腹腔镜胃癌 D2 根治术在技术上的不断成熟，腹腔镜技术在进展期胃癌中的应用已逐步得到更多学者的认可。已有临床研究表明，随着腹腔镜操作技术的不断熟练、学习曲线的缩短，腹腔镜胃癌根治术中、术后并发症的发生率已与开腹手术无明显差异，甚至低于开腹手术，其在操作技术上的可行性、安全性已逐步得到证实。该病例生存时间长，恰恰说明了腹腔镜手术在肿瘤学角度和开放手术是相当的。近年来韩国、日本、中国相继开展了腹腔镜应用于进展期胃癌的多中心 RCT 研究，已有结果也证实了腹腔镜技术的安全性。

（卫　勃）

三、相关疾病精要

胃癌在我国属于常见肿瘤，但由于胃癌早期筛查开展不普及，绝大多数患者发现时已属中晚期，因此胃癌综合治疗对于有效遏制和延缓疾病发展、改善患者预后有重要意义。目前恶性肿瘤的治疗主要包括手术、化疗及靶向治疗、生物免疫治疗、中医药治疗、放疗及介入等局部治疗手段，将以上方法合理组合的综合治疗在胃癌治疗中发挥了重要作用。在以上提及的这些治疗手段中，有些循证医学证据尚不足，有些仍处于研究和转化阶段，外科手术仍是目前治疗胃癌最有效的方法，也是唯一可以治愈胃癌的方法，围手术期合理的内科治疗对疗效巩固和提高价值明确。

（一）胃癌 R0 切除是提高胃癌治疗效果的关键

单纯从外科技术的角度出发，除远处转移（M1）、肿瘤局部侵犯重要脉管和胰体，胃癌都存在肿瘤根治的可能。无淋巴结转移的早期胃癌患者首选外科治疗并无争议，其治疗方式可以选择胃镜下黏膜切除（EMR）、内镜下黏膜剥离术（ESD）、胃癌局部切除或胃大部切除 D1 淋巴结清扫手术。对于局部进展期胃癌，标准 D2 根治术对于绝大部分病例已经足够。D3 根治术和联合脏器切除虽然手术技术难度大，术后并发症率高，但 R0 切除仍可提高总体疗效。因此对于可根治性切除的胃癌应首选手术切除，考虑到各家医疗机构设备和技术水平参差不齐，能否真正达到 R0 切除需要经过 MDT 团队详细全面评估，内镜（超声内镜）、影像学和外科学专家的意见固然重要，但患者手术耐受性也是需要考虑的重要因素。

（二）先手术可以获得胃癌的准确分期，内科治疗策略更有针对性

内镜和超声内镜可以提供胃癌 T 分期和局部淋巴结大小的相关信息，CT、MRI 等影像学检查可以提供淋巴结和远处转移的相关信息，PET/CT、PET/MRI 可以筛查全身的隐匿转移病灶。虽然术前分期的手段越来越多，但事实上术前

术后分期的一致性一直存在较大差异。T 分期方面，超声胃镜对 T 分期的准确性仅为 80.4%。N 分期方面，CT、MRI 等对于淋巴结是否转移的判断只能通过大小、形态来推测，但事实上淋巴结大小和是否转移之间并不存在必然的联系，其准确性仅为 70%，而其成像过程中的容积效应也使诊断准确性进一步下降。关于淋巴结阳性（N+）的判断大部分是依据 CT、MRI 等检查做出的，PET-CT 等虽然可以从分子层面对淋巴结良恶性提供判断依据，但其所使用的 SUV 值直接影响了诊断敏感度和特异度，假阳性和假阴性问题同时存在。

术前分期的不准确性直接导致部分并非 N+ 的患者被过度治疗，而一些研究中新辅助治疗后完全缓解的病例是否仅仅是术前分期被高估的那一部分患者？这些问题仍需要进一步探讨。而如果能在不同标准根治术的原则下首先选择外科完成 R0 切除，就能真正获得准确的胃癌分期，为内科治疗策略的制订提供最直接的参考依据。即使对于Ⅳ期胃癌患者，外科腹腔镜探查、腹腔灌洗的脱落细胞学检查也对准确分期有极其重要的价值。

（三）合并并发症的晚期胃癌患者，抢救性手术是内科治疗的基础

对于晚期胃癌患者，如合并梗阻、出血、穿孔等并发症，则有必要先外科手术解决营养和并发症问题，从而为继续接受内科治疗奠定基础。并发症的积极治疗可以短期缓解病情，胃癌患者营养状况的改善可以提高免疫力，增强对其他治疗的耐受性。

穿孔患者可以选择穿孔修补和姑息性胃切除，大出血患者应尽量手术切除原发灶，而无法进行姑息性原发灶切除的患者，应根据情况实施短路手术和胃或者空肠造口手术改善其营养供应，造口手术也可以在内镜下完成（PEJ 和 PEG），操作简单损伤小，也可以达到建立营养通路、改善全身营养状况的目的。姑息手术提供的肠内营养途径更加符合生理，能增加内脏蛋白合成，改善代谢调节，同时有效维护了肠屏障功能的完整性，可以大大提高患者的生活质量。

（四）内科治疗不敏感的情况下，应首先选择手术治疗

近年来，新辅助治疗的循证医学证据逐渐增多，相对于单纯手术的对比研究表明新辅助治疗可以增加患者获益。JCOG0501、CRITIC 等研究表明新辅助治疗效果优于单纯术后化疗。而不同化疗方案和靶向治疗组合的对比研究也如雨后春笋般涌现出来，也取得了一些令人鼓舞的结果。NCCN 指南中新辅助治疗的标准是 T3 ~ T4/N+，这部分患者的治疗顺序应由 MDT 团队共同决策，其基本依据是患者能否在术前新辅助治疗中更多获益。而一些明确在新辅助治疗中无法获益的情况需要实现排除。

胃的肝样腺癌兼具腺癌和肝细胞癌的特征，其发病率低，预后差，总体治疗原则和胃癌相同，但由于其对化疗敏感性较差，新辅助治疗获益有限，因此

应首选手术切除。Krukenburg 瘤也属于内科治疗效果较差的一类肿瘤，近年有观点认为其可能源于血行转移，此类肿瘤由于缺乏血供，药物治疗效果较差，而完整切除后辅助腹腔热灌注化疗、术后辅助化疗可以降低肿瘤负荷，中位生存期 23 个月，手术也可以起到缓解症状，提高生活质量的目的。

（五）先内科再外科的治疗策略并未阻止肿瘤复发和转移

先内科再外科的治疗策略在可切除的胃癌中称为新辅助治疗，在不可切除的胃癌中称为转化治疗。对不可 R0 切除的胃癌进行转化治疗，有研究显示姑息手术＋化疗可以延长患者的生存期，但其总体生存率仍较差。可切除的新辅助治疗的主要优势如下：①降期和缩小原发灶；②理论上可以消除和控制潜在的微转移灶；③患者自身药物敏感性试验；④耐受性更好。同时也有明显缺点：治疗无效者可能丧失手术机会，总体预后提高仍有争论，缺乏高等级循证医学证据。新辅助治疗无法有效减少患者复发和转移可能是总体预后提高有限的主要原因，同时由于肿瘤异质性明显，存在着具有不同转移潜能的细胞亚群，因此自身药物敏感性试验的理论依据就受到了极大挑战。化疗、靶向治疗、放疗等内科治疗对于增殖期的肿瘤细胞杀伤效果明显，但处于静止期和具有"干性"的肿瘤细胞对这些治疗并不敏感，而隐藏在体内的肿瘤干细胞样细胞最终仍会定植于远处脏器发生转移。作者使用 CD44 作为胃癌干细胞表面标志物，从不同来源的胃癌组织内分离获得具有"干性"的肿瘤干细胞亚群，结果显示转移灶和新辅助治疗后的组织中具有"干性"肿瘤细胞的比例明显高于原发灶和未接受新辅助治疗者。而引起 CD44 表达上调的 miR-373 是诱导胃癌细胞表型转化和命运转归的关键调控分子，β2-AR 及其介导的信号通路通过影响 miR-373 在胃癌细胞中的表达来调控胃癌细胞的表型，推动其向肿瘤干细胞样细胞的方向发生偏移，并诱导这些细胞对化疗药物产生抵抗，而最终导致肿瘤复发和转移的恰恰是这些极少数能够从原发灶脱离、穿过基膜及细胞外基质屏障的肿瘤干细胞。转移肿瘤干细胞（migrating cancer stem cells，MCSCs）到达宿主器官后，对周围组织微环境的识别和适应也是决定肿瘤细胞在远端靶器官内定植的前提条件，而内科治疗手段根本无法对肿瘤微环境产生直接影响，因此也就无法真正阻止肿瘤转移的发生。

综合治疗是胃癌疗效提高的根本方法，外科手术作为最根本的治疗手段应该得到足够重视，对于可根治性切除的胃癌，手术应该作为首选治疗手段，对于不可根治的胃癌，内科治疗可以起到积极作用，但具体手术方式的选择应根据患者最大获益原则，由富有经验的 MDT 团队做出合理选择。

（六）腹腔镜胃癌根治术

腹腔镜胃癌根治手术是外科医师将一种新技术与传统的手术方式相结合的

产物。因此，就有了腹腔镜下胃癌局部切除术、腹腔镜下远端胃大部切除术（LADG）、腹腔镜下近端胃大部切除术（LAPG）和腹腔镜下全胃切除术（LAPG），甚至腹腔镜下全胃、胰体尾、脾脏联合切除术等不同的手术方式。而根据腹腔镜技术应用的不同特点和方法，又可以分为完全腹腔镜下胃癌手术、腹腔镜辅助下胃癌手术和手助腹腔镜下胃癌手术（HALS）三种术式。经过 10 多年来的临床实践和经验总结，现在外科医师应用最多的是腹腔镜辅助下的胃癌手术，它充分体现了微创的优越性和胃癌根治手术的有效性。同时，根据腹腔镜胃癌根治手术的淋巴结清扫范围，又可以分为 D1 手术和 D2 手术。腹腔镜胃癌根治术较传统手术有以下优势：①创伤小、术后恢复快、美观；②对患者免疫功能影响小；③超声刀的良好凝固作用能减少淋巴结清扫过程中肿瘤细胞自淋巴管的脱落。

有关腹腔镜手术的适应证，腹腔镜胃癌切除的安全性，腹腔镜手术技术的规范化、远期和近期疗效，我国及国际上均开展了临床研究。2018 年我国发布了《完全腹腔镜胃癌手术消化道重建专家共识及手术操作指南 2018 版》。

（陈志达　卫　勃　陈凛）

参 考 文 献

[1]　陈凛, 卫勃. 腔镜胃癌根治术 [J]. 腔镜外科杂志, 2009, 14(9):645-646.

[2]　卫勃. 坚持以外科为中心的胃癌综合治疗策略 [J]. 中华胃肠外科杂志, 2017, 20(7):766-767.

[3]　Yu J, Huang C, Sun Y, et al. Effect of Laparoscopic vs Open Distal Gastrectomy on 3-year Disease-free Survival in Patients With Locally Advanced Gastric Cancer:the CLASS-01 Randomized Clinical trial[J]. JAMA, 2019, 321(20): 1983-1992.

病例 11 食管胃结合部腺癌ⅢB 期（pT4aN3aM0），11 年 7 个月随访病情稳定

【要点】 患者，女性，59 岁。因上腹部疼痛 3 个月余，胃镜病理诊断为食管胃结合部癌（Siewert Ⅲ型），2007 年 6 月 26 日手术，腹腔镜辅助下近端胃切除，食管 - 胃吻合术，肿瘤在贲门小弯侧，食管下段受累，肿瘤大小为3.5cm×3cm×1cm，浸润胃壁全层，累及浆膜脂肪组织并食管下段。肿瘤距上切缘 1cm，切缘未见癌，小弯淋巴结见转移癌（10/12）。术后 11 年 7 个月随诊，病情稳定。

一、病 例 介 绍

（一）病史简介

患者，女性，59 岁（1948 年出生）。2007 年 6 月 26 日手术，70 岁（2018年 12 月）随诊，病情稳定。反复上腹部疼痛 3 个月余，反复发作，无明显诱发因素，食欲尚好，大小便正常，体重减约 8kg，在当地查胃镜，病理诊断为胃癌，于 2007 年 6 月 22 日入我院。

1. **既往史、个人史** 高血压病近 10 年，血压最高达 160/95mmHg，服复方降压片，血压控制好，30 余年前曾行阑尾切除术、右上肢骨折手术。个人无烟酒嗜好，父母已故，死因不详。

2. **体格检查** 体温 36.4℃，脉搏 80 次 / 分，呼吸 18 次 / 分，血压 130/85mmHg。身高 155cm，体重 50kg，BMI 20.8kg/m²。神志清楚，营养中等，全身皮肤、巩膜未见黄染，浅表淋巴结未扪及肿大。头颈部无异常发现。双肺呼吸音清，未听到干、湿啰音，心律齐，心脏各瓣膜区未闻及杂音。腹部平坦，全腹无压痛，未扪及包块，肝脾肋缘下未触及，无移动性浊音，肠鸣音正常。

3. **实验室检查** 血常规：血红蛋白 112g/L，红细胞计数 $3.68×10^{12}$/L，白细胞计数 $2.42×10^9$/L，中性粒细胞 0.533，淋巴细胞 0.343，血细胞比容0.342L/L，血小板计数 $210×10^9$/L。血生化：总蛋白 76g/L，白蛋白 38.6g/

L，总胆红素 7.4μmol/L，直接胆红素 2μmol/L，碱性磷酸酶 98.1U/L，葡萄糖 4.8mmol/L，丙氨酸转氨酶、天冬氨酸转氨酶、γ- 谷氨酰基转移酶、尿素、肌酐、三酰甘油、总胆固醇、无机离子均在正常范围。凝血 8 项在正常范围。

4. 影像及特殊检查

（1）胃镜（2007 年 6 月 18 日，外院）：食管黏膜粗糙，片状糜烂和咖啡色血痂，胃底见 3.0cm×3.5cm 大小溃疡，表面覆盖白苔，周围充血水肿，不规则隆起，质硬、易出血，病理诊断：胃底贲门部中分化腺癌。

（2）心电图（2007 年 6 月 25 日，本院）：窦性心律，心电图正常。

（3）胸部 X 线片正位（2007 年 6 月 25 日，本院）：纵隔居中，双肺野清晰，肺门密度及形态正常，心影大小正常，双膈面光整，肋膈角锐利。

（二）临床诊断

食管胃结合部腺癌（Siewert Ⅲ 型）。

（三）诊疗经过

1. 病情分析　食管胃结合部腺癌诊断明确，按 Siewert 分型属于 Ⅲ 型，全身系统检查，肝、肾功能正常，凝血检查各项正常，适宜经腹手术切除。

2. 手术　2007 年 6 月 26 日在全身麻醉下施行腹腔镜辅助下近端胃切除术，食管下段切除，距贲门 2cm 将食管离断，切除胃 2/3，食管断端与远端胃后壁行端侧吻合（吻合器），大量生理盐水冲洗腹腔，置入缓释化疗药物氟尿嘧啶植入剂（中人氟安）1.5g。手术出血约 100ml，未输血。切除标本自上腹正中做 7cm 长切口取出，送病理检查。

（四）病理诊断

胃贲门小弯侧溃疡型中低分化腺癌 Ⅲ B 期（pT4aN3aM0）。

1. 大体检查　贲门小弯侧距上切缘 1cm 处见一溃疡型肿物，大小约 3.5cm×3cm×1cm，与周围组织分界不清楚，四周胃黏膜呈灰红色，皱襞清楚。在小弯侧寻见淋巴结 11 枚。食管长 1.5cm，切环长 0.8cm。

2. 镜下检查　胃贲门小弯侧溃疡型中 - 低分化腺癌（图 11-1，图 11-2），肿瘤浸润胃壁全层，并累及浆膜脂肪组织及食管下段。上下切缘及食管切缘未见癌。小弯侧淋巴结转移癌（10/12），免疫组化染色显示肿瘤细胞：HER-1 (-)，HER-2 (-)，p53 (+ < 25%)，p170 (-)，Ki-67 (+25% ～ 50%)，VEGF (+)，Top- Ⅱ α (+ < 5%)，p16 (-)。

（五）随诊

手术后 14 天出院，出院时已进胃切一号，手术切口愈合良好，出院后在当地行化疗。2018 年 12 月电话随诊，病情稳定。体重从术前 50kg 降至术后 45kg 左右，目前维持在 45kg 左右。

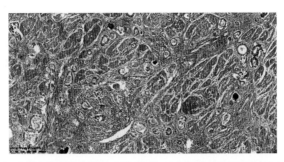

图 11-1　胃贲门小弯侧溃疡型中低分化腺癌，不规则腺管浸润性生长 HE 染色低倍

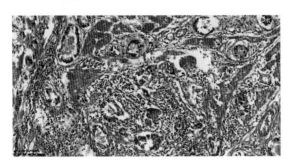

图 11-2　胃贲门小弯侧溃疡型中低分化腺癌，HE 染色高倍

二、病例点评

（一）病例特点

1. 女性，59 岁，因发作性上腹痛 3 个月，体重减轻 8kg，胃镜确诊"胃底贲门癌"。

2. 腹腔镜辅助下行近端胃切除术，切除胃 2/3，食管胃吻合。

3. 病理诊断为贲门小弯侧溃疡型中 - 低分化腺癌Ⅲ B 期。肿瘤大小 3.5cm×3cm×1cm，肿瘤浸润胃壁全层，并累及浆膜脂肪组织及食管下段。小弯侧淋巴结转移癌 10/12。

4. 免疫组化染色显示肿瘤细胞：HER-1 (-)，HER-2 (-)，p53 (+ < 25%)，p170 (-)，Ki-67 (+25% ～ 50%)，VEGF (+)，Top- Ⅲ α (+ < 5%)，p16 (-)。

5. 术后回当地化疗，2018 年 12 月随诊，病情平稳，体重在病前 58kg，患病后手术前 50kg，目前维持在 45kg 左右。手术时 59 岁，现已 71 岁。

（二）点评

1. 局部晚期食管胃结合部癌获得 10 年以上治愈，可见此例治疗是成功的。

2. 手术、化疗结束后未用抗肿瘤药物治疗，故而进展期可以治愈的癌症，不能归于慢性病。

3. 肿瘤是一种具有高度个性化特征或称为异质性的疾病，在恶性肿瘤中的异质性尤为显著。综合考虑每一例患者的具体情况施行治疗，方能取得成功。此例患者的预后不良因素有：①肿瘤侵及浆膜层及其周围，有淋巴结转移 10 个；②食管胃结合部癌；③组织类型为弥漫型；④近端胃切除而不是全胃切除，淋巴结清扫数未达分期要求 15 枚；⑤发病后体重减轻 8kg，进入癌症恶病质期，具有多项预后不良因素的 Ⅲ B 期食管胃结合部癌能有 10 年以上无瘤生存，说明治疗决策是正确的。

4. 对于食管胃结合部进展期癌，目前多数意见倾向于全胃切除，而此例行近端胃切除存活 11 年以上，说明根据具体患者选择手术方式最为重要。

（顾倬云）

三、相关疾病精要

自 1881 年 Billroth 为胃溃疡患者成功实施胃大部切除术以来，已经历 100 多年的发展，现今已成为安全性高、手术死亡率低、治疗效果良好的胃癌外科治疗的重要手段。1994 年 Kitano 教授完成了首例腹腔镜胃癌手术，以后广泛应用于早期远端胃癌根治术，随着经验的积累，适应证扩展到分期较早的进展期胃下部癌，进而扩展到进展期胃上部癌、胃下部癌。20 多年来腹腔镜胃外科发展很快，以其微创、放大视野、精细化解剖技术得到临床外科的欢迎，在实践中腹腔镜器械、光源系统不断改进提高了手术质量，在此基础上开展了多项临床研究。

（一）腹腔镜胃癌根治术的手术适应证

腹腔镜胃癌根治术是根治早期胃癌及部分进展期胃癌安全可行的手术方式。在治疗原则上，腹腔镜胃癌手术同样必须遵循传统开腹手术的肿瘤根治原则，包括：①强调肿瘤及周围组织的整块切除；②肿瘤操作的非接触原则；③足够的切缘；④彻底的淋巴结清扫。

早期胃癌腹腔镜根治术的淋巴结清扫范围多为 D1、D1+α、D1+β，其操作技术难度相对较低，肿瘤治疗效果好，而且腹腔镜手术具有术后疼痛轻、肠功能恢复快、住院时间短等微创外科优点，因此新版日本胃癌治疗规约已推荐腹腔镜胃癌根治术作为 IA 期患者的标准治疗方案之一。

我国和欧美国家的胃癌以中晚期为主，因此在开展腔镜胃癌根治术时就必然面对进展期胃癌是否适合该术式的问题。欧美国家和亚洲国家的专家在胃癌根治术的淋巴结清扫范围上意见并不统一，虽然已有循证医学证据支持胃癌 D2 根治术有利于延长患者生存期，但欧美专家仍较多倾向于 D1 根治术，推测其原因可能与欧美人群体形偏胖有关，韧带组织中脂肪含量高导致解剖间隙不清，实施 D2 根治术相对困难，其手术相关并发症和死亡率可能升高。欧美学者在进展期胃癌的腹腔镜手术中也认为难以完成 D2 淋巴结的清扫，而且手术耗时较长，患者住院时间和开腹手术无明显差别，因此并不认同进展期胃癌适合腔镜手术。

虽然 Kitano 等经验丰富的腔镜医师仍将腹腔镜胃癌根治术的适应证仅限于肿瘤浸润深度 T2 以内的患者，但近年来随着腹腔镜配套技术和设备的快速发展，以及外科医师对胃周淋巴结清扫技术的熟练，腹腔镜 D2 根治术在技术上的可行性促使了腹腔镜胃癌根治术的手术指征从早期胃癌逐渐扩大到进展期胃癌。新版的日本胃癌治疗规约将胃癌 D2 根治术定为标准胃癌根治术。它的适应证为ⅠB期、Ⅱ期及部分Ⅲ期病例。但能否作为腹腔镜胃癌根治术的适应证仍有较多争议，其突出问题在于如何保证"无瘤技术"，尤其是如何减少癌细胞脱落并彻底清除腹腔脱落细胞。虽然越来越多的病例报道证实浸润深度超过 T2 的进展期患者接受腹腔镜胃癌根治术是可行的，但较为可信的大宗前瞻性临床随机对照研究结果尚缺乏。国内多家医院对进展期胃癌腹腔镜手术适应证的扩展进行了探索性研究，腹腔镜下胃癌根治术和淋巴结 D2 清扫方法已形成初步规范，同时涌现出了一批优秀的腔镜外科医师。国内研究显示腹腔镜下切除的各组淋巴结数目与同期开腹手术相比无显著性差异，手术时间也无显著延长。腹腔镜胃癌根治术微创特点明显，与手术相关的并发症和死亡率并未显著提高。

（二）腹腔镜胃癌根治术的临床研究结果

从近年来国内外报道的腹腔镜胃癌根治术与开腹胃癌根治术的临床对比研究可以看出，腹腔镜胃癌根治术主要有以下临床研究结果：①腹腔镜胃癌根治术具有术后近期效果好、恢复快的特点，而且较常规开腹手术对患者的免疫功能影响小，对术后生活质量有益。Yasuda 等研究 57 例行腹腔镜胃癌根治术患者，结果发现 96% 的腹腔镜胃癌患者术后能正常饮食，75% 的患者术后体重降低少于 5 kg，每日进食频率、每顿进食量、食欲等 22 项指标总评分与开腹手术患者相当，然而术后肠梗阻发生率（1%）显著低于开腹胃癌患者（13%）。②腹腔镜技术上能达到与开腹手术一样的足够切缘和淋巴结清扫，腹腔镜胃癌根治术用于治疗早期及进展期胃癌安全、有效，可以达到胃癌的根治效果。Huscher 等回顾性研究 100 例胃癌行腹腔镜胃癌根治术，其中 11 例行根治性全胃切除术，89 例行根治性部分胃切除术，术后病理分期ⅠA期 21 例，ⅠB期 20 例，Ⅱ期 17 例，ⅢA期 17 例，ⅢB期 5 例，Ⅳ期 20 例，术中平均清扫淋巴结 35 枚，结果显示：腹腔镜胃癌根治术用于治疗早期及进展期胃癌安全、有效，能达到胃癌的根治效果。

（三）腹腔镜胃癌根治术的问题和展望

随着腹腔镜胃癌手术经验的积累，腹腔镜器械的不断改进，国内外关于开展腹腔镜胃癌根治术的临床报道日益增多。微创是未来外科的发展方向，积极开展腹腔镜胃癌根治术有利于提高我国胃肠肿瘤外科的整体水平。但由于腹腔镜胃癌根治术的分离和解剖涉及多个解剖平面，进展期胃癌要求的D2淋巴结清扫对手术操作技巧有很高要求，其复杂性显而易见。尤其是腹腔干、脾动脉、肠系膜上静脉周围的淋巴结清扫难度较大，容易造成出血或肿瘤残留。从肿瘤根治的原则和要求出发，足够的胃肠肿瘤外科经验和熟练的腔镜技术是完成高质量腹腔镜胃癌根治术的必要条件。因此，有必要建立标准的腹腔镜胃癌手术操作规范及专业的腹腔镜胃癌手术培训。标准的腹腔镜胃癌手术操作规范及专业的腹腔镜胃癌手术培训能够有效地使练习者精通腹腔镜胃癌根治术的操作。

腹腔镜胃癌根治术应该在有条件的医院和医学中心开展，要以具备丰富胃癌根治术临床经验和熟练的腹腔镜技术经验的外科专家为基础逐步开展，在建立可推广的治疗规范的基础上，通过多中心的前瞻性研究验证腹腔镜胃癌根治术的远期治疗效果，相信不断深入地研究必将为腹腔镜胃癌外科治疗提供有价值的循证医学证据。随着腹腔镜胃癌根治术的规范与技术的进一步发展成熟，腹腔镜胃癌根治术必将在胃癌的外科治疗中发挥更重要的作用。

（陈志达　卫　勃　陈　凛）

参 考 文 献

[1] 陈凛, 卫勃. 腔镜胃癌根治术 [J]. 腔镜外科杂志, 2009, 14(9):645-646.

[2] 卫勃. 坚持以外科为中心的胃癌综合治疗策略 [J]. 中华胃肠外科杂志, 2017, 20(7):766-767.

[3] Hu Y, Huang C, Sun Y, et al. Morbidity and Mortality of Laparoscopic Versus Open D2 Distal Gastrectomy for Advanced Gastric Cancer: A Randomized Controlled Trial. J Clin Oncol, 2016, 34(12):1350-1357.

[4] Park YK, Yoon HM, Kim YW, et al. Laparoscopy-assisted versus Open D2 Distal Gastrectomy for Advanced Gastric Cancer: Results From a Randomized Phase Ⅱ Multicenter Clinical Trial (COACT 1001)[J]. Ann Surg, 2018, 267(4):638-645.

病例 12 食管胃结合部癌 Ⅲ A 期（ pT4aN2M0 ），近端胃切除术后无瘤存活 12 年

【要点】 患者，男性，63 岁。2006 年 12 月 31 日行近端胃切除，食管胃弓下吻合术。肿瘤大小 3cm×2cm×0.6cm，侵犯胃壁全层及食管下段，上切缘距肿瘤 3cm，切缘未见癌，胃小弯淋巴结转移 4/20，大弯淋巴结 0，随诊至 2018 年 12 月，患者健在。

一、病 例 介 绍

（一）病史简介

患者，男性，1943 年 7 月 24 日出生，施行胃癌手术时 63 岁。

进食后上腹部不适黑粪半个月，在我院门诊胃镜检查，胃底贲门小弯侧糜烂约 2cm×2cm 大小，病理检查为中低分化腺癌。患病后一般情况尚好，无明显消瘦，无发热及胸背部疼痛，于 2006 年 12 月 28 日收入我院。

1. 既往史、个人史　既往体健，对"青霉素类"药物过敏，无高血压、糖尿病病史，无烟酒嗜好。

2. 体格检查　体温 37.2 ℃，脉搏 75 次 / 分，呼吸 18 次 / 分，血压 120/70mmHg，身高 170cm，体重 78kg，BMI 26.98kg/m²，神志清楚，营养尚好，皮肤、巩膜未见黄染，颈、锁骨上未扪及肿大淋巴结。双肺呼吸音清，未闻及干、湿啰音，心律齐，各瓣膜区未闻及异常杂音。上腹部有压痛，无反跳痛及肌紧张，腹部未扪及肿块，肝脾肋缘下未触及。双下肢无水肿。

3. 实验室检查　血常规（2006 年 12 月 29 日）：血红蛋白 91g/L，红细胞计数 3.1×10¹²/L，白细胞计数 5.75×10⁹/L，中性粒细胞 0.517，淋巴细胞 0.412，血细胞比容 0.288L/L，血小板计数 269×10⁹/L。血生化（2006 年 12 月 29 日）：天冬氨酸转氨酶、丙氨酸转氨酶、总胆红素、直接胆红素、总胆固醇、尿素、肌酐、葡萄糖均正常范围，总蛋白 67.1g/L，血清白蛋白 39.8g/L，三酰甘油 4.43mmol/L。

4. 胃镜及影像学检查

（1）胃镜（2006年12月27日本院）：贲门小弯侧黏膜粗糙，糜烂，大小2.0cm×2.0cm，边界不清，病理：中低分化腺癌。

（2）上胃肠钡剂（2006年12月30日，本院）：贲门、胃底小弯侧黏膜粗糙伴溃疡形成；十二指肠憩室。

（3）胸部正侧位X线片（2006年12月29日，本院）：心、肺、膈未见异常。

（4）腹部超声（2006年12月30日，本院）：脂肪肝；肝左叶囊肿（0.6cm），双肾未见异常。

（5）心电图（2006年12月29日，本院）：正常心电图。

（6）彩色多普勒心动图（2006年12月29日，本院）：心脏结构未见明显异常。

（二）临床诊断

胃底贲门癌，进展期。

（三）诊疗经过

1. 病程半个月余，肿瘤位于食管胃交界部，经全面检查患者，未发现远隔脏器及局部转移，肿瘤可以根治切除。食管胃交界部癌可以经腹手术，亦可经胸手术，此患者系胸外科收治，采用左后外侧切口，经第7肋间进胸手术。

2. 手术：2006年12月31日行开胸手术，经胸探查，胸腔内无粘连、积液，打开膈肌，腹腔内无积液，肿瘤位于贲门胃底部，大小4cm×3cm×1cm，质地较硬，与脾门部粘连较重，但可分开切除肿瘤。打开食管裂孔，游离食管距肿瘤上约5cm，充分游离胃，在腹主动脉根部切断胃左右动脉，清除淋巴结，25号端端吻合器行食管-胃后壁吻合。胃管送至胃窦部，胃固定于纵隔筋膜上，以减轻吻合口压力，关闭膈肌，重建裂孔，安置胸腔引流。

术中出血150ml，输血浆400ml，红细胞400ml（由于患者术前贫血）。

术后恢复顺利，术后11天出院。

（四）病理诊断

胃底贲门低分化腺癌，ⅢA期（pT4aN2M0）。

大体：胃小弯长6cm，大弯长6cm，于胃体小弯侧近贲门距上切缘3cm处见溃疡型肿物，大小3cm×2cm×0.6cm，侵犯胃壁全层。小弯侧见淋巴结20枚，大弯侧未见淋巴结。食管上切环长0.6cm，胃下切环长0.6cm。

镜下：肿瘤位于胃底贲门部，大小为3cm×2cm×0.6cm，侵犯胃壁全层并累及食管下端，溃疡型低分化腺癌（图12-1，图12-2），上切缘距肿瘤3cm，小弯侧淋巴结20枚，淋巴结转移癌4/20，大弯侧未见淋巴结。

免疫组化染色显示肿瘤细胞：HER-1（-），HER-2（-），p53（+50%～75%），

p170（+），Ki-67（+25% ～ 50%），VEGF（弱 +），Top- Ⅱ α（25%），p16（-）。

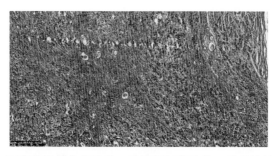

图 12-1　胃底贲门低分化腺癌，腺癌组织分化差，腺腔结构较少，浸润生长，HE 染色低倍

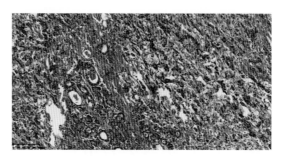

图 12-2　胃底贲门低分化腺癌，HE 染色高倍

（五）随诊

1. 化疗：2007 年 1 月 31 日术后 30 天开始化疗，（2007 年 2 月 27 日，3 月 21 日，4 月 11 日，5 月 6 日，5 月 31 日）共 6 个周期化疗，化疗方案如下。

艾素	120mg	静脉滴注	第 1 天
5- 氟尿嘧啶（5-FU）	750mg	静脉滴注	第 1、2 天
5- 氟尿嘧啶（5-FU）	2g	静脉滴注	48 小时
亚叶酸钙 C（CF）	300mg	静脉滴注	第 1、2 天

2. 胃镜复查：2007 年 6 月 28 日，病理：鳞状上皮黏膜慢性炎。

3. 2018 年 12 月随诊，一般情况良好，体重维持在 75kg 左右。

二、病 例 点 评

患者，男性，63 岁。上腹不适黑粪半个月，中度贫血，胃镜病理确诊食管胃结合部腺癌，Siewert Ⅲ型，经左胸后外侧切口施行近端胃切除，食管胃吻合术。肿瘤 4cm×3cm×1cm，侵犯胃壁全层及食管下端，上切缘距肿瘤 3cm，小弯侧淋巴结 20 枚，其中 4 枚转移。ⅢA 期。术后 12 年，一般情况良好，体重维持在 75kg 左右（术前体重 78kg）。

局部进展期食管胃结合部腺癌，Ⅲ期，经胸行近端胃切除，食管胃吻合术得以存活 12 年，且体重维持良好，表明治疗是成功的，Ⅲ期胃癌可以治愈。食管胃结合部腺癌的发病率呈逐年增多的趋势，总的预后较远端胃癌差。此例肿瘤较大，Bormann Ⅲ 型，Lauren 分型为弥漫型；行近端胃切除而非全胃切除，淋巴结清扫未达 D2 要求，大弯侧并未寻到淋巴结，小弯侧 4/20 转移。以上几点均是预后不良的因素，而得以长期成活，分析其原因为：①手术达到 R0 切除。近端切缘距肿瘤 3cm，此点是经胸途径行近端胃切除的优势；②淋巴结转移只限于小弯，胃大弯未找到淋巴结；③中度贫血，术中输血有利无害；④近端胃切除术，保留胃较多，术后营养维持较好，体重得以维持，反流性食管炎并不严重；⑤个人因素，患者本人对待疾病的态度，对生命的认知，以及家庭和谐，对长期存活关系密切；⑥社会保障，包括家庭经济、医疗保障等。

术后化疗在具体病例长期存活中的作用，尚难以获得直接证据。

（顾倬云）

三、相关疾病精要

食管胃结合部腺癌发病率呈上升趋势。美国流行病学数据库（SEER）资料显示，1973—2008 年，食管胃结合部腺癌发病率升高近 2.5 倍，美国和荷兰也报道了类似结果。2016 年，华西医院报道的单中心回顾研究显示，1988—2012 年在该院行胃癌或远端食管癌手术的 5053 例患者中，1723 例确诊为 AEG。AEG 占比逐年升高，从 22.3%（1988—1992 年）升至 35.7%（2008—2012 年）。AEG 涉及胸腔与腹腔两大解剖区，由于解剖部位的特殊性，已趋于划归为一类独立的疾病。AEG 的预后较胃中远部癌预后差。当前对优化 AEG 的治疗策略深受关注。

（一）《食管胃结合部腺癌外科治疗中国专家共识（2018 年版）》由胸外科及胃肠外科专家共同制定，目的是取得对 AEG 的统一认识，有利于 AEG 的规范化外科治疗

AEG 的定义。推荐 AEG 的定义为：肿瘤的中心位于食管胃解剖交界线上下 5cm 范围以内；肿瘤本身必须跨越或直接接触食管胃解剖交界线（esophagogastric junction，EGJ）。

AEG 分型：我国推荐使用国际较为普遍采用的 Siewert 分型。Siewert 分型由德国学者 Siewert 于 1987 年提出，AEG 定义为 EGJ 上下 5cm 区域内的腺癌，分为 3 型：Ⅰ 型，肿瘤累及 EGJ，位于 EGJ 以上 1～5cm 处的远端食管；Ⅱ 型，肿瘤累及 EGJ，位于 EGJ 以上 1cm 至 EGJ 以下 2cm；Ⅲ 型，肿瘤累及 EGJ，中心位于 EGJ 以下 2 ～ 5cm。

AEG 的分期：第 8 版国际抗癌联盟 / 美国癌症联合委员会（UICC/AJCC）明确定义了食管胃结合部癌，统一规定"2cm 原则"，无论胸外科、普外科均使用统一的的分期标准：①肿瘤中心位于 EGJ 以下 2cm（包括 2cm），其近侧侵犯 EGJ 则按食管癌 TNM 分期；②肿瘤中心位于 EGJ > 2cm，且侵犯 EGJ 按胃癌 TNM 分期。亦即 Siewert Ⅰ 型按食管癌 TNM 分期。

（二）外科手术治疗策略

1. **手术路径** AEG 肿瘤治疗以手术为主，根据不同分型和分期选择不同手术方式。推荐患者术前常规行上消化道造影评估肿瘤位置，明确肿瘤 Siewert 分型，选择不同手术路径。Siewert Ⅰ 型 AEG 经右胸上腹路径，经胸食管切除 + 近端胃大部切除。Siewert Ⅲ 型 AEG 经腹食管裂孔路径行手术治疗。Siewert Ⅱ 型 AEG 手术路径的选择尚存在一定争议，《食管胃结合部腺癌外科治疗中国专家共识（2018 年版）》建议如果 Siewert Ⅱ 型食管胃结合部腺癌患者食管受累距离小于 3cm，则考虑经腹食管裂孔路径，≥ 3cm 推荐经腹右胸路径进行手术。

2. **手术方式** 同时共识中提出微创手术（胸、腹腔镜）可在 Siewert Ⅰ 型和 Ⅱ 型 AEG 患者中选择性开展。全胃切除是 Siewert Ⅱ 型（长径 > 4cm）和Ⅲ型 AEG 推荐选择的术式，尤其是局部进展期 AEG 推荐此手术方式。Siewert Ⅱ 型和Ⅲ型长径 ≤ 4cm 的 AEG，考虑行经腹近端胃大部切除术。

关于食管切缘与 AEG 肿瘤上缘的切除范围，目前还没有明确的规定，术中冰冻病理具有重要指导意义。Siewert Ⅰ 型和食管受累 ≥ 3cm 的 Siewert Ⅱ 型 AEG，推荐食管切缘距离肿瘤 ≥ 5cm。Siewert Ⅲ 型和食管受累 < 3cm 的 Siewert Ⅱ 型 AEG，推荐食管切缘距离肿瘤 ≥ 2cm，并建议术中快速冰冻病理证实切缘是否阴性。

3. **围手术期治疗** 围手术期化疗包括术前新辅助化疗及术后辅助化疗。目前针对 AEG 肿瘤放、化疗临床研究较少，主要和食管癌或胃癌联合研究。有研究表明化疗联合手术治疗，可提高 AEG 肿瘤患者的生存期。NCCN 指南推荐食管癌和 AEG 首选治疗方案为氟尿嘧啶 + 奥沙利铂和氟尿嘧啶 + 甲酰四氢叶酸 + 奥沙利铂 + 多西他赛（FLOT）。其他推荐包括氟尿嘧啶 + 顺铂。目前对于 R0 可切除的病例，暂不推荐进行新辅助放、化疗。AEG 术后化疗方案为氟尿嘧啶类（输注的氟尿嘧啶或卡培他滨）。

生物免疫治疗：目前报道人类表皮生长因子受体 -2（HER-2）在食管癌和 EGJ 肿瘤中阳性率为 2% ～ 45%，并且 AEG 中 HER-2 表达比胃腺癌中更高。HER-2 单抗药物可用于 HER-2 阳性转移性肿瘤，对于怀疑出现 AEG 肿瘤转移，

NCCN 指南推荐检测 HER-2 表达或扩增情况。对于 HER-2 阳性的 AEG 肿瘤患者酌情考虑应用此类药物。

对于出现转移的 AEG 肿瘤，评估微卫星不稳定性（MSI）及检查 PD-LI 表达水平，酌情应用免疫检查位点抑制剂如派姆单抗等。新兴单抗类药物和免疫检查点抑制剂类药物为 AEG 肿瘤患者带来了新的希望。

（三）预后

AEG 预后较差，手术后复发率高。

目前我国尚缺乏大规模长期 AEG 肿瘤检测数据。2016 年，孙昌裕等回顾天津医科大学肿瘤医院 2002—2011 年收治的 303 例 AEG 患者并对其中 179 例进行了随访，Siewert Ⅱ 型 AEG 患者中位生存时间为 28.5 个月，5 年生存期为 25%。

此例Ⅲ期食管胃结合部癌获得 12 年无瘤存活期，近端胃大部切除、食管胃吻合术后体重仍能维持在正常水平，说明治疗是成功的，手术达到根治目的，辅助化疗亦有作用。进展期癌症患者得以长期存活，分析原因有：①肿瘤分期；②治疗，手术根治切除，手术范围适当，手术技术优良无并发症，以及术后辅助治疗恰当；③个人因素，患者本身对待疾病态度，对生活的态度，对生命的认识，以及家庭、社会因素包括经济条件；医疗保障等。此例分期为Ⅲ A 期，但得到很好的治疗和照护，取得 12 年无瘤存活期。目前关于 AEG 肿瘤预后数据差异比较大，尚需要更多高质量多中心研究。

（王绪宁 郑 伟）

参 考 文 献

[1] 国际食管疾病学会中国分会 (CSDE) 食管胃结合部疾病跨界联盟，中国医师协会内镜医师分会腹腔镜外科专业委员会，中国医师协会外科医师分会上消化道外科医师专业委员会等，食管胃结合部腺癌外科治疗中国专家共识 (2018 年版)[J]. 中华胃肠外科杂志，2018, 21(9):961-975.

[2] 王璇，张昊，党诚学．食管胃结合部肿瘤的治疗 [J]. 临床外科杂志，2019, 5(27):446-448.

[3] Ajani J A, Damico T A, Brntrem D J, et al. Esophageal and Esophagogastric Junction Cancers, Version 2. 2019, NCCN Clinical Practice Guidelines in Oncology[J]. J Natl Compr Canc Netw, 2019, 17(7):855-883.

[4] Brag F, Ferlays J, Soerjomataram I, et al. Global cancer statistics 2018:GLOBOCAN estimates of incidence and mortality worldwide for 36 cancers in 185 countries[J]. CA: A Cancer Journal for Clinicians, 2018, 68(6):394-424.

[5] Liu K, Yang K, Zhang W, et al. Changes of Esophagogastric Junctional Adenocarcinoma and Gastroesophageal Reflux Disease Among Surgical Patients During 1988-2012:A Single-institution, High-volume Experience in China [J]. Ann Surg, 2016, 263(1):88-95.

[6] Siewert JR, Stein HJ. Adenocarcinoma of the oesophagogastric junction [J]. Br J Surg, 1998, 85(11):1457-1459.

病例 13 食管胃结合部腺癌ⅢA期(pT4aN2M0)，近端胃食管下端切除术后已存活11年

【要点】 患者，女性，43岁。进食哽噎1个月余，诊断为食管胃结合部腺癌（Siewer Ⅲ型）。于2007年8月17日行食管 - 胃部分切除、食管胃弓下吻合术，肿瘤4cm×3cm×3cm，位于贲门小弯侧，小弯侧找到淋巴结4枚，均有肿瘤转移（4/4），大弯侧未找到淋巴结，肿瘤侵及胃壁全层，侵犯膈肌，上切缘距肿瘤2cm，切缘未见癌，上下切缘未见癌。

一、病 例 介 绍

（一）病史简介

患者，女性。1964年出生，手术时43岁。

进食哽噎1个月余，近半个月加重，无腹胀、恶心、呕吐，无黑粪，发病后体重减轻3kg。在当地医院行上消化道钡剂提示贲门癌。我院门诊胃镜检查发现食管下段齿状线见息肉状隆起，管腔狭窄，于2007年8月7日入院。

1. **既往史、个人史** 家族中无"癌症"病史，个人无烟酒嗜好。

2. **体格检查** 体温36.3℃，脉搏84次/分，呼吸18次/分，血压110/75mmHg。身高169cm，体重55kg，BMI19.25 kg/m²。神志清楚，查体合作。皮肤、巩膜未见黄染，浅表淋巴结未扪及肿大。双肺呼吸音清，未闻及干、湿啰音，心律齐，心脏各瓣膜区未闻及杂音。双下肢无水肿。

3. **实验室检查** 血常规：血红蛋白133g/L，红细胞计数4.17×10¹²/L，白细胞计数4.76×10⁹/L，中性粒细胞0.702，淋巴细胞0.191，血细胞比容0.397L/L，血小板计数165×10⁹/L。血生化：总蛋白78.2g/L，白蛋白47.5g/L，血糖4.82mmol/L，肝酶、胆红素、尿素、肌酐、凝血6项均在正常范围。肿瘤标志物：CEA 41.45μg/L，CA19-9、CA153、CA724、SCC均在正常范围。

4. **胃镜及影像学检查**

（1）胃镜（2007年8月5日，本院）：食管下段齿状线见息肉样隆起，管腔狭窄，内镜通过困难。病理：贲门癌。

（2）肺 CT 平扫＋增强（2007 年 8 月 7 日，本院）：未见异常。

（3）腹部 CT 平扫＋增强（2007 年 8 月 5 日，本院）：胃底贲门癌累及食管下端使管腔变窄，壁增厚，黏膜粗糙、破坏，似见龛影。十二指肠水平部见纵形压迹，考虑肠系膜动脉压迫综合征。

（二）临床诊断

胃底贲门癌进展期，食管下段肿瘤侵犯。

（三）诊疗经过

1. 病情分析　胃底贲门癌诊断明确，胃肠道造影，病变累及食管下端，管腔变窄，壁增厚，本院胃镜检查示食管下端管腔狭窄，表明食管下端癌浸润明显，比较经胸经腹手术途径，根据病变范围认为经左胸手术对食管下端切除足够长度更为有利，经全面检查确定心、肺、肝、肾功能在正常范围，在无重要脏器转移情况下，决定行食管胃部分切除、食管胃弓下吻合术。

2. 手术　2007 年 8 月 17 日在双腔管静脉复合麻醉下施行开胸（经左胸）手术。

经左胸进入探查：胸腔无粘连，食管下段增粗，可触及肿瘤，打开膈肌探查：腹腔内无积液，肿瘤位于贲门部，累及食管下段，肿瘤约 4cm×3cm×3cm 大小，侵犯膈肌，质较硬，腹腔未见转移病灶。切除：游离食管下段距肿瘤上缘约 5cm，肿瘤外侵并与胰腺被膜粘连，可以游离，切除食管下段约 3cm，切除近端胃 1/2。

吻合：用吻合器胃后壁与食管断端吻合，吻合口对合好，无张力，将胃固定于纵隔胸膜上，以减轻吻合口张力，关闭膈肌，重建食管裂口，胸腔置闭式引流。手术中出血约 200ml，未输血。

3. 化疗　术后 24 天开始化疗，共 4 个周期（表 13-1）。

表 13-1　术后化疗

疗程 （2007 年）	方案	反应		体重	检查治疗
		骨髓抑制	消化道反应		
第 1 周期 （9 月 10 日）	多西他赛 120mg 静脉滴注第 1 天 氟尿嘧啶 500mg 滴斗入第 1、2 天 氟尿嘧啶 2000mg 泵入 48 小时 亚叶酸钙 300mg 静脉滴注第 1、2 天	2 级	3 级	下降 10kg	
第 2 周期 （10 月 2 日）	多西他赛 100mg 静脉滴注第 1 天 氟尿嘧啶 500mg 滴斗入第 1、2 天 氟尿嘧啶 2000mg 泵入 48 小时 亚叶酸钙 300mg 静脉滴注第 1、2 天	2 级	3 级		腹部 CT 未见复发，胃镜食管胃吻合口炎

续表

| 疗程
（2007 年） | 方案 | 反应 | | 体重 | 检查治疗 |
		骨髓 抑制	消化 道反 应		
第 3 周期 （11 月 14 日）	多西他赛 100mg 静脉滴注第 1 天 氟尿嘧啶 3000mg 泵入 48 小时	3 级	2 级		升白治疗
第 4 周期 （12 月 12 日）	多西他赛 100mg 静脉滴注第 1 天 氟尿嘧啶 3000mg 泵入 48 小时	3 级	2 级		升白治疗

（四）病理诊断

胃贲门小弯侧溃疡型低分化腺癌，部分为印戒细胞癌 Ⅲ A 期（pT4aN2M0）。

大体：切除食管长 2cm，距上切缘 2cm 贲门小弯侧见一溃疡型肿瘤，大小为 3cm×1cm×1cm，小弯侧淋巴结 4 枚，大弯侧未找到淋巴结。

镜下：胃贲门小弯侧溃疡型低分化腺癌，部分为印戒细胞癌（图 13-1，图 13-2），侵及胃壁全层，上下切缘均未见癌。小弯侧淋巴结转移（4/4），免疫组化染色显示肿瘤细胞：HER-1（-），HER-2（-），p53（-），p170（-），Ki-67（+ > 75%），VEGF（+），Top-Ⅱ α（+25% ～ 50%），p16（+）。

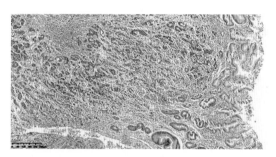

图 13-1　**胃贲门小弯侧溃疡型低分化腺癌，不规则腺腔浸润性生长，HE 染色低倍**

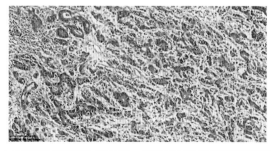

图 13-2　**胃贲门小弯侧溃疡型低分化腺癌，癌组织呈不规则腺管样结构，HE 染色高倍**

（五）随诊

CT复查（2008年10月8日）：食管下段、胃部分切除术后，吻合口通畅，未见肿瘤复发或转移征象（图13-3）。

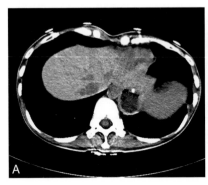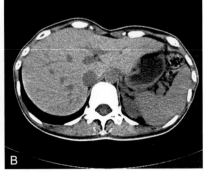

图13-3 术后1年2个月，腹部CT复查

（马 林 张 晶）

2017年6月住本院肿瘤科复查，KPS评分90分，体检未发现异常。

胃镜：食管胃吻合口黏膜慢性炎，胃潴留。

2018年12月电话随访，病情稳定偶有反酸，体重术前55kg，化疗期间45kg左右，目前50kg左右。

二、病例点评

此例为局部晚期胃癌（食管胃结合部腺癌，pT4aN2Mo），"根治性"近端胃切除，切除胃1/2，食管胃后壁吻合术，术后系统随诊，一般情况良好，术前体重55kg，化疗后体重下降10^+kg，目前体重维持在50kg左右，偶有反酸。2017年复查胃镜未发现转移、复发。至最后一次随访已无瘤生存（DFS）11年余，术后总生存（OS）11年余。

对照当前的"指南""规约"，此例治疗不够规范，pT4aN2期食管胃结合部腺癌未实施术前辅助化疗；Siewer Ⅲ型AEG经左胸手术，而临床研究显示，经腹膈肌裂孔入路较左胸入路组患者的5年总体生存率（OS）要高；淋巴结清扫小弯侧4枚，4枚全部为转移淋巴结，从清扫淋巴结范围达不到D1+，从清扫淋巴结数量远不及要求的16枚以上；pT4a AEG患者施行近端胃切除、食管胃吻合术。早期AEG患者Siewer Ⅲ型行近端胃切除术已是共识，进展期AEG一度主张行全胃切除术，其原因有两点：①近端胃切除难以清除远端胃周可能存在的转移淋巴结；②近端胃切除术后可能发生严重的反流性食管炎。根据近年

来的研究报道，T2 ～ T3 期胃上部癌患者的远端胃周淋巴结转移率非常低，第
4d、12a、5、6 组淋巴结转移率分别为 0.99%、0.006%、0、0，由此，T2 ～ T3
期胃上部癌可以不清扫第 4d、12a、5 和 6 组淋巴结。加之全胃切除后在维持白
蛋白水平、维持体重、预防贫血和维持血清维生素 B_{12} 方面均不及近端胃切除术，
近年来多项临床研究推荐，对于绝大多数胃上部癌，行近端胃切除手术范围及
淋巴结清扫范围是合理的。本例经长期随诊证明了近端胃切除，D1 淋巴结清扫
可获得 11 年以上无病生存。

　　此例淋巴结清扫范围显然是不够的，这与经左胸路径而不是经腹膈肌裂孔
路径有关，Siewer Ⅲ型 AEG 按胃癌根治手术规范，经腹淋巴结清扫更为有利，
经胸路径限制了腹部淋巴结清扫，达不到 $D1^+$，鉴于小弯侧 4 枚淋巴结全部为
阳性，对手术是否达到了 R0 切除存在疑问。但是，随诊结果术后 DFS 达到 11
年余，确证手术达到了根治性切除（R0）。对于进展期胃癌应始终围绕如何提
高根治手术的效果，降低术后肿瘤复发、转移，提高患者远期生存率为唯一目标，
此例治疗达到了此目标。

　　此例局部晚期食管胃结合部癌能取得 10 年以上 DFS、OS 除原发肿瘤、转
移淋巴结及远处组织转移这三大评估预后的要素以外，尚需考虑个体状况、医
疗保障、经济条件等重要条件。

（顾倬云）

三、相关疾病精要

　　近年来食管胃结合部癌（esophagogastric junctun cancer，EGJ）发病率增长
明显，由此引起人们的重视。1987 年德国学者 Siewert 等提出"食管胃结合部
腺癌（adenocarcinoma of esopagogastric jumcction ，AEG）"的概念，1998 年
国际食管疾病学会（ISDE）和国际胃癌协会（IGCA）将 Siewert 分型确定为食
管胃结合部腺癌的分型。1978 年日本学者 Nishi 等曾提出定义为"贲门齿状线
上下 2cm 区域"的肿瘤，此分型也称为日本分型，未区分腺癌及其他类型肿瘤，
仅在日本国内应用。2009 年第 2 版 UICC/AJCC 食管癌 TNM 分期中弃用了"贲
门癌"名称。2016 年第 8 版 UICC/AJCC TNM 分期规定肿瘤累及食管胃结合部
且肿瘤中心距离食管胃结合部（EGJ）≤ 2cm 近侧且侵犯 EGJ 按食管癌进行分期；
对于肿瘤中心距离食管胃结合部以下 2cm，以远且侵犯 EGJ，按胃癌进行分期；
肿瘤中心距离食管胃结合部＞ 2cm 的胃上部癌按胃癌进行 TNM 分期，统一规
定施行"2cm"原则。

　　由国际食管癌学会中国分会胃结合部疾病跨界联盟、中华医师协会内镜医

师分会腹腔镜外科专业委员会、中华医师协会外科医师分会上消化道外科专业委员会、中华医学会肿瘤分会胃肠肿瘤学组共同制定了《食管胃结合部腺癌外科治疗中国专家共识（2018年版）》。共识统一规范AEG的中文专业术语为"食管胃结合部腺癌"，外科临床使用食管胃解剖交界部（esophagogastric junction，EGJ）。共识推荐AEG的定义需同时满足两个条件：①肿瘤的中心位于EGJ上下5cm范围内；②肿瘤本身必须跨越或直接接触食管胃解剖交界线。同时抛弃"贲门癌"诊断，而代之以"食管癌""胃癌"或"食管胃结合部癌"。共识推荐使用国际普遍认同的Siewert分型。

Siewert分型：Ⅰ型，肿瘤累及EGJ，肿瘤位于EGJ以上1～5cm；Ⅱ型，肿瘤累及EGJ，中心位于EGJ以上1cm、EGJ以下2cm；Ⅲ型，肿瘤累及EGJ，中心位于EGJ以下2～5cm，这一分型对外科手术策略的制订有指导价值。共识推荐，AEG患者常规行上消化道造影评估，肿瘤中心位置及肿瘤受累范围。

食管胃结合部腺癌（AEG）的手术路径和手术切除范围：SiewertⅠ型AEG推荐参照食管癌选择经胸上腹路径，行食管切除加近端胃大部切除；SiewertⅢ型AEG按《食管胃结合部腺癌外科治疗中国专家共识(2018年版)》以下简称《共识》推荐经腹食管裂孔路径行全胃切除术，肿瘤长径≤4cm的SiewertⅢ型AEG也可采用经腹近端胃大部切除术；SiewertⅡ型AEG患者若食管受累<3cm推荐经腹食管裂孔路径，若食管受累>3cm则推荐经胸路径，共识推荐经胸食管切除加近端胃大部切除，对于长径≤4cm的SiewertⅡ型AEG患者在保证食管安全切缘的前提下也可使用经腹近端胃大部切除术，而肿瘤长径>4cm的SiewertⅡ型患者则推荐行全胃切除术。SiewertⅡ型的手术切除范围争议较大，还有待进一步临床研究获取不同手术切除范围的优劣。AEG的淋巴结清扫，《共识》推荐：SiewertⅠ型AEG参照中下段食管癌清扫纵隔淋巴结（胸部）及腹部淋巴结（食管癌），SiewertⅢ型AEG，应行下段食管旁及膈上淋巴结清扫（胸部）加D1/D1$^+$淋巴结清扫（腹部），SiewertⅡ型AEG，胸部行隆突下的下纵隔淋巴结清扫，腹部行近端胃切除时行D1/D1$^+$淋巴结清扫，行全胃切除时D2淋巴结清扫。

脾门淋巴结清扫仅适用于该淋巴结可疑转移且可R0切除的患者；脾动脉远端（第11d组）在≥cT2病例中应推荐清扫；肝固有动脉旁（第12a组）清扫仅适用于经腹全胃切除加D2手术。

（顾倬云）

参 考 文 献

[1] 国际食管疾病学会中国分会 (CSDE) 食管胃结合部疾病跨界联盟，中国医师协会内镜医

师分会腹腔镜外科专业委员会，中国医师协会外科医师分会上消化道外科医师专业委员会，等. 食管胃结合部腺癌外科治疗中国专家共识 (2018 年版)[J]. 中华胃肠外科杂志，2018, 21(9): 961-975.

[2] 袁勇，陈百灵，胡建昆，等. 食管胃结合部腺癌外科治疗中国专家共识 (2018 年版) 解读 [J]. 中华胃肠外科杂志，2019, 22(2):101-106.

[3] Amin M B, Edge S, Greene F L, et al. AJCC Cancer staging Manual[M]. 8th ed. New York: springer, 2017: 185-202.

[4] Chen X Z, Liu Y, Wang R, et al. Improvement of cancer control in mainland China:epidemiological profiles during the 2004-10 National Cancer Prevention and Control Program[J]. Lancet, 2016, 338(Suppl 1):S40.

[5] Siewert J R, Stein H J. Classification of adenocarcinoma of the osophagogastric junctiom [J]. Br J Surg. 1998, 85(11):1457-1459.

[6] Yamashita H, Seto Y, Sano T, et al. Results of a nation-wide retrospective stadg of lymphadenectony for esophagogastric junction carcinoma [J]. Gastric Cancer, 2017, 20(Sopp9 1): 69-83.

病例 14 食管胃结合部癌ⅢB期（pT4aN3aM0），近端胃大部切除术后2年发现肝转移，微波消融术后已存活12年

【要点】 进行性吞咽困难4个月，患糖尿病15年，确诊"贲门癌Ⅲ期"，近端胃切除，切除食管端发现癌组织，食管环未发现癌，术后2个月开始化疗FOLFOX4，5个周期化疗后（术后2年）发现肝右叶转移癌，行肝脏转移癌微波消融术加替吉奥治疗，消融术后6年，发现肝S6段肝转移癌，再次行消融术，从第一次胃癌切除术后2年、8年肝脏转移癌微波消融治疗，至今已12年，情况稳定。

一、病 例 介 绍

（一）病史简介

患者，男性，1944年出生。患病行手术治疗时63岁，胃部手术后2年、8年发现胃癌肝脏转移癌行微波消融治疗，现胃切除术后12年随诊情况稳定，现年已75岁。

因上腹隐痛，进行性吞咽困难4个月加重10天于2006年7月14日入我院。吞咽困难进行性加重，进食较硬食物时有恶心呕吐，在当地进行胃镜检查，确诊为"贲门癌"。自发病以来，精神尚好，进食差，体重下降2.5kg。

1.既往史、个人史 糖尿病病史15年，胰岛素治疗控制良好；1998年患"脑梗死"，治疗恢复好。无烟酒嗜好。父母亡故，死因不详。

2.体格检查 体温36.4℃，脉搏70次/分，呼吸16次/分，血压130/80mmHg。身高160cm，体重57.5kg，BMI 22.46kg/m²。神志清楚，营养中等，皮肤、巩膜未见黄染，颈、锁骨上未扪及肿大淋巴结。头颈部无异常发现。肺叩诊清音，未闻及干、湿啰音，心律齐，各瓣膜区未闻及不正常杂音。腹部平坦，未见胃蠕动波，全腹无压痛，未触及包块，肝脾肋下未触及。直肠指检：未触及包块，指套无血迹。

3. 实验室检查　血常规（2016 年 7 月 14 日）：血红蛋白 123g/L，红细胞计数 4.04×10^12/L，白细胞计数 7.41×10^9/L，中性粒细胞 0.562，淋巴细胞 0.260，血细胞比容 0.350L/L，血小板计数 260×10^9/L。尿便常规正常，大便隐血（-）。血生化（2016 年 7 月 14 日）：血糖 8.30mmol/L，总蛋白 66.5g/L，白蛋白 37.5g/L，乳酸脱氢酶 266.6U/L，天冬氨酸转氨酶、三酰甘油、总胆固醇、尿素、肌酐均在正常范围。肿瘤标志物测定（2016 年 7 月 14 日）：CEA 49.28μg/L，AFP 3.54μg/L，CA125、CA724、CA153 均在正常范围。

4. 胃镜、影像学检查

（1）胃镜（2006 年 9 月 4 日外院）："胃贲门癌"（胃底贲门巨大溃疡，病变累及食管）。

（2）上消化道钡剂（2006 年 7 月 11 日本院）：胃底贲门巨大块影，黏膜中断，病变累及食管。

（3）腹部超声（2006 年 7 月 13 日本院）　肝、胆、胰、脾未发现异常，腹腔多发淋巴结肿大。

（4）胸部 X 线片（2006 年 7 月 12 日本院）　心、肺、膈未见异常。

（二）临床诊断

①贲门癌累及食管，进展期；②脑梗死恢复期；③ 2 型糖尿病；④冠状动脉粥样硬化性心脏病。

（三）诊疗经过

1. 病情评估　患者，男性，63 岁。贲门癌累及食管下端，形成巨大癌性溃疡，且有部分贲门梗阻，临床检查尚未发现远处转移，手术是唯一的有效治疗措施。虽有腹腔淋巴结肿大，应力争切除病变，解除梗阻，防止病变处出血，行淋巴结清扫。患者有 15 年糖尿病病史，术前注意调控血糖，有"脑梗死"病史治疗后未留后遗症，应警惕复发。

2. 手术　2006 年 7 月 27 日在全身麻醉下施行近端胃大部切除术。上腹正中切口探查肝脏、腹膜、盆腔未发现转移病灶，无腹水，胆管未扪及结石。贲门、食管下端扪及 6cm×6cm×5cm 肿瘤，侵及浆膜层，后壁固定，活动度差，尚可分离，决定行近端胃大部切除术，经膈肌裂孔游离食管下端距肿瘤上缘 2cm 离断食管，距肿瘤下缘 5cm 离断胃体，胃体后壁与食管吻合（吻合器），上下切缘完整，胃管放置在吻合口以远处。检查吻合口缝合完好，关腹。术中出血 500ml，未输血。术后 17 天出院。

3. 术后化疗　化疗方案：FOLFOX4（奥沙利铂 150mg 静脉滴注第 1 天；5-氟尿嘧啶 500mg 滴斗入第 1、2 天；5- 氟尿嘧啶 2000mg 静脉泵入持续 48 小时；亚叶酸钙 300mg 静脉滴注第 1、2 天）。2006 年 9 月 7 日（术后 40 天）开始化疗，

2006年9月7日、2006年9月28日、2006年10月18日、2006年11月11日、2006年12月5日共行5个周期化疗，化疗期间不良反应在可耐受范围。

4. 发现肝右叶后段转移癌（术后1年9个月）

2008年4月10日复查腹部CT：肝右叶后段低密度病灶，于2008年4月21日第二次住院。

2008年4月17日腹部MRI：肝右后叶占位性病变，考虑为转移癌可能性大。

2008年4月14日胃镜检查：食管下端溃疡，病理：炎性改变。

患者一般情况良好，体重无明显变化，血红蛋白127g/L，红细胞计数4.09×10^{12}/L，血细胞比容0.388L/L，血小板计数249×10^9/L，总蛋白71.1g/L，

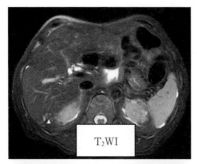

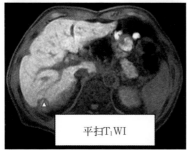

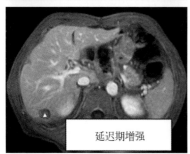

图14-1 MRI：肝右叶病变介入治疗术后

血清白蛋白42.3g/L，葡萄糖5.06mmol/L，丙氨酸转氨酶、天冬氨酸转氨酶、总胆红素、直接胆红素、尿素、肌酐、钾、钠、氯均在正常范围。

肝转移癌治疗：①化疗，方案为多西他赛120mg静脉滴注第1天，卡培他滨3000mg口服第1～14天，2008年4月23日、2008年5月14日共行2个周期化疗。②肝脏转移癌微波消融治疗（2008年6月12日）。③替吉奥间断口服治疗8个周期，治疗效果良好，病灶消融效果好。

5. 肝脏新发转移病灶 2014年7月1日发现癌胚抗原升高，超声检查：肝S6段包膜下近肾不均质偏高回声结节2.8cm×2.2cm×2.1cm，周边可见少许血流信号；超声造影明确新发病灶。

肝脏新发转移病灶消融治疗（2014年7月9日）：局部麻醉＋静脉麻醉，超声引导下病灶消融，治疗过程顺利，3天后出院。

腹部磁共振平扫＋动态增强（2014年7月10日）：胃癌术后改变，肝右叶病变介入术后，治疗病灶凝固坏死显著（△），肝内未见明确新发病变（图14-1）。

（四）病理诊断

胃底贲门溃疡型中分化腺癌及少许黏液腺癌（图14-2，图14-3），ⅢB期（pT4aN3aM0）。肿瘤大小为4.5cm×4cm×1cm侵犯全层，下切缘及食管切环未见癌，上切缘见少许癌组织，小弯侧淋巴结转移癌6/10，脾动脉淋巴结转移癌2/2，免疫组化染色显示肿瘤细胞：HER-1（-），HER-2（+），p53（-），p170（-），Ki-67（+ > 75%），VEGF（弱+），Top-Ⅱα（+ > 75%），p16（+）。

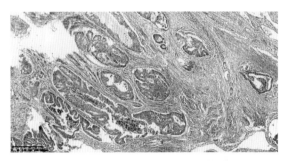

图14-2　胃底贲门溃疡型中分化腺癌，不规则腺腔浸润性生长，HE染色低倍

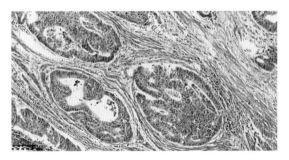

图14-3　胃底贲门溃疡型中分化腺癌，HE染色高倍

（五）随诊

2018年12月电话随诊，病情稳定，体重50kg左右，体质较好。

二、病例点评

此例为63岁男性，局部晚期食管胃结合部腺癌（ⅢB期pT4aN3aM0，）Siewert Ⅲ型，肿瘤 > 4cm，侵犯全层，淋巴结转移8/12，经腹膈肌裂孔径路行近端胃切除术，上切缘可见癌组织，食管切环未见癌，术后40天开始化疗，化疗方案：FOLFOX-4共5个周期。胃切除术后1年9个月、8年发生右肝、肝S6段转移癌行化疗2个周期＋微波消融治疗。至今，胃切除术后已12年6个月，肝转移癌微波消融术后10年、5年，病情稳定，体质较好，体重维持。

肝脏是胃癌转移最常见的靶器官，术前已明确或术中发现的肝转移占2.0%～9.9%；术后异时性肝转移占13.5%～30%。胃癌肝转移已是肿瘤Ⅳ期，预后差，5年生存率<10%，而且是胃癌最常见的死亡相关原因。对仅伴有肝内转移的胃癌患者有望通过转化治疗、局部治疗（包括手术切除、微波消融、射频消融等）等综合治疗模式延长患者生存期。对同时合并肝内及肝外转移的患者则应遵循晚期胃癌的姑息治疗原则。

此例患者已属于局部晚期食管胃结合部腺癌，近端胃切除，D1+淋巴结清扫，第11d淋巴结2/2，根据研究报道T3、T4期胃上部癌是腹主动脉旁淋巴结转移阳性率接近50%，是第16组淋巴结清扫的指征，但此例患者手术切除范围及淋巴结清扫切除范围是不够的，术后辅助化疗对预防食管胃吻合口及腹膜转移似有一定效果。在密切随访中发现肝转移，经全面检查，肝内转移，单一病灶行化疗加局部微波消融治疗，获得10年以上生存，局部微波消融取得了与手术切除相当的效果，而较手术创伤小，患者痛苦少，方法值得肯定。

肿瘤治疗的目的：①根除实体瘤；②防治肿瘤扩散；③提高生存质量。此例手术时已是局部晚期，且上切缘可见癌组织（镜下），吻合器食管切环未见癌，吻合器之切环长度一般不足1cm，随访过程未发现吻合部复发癌。虽然按当前胃癌推荐的化疗方案行术后辅助化疗，未能防治肿瘤扩散，但由于在紧密随诊中及时发现肝转移，进行转化治疗＋局部微波消融治疗得以延长患者生命，且生活质量良好，这是治疗成功的病例，说明癌症治疗的成功不但在于对癌症本身的治疗，紧密的随诊、医疗技术、医疗保障及经济基础都是十分重要的。特别对于获得5年、10年存活的患者，绝非以一种治疗方法，一种"特效"用药来评定，其中有多种因素不容忽略。肿瘤是一种具有高度个性化特征的疾病，胃癌在恶性肿瘤中的异质性尤为显著；患胃癌的个体背景亦是复杂的，患者的心态、家庭成员对治疗的态度、经济基础等对预后都有重要影响。

（顾倬云）

三、相关疾病精要

胃癌发病率居全球第3位。我国癌症研究中心最新的数据显示，2015年我国胃癌发病为29.31/10万，在城市胃癌发病排第4位，在农村排第2位，男性多于女性。胃癌死亡率排第3位，死亡率为21.16/10万，严重威胁人民健康。多数胃癌患者发现时已进入进展期，甚至发生了远处转移。胃癌最常见的血行转移部位为肝。胃癌肝转移分为同时性和异时性胃癌肝转移，关于同时性和异时性的概念，不同学者略有分歧，普遍认为，胃癌术前或术后6个月出现肝转移灶为同时性胃癌肝转移；胃癌手术后 6 个月以上出现肝转移灶是异时性肝转移。胃癌发生肝转移的总体发病率 9.9% ～ 18.7%，其中同时性胃癌肝转移的比例约 73.3%。

（一）临床表现

胃癌肝转移临床表现除胃癌常见的临床表现外，肿瘤发生转移的早期多无明显症状，后期转移灶可导致肝功能异常，压迫胆管出现黄疸、腹痛、腹胀、消瘦及腹水等临床表现。

（二）检查和诊断

胃癌活检明确胃癌相关的诊断，腹部 CT 进一步明确肿瘤情况及病灶周围情况，初步判断是否存在胃癌肝转移，如果考虑出现肝转移，需要加做肝脏超声和 MRI 明确肝转移及肿瘤局部状况。PET/CT 可明确全身其他部位有无转移。肿瘤标志物包括癌胚抗原（CEA）、CA19-9、CA724、CA125、甲胎蛋白（AFP）等，对疾病发生和发展有一定的评估作用。对于明确肝转移同时拟行手术治疗的患者，可行诊断性腹腔镜探查，以排除影像学无法检测到的微小转移灶。肝转移灶经皮穿刺或手术切除后病理活检为诊断的金标准。

（三）治疗原则

胃癌肝转移治疗存在较大争议，以综合全身治疗为主，通过多学科讨论确定最佳个性化治疗方案。针对不同患者的情况，采取不同的治疗策略，对于原发灶和转移灶可切除的患者积极行手术治疗，患者预后可明显改善。根据现有研究结果，我国专家提出新的胃癌肝转移的临床分型：C-GCLM（Chinese Type for Gastric Cancer Liver Metastasis）分型。Ⅰ型：可切除型；Ⅱ型：潜在可切除型；Ⅲ型：不可切除型。Ⅰ型可经综合治疗后行手术治疗。Ⅱ型和Ⅲ型考虑以全身化疗为主的综合治疗。下面将进一步讨论胃癌肝转移的治疗策略。

1. 全身化疗　全身化疗作为胃癌肝转移的主要治疗方式之一，包括术前新辅助化疗、术后辅助化疗和姑息性化疗，但三者治疗目的略有差异。新辅助化疗的主要目的是减小肿瘤，便于后期手术。常用的化疗药物包括氟尿嘧啶类（5-氟尿嘧啶）及其前体类药物（卡培他滨，替吉奥）、紫杉类（紫杉醇，多西紫杉醇）、铂类（顺铂，奥沙利铂）、拓扑异构酶Ⅰ抑制剂（伊立替康）等。NCCN（National Cancer Network）指南推荐的胃癌新辅助化疗的方案如下：首选治疗方案为氟尿嘧啶＋奥沙利铂、氟尿嘧啶＋顺铂、氟尿嘧啶（氟尿嘧啶或卡培他滨）＋紫杉醇，其他推荐方案包括紫杉醇＋卡铂。术后化疗：卡培他滨＋草酸铂。对于无法手术者治疗方案为氟尿嘧啶＋奥沙利铂或氟尿嘧啶＋顺铂等。在针对无法切除的局部晚期、复发或转移性疾病的全身治疗中，如果 HER-2 阳性，应该在一线化疗中添加曲妥珠单抗。曲妥珠单抗不推荐与蒽环类药物联用。化疗方案随着一些新药的临床试验结果公布不断进行调整。

2. 手术治疗 对于早期或未发生转移的胃癌患者，进行根治性手术治疗是非常必要的选择。对于 I 型胃癌肝转移患者，手术需要切除原发灶和肝脏，手术难度大，手术安全性和有效性需要考虑，目前已经有部分报道显示联合原发灶和肝转移灶根治性手术安全可靠。选择合适的患者，把握手术适应证就显得尤为重要，目前针对此类患者尚无统一的适应证。2019 年我国专家共识提出经验性指征为：①无肝外其他转移灶；②转移灶结节 < 3 个；③转移灶大小 < 5cm。未来需要更多的临床试验支持或优化手术适应证。而对于出现转移的中晚期无法行根治性手术的患者，可以尝试化疗或放疗以达到减瘤降期的目的，争取手术机会。对于有梗阻或出血等需要外科干预的情况，考虑进行姑息性手术，提高患者生存质量，延长生命。姑息性手术包括胃空肠吻合术、胃造口术等。目前 REGATTA 研究表明减瘤手术 + 化疗与化疗相比并不能改善生存期，并且增加了患者并发症发生率，故单纯性减瘤手术并不推荐。

3. 消融治疗 消融技术主要是指超声或其他影像引导下应用热源等对肿瘤病灶进行杀伤，使其发生变性坏死，从而达到治疗肿瘤的目的，现已安全有效地广泛应用于临床。胃癌肝转移的病灶无法手术切除者，可考虑应用射频消融技术处理病灶。2010 年 Kim 报道胃癌仅伴有肝转移患者原发灶切除后，经射频消融（$n=20$）和全身化疗（$n=9$）回顾性对照研究，发现射频消融可能提供更好的治疗效果。国内也有类似报道，射频消融可以改善此类患者的预后。

4. 介入和放射治疗 肝动脉栓塞目前已应用到胃癌肝转移的病灶治疗中，通过切断或减少血供从而达到减小病灶的目的，为后续手术创造机会，对于胃癌肝转移的治疗有一定的积极作用。肝动脉灌注化疗利用药物首过效应，使病灶处达到较高的药物浓度，从而减低全身药物浓度，减少副作用。胃癌转移灶放疗多联合其他治疗策略一并进行。

5. 分子靶向治疗和其他治疗 HER-2 阳性患者可以加用曲妥珠单抗。

（四）预后

胃癌肝转移的患者预后较差，与多种因素相关，包括原发灶情况、病理分型、分化程度、转移灶数目等。不同研究结果有一定差异。研究者对 82 例胃癌肝转移患者回顾性分析发现，一、二年生存率分别为 46.3%、13.4%，中位生存时间为 10.9 个月。胃癌根治术后发生肝转移的中位间隔时间约 14 个月，中位生存时间约 11 个月，5 年存活率 < 20%，也有文献报道 5 年生存率不足 10%，经原发灶、转移灶根治性切除的胃癌肝转移患者 5 年存活率可提高至 23.8%。

讨论

此例胃近端切除术后 2 年发现肝转移，消融治疗后存活 12 年，表明治疗是成功的。

（王绪宁　郑　伟）

参 考 文 献

[1] 李桔阳，张珂诚，高云鹤，等 . 胃癌肝转移诊断与综合治疗中国专家共识 (2019 版)[J]. 中国实用外科杂志 , 2019, 39(05):405-411.

[2] 莫丽，张启芳，邓伟 . 胃癌肝转移患者术前化疗联合射频消融保守治疗的临床研究 [J]. 中国肿瘤临床与康复 , 2019, 26(09):1029-1031.

[3] 姚强，金俊，邓建良，等 . 胃癌肝转移患者预后影响因素分析 [J]. 肿瘤学杂志 , 2018, 24(2):104-108.

[4] 张珂诚，王鹏鹏，陈凛 . 胃癌肝转移的外科治疗 [J]. 中华肿瘤杂志 , 2019, 3(41):183-186.

[5] 郑寿荣，孙可欣，张思维，等 . 2015 年中国恶性肿瘤流行情况分析 [J]. 中华肿瘤杂志 , 2019, 41(1):19-28.

[6] Bai X. Construction of lentiviral expression vectors to silence expression of FOXQ1gene in colorectal cancer cell line DLD-1[J]. World Chinese Joumal of Digestology, 2014, 22(19):2752.

[7] Chen W, Zheng R, BAADE P D, et al. Cancer statistics in China, 2015[J]. CA:a cancer journal for clinicians, 2016, 66(2):115-132.

[8] Fujitani K, Yang H K, Mizusawa J, et al. Gastrectomy plus chemotherapy versus a phase 3, randomised controlled trial[J]. The Lancet Oncology, 2016, 17(3):3019-3018.

[9] Kim H R, Cheon S H, Lee K H, et al. Efficacy and feasibility of radiofrequency ablation for liver metastases from gastric adenocarcinoma[J]. Int J Hyperthermia, 2010, 26(4):301-315.

[10] Petrelli F, Coinu A, Cabiddu M, et al. Hepatic resection for gastric cancer liver metastases: A systematic review and meta-analysis[J]. Joumal of Surgical Oncology, 2015, 111(8):1021-1027.

[11] Riihimaki M, Hemminki A, Sundquist K, et al. Metastatic spread in patients with gastric cancer [J]. Oncotarget, 2016, 7(32):52307-52316.

[12] Xiao Y, Bo Z, Yulian W. Prognostic analysis and liver metastases relevant factors after gastric and hepatic surgical treatment in gastric cancer patients with metachronous liver metastases:a population-based study[J]. lrish joumal of medical science, 2019, 188(2):415-424.

病例 15 胃窦体部巨大溃疡型低分化腺癌远端胃切除术后 24 年 3 个月死于肿瘤广泛转移

【要点】 胃窦体部巨大溃疡型低分化腺癌侵及胃壁全层，多个淋巴管可见癌栓形成，临床有贫血、体重减轻，坐轮椅入院。行胃大部切除，胃十二指肠吻合术，术后23年，无瘤生存，坚持工作，历经24年发现残胃癌，肝、骨转移。尸检：残胃低分化腺癌，部分印戒细胞癌广泛转移；左肾典型肾细胞癌，双肺转移癌。享年92岁，DSF 23 年，OS 24 年。

一、病 例 介 绍

（一）病史简介

患者，男性，1917 年出生，2009 年 4 月 6 日死亡，死亡时 92 岁。

患者 68 岁时，因上腹不适 1 年余，加重 1 个月于 1985 年 1 月 5 日入我院。上腹不适无规律性，与进食无关。在单位医院行钡剂检查，疑诊"胃溃疡"。1个月前不能进固体食物，只能进流食。1984 年 12 月 26 日在外院行胃镜检查，病理诊断为胃癌，遂来我院就诊。患者自发病以来体重减轻，二便正常。

1. 既往史，个人史 平素体健，吸烟 10 余年，每日 1.5 包，无饮酒嗜好。

2. 体格检查 体温 36.2℃，脉搏 86 次 / 分，呼吸 18 次 / 分，血压 130/80mmHg。轮椅送入病房，神志清楚，贫血貌，皮肤、巩膜无黄染，颈、锁骨上未扪及肿大淋巴结。心律齐，各瓣膜区未闻及杂音。肺部未闻及干、湿啰音。全腹未触及肿块，剑突下轻压痛，肝脾未触及，下肢无水肿。

3. 实验室检查 血红蛋白100g/L，白细胞58×10⁹/L，中性粒细胞0.65，血小板129×10⁹/L，出凝血时间正常。血生化：丙氨酸转氨酶 140U/L，血糖 5.11mmol/L（92mg/dl），BUN 5.58mmol/L（16.2mg/dl），钾 3.8mmol/L，钠 142mmol/L，氯 106mmol/L，胆固醇 1.107mmol/L（98mg/dl），三酰甘油 5.95mmol/L（229mg/dl）。

4.影像学检查

（1）腹部超声（1985 年 1 月 8 日）：肝不大，肝内未见占位性病变。

（2）胸部正侧位 X 线片（1985 年 1 月 10 日）：右侧胸膜肥厚，两肺气肿。

（3）上消化道钡剂（1984 年，外院）："胃溃疡"胃窦体交界处黏膜破坏，充盈缺损。

（4）胃镜（1984 年 12 月 16 日，外院）胃体胃窦交界处肿物，呈菜花样，表面凹凸不平，糜烂、溃疡形成，上附苔，胃腔狭窄，触之易出血。病理诊断：低分化腺癌。

（二）临床诊断

1.胃窦体部低分化腺癌进展期，胃腔狭窄部分梗阻。

2.癌症恶病质。

3.贫血。

（三）诊疗经过

1.病情评估　68 岁，体力差，轮椅推入病房，已不能进固体饮食，只能进流食（胃腔狭窄），贫血，表明肿瘤进展，消耗，当前临床检查，虽肿瘤巨大尚未发现腹腔及远处转移，宜在充分准备下施行手术，术中若无腹膜及肝脏转移则应行手术切除。手术方式：①探查。全面探查，若无肝脏腹膜后淋巴结广泛转移，则行肿瘤 R0 切除。②确定肿瘤侵犯范围，若有可能应保留近端胃，行毕 I 式手术。若无法保留近端胃，则应行全胃切除，食管空肠吻合术。全胃切除虽彻底，然术后恢复时间长，并发症较多，对营养维持不易，术后贫血较常见。鉴于患者年龄较大，全身状况差，手术不宜扩大，淋巴结不做广泛清扫，大网膜则应切除。③术中输血。患者营养不良，贫血，术中应适量输血。

2.手术　1985 年 1 月 10 日在连续硬膜外麻醉下施行胃次全切除，胃十二指肠吻合术。术中探查：腹水少量，全腹有粘连，肝脏膈面粘连，分离粘连未发现转移，下腹部因粘连严重无法探查。胃窦体部触及 9cm×8cm×6cm 肿块，可以切除，胃底部可部分保留。按原定方案切除胃 4/5，切除大网膜，胃大弯侧与十二指肠吻合。生理盐水、蒸馏水冲洗腹腔，腹腔置卡那霉素 1g，5- 氟尿嘧啶 1g。术中出血 100ml，输全血 400ml。

在手术室剖开切除胃见胃窦体部溃疡长径 9cm，病变侵犯胃壁 1 周。

（四）病理诊断

胃癌 II B 期（pT4aN0M0），胃窦部近大弯侧前壁溃疡型低分化腺癌，大小为 8.5cm×5.5cm×1.8cm，癌组织侵犯胃壁全层，多个淋巴管中可见癌栓形成，上下切缘未见癌，大网膜淋巴结内未见转移癌（0/8）。

（五）术后治疗

术后 19 天（1985 年 1 月 29 日）开始化疗。

化疗方案：5- 氟尿嘧啶（5-FU）加丝裂霉素（MMC）。

疗程：1985 年 1 月 29 日～3 月 9 日，1985 年 6 月 13 日～7 月 4 日，1985 年 10 月 28 日～11 月 25 日，1986 年 5 月 28 日～7 月 7 日，1987 年 1 月 2 日～2 月 21 日，1988 年 1 月 15 日～2 月 1 日共 6 个疗程。最后 1 个疗程为丝裂霉素 16mg，此后未再应用抗肿瘤治疗。

（六）随诊

术后 6 个周期化疗，其间消化道、骨髓反应不严重，检查均未发现肿瘤复发转移。

1991 年 7 月 12 日住院复查：CT（1991 年 7 月 17 日）示胆囊壁增厚，肝胆胰脾未见异常；胃镜（1991 年 7 月 11 日）示未见异常；肠镜（1991 年 7 月 11 日）示全大肠未见异常。

2005 年：左下肢皮肤黑色素瘤，在外院手术切除，术后应用替莫酰胺 5 个疗程。

2008 年 11 月 17 日因消瘦、食欲减退，体重减轻 10kg。胃镜（2008 年 10 月 27 日门诊）提示吻合口小灶性低分化腺癌，再次住院，2008 年 11 月腹部平扫及腹部 MRI 平扫提示残胃壁增厚有强化，肝脏多发转移，左肾恶性肿瘤，左肾上腺占位病变不除外转移（图 15-1，图 15-2）。同期复查 PET/CT（图 15-3）。

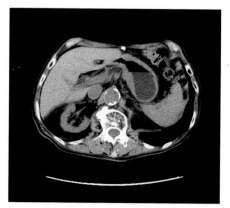

图 15-1　腹部 CT 平扫残胃局部异常增厚（2008 年 11 月 19 日）

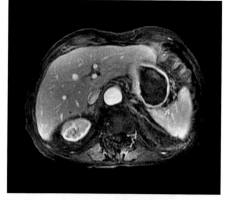

图 15-2　腹部 MRI T$_1$WI 增强残胃壁局部增厚有强化（2008 年 11 月 25 日）

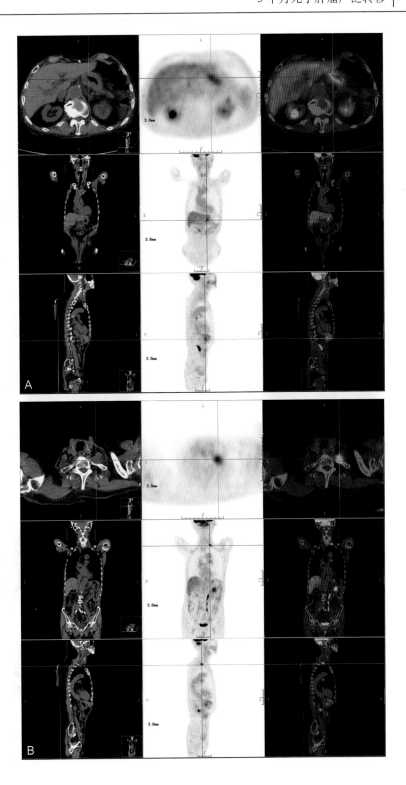

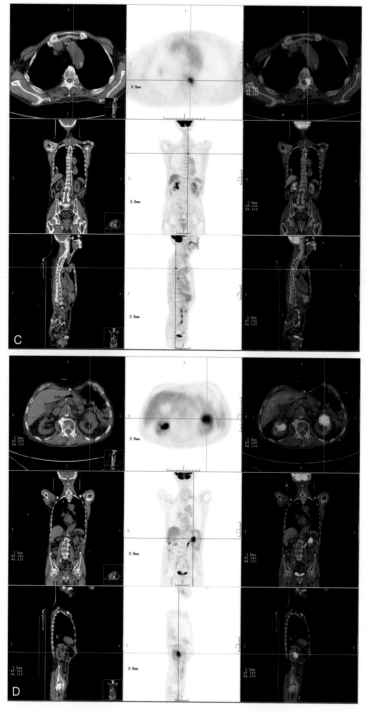

图 15-3　PET/CT

A. 胃壁增厚，代谢增高，符合残胃癌征象；B. 左颈部高代谢淋巴结，提示转移；C. 第 4 胸椎左侧椎弓根代谢增高，提示转移；D. 左肾高代谢团块，考虑肿瘤

2009 年 4 月 6 日死亡，尸体解剖诊断如下。

1. 残胃 Bormann Ⅵ 型低分化腺癌，部分印戒细胞癌，癌组织浸润胃壁全层和胃周围脂肪组织，形成癌结节；神经受侵犯，脉管内见癌栓（图 15-4）；癌组织向上侵及食管下段全层、胰腺及胆管壁。胸腹腔淋巴结均见转移癌（2/3）。肝、左肾上腺旁组织内，冠状动脉左前降支外膜、椎骨均见转移癌。

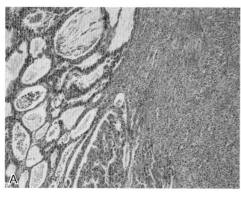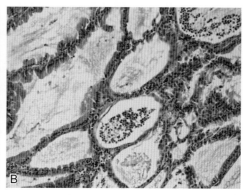

图 15-4　中分化腺癌、部分为印戒细胞癌

A. 中 - 低分化腺癌，部分呈不规则腺腔样结构，部分呈印戒细胞癌改变，HE 染色低倍；B. 腺癌组织呈不规则腺管状，腔内可见坏死，浸润生长，HE 染色高倍

2. 左肾典型肾细胞癌伴出血、坏死，肿瘤大小 3.0cm×2.5cm×2.0cm 双肺为肾癌转移。

3. 多浆膜腔积液（心包腔 250ml，胸腔 1300ml，腹腔 700ml）。

4. 冠状动脉粥样硬化性心脏病。

尸检死亡原因分析：残胃癌、左肾肾细胞癌伴广泛转移，致多器官衰竭。

二、病例点评

病例特点：①老年男性；②胃低分化溃疡性腺癌诊断明确；③肿瘤巨大侵及胃壁全层，多个淋巴管中可见癌栓，并发胃腔狭窄进食障碍；④可明确诊断为癌症恶病质期。体重下降、肌无力，行走困难，负氮平衡，日见衰竭。

此例得以长期存活的原因如下。

1. 治疗得当。远端胃切除，网膜切除，根 1 淋巴结清扫，对于此例是正确的决策，根 2 淋巴结清扫并非对每一例进展期胃癌都必要。对于肿瘤已侵及全层者，术中用蒸馏水灌洗，放置 5- 氟尿嘧啶对预防腹腔内种植转移应是有益的。

2. 有贫血的患者，手术输血是有益的。

3. 胃巨大溃疡性癌侵及胃 1 周致胃腔狭窄，进食困难、消瘦、贫血、骨骼肌量减少，行走障碍，已是癌症恶病质期。根治切除肿瘤，癌症恶病质逆转，术后恢复进食，体重增加，行动恢复自如。长期存活期间生活质量好，坚持力所能及的工作，豁达和智慧是此例长寿的重要原因。

患胃癌手术后 20 年诊断左下肢皮肤黑色素瘤，手术切除加替莫酰胺 5 个疗程治愈。

患胃癌手术后 23 年发现残胃吻合口癌全身转移，同时有左肾典型肾细胞癌，双肺肾癌转移，时隔 23 年又发生残胃癌广泛转移及肾癌肺转移，诊断多原发癌。

4. 尸检：残胃癌肝、骨等处转移；肾癌肺转移，尸检才能正确诊断，多原发癌的根本原因未明。有关癌症截至今日仍然有许多问题未获解决，尽管近 40 年来对癌症的病因探索、诊断技术有所进展，治疗水平有所提高，但需要探索的问题仍然很多。按 TNM 分期，此例为 ⅡB 期，按术前临床表现，胃腔梗阻，代谢障碍，恶病质，分期远未表明其严重性。

（顾倬云）

三、相关疾病精要

多原发癌（multiple primary cancers，MPCs）是指在同一宿主的原有恶性肿瘤基础上同时或再次原发的其他 1 个及 1 个以上的癌症。其诊断标准为：各原发肿瘤均应经病理确诊为恶性；各原发肿瘤之间应具有不同的形态学及免疫组化特征；经鉴别排除了恶性肿瘤复发和（或）转移。一般认为，根据发病的间隔时间，小于 6 个月发生的，称为同时性（synchronous）MPCs，而超过 6 个月发生的为异时性（metachronous）MPCs。

MPCs 的报道近年来呈上升趋势，美国国家癌症研究中心（National Cancer Institute，NCI）的研究显示，过去数十年中，第二和随后再发恶性肿瘤的比例从 1975—1979 年的 9% 上升到 2005—2009 年的 19%。尤其是合并 1 个以上第二原发癌的患者增多，目前报道合并多原发癌最多的一位患者患有 9 种原发癌，最长的多原发癌之间的发病间隔时间可达 30 余年。关于 MPCs 可能的发病原因，目前主流观点包括遗传学、生活环境及方式、治疗相关等。既往研究结果认为：同时性 MPCs 患者发病年龄较轻，中位总生存期（overall survival）明显低于异时性患者；在预后方面，异时性 MPCs 患者的两种癌症发病间隔时间越短，其预后越差。关于原发肿瘤和异时性继发肿瘤之间的关系，目前相关研究较少。

　　鉴于异时性 MPCs 较同时性 MPCs 更多见，本文将对异时性 MPCs 的发生、发展及其与原发肿瘤之间的关系进行回顾性分析。

　　1. 与第一原发肿瘤之间的关系　对异时性多原发肿瘤与第一原发肿瘤之间的关系主要集中在病理类型、分期、恶性程度、发病年龄等方面。回顾文献可以发现，某些特定肿瘤类型合并多原发肿瘤的报道更多。一项回溯期长达 25 年、纳入了 109 054 例患者的回顾性研究发现，异时性 MPCs 发生率最高的癌症依次为：头颈部恶性肿瘤、食管癌、前列腺癌及结直肠癌。不同的研究显示：头颈部恶性肿瘤患者发生异时性多原发癌的比例为 6.43% ～ 11%，食管癌患者为 5.1%，结直肠癌患者为 10.3%；此外，文献报道的其他原发肿瘤发生异时性肿瘤的比例如下：前列腺癌为 11.3%，乳腺癌介于 2.1% ～ 6.3%，胃癌介于 4.5% ～ 6.7%。不同的发病比例差异可能与样本量的大小、观察时间长短、第一原发肿瘤的治疗方式及疗效都存在一定的关系。

　　临床上其他相对少见的恶性肿瘤如软组织肿瘤、骨肿瘤等作为第一原发肿瘤的大规模回顾性分析的报道较少。一项单中心的回顾性研究提示骨与软组织肿瘤中多原发肿瘤发生率为 3.08%。这可能与这些肿瘤本身发病率较低有关。

　　进一步对合并多原发肿瘤发生率较高的癌种进行分析，观察原发肿瘤的发病年龄、具体分期以及恶性程度等与异时性多原发肿瘤的发病间隔时间、发病年龄、组织学类型、基础疾病状态等有无关联。一项针对 20 909 例乳腺癌的研究发现，初发诊断乳腺癌的平均年龄 / 第二原发癌诊断平均年龄分别为 50.35 ～ 58.59 岁 /60.56 ～ 60.91 岁，乳腺癌初诊年龄在 45 岁以下的患者，后续再发女性生殖系统肿瘤的风险是 65 岁以上患者的 0.679 倍；中、高分化的乳腺癌患者中，再发女性生殖系统肿瘤的风险为对侧乳腺的 74.8% 和 84.5%；三阴型乳腺癌、组织学为 G3 型的，以及有乳腺癌家族史的患者，再发卵巢癌的可能性更高。

　　一项关于前列腺癌的研究则显示，初诊年龄在 70 ～ 79 岁时、PSA 在 10 ～ 20ng/ml、Gleason 评分 8 ～ 10 分时，发生第二原发肿瘤的概率最大，而年龄 < 70 岁、PSA < 10 ng/ml 及 Gleason 评分 < 7 分者，合并第二原发肿瘤的发病率降低，有趣的是，当 PSA > 20ng/ml，Gleason 评分 > 10 分时，第二原发肿瘤的发生率也降低，其原因可能与这类患者的预后较差、生存期较短有关。

　　在肺癌的研究中发现，除高龄外，患者的基础疾病状态也可与继发异时性原发肿瘤有关。合并慢性阻塞性肺疾病的患者，患 MPCs 的概率升高。

由此可见，对大多数肿瘤，原发肿瘤的初诊年龄较大、恶性程度较高、合并基础性疾病时，继发第二原发肿瘤的概率较高，年轻的、分化较好的乳腺癌患者继发多原发肿瘤的概率较年长、分化差的患者低。而对于前列腺癌来说，似乎恶性程度处于中间水平的患者继发第二原发肿瘤的概率最高。

多项研究显示，多原发肿瘤的好发部位及癌症类型，与人群中发病率较高的癌症谱大致相仿，尽管如此，一项关于食管癌的研究发现，不同病理类型的食管癌可能与第二原发恶性肿瘤的部位存在一定关系，鳞癌患者好发于口咽部及喉部，而腺癌则好发于胃、小肠等部位。说明原发肿瘤的病理类型可能对继发肿瘤的部位有一定的影响。

2. 与第一原发肿瘤治疗之间的关系　对异时性多原发肿瘤发生概率较高的恶性肿瘤，如头颈部肿瘤、前列腺癌、乳腺癌等的观察，可以发现目前由于诊断、治疗技术的发展，上述患者已可取得较长的生存期。因此，对原发恶性肿瘤治疗的选择，以及疾病控制程度，是否与继发异时性多原发肿瘤相关也是一个值得思考的问题。目前已有对于胃癌患者的研究发现，接受胃癌根治术后的患者，异时性第二原发癌发生的中位间隔时间 6.3 年（范围：6 个月～ 11 年）。而在不区分治疗方式的胃癌患者中，异时性多原发癌发生的中位时间间隔为 25.5 个月，大多时间间隔为 3 年。说明根治术后的患者，可能再发第二肿瘤的时间间隔比没有接受根治术的患者要更长。研究表明，Ⅰ～Ⅱ期胃癌患者发生多原发肿瘤的风险更大，而这部分患者大多数可以接受胃癌根治术。这一点在结直肠癌中也有类似的情况。研究显示，接受手术治疗的结直肠癌患者发生多原发癌的可能性比没有手术的患者高 33%。原因可能是术后患者总生存期较长，使其有足够的时间发展异时性多原发癌。生存率的提高有可能增加了患多原发癌的风险。

而对于某些恶性肿瘤来说，治疗本身可能对发生多原发癌有所影响。对于鼻咽癌患者，接受手术治疗的患者其继发第二原发肿瘤的间隔时间要长于接受放射治疗的患者，可能由于放射治疗本身有诱发第二原发肿瘤的可能。这一点在霍奇金淋巴瘤里也有所证实，有报道接受了放射治疗与烷化剂联合治疗的霍奇金淋巴瘤患者发生胃癌和结肠癌的风险增加。对于乳腺癌患者来说，接受保乳手术的患者比接受根治性手术的患者继发女性生殖系统肿瘤的风险升高；接受内分泌治疗的患者后续发生甲状腺癌的风险更高；乳腺癌术后辅助化疗对后续发展多原发肿瘤则起到保护作用。

3. 预期寿命与异时性多原发肿瘤之间的关系　随着社会进步和卫生保健水平的提高，人口的平均预期寿命快速提升，在这一背景下，老年人的第二甚至更多原发肿瘤现象更常见，预计到 2030 年，≥ 65 岁的人群确诊癌症的数量将会成倍增长，而多原发肿瘤在 50 ～ 69 岁确诊原发癌症的人群中发生率最高，因此，对于老年癌症生存者人群中继发多原发肿瘤的问题应当引起重视。一般来说，在诊断第一原发肿瘤后，癌症生存者应具有足够长的生存时间，这样继发恶性肿瘤才有发展时间。因此，老年患者中，乳腺癌、前列腺癌这种生存时间相对较长的癌症，发展异时性多原发肿瘤的可能较大，并可能与先前的治疗（如化疗、放疗、内分泌治疗）等有关。有研究表明，初诊年龄 > 55 岁的乳腺癌患者继发对侧乳腺癌的风险高于初诊年龄 45 ～ 55 岁的患者，继发放疗相关对侧乳腺癌的可能性也更高；初诊年龄在 66 岁及 66 岁以上的乳腺癌患者，继发化疗相关血液系统肿瘤的风险也更高。初诊中位年龄 71 岁并接受外照射治疗的前列腺癌患者继发膀胱癌、直肠癌等多原发肿瘤的风险更高，诊断第二原发肿瘤的中位年龄在 75.3 ～ 77 岁。因此，在老年癌症患者的治疗选择上，尤其要注意平衡治疗间的获益与风险、综合评估，选择个体化治疗方案。在对老年癌症患者的后续随访和观察中，也要加以重视。目前关于这个人群长期随访观察及多原发肿瘤筛查的指南尚不完善，但医生在选择适当的筛查手段时要注意以下几点：患者发展第二原发肿瘤的风险；由第二原发肿瘤导致死亡的风险；进行肿瘤筛查可能的获益，以及患者预期的生存时间及其本人的意愿等。

4. 探索肿瘤之间的内在联系、提升肿瘤的整体防治水平成为重要的临床任务　随着分子病理诊断的快速进展，如何避免第二原发肿瘤已成为可能，如通过遗传学筛查、干预等手段，例如 *BRCA* 基因、林奇综合征的防治等。林奇综合征（Lynchsyndrome）是错配修复基因的胚系突变引起的一种遗传学疾病，发展为结直肠癌的概率极高，合并第二原发癌，甚至更多原发恶性肿瘤的风险比普通人群高出数倍乃至数十倍。对于合并林奇综合征的恶性肿瘤患者，可以采用错配修复基因检测的方法进行筛查，尤其是具有家族聚集性病史的人群，尽早采取防治措施具有临床意义。只是，对于不伴林奇综合征的消化系统肿瘤患者，即使有家族遗传病史，是否需进行该项筛查仍存在争议。*BRCA* 基因最早被发现与遗传学乳腺癌的发生有关，此外，在多原发癌中已经发现，多原发的结直肠癌、多原发的结肠和前列腺癌、生殖系统肿瘤等都有 *BRCA* 基因突变。因此，建议有 *BRCA* 基因突变的乳腺癌、结直肠癌等患者可能继发的恶性肿瘤相关的筛查项目进行长期随访观察。

总结

异时性多原发肿瘤多见于发病率较高的恶性肿瘤，如头颈部恶性肿瘤、消化系统恶性肿瘤、前列腺癌、乳腺癌等，其发生概率、发病的间隔时间等可能与初始恶性肿瘤的发病年龄、恶性程度、组织类型、基础疾病状态，以及治疗效果、整体健康保健水平、人口的预期寿命提升有一定关系。通过基因检测的手段，有可能筛查出具有高发风险的患者人群，从而对继发多原发恶性肿瘤进行预防。多原发肿瘤的问题越来越引起人们的关注，但相关的研究目前仍比较少，未来还需更多回顾性研究以探索其机制及预后。

（刘　昊　李小梅）

参 考 文 献

[1] 伍国号，陈福进，曾宗渊，等. 放射诱发的第二原发性恶性肿瘤的临床治疗 [J]. 中华肿瘤杂志，2003, 25: 275-277.

[2] 张悦，武振宇. 第二原发结直肠癌对前列腺癌患者生存情况影响的分析 [J]. 中国卫生统计，2020, 37: 444-447.

[3] Castro E, Goh C, Olmos D, et al. Germline BRCA mutations are associated with higher risk of nodal involvement, distant metastasis, and poor survival outcomes in prostate cancer[J]. J Clin Oncol, 2013, 31: 1748-1757.

[4] Chattopadhyay S, Zheng G, Hemminki O, et al. Prostate cancer survivors: Risk and mortality in second primary cancers[J]. Cancer Med, 2018, 7: 5752-5759.

[5] Chen D, Fan N, Mo J, et al. Multiple primary malignancies for squamous cell carcinoma and adenocarcinoma of the esophagus[J]. J Thorac Dis, 2019, 11: 3292-3301.

[6] Choi Y Y, Shin S J, Lee J E, et al. Prevalence of cancer susceptibility variants in patients with multiple Lynch syndrome related cancers[J]. Sci Rep, 2021, 11: 14807.

[7] Corso G, Veronesi P, Santomauro G I, et al. Multiple primary non-breast tumors in breast cancer survivors[J]. J Cancer Res Clin Oncol, 2018, 144: 979-986.

[8] Dasgupta P, Youlden D R, Baade P D. Multiple primary cancers among colorectal cancer survivors in Queensland, Australia, 1996-2007[J]. Cancer Causes Control, 2012, 23: 1387-1398.

[9] Kim C, Chon H, Kang B, et al. Prediction of metachronous multiple primary cancers following the curative resection of gastric cancer[J]. BMC Cancer, 2013, 13: 394.

[10] Mellemkjaer L, Friis S, Olsen J H, et al. Risk of second cancer among women with breast cancer[J]. Int J Cancer, 2006, 118: 2285-2292.

[11] Morais S, Antunes L, Bento M J, et al. Risk of second primary cancers among patients with a first primary gastric cancer: A population-based study in North Portugal[J]. Cancer Epidemiol, 2017, 50: 85-91.

[12] Morton L M, Onel K, Curtis R E, et al. The rising incidence of second cancers: patterns of occurrence and identification of risk factors for children and adults[J]. Am Soc Clin Oncol Educ Book, 2014, e57-e67.

[13] Shimatani A, Hoshi M, Oebisu N, et al. Investigation of multiple primary cancers in patients with bone and soft tissue primary malignancies: A retrospective, institution-based study[J]. Mol Clin Oncol, 2020, 13: 17.

[14] Shoji F, Yamazaki K, Miura N, et al. Postoperative Management of Multiple Primary Cancers Associated with Non-small Cell Lung Cancer[J]. Anticancer Res, 2018, 38: 3773-3778.

[15] Tanjak P, Suktitipat B, Vorasan N, et al. Risks and cancer associations of metachronous and synchronous multiple primary cancers: a 25-year retrospective study[J]. BMC Cancer, 2021, 21: 1045.

[16] Working Group R. International rules for multiple primary cancers (ICD-0 third edition)[J]. Eur J Cancer Prev, 2005, 14: 307-308.

病例 16　胃窦大弯侧腺癌，肿瘤分期Ⅲ A 期（pT4aN1M0）。已生存 12 年以上

【要点】患者，男性，62 岁。因进食后上腹部胀满不适 4 个月入院，伴呃逆、胃灼热，黑粪 2 次，胃镜检查确诊胃癌，十二指肠浸润。施行远端胃癌切除术、胃 - 空肠吻合，手术顺利恢复，已生存 12 年以上。此期间曾患膀胱癌（2013 年），行膀胱癌镜下切除，患右侧乳腺癌（2019 年 3 月）行右侧乳腺癌改良根治术。

一、病 例 介 绍

（一）病史简介

患者，男性，62 岁。因进食后上腹部胀满不适 4 个月入院，伴呃逆、胃灼热，黑粪 2 次。1 周前在我院门诊胃镜检查发现：胃窦大弯侧溃疡，十二指肠浸润，病理：胃腺癌；十二指肠中分化腺癌。发病以来食欲稍差，精神尚可，无乏力、黄疸。体重无明显减轻。于 2007 年 7 月 21 日收入院。

1. 既往史、个人史、家族史　一岁半时患"精原细胞瘤"，行左侧睾丸切除术 + 术后放疗，未见复发。1975 年在外院行"左侧甲状腺腺瘤摘除术"。1981 年在国外行"左侧甲状腺切除术"，此后长期服用左甲状腺素钠片治疗，多次复查甲状腺功能正常。吸烟史 20 余年，每日吸烟约 20 支，无饮酒嗜好。父亲于 1981 年患膀胱癌，2004 年患胃癌，未手术，2008 年去世。母亲患乳腺癌。

2. 体格检查　体温 36.7℃，脉搏 88 次 / 分，呼吸 20 次 / 分，血压 130/75mmHg。身高 168cm，体重 65kg，BMI 23.0kg/m²。神志清楚，营养中等。皮肤、巩膜未见黄染，表浅淋巴结未扪及肿大。双肺听诊呼吸音清，未闻及异常呼吸音。心界不大，律齐，各瓣膜区未闻及杂音。全腹无压痛，上腹部未扪及肿块，肝脾未触及，腹水征阴性，肠鸣音正常。四肢无凹陷性水肿。

3. 实验室检查　血常规：血红蛋白 144g/L，红细胞计数 4.85×10^{12}/L，白细胞计数 7.11×10^9/L，中性粒细胞 0.59，淋巴细胞 0.33，血小板计数 233×10^9/L，血细胞比容 0.424L/L。血生化：丙氨酸转氨酶 6.9U/L，总蛋白 65.1g/L，白蛋白 38.5g/L，葡萄糖 5.21mmol/L，尿素氮 4.31mmol/L；肌酐 65.2μmol/L；总胆

红素、直接胆红素、γ- 谷氨酰基转移酶、碱性磷酸酶均在正常范围。肿瘤标志物：CEA 3.31μg/L，AFP 1.81μg/L。凝血七项均在正常范围。

4. 影像学检查

（1）胃镜（2007 年 7 月 16 日）：胃窦近幽门口前壁大弯见 2cm×1.5cm 不规则溃疡，质硬，触之易出血。病变侵及幽门管和十二指肠球前壁。病理提示：幽门前壁送检物为溃疡面渗出坏死组织，局部胃黏膜见腺癌组织，十二指肠球部中分化腺癌。

（2）腹部 CT+CV（2007 年 7 月 24 日）：胃窦幽门侧，幽门管及十二指肠球部壁不规则增厚，考虑癌可能性大；肾门水平（胃病变层面）左前侧结节约 1.5cm×1.8cm 大小，转移可能性大，肝右叶囊肿、脾囊肿。

（3）上消化道钡剂双重对比造影（2007 年 7 月）：胃窦幽门侧、幽门管及十二指肠球部癌可能性大，胃窦幽门侧、幽门管黏膜中段破坏，胃壁僵硬，不规则充盈缺损，龛影形态不规则；十二指肠变形、龛影，幽门管狭窄。

（4）PET-CT（2007 年 7 月 24 日）：肝脏形态如常，放射性分布均匀，相当十二指肠局部见局限性放射性轻度浓聚影，最大 SUV 2.81，双肾及膀胱显影可，脊柱放射性分布尚均匀。结论：十二指肠局部异常高代谢影，符合恶性病变。

（5）心电图（2007 年 7 月 22 日）：窦性心律，正常心电图。

（二）临床诊断

1. 胃癌（胃窦幽门部），十二指肠球部腺癌。

2. 左侧睾丸切除术后（精原细胞瘤）。

3. 左侧甲状腺切除术后。

（三）诊疗经过

1. 病情评估　患者男性，上腹痛半年，检查发现胃底、体部低分化腺癌，病变范围较广泛，宜行手术治疗，保留胃的可能性不大，按全胃切除准备。按目前体质情况，血红蛋白、血清白蛋白均在正常范围，应能承受手术。

2. 术前多学科临床讨论　根据胃镜检查胃癌诊断明确，腹部 CT、上消化道造影检查提示肿瘤已侵犯幽门管到十二指肠球部，病变相对较晚期。PET 检查提示盆腔高代谢灶，不能排除胃癌转移到盆腔的可能。手术过程中，探查肿瘤与十二指肠乳头之间的关系，如肿瘤位置靠近十二指肠乳头，则可能行胰十二指肠切除手术。如果发现盆腔已经转移，则已处于肿瘤Ⅳ期，手术范围不必扩大。如果不是，则尽量切除肿瘤。

3. 手术　2007 年 7 月 26 日行远端胃癌切除术（开放法），术中在十二指肠球部与降部交界处离断十二指肠，30 分钟后结果回报十二指肠残端有癌细胞浸润，因本次手术分离十二指肠位置较低，再向十二指肠方向分离切除术后可能出现胰瘘、十二指肠残端瘘等并发症，术中向家属交代病情，家属考虑到手术风险，要求仅行远端胃切除、胃空肠吻合术、十二指肠残端闭合。手术出血约100ml，未输血。

4. 术后　分别于 2007 年 9 月 6 日（术后 40 天）、9 月 20 日、10 月 4 日、10 月 29 日、11 月 14 日、11 月 26 日、2008 年 2 月 22 日、3 月 7 日完成 8 个周期的 FOLFOX4 [乐沙定 125mg 静脉滴注第 1 天，亚叶酸钙 0.3g 静脉滴注第 1、2 天，5-氟尿嘧啶（5-FU）1.5g 静脉滴注第 1、2 天] 化疗，过程顺利，化疗期间出现轻微食欲减退等胃肠道反应，Ⅰ度骨髓抑制和轻度肝功能损伤。对症处理后恢复。

（四）病理诊断

胃窦大弯侧溃疡型中 - 低分化腺癌（pT4aN1M0，ⅢA 期），胃大弯侧淋巴结转移（1/5），小弯侧淋巴结未见转移（0/4）。

大体：胃窦大弯侧距下切缘 0.8cm 处可见一溃疡型肿块，2.5cm×2.5cm×1.5cm 大小，肿瘤侵及胃壁外膜层，与周围组织分界不清。大弯侧淋巴结 5 枚，小弯侧淋巴结 4 枚。

镜下：胃窦大弯侧溃疡型中 - 低分化腺癌（图 16-1，图 16-2），肿瘤大小约 2.5cm×2.5cm×1.5cm，癌组织侵犯胃壁全层，下切缘十二指肠端见癌浸润，上切缘未见癌，大弯侧淋巴结转移（1/5），小弯侧淋巴结未见癌（0/4）。

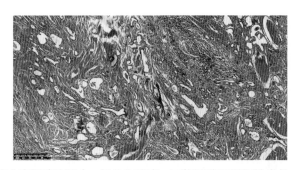

图 16-1　胃窦大弯侧溃疡型中 - 低分化腺癌，不规则腺腔浸润性生长，HE 染色低倍

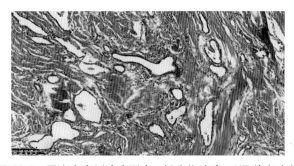

图 16-2　胃窦大弯侧溃疡型中 - 低分化腺癌，HE 染色高倍

（五）随诊

1. 胃癌。术后至今多次住院复查，包括胃镜、腹部 CT。2012 年 2 月 3 日末次胃镜提示：胃癌术后，毕Ⅱ式吻合，吻合口炎，残胃炎伴胆汁反流。病理：（吻合口）幽门型黏膜慢性萎缩性炎伴急性炎，部分腺体肠化、增生明显。2013年 5 月 1 日 PET/CT 膀胱内现软组织密度结节，提示肿瘤，行局部手术切除。2017 年 6 月 13 日末次腹部 CT：胃癌术后改变，吻合口区未见异常。2019 年 2 月 15 日 PET/CT 检查：局部无复发征象（图 16-3）。近期患者一般情况好，术后 12 年无复发及转移征象。

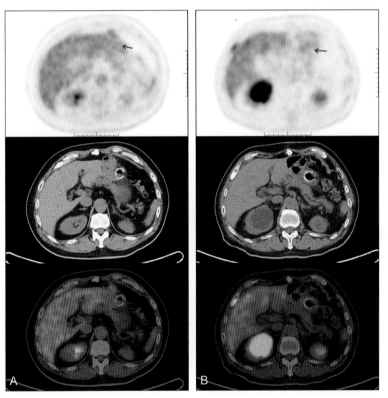

图 16-3　2013 年（A）、2019 年（B）PET/CT：胃呈术后改变，术区胃肠吻合口未见异常代谢征象

2. 膀胱癌。2013 年 5 月、2014 年 2 次因膀胱癌行膀胱镜肿瘤切除术，术后病理分别为：膀胱高级别尿路上皮癌（2013 年）；膀胱高级别尿路上皮癌伴固有层浸润（2014 年），建议患者膀胱全切，患者拒绝，后未再复查膀胱镜。2019 年复查 PET/CT，发现膀胱壁弥漫性增厚（图 16-4）。

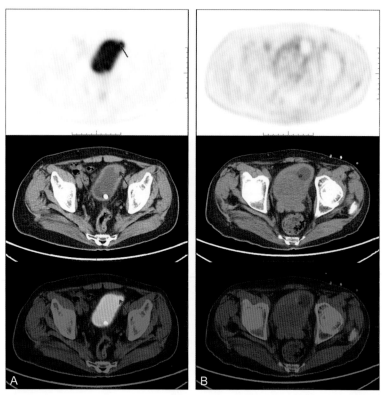

图 16-4 PET/CT：A. 2013 年 5 月 15 日膀胱内可见软组织密度结节，提示肿瘤，行局部切除手术治疗；B. 2019 年 2 月 13 日复查，膀胱壁弥漫增厚，未见代谢增高

3. 2017 年 6 月诊断肾功能不全。

4. 右乳腺癌。2019 年 2 月复查 PET/CT 发现右侧胸壁新增高代谢结节，考虑恶性，转移瘤与原发乳腺癌待鉴别（图 16-5）。2019 年 3 月 1 日在全身麻醉下行右侧乳腺癌改良根治术。术后病理：乳腺浸润性癌 WHO Ⅱ 级，4cm×3.5cm×3cm，淋巴结 0/18。

5. 2020 年 3 月 12 日复查 CT（图 16-6）。

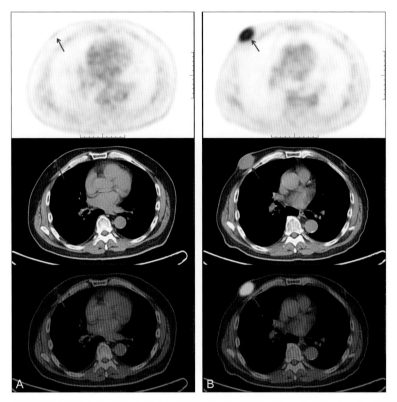

图 16-5　PET/CT：2019 年复查发现右侧胸壁新增高代谢结节，考虑恶性。A. 2012 年 5 月 15 日；B. 2019 年 2 月 13 日

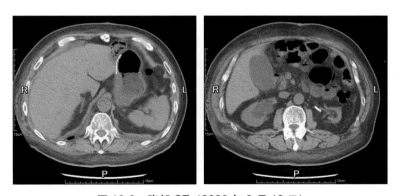

图 16-6　腹部 CT（2020 年 3 月 12 日）

胃吻合口未见异常增厚；肝脏边缘少量腹水；双肾萎缩、右肾盂积水

二、病例点评

患者为 62 岁男性，胃窦大弯侧中低分化腺癌（ⅢA 期，pT4aN1M0），胃大小弯侧淋巴结清除（1/9），R1 切除，术前胃镜已明确十二指肠球部腺癌，施行远端胃大部切除，游离十二指肠尽量在球部病变以下，切除十二指肠断端，术中冰冻切片检查有腺癌浸润，行胃空肠吻合术。术后病理确认十二指肠切缘见癌浸润。

手术后给予 8 个周期 FOLFOX4 化疗，术后多次住院复查胃镜、CT、PET/CT（2019 年），一般情况良好，术后 12 年无复发、转移征象。

十二指肠球部腺癌、远端胃切除，十二指肠断端有癌浸润，说明肿瘤残留，手术未达到根治，为何能存活超过 12 年？残留癌细胞自然消失了？是术后 8 个周期化疗杀灭了十二指肠残留的癌细胞？很难获得证据确切的答案。

远端胃癌切除术后 6 年患膀胱癌行膀胱镜下肿瘤切除术。病理诊断为膀胱尿路上皮癌，高级别，已有固有层浸润，泌尿外科医师建议膀胱全切，患者及其家属不同意，带瘤生存。

远端胃癌切除术后 11 年 4 个月患右乳腺癌行右乳腺癌改良根治术。

不同器官相距 6 年、11 年相继发生癌，可确诊为异时性多原发癌。

（顾倬云）

三、相关疾病精要

胃癌治疗的进展

胃癌是我国常见的消化道肿瘤，每年新发病例约 41 万例，高居癌症死亡的第 3 位。外科手术一直以来是治疗胃癌的主要手段，尽管 D2 根治术规范化手术方式和腹腔镜等新型手术设备不断推广应用，但是全球胃癌的 5 年生存率徘徊在 40% 左右。因此提高胃癌术前诊断及临床分期的准确率、不断完善综合治疗的手段、选择利于患者更佳的治疗方案，对于改善预后，提高生活质量是抗癌治疗的新需求和新共识。

1. 外科手术　从开放手术到腹腔镜手术，胃癌手术治疗有了较大发展。从早期胃癌手术，再到进展期胃癌，腹腔镜手术的适应证不断扩大，并且逐步通过规范化研究进一步证实了安全性和有效性。机器人外科是腹腔镜外科之后衍生的第三代外科技术，尤其是以达芬奇为代表的机器人手术系统，具有三维清晰视野、更加灵活的关节设计和自动除颤等特点，在一定程度上受益于商业推动而逐渐推广，但没有革命性的改变。所以，目前腹腔镜胃癌手术主要聚焦于节约医疗人力资源、个体化和智能化等新方向。

单孔和减孔腹腔镜胃切除手术目前已经日趋成熟，正在被积极进行前瞻性多中心随机对照试验等相关高级别循证医学验证，并同步完善相关硬件配套设施。在腹腔镜手术微创基础上，基于影像学，术中实时导航技术、纳米碳注射和吲哚菁绿（ICG）的淋巴结示踪技术、前哨淋巴结导航手术（SNNS）等组织器官层面上的导航，以及光学相干断层扫描（OCT）和多光子成像（MPI）技术等组织和细胞形态学层面上的导航，为微创外科勾勒了美好的蓝图；基于先进的图像分析软件平台驱动、图像引导系统通过虚拟屏幕覆盖界面和无线控制单元与外科医师进行交互的 AI 人工智能自动化更是为腹腔镜外科提供了无限可能。

回顾腹腔镜胃癌手术的发展之路，不断追求微创化、精细化和人力资源节约化的趋势不可阻挡。同时，学者们也开始探索和尝试腹腔镜智能自动化，而随着人工智能时代的到来，智能自动化微创外科也将成为必然。

2. 辅助化疗　对于未接受过新辅助治疗的完全切除的 pT2N+ 或 T3 或 T4 胃腺癌患者，推荐术后辅助治疗。日本 ACTS-GC 试验证实了替吉奥（S-1）辅助治疗 1 年的益处。该试验纳入了 1059 例接受胃癌根治手术加 D2 淋巴结清扫术的Ⅱ或Ⅲ期胃癌患者，将其随机分配至 S-1 组（80 ～ 120mg/d，持续 4 周，每 6 周为 1 个周期，持续 1 年）或单纯手术组。S-1 组的 5 年总生存率显著高于单纯手术组（72% *vs* 61%）。

在韩国及中国（包括台湾）进行的 CLASSIC 研究纳入了 1035 例Ⅱ、Ⅲ A 或Ⅲ B 期胃癌患者，在 D2 切除术后将其随机分为两组，一组联合卡培他滨（1 次 1000mg/m^2，2 次 / 天，d1 ～ 14）+ 奥沙利铂（130mg/m^2，d1），21 天为 1 个周期，共 8 个周期，另一组仅接受手术。5 年随访结果显示接受卡培他滨联合奥沙利铂（XELOX）辅助化疗的胃癌患者较单纯手术者的 5 年总体生存率（OS）显著提高，分别为 78% 和 69%（*P*=0.001 5），证实 XELOX（卡培他滨 + 奥沙利铂）辅助化疗半年可显著降低术后复发风险，并延长无病生存（DFS）的获益可转化为延长患者总生存。该研究结果进一步确立了 XELOX 方案作为Ⅱ期或Ⅲ期胃癌患者标准术后辅助化疗的地位。

2018 年 ASCO 会议上报告了日本 JACCROGC-7 随机对照临床研究，将根治性胃切除术后（D2，R0）的Ⅲ期胃癌患者随机分为 S-1/ 多西他赛试验组与 S-1 单药对照组。该研究中期分析结果显示试验组 3 年 DFS 显著高于对照组（65.9% *vs* 49.6%，*P*=0.000 7），并显著降低血行转移、淋巴结转移与腹膜种植的复发风险，且该方案安全可控，因试验组疗效显著，该研究提前结束。该研究证明了紫杉类药物在Ⅲ期胃癌辅助治疗中的价值，S-1+ 多西他赛方案也成为胃癌 D2 术后

Ⅲ期患者辅助化疗的新选择。

3.新辅助化疗 1982年，Frei首先提出了新辅助化疗概念，指在恶性肿瘤局部治疗、手术或放疗前给予的全身或局部化疗，也称为术前化疗。对于进展期胃癌患者，新辅助化疗使术前降期成为可能。对于化疗前肿瘤与邻近组织、脏器侵犯的患者，其使肿瘤缩小、肿瘤与组织反应性水肿减轻，从而提高了根治性手术（R0清扫）的可能性。同时，也可减轻术前微转移灶的肿瘤负荷，由此增加了术后化疗的敏感度，减少术后复发转移率，提高生存率。另外，微卫星不稳定性（MSI）是错配修复基因DNA突变的表型，被认为是细胞癌变的新机制。研究表明，新辅助化疗可使部分MSI阳性的胃癌病例转阴，而对MSI阴性的病例不产生影响。因此，新辅助化疗可以从分子水平影响基因的功能和表达，从而降低术后复发的可能性。

新辅助化疗的方案是在胃癌术后辅助化疗的基础上不断变化的，目前没有一个公认的标准方案。2010版（NCCN胃癌临床实践指南）指出，根据MAGIC研究结果，ECF（表柔比星、顺铂、氟尿嘧啶）方案及其改良方案（奥沙利铂、卡培他滨）被列为Ⅰ类证据的化疗方案。由于顾虑化疗耐受性，亚洲国家一般采用两药（铂类联合氟尿嘧啶）联合方案。我国的RESOLVE-2研究也将比较两药与三药联合方案的价值，目前还在进行中。

4.腹腔热灌注化疗 有效清除术后腹腔残留癌细胞被认为是治疗胃癌的关键，腹腔热灌注化疗主要是利用药物热疗及化疗的双重作用，最终提高化疗药物消灭肿瘤细胞的效果，改善胃癌患者恶性腹水症状的同时提高其生存质量。热灌注化疗不仅可诱导肿瘤细胞超微结构改变，提高细胞膜对化疗药物渗透性，促进药物渗入癌细胞内，还可抑制肿瘤细胞损伤修复，促进抗肿瘤药物吸收，提高患者机体免疫力，有效抑制肿瘤细胞多药耐药基因表达。术中大量液体腹膜灌洗，特别是术中持续腹腔内热灌洗化疗被认为是预防胃癌根治术后腹膜复发的有效措施。使用分子生物学检测方法显示，术中经反复多次（7～9次）6～8L生理盐水的腹膜灌洗后，可使腹腔内的脱落肿瘤细胞基本消失。Yonemura等通过随机试验显示，用300mg顺铂+30mg丝裂霉素C行腹腔内热灌注化疗，对浆膜面有侵犯或区域淋巴结有转移的胃癌术后复发有预防作用，使进展期胃癌根治术后的5年存活率提高到61%。而术后用常温化疗药物腹腔内持续灌洗组和单纯根治性切除手术组的术后5年存活率分别为43%和42%。利用丝裂霉素C吸附活性炭粒做腹腔内化疗，由于能使丝裂霉素C在腹腔内的作用时间从2小时延长至24小时，增加治疗效果，是提高腹膜化疗的另一条途径。梁寒等学者的前瞻性随机研究中，在胃切除术后用50mg丝裂霉素C与375mg活性炭制作的溶液行腹腔内灌注腹膜化疗，试验组的术后3年和5年存活率分别为 70.16% 和 44.52%，明显优于对照组的 27.09% 和 14.45%。

自腹腔热灌注化疗应用以来，国内外学者对其技术方法进行不断改进，从最初简单的灌注液加热后直接灌入，逐渐演变为高精准度控温的持续循环腹腔热灌注技术方案。传统腹腔热灌注化疗方法因温度控制较难达到精准效果，存在安全隐患，临床上较难科学地评估其安全性和有效性。随着腹腔镜外科的发展，其在腹腔恶性肿瘤切除或腹腔探查基础上辅助腹腔热灌注化疗，充分利用微创外科优势，同时避免不必要的手术切除所带来的损伤，有较好的临床应用前景。

5. **靶向及免疫治疗**　化疗联合靶向药物以提高疗效是近年研究热点和临床重点。在针对 HER-2 过表达的曲妥珠单抗的 ToGa 试验中，曲妥珠单抗联合化疗治疗晚期胃癌较单纯化疗不仅提高了客观缓解率，而且显著延长了 PFS 和总生存时间，优势亚组人群的中位生存达到了 16.0 个月。雷莫芦单抗联合紫杉醇化疗以及单药在二线治疗中都获得阳性结果，但是一线联合 FOLFOX 治疗失败。2018 年 RAINFALL 研究，雷莫芦单抗联合卡培他滨、顺铂一线治疗亦未能达到 OS 获益，难以改变临床实践。PD-1 单抗免疫治疗在三线治疗有效，而在二线治疗中效果并不优于单药化疗，整体有效率有限，但在 CPS > 10、MSI-H 亚组中，PD-1 单抗优于化疗。目前进行中的多项临床研究将进一步探索抗血管或免疫靶向药物联合化疗的优劣，希望联合治疗能突破单纯化疗的瓶颈。

6. **分子基因治疗**　近年来，随着癌症基因组和转录组学的迅速发展，研究者已经能够全面了解胃癌的基因组特征、基因表达谱和蛋白质组学信息，并开始将其归类为"分子"亚型，从理论上更好地反映了胃癌的生物学行为。尽管还处于初级阶段，但是新的胃癌分类方法仍然有希望促进临床试验更优化的设计，靶向治疗剂量更优化的分配从而改善患者预后。

CIN 型胃癌约占胃癌的 50%，该类型胃癌主要发生在食管 - 胃结合部。CIN 型胃癌的特征在于体细胞内细胞遗传学水平突变，尤其涉及控制有丝分裂检查点的基因组，因此在癌症形成中起着管家基因的作用。该分型胃癌中致癌基因途径主要表现为受体酪氨酸激酶（RTK）/ 大鼠肉瘤基因（RAS）/ 丝裂原活化蛋白激酶（MAPK）信号转导通路中相关基因的扩增，其中异常扩增的基因包括人表皮生长因子受体 -2（HER-2）、表皮生长因子受体（EGFR）、原癌基因 c-Met 和血管内皮生长因子（VEGF）等。

MSI 型微卫星不稳定在胃癌中占 15% ～ 30%，多数表现为肠型胃癌，好发于胃的远端，女性多发，与年龄相关。MSI 型胃癌主要是由于微卫星在 DNA 复制时插入或缺失而造成的遗传改变。这种改变可能是由 DNA 错配修复基因 1（MLH1）或错配修复基因 2（MSH2）之间的突变引起的 DNA 错配修复（MMR）

的功能障碍而引发的。

GS 型胃癌约占 20%，男女发病率相同。GS 型主要表现为体细胞基因组的突变，包括 E- 钙黏蛋白基因 1（CDH1）、人第 1 号染色体上编码富含 AT 结构域能和 DNA 相互作用蛋白的基因 AT 丰富结合域 1A（ARID1A）和 Ras 同源基因家族，成员 A（RhoA）基因。

EBV+ 型胃癌约占 9%，与不同的流行病学和临床病理学特征有关。BAE 等通过一项荟萃分析发现，EBV 感染与胃癌发生风险之间存在较强的相关性，可能使胃癌发生的风险增加 10 倍（95 % CI：5.89 ～ 17.29）。根据 TCGA 的研究报告，PD-1 在 EBV+ 型胃癌中频繁扩增，提示了该类胃癌的高免疫原性。除 PD-1 表达与 EBV+ 型胃癌有相关性外，*PIK3CA* 基因突变，DNA 超甲基化和 Janus 激酶 2（*JAK2*）基因突变也与 EBV + 型胃癌有相关性。

（陈志达 唐 云）

参 考 文 献

[1] 李孝远，赵林 . 局部进展期和晚期胃癌化疗的临床应用及进展 [J]. 肿瘤学杂志，2018, 24(12):1159-1164.

[2] 王洪波，汪欣，刘斯，等 . 进展期胃癌术后腹腔热灌注化疗的研究进展 [J]. 中国肿瘤临床，2019, 46(2):99-102.

[3] 郑寿荣，孙可欣，张思维，等 . 2015 年中国恶性肿瘤流行情况分析 [J]. 中华肿瘤杂志，2019, 41(1):19-28.

[4] Cancer genome atlas research network. Comprehensive molecular characterization of gastric adenocarcinoma[J]. Nature, 2014, 513(7517):202-209.

[5] Lim B, Kim J H, Kim M, et al. Genomic and epigenomic heterogeneity in molecular subtypes of gastric cancer[J]. World J Gastroenterol, 2016, 22(3):1190-1201.

[6] Stewart C L, Gleisner A, Halpern A, et al. Implications of hyperthermic intraperitoneal chemotherapy perfusion-related hyperglycemia[J]. Ann Surg Oncol, 2018, 16(2):1-5.

[7] Tan P, Yeoh K G. Genetics and molecular pathogenesis of gastric adenocarcinoma[J]. Gastroenterology, 2015, 149(5):1153-1162.

[8] Velho S, Fernandes M S, Lelte M, et al. Causes and conseauences of microsateliite instablity in gastric carcinogenesis[J]. word J GastroenteroI, 2014 20(44):16433-16442.

[9] Brag F, Ferlays, Soerjomataram 1, et al. Global cancer statistics 2018:GLOBOCAN estimates of incidence and mortality worldwide for 36 cancers in 185 countries[J]. CA Cancer J for Clinicians, 2018, 68(6): 394-424.

[10] Hu Y, Huang C, Sun Y, et al. Morbidity and mortality of laparoscopic versus open D2 distal gastrectomy for advanced gastric cancer: A randomized controlled trial [J]. J Clin Oncol, 2016, 34(12): 1350-1357.

[11] Katai H, Mizusawa J, Katayama H, et al. Short-term surgical outcomes from a phase Ⅲ

study of laparoscopy-assisted versus open distal gastrectomy with nodal dissection for clinical stage Ⅰ A/ Ⅰ B gastric cancer: Japan Clinical Oncology Group Study JCOG0912[J]. Gastric Cancer, 2017, 20(4):699-708.

[12]　Kim W, Kim H H, Han SU, et al. Decreased morbidity of laparoscopic distal gastrectomy compared with open distal gastrectomy for stage 11 gastric cancer: short term outcomes from a multicenter randomized controlled trial (KLASS 01) [J]. Ann Surg, 2016, 263(1):28-35.

[13]　Sasako M, Sakuramoto S, Katai H, et al. Five-year outcomes of a randomized phase Ⅲ trial comparing adjuvant chemotherapy with S-1 versus surgery alone in stage Ⅱ or Ⅲ gastric cancer[J]. J Clin Oncol, 2011, 29(33):4387-4393.

[14]　Yasuhiro Kodera, Kazuhiro Yoshida, Mitsugu Kochi, et al. A randomized phase Ⅲ study comparing S-1 plus doc-etaxel with S-1 alone as a postoperative adjuvant chemotherapy for curatively resected stage Ⅲ gastric cancer(JACCRO GC-07 trial)[J]. ASCO (American Society of Clinical Oncology)2018 Abs 4007.

病例 17 胃窦腺癌（pT2N0M0），腹腔镜辅助下远端胃切除术后无瘤存活 12 年

【要点】 患者，男性，74 岁。胃窦部溃疡型低分化腺癌，侵及深肌层，远端胃切除（腹腔镜辅助），术后未行化疗，系统随诊，无肿瘤复发、转移，已无瘤生存 12 年，目前情况良好。

一、病 例 介 绍

（一）病史简介

患者，男性，74 岁，主因"胃部隐痛 3 周"于 2007 年 10 月 28 日入院。

患者于 2007 年 10 月 4 日无明显诱因出现上腹部隐痛不适，伴反酸、低热，无恶心、呕吐，无食欲减退、乏力、贫血。2007 年 10 月 7 日就诊于当地医院行系统检查。上腹部 CT：胃小弯侧胃壁稍增厚。胃镜：胃后壁溃疡，病理检查：（胃角）慢性溃疡恶变。患者自发病以来，精神良好，饮食无改变，偶有黑粪。体重无明显下降。

1. **既往史** 胃溃疡病史 20 余年。

2. **体格检查** 体温 36℃，脉搏 82 次 / 分，呼吸 18 次 / 分，血压 130/82mmHg。体重 71kg，身高 173cm，体质指数（BMI）23.7kg/m²。发育正常，营养良好，神志清楚。全身皮肤、黏膜无黄染，浅表淋巴结无肿大。胸廓对称，叩诊呈清音，双肺呼吸音清晰，未闻及干、湿啰音。心率 82 次 / 分，律齐，各瓣膜听诊区未闻及杂音。腹平软，无腹壁静脉曲张，无压痛，无移动性浊音。肝脾肋下未触及，墨菲征阴性，肾区无叩痛。肠鸣音正常存在。

3. **实验室检查** 血红蛋白 125g/L，红细胞计数 4.32×10^{12}/L，白细胞计数 6.25×10^9/L，血小板计数 256×10^9/L，谷丙转氨酶 14.2U/L，谷草转氨酶 9.5U/L，血清白蛋白 41g/L，血糖 6.5mmol/L，肌酐 77μmol/L。

4. **影像学检查**

（1）腹部 CT（2007 年 10 月 10 日外院）：胃小弯侧胃壁稍增厚。

（2）胃镜检查（2007 年 10 月 11 日外院）：胃角形态正常，弧度存在，近

后壁可见巨大溃疡，底部污秽苔，附着血痂，周边高低不平，壁僵硬，胃窦黏膜红白相间，散在红斑糜烂。诊断：胃后壁溃疡。病理检查：（胃角）慢性溃疡恶变。

（3）病理会诊（2007 年 10 月 28 日我院）：胃角幽门型黏膜慢性炎伴急性炎及溃疡，部分腺体重度不典型增生，局灶癌变。

（二）临床诊断

胃窦部溃疡性腺癌，进展期。

（三）诊疗经过

1. 病情评估　老年男性，患胃溃疡 20 余年，胃镜检查：胃角部后壁溃疡，局部癌变，有明确手术适应证。完善心肺检查、实验室检查，心、肺功能无异常，肝、肾功能正常，虽已 74 岁，承受远端胃切除手术，风险应可控。

2. 手术　2007 年 10 月 30 日施行腹腔镜辅助下远端胃癌根治性切除术。

切除：切除范围包括大小网膜、胃左动脉自根部结扎切断，清扫肝总动脉周围脂肪淋巴组织、胃小弯脂肪淋巴组织，距肿瘤上缘 5cm 切断胃、幽门下 2cm 切断十二指肠。

吻合：胃后壁与十二指肠吻合（吻合器）。腹腔放置 5- 氟尿嘧啶 1500mg。

术中出血 200ml，未输血。

（四）病理诊断

胃窦溃疡型中分化腺癌 Ⅰ B 期（pT2N0M0）。

1. 大体　切除远端胃，大弯长 14cm，小弯长 7cm，肿瘤距上切缘 4cm，距下切缘 3cm，胃后壁见一溃疡型肿瘤，大小 3.5cm×3cm×1cm，切面灰白、质脆。小弯检出淋巴结 6 枚，大弯检出淋巴结 8 枚，十二指肠残端切环 1 枚长 1cm。

2. 镜下　胃窦溃疡型中分化腺癌（图 17-1，图 17-2），肿瘤大小 3.5cm×3cm×1cm，侵及深肌层，自取大、小弯淋巴结均未见转移癌（0/8、0/6），自取上、下切缘及另送（十二指肠残端切缘）均未见癌组织。免疫组化染色显示肿瘤细胞：HER-1 (-)，HER-2 (+)，p53 (-)，p170 (+)，Ki-67 (+ 50% ～ 75%)，VEGF (+)，Top- Ⅱ α (+ < 5%)，p16 (-)。

（五）随诊

患者术后每 6 个月在当地行血常规、肝肾功能、CEA、CA19-9、肺 CT 平扫、腹部 CT 平扫＋增强、盆腔 CT 平扫＋增强检查，每 1 年行胃镜检查，结果均未见异常。术后未行辅助化疗。

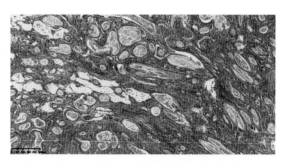

图 17-1　胃窦溃疡型中分化腺癌，不规则腺腔呈浸润性生长，HE 染色低倍

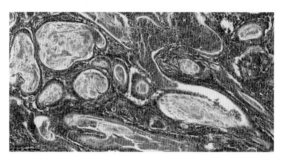

图 17-2　胃窦溃疡型中分化腺癌，可见不规则腺癌组织，HE 染色高倍

二、病例点评

　　该患者为诊断明确的进展期胃窦癌病例，选择了腹腔镜辅助下远端胃癌根治术。胃切除的范围依据肿瘤部位决定，关键在于保证足够的切缘，近年研究证据显示：T2 以上的 Borrmann Ⅰ～Ⅱ型胃癌，近端切缘至少 3cm。该病例保证了足够的外科安全切缘，且根据远端胃癌根治的标准进行了胃周和伴随腹腔干具名血管的 D2 淋巴结清扫。针对中国进展期胃癌人群，对比腹腔镜手术与开放手术的Ⅲ期前瞻性临床研究 CLASS01 证实对于大型医学中心的有经验的外科医师，腹腔镜下远端胃大部切除联合 D2 淋巴结清扫是安全的，可降低出血量，加速恢复，缩短住院时间，对比开放手术长期生存无差异。该病例选择腹腔镜微创手术，手术过程顺利，术后恢复好，符合加速康复外科理念。在不影响胃癌手术根治性的前提下，需要考虑消化道重建手术安全性及对患者消化道生理功能的影响。对于远端胃切除，毕Ⅰ式和毕Ⅱ式是最常用的方法，其中毕Ⅰ式操作简便，更符合生理途径；而毕Ⅱ式不受胃切除范围限制，适用于肿瘤位置靠下，尤其是已侵犯幽门及十二指肠者。Roux-en-Y 吻合相比于毕Ⅰ式和毕Ⅱ式，能更有效地减轻胆汁反流，预防残胃炎的发生，但其手术操作相对复杂且增加了术后滞留综合征发生的机会。综合考虑，该病例选择了毕Ⅰ式吻合。

术后无并发症，获得 10 年以上无瘤生存，治疗是成功的。

进行了 D2 淋巴结清扫，淋巴结检查无肿瘤转移（0/14），对于这一病例 D2 淋巴结清扫并非必需。

（贾宝庆）

三、相关疾病精要

胃癌是我国常见消化道肿瘤。对于可切除胃癌应依据临床分期进行治疗选择。对于早期胃癌，首选内镜治疗即内镜下黏膜切除术（EMR）和内镜下黏膜下层切除术（ESD），对于不适合内镜治疗的患者可行开腹手术或腹腔镜手术。对于进展期胃癌，目前标准治疗是 D2 手术切除联合术后辅助化疗，对于分期较晚（临床分期Ⅲ期或以上）者可选择围手术期化疗模式。

可切除进展期胃癌应根据胃切除类型进行相应胃周和伴随腹腔干的淋巴结清扫。D1 切除包括切除胃和大小网膜，包含贲门左右、胃大小弯以及胃右动脉旁的幽门上、下等胃周淋巴结及胃左动脉旁淋巴结；D2 切除是在 D1 的基础上，再清扫肝总动脉、脾门和脾动脉周围的淋巴结。脾门淋巴结清扫的必要性以及如何清扫存在较大争议。不同文献报道脾门淋巴结转移率差异较大，胃上部癌脾门淋巴结转移率明显高于胃下部癌。T1 和 T2 期胃癌脾门淋巴结转移率较低，而肿瘤分期较晚，肿瘤较大则脾门淋巴结转移概率较高。进展期胃癌患者是否需要清扫肠系膜上静脉根部淋巴结组（No.14v）淋巴结存在争议。尽管第 3 版日本胃癌诊治指南已经不再将 No.14v 淋巴结作为常规 D2 清扫范围，但也观察到 No.14v 转移患者中不乏长期生存者。对于进展期可切除胃癌，预防性腹主动脉旁淋巴结清扫并不能提高远期生存。

对于 D2 根治性手术基础的可切除胃癌，辅助化疗适应证为：D2 根治术且未接受术前治疗的术后病理分期Ⅱ、Ⅲ期的进展期胃癌。目前对于Ⅰ期患者是否可以从术后辅助化疗中获益尚不明确，建议对于Ⅰ期合并高危因素如低龄（< 40 岁），组织学分级高级别或低分化，神经侵犯或血管、淋巴管浸润等人群进行研究性治疗。

（贾宝庆 李 鹏 孟庆禹）

参 考 文 献

[1] 中国临床肿瘤学会.中国临床肿瘤学会(CSCO)胃癌诊疗指南(2018.V1),2018-09-15.

[2] 中国临床肿瘤学会指南工作委员会.中国临床肿瘤学会(CSCO)胃癌诊疗指南[M].北京：人民卫生出版社,2018.

病例 18 胃角小弯腺癌，腹腔镜辅助远端胃切除术后存活 12 年余

【要点】 患者，女性，60 岁。上腹饱胀不适 2 年，门诊胃镜检查确诊为胃小弯侧溃疡型腺癌，低分化印戒细胞癌，3.5cm×3cm×1.5cm，淋巴结转移(0/4)，术后化疗未完成 2 个周期，连续随诊，已存活 12 年余，无复发、转移。

一、病 例 介 绍

（一）病史简介

患者，女性，60 岁。主因"上腹饱胀不适 2 年"于 2007 年 10 月 10 日入我院治疗。

患者 2005 年起无明显诱因出现上腹部饱胀不适，伴恶心、食欲减退，无呕吐、发热，后逐渐加重，遂于 2007 年 10 月 10 日来我院查胃镜及病理检查，诊断为胃癌。患者自发病以来食欲差，睡眠可，大小便正常，体重无明显减轻。

1. 既往史 无高血压、糖尿病及甲状腺功能亢进病病史。无食物及药物过敏史。

2. 体格检查 入院时，体温 36.5℃，脉搏 74 次 / 分，呼吸 18 次 / 分，血压 120/80mmHg。发育正常，营养较差，神志清楚，自动体位，查体合作。全身皮肤、巩膜无黄染，浅表淋巴结未扪及肿大。胸廓对称，双侧肺呼吸音清，未闻及干、湿啰音。心前区无隆起，心率 74 次 / 分，律齐，各瓣膜听诊区未闻及杂音。腹软，剑突下轻压痛，无反跳痛及肌紧张，未触及肿块，肝脾肋下未触及，肝上界于右锁骨中线第 5 肋间，肝肾区无叩击痛，无移动性浊音，肠鸣音正常。

3. 实验室检查 血常规：血红蛋白 130g/L，红细胞计数 $3.94×10^{12}$/L，白细胞计数 $4.46×10^9$/L，中性粒细胞 0.590，淋巴细胞 0.296，血细胞比容 0.380L/L；血小板计数 $221×10^9$/L。血生化：总蛋白 73.7g/L，血清白蛋白 36.6g/L，谷草转氨酶（天冬氨酸转氨酶）56.1U/L、谷丙转氨酶（丙氨酸转氨酶）53.7U/L，碱性磷酸酶 109.4U/L、γ- 谷氨酰基转移酶 81.3U/L。血糖、尿素、肌酐、电解质正常水平。肿瘤标志物 11 项正常范围。

4. 影像学检查　胃镜检查（2007 年 9 月 25 日，本院）：胃体角部溃疡。病理切片：胃体角低分化腺癌，部分为印戒细胞癌。

（二）临床诊断

胃癌进展期。

（三）诊疗经过

1. 病情分析　女性，60 岁，上腹部不适 2 年伴恶心、食欲减退，症状逐渐加重，我院门诊内镜检查：胃体、胃角部低分化腺癌，部分为印戒细胞癌，肿瘤侵犯胃壁全层。影像学检查未发现全身转移，宜行手术治疗，力争行胃癌根治性切除，远端胃切除，区域淋巴结切除，腹腔镜辅助下完成。

2. 手术　2007 年 10 月 16 日在全身麻醉下行腹腔镜辅助下胃癌根治术。

（1）探查：无腹水，肝脏未扪及肿瘤，腹、盆腔未发现转移结节，胃角肿瘤累及小弯，4.0cm×4.0cm×3.5cm 大小，侵及浆膜层。

（2）切除：腹腔镜探查可以切除，游离切除远端胃 4/5 及大小网膜，胃左动脉根部切断结扎，清扫周围淋巴结及脂肪。瘤床置入中人氟安 1.5g。

（3）吻合：胃 - 空肠吻合（吻合器），空肠 - 空肠端侧吻合。

手术顺利，出血约 150ml，未输血。

3. 化疗　术后 1 个月（2007 年 11 月 16 日）施行化疗。

化疗方案：乐沙定 200mg，静脉滴注；5- 氟尿嘧啶（5-FU）1g，静脉滴注；5-FU 2g，泵入；亚叶酸钙 0.3g，每日 1 次，静脉滴注。化疗期间，患者胃肠道反应稍重，无其他明显不良反应。于 2007 年 12 月 20 日化疗。化疗方案为：表柔比星 70mg（第 1 天）+ 5-FU 总量 3.5g（第 1 天～第 3 天）+ 亚叶酸钙 0.3g（第 1 天～第 3 天）。后因化疗副作用过重停止治疗。

（四）病理诊断

胃角小弯侧溃疡型低分化印戒细胞癌 ⅡB 期（pT4aN0M0）

1. 大体检查　切除远端胃大弯长 15cm，小弯长 8.5cm，上切缘周径 12cm，下切缘 2.5cm。距上切缘 1.5cm 小弯侧可见溃疡型肿物，大小 3.5cm×3.5cm，切面灰白色，质硬。切环 1 枚长 0.3cm。小弯侧检出淋巴结 2 枚，大弯侧检出淋巴结 2 枚，吻合口上切缘切环 1 枚，长 1.5cm，周径 3cm。

2. 镜下检查　胃角小弯侧溃疡型低分化印戒细胞癌（图 18-1，图 18-2），肿瘤大小为 3.5cm×3cm×1.5cm，癌组织侵犯胃壁全层达浆膜外脂肪组织。自取下切缘、另见切环及吻合口上切缘均未见癌。胃小弯侧及大弯侧淋巴结均未见转移癌（分别为 0/2、0/2）。免疫组化染色显示肿瘤细胞：HER-1 (-)，HER-2 (-)，p53 (-)，p170 (+)，Ki-67 (+ < 25%)，VEGF (++)，Top- Ⅱ α (+ < 5%)，p16 (-)。

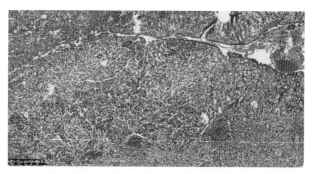

图 18-1　胃角小弯侧溃疡型低分化腺癌，癌组织分化差，腺腔结构不明显，部分呈印戒样，HE 染色低倍

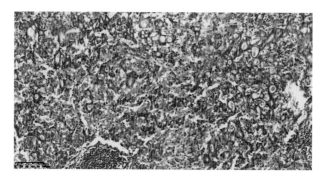

图 18-2　胃角小弯侧溃疡型低分化腺癌，HE 染色高倍

（五）随诊

2007 年 11 月至 2019 年，患者每 3 ～ 6 个月定期复查，均未见复发、转移，手术后 10 余年，目前情况良好。

二、病例点评

患者胃部恶性肿瘤位于胃小弯侧，根据术前胃镜、腹部 CT 等检查结果诊断为进展期胃癌。该患者收治于 2007 年，当时采用了腹腔镜辅助的手术方式。从本例患者治疗结果分析，腹腔镜技术应用于胃癌的诊治是安全、有效的，而且完全可以达到和常规开腹手术相同的治疗效果。腹腔镜手术视野放大、手术切口更小、术后疼痛感轻等有利因素都在一定程度上促进了患者康复。

该患者手术实施于 2007 年，那个年代的腹腔镜设备相对落后，手术器械和能源设备发展仍处在起步阶段，而胃癌根治术由于跨越多个层面，操作相对复杂，对术者的技术水平要求较高。因此很多外科医师对腹腔镜胃癌手术的肿瘤根治性仍存在质疑，对该技术的应用持观望态度。

　　腹腔镜辅助胃癌根治术的探索在 21 世纪初才刚刚开始，2004 年 5 月，我科在国内率先发表了关于腹腔镜胃癌根治术的学术论文，证实了腹腔镜下胃癌根治术的可行性和安全性。该文章在国内较早探讨关于腹腔镜胃癌根治术的应用指征，是《中华胃肠外科杂志》的高引用率论文和杂志 10 年期间的优秀论文。

　　腹腔镜胃癌根治术微创特点明显，手术时间与开腹手术相似，术中出血量、清扫的淋巴结数目等短期指标与开腹手术基本相当，而患者下床活动时间更早、总住院时间更短。微创技术的应用并未升高与手术相关的并发症和死亡率，2010 年在国内将机器人技术应用于胃癌根治术中，也已完全证实了机器人应用于胃癌根治术的安全性和可行性。

　　2012 年李国新等开展了 CLASS-01 研究，全国 14 个中心共 1056 名受试者的研究入组，2017 年完成随访。该论文提供了腹腔镜微创治疗局部进展期胃癌的高级别循证医学证据，揭示了腹腔镜微创手术治疗局部进展期胃癌具有确切的远期疗效与显著的微创获益。

　　与传统开腹手术相比，腹腔镜手术不仅技术安全可行（手术并发症 15.2% *vs* 12.9%，差异无统计学意义），而且微创优势显著：术中失血更少（平均 105.5ml）、恢复更快（术后平均第 2 天或第 3 天下床活动，第 3～5 天恢复肠道功能，第 5.5 天恢复流质饮食）。

（陈　凛）

三、相关疾病精要

　　1. **腹腔镜胃癌根治术的优点**　微创手术的代表事件是首例腹腔镜辅助胆囊切除术。随着腹腔镜手术方式的出现和推广应用，微创手术的优势也深入人心：更小的切口、更小的感染风险、更少的住院时间、恢复期显著缩短、更稳定的全身内环境状态、更少的疼痛感、更少的瘢痕愈合等。1991 年 Kitano 完成了第一例腹腔镜胃癌切除手术。经过了 20 多年的发展，从早期胃癌到进展期胃癌，腹腔镜技术已经成为外科治疗胃癌的常规选择。

　　2. **机器人辅助手术**　机器人辅助手术系统是微创手术的又一里程碑。1994 年，美国 FDA 正式批准第一台机器人导航设备投入临床使用。达芬奇手术系统和宙斯手术系统也相继在 2000 年和 2001 年获得了批准。因为生产达芬奇和宙斯手术系统的两家公司合并，所以达芬奇成为当前 FDA 唯一批准认证的机器人手术系统。

　　该系统采用主从关系的操作系统，通过模拟和重现医生的动作去完成高精度的手术。机器人系统既保留了开放性手术的优势，又传承了腹腔镜技术的特点，因此近年来在各个专业领域都得到了迅猛发展。

3. 达芬奇手术系统的优势 达芬奇手术系统最初是美国国家航天航空局和美军为了发展远程手术而设计发明的。目前最常用的达芬奇手术机器人系统由三个部分组成：成像系统、医生控制台和床旁机械臂系统。该系统使用双重偏斜视频摄像机，提供了手术视野的三维立体画面，解决了传统腹腔镜操作时可能引起的视觉盲区和视觉疲劳，图像放大作用也从腹腔镜时代的 3～5 倍迅速提高至 10～15 倍，极大地提高了操作的精度；机器人系统的仿真机械手腕（endowrist）拥有 7 个自由度，每个角度都有 90° 摆幅，这种设计基本可以达到人手的活动度，在处理和缝合组织的过程中，为眼-手协调和极佳的深部感觉创造了条件。机器人系统 50Hz 的精细动作过滤系统还可以完全消除外科医师手部的震颤，大大提高了手术的准确性和安全性。机器人系统本身的这些优势使其在各种疾病的手术治疗中均能发挥巨大作用。

4. 达芬奇机器人在胃癌中的应用 2002 年，Hashizume 等首次将机器人手术系统应用于胃癌根治，虽然第一台机器人辅助胃癌根治术的手术时间达到了 9 小时 40 分，但该手术充分证实了机器人系统的优点。机器人手术系统的购买和维护费用虽然较为昂贵，但随着商业竞争的不断深入，其价格自然会显著回落。

胃的周围组织解剖层次复杂，血管及淋巴管引流广泛，常因出血而影响操作，所以把握适应证，确保手术本身的安全是任何新技术开展过程中最重要的原则。机器人胃癌手术适应证和腹腔镜完全类似，虽然专家们在这个问题上有一些共识，但仍需要积极的探索和拓展。

机器人胃癌根治术的早期应用阶段，为了验证该技术的安全性和可行性，往往将其与开放性手术和腹腔镜手术相比，早期的回顾性研究在肿瘤学指标和短期预后方面基本可以达到相同的结果。韩国学者 Lee 等对 12 例 Ⅰ 期接受远端胃切除的机器人手术进行分析，平均手术时间为（253.7±53.0）分钟，平均失血量为（135.8±133.9）ml，平均住院时间为（6.6±1.6）天；刘凤林等应用机器人手术系统完成胃癌手术 19 例，其中 Ⅰ A 期 9 例，Ⅰ B 期 2 例，Ⅱ 期 4 例，Ⅲ B 期 2 例，Ⅲ C 期 2 例。手术均顺利完成，未出现中转开腹或普通腹腔镜手术病例，手术时间为 150～440 分钟，出血量为 10～100ml，术后发生胃瘘 1 例，经保守治疗后痊愈，无其他并发症发生。虽然国内机器人胃癌手术的起步较晚，但国内专家学者之前已有一定的腹腔镜技术基础，大大缩短了学习周期，短时间内可达到较高的水准。随着国内专家学者手术技巧的提高，机器人胃癌手术的适应证会不断扩展。

机器人系统能否完成胃癌 D2 根治术这样复杂的术式？其有效性和安全性究竟如何？日本学者 Jun Isogaki 对藤田保健卫生大学医院普外科使用机器人治

疗的 61 例胃癌病例进行了回顾性研究（14 例胃全切，46 例远端胃切除，1 例近端胃切除）。平均淋巴结清扫数目分别为（43±14）个和（42±18）个，平均手术时间为（520±177）分钟和（388±85）分钟。结果显示，达芬奇机器人不仅能安全有效地完成简单的 D1 根治术，对于完成 D2 的安全性和有效性同样令人信服。机器人具有良好的震颤过滤功能，并且内视镜由机械臂控制，可以保证图像的稳定性，外科医师可以在一个无物理干扰的情况下仔细解剖，有效提高了淋巴结清扫的效率和彻底程度。

机器人胃癌手术在国内逐步开展，但尚缺乏大宗病例报道，且手术费用较高，需要更多的前瞻性研究结果。

（谢天宇　陈志达　卫　勃）

参 考 文 献

[1]　张珂诚，陈凛．重视胃癌微创手术的规范化 [J]．中华外科杂志，2018, 56(4): 262-264.

[2]　张珂诚，卫勃，郜洪庆，等．基于倾向性评分匹配的机器人和腹腔镜胃癌根治术的近期与远期疗效比较 [J]．中华外科杂志，2018, 56(1): 47-51.

[3]　Hyuk-Joon Lee, Hyung-ho Kim, Min-chan Kim. et al. The impact of a high body mass index on laparoscopy assisted gastrectomy for gastric cancer[J]. Surg Endosc, 2009, 23:2473-2479.

[4]　Jyewon Song, Sung Jin Oh, Wook Ho Kang, et al. Robot-assisted gastrectomy with lymph node dissection for gastric cancer: lessons learned from an initial 100 consecutive procedures[J]. Annals of Surgery, 2009, 6:927-932.

[5]　Ki-Han Kim, Min-Chan Kim, Ghap-Joong, et al. The impact of obesity on LADG for early gastric cancer[J]. Gastric Cancer, 2006, 9:303-307.

[6]　Pietrzak P, Arya M, Joseph JV, et al. Three-dimensional visualization in laparoscopic surgery[J]. BJU Int, 2006, 98: 253-256.

病例 19　胃窦肝样腺癌Ⅲ B 期（pT4aN3aM0），远端胃切除术后已存活 12 年

【要点】　患者，男性，58 岁，因重度贫血，晕厥就诊，胃镜检查确诊胃窦癌，2006 年 9 月行远端胃大部切除术，肿瘤 8.5cm×7cm×3cm，侵及浆膜外脂肪组织并见多个腺癌结节形成，淋巴结转移（10/28）。随诊 12 年未见肿瘤复发、转移，一般情况很好。

一、病例介绍

（一）病史简介

男性，58 岁。主因"乏力、贫血 4 个月余，便血 3 个月余"于 2006 年 9 月 4 日入我院。

患者于 2006 年 5 月在上楼时出现晕厥，自行清醒后去医院检查血红蛋白：51g/L。医院要求住院输血治疗，患者未住院，自行口服阿胶治疗，1 个月后复查血红蛋白 49g/L，仍未入院治疗，3 个月前出现黑粪，最多约 500g，色暗红，出现上腹部饱胀感，嗳气，无反酸。于 2006 年 8 月 25 日到当地医院检查，胃镜示：胃窦变形，在小弯侧及前壁可见一巨大溃疡，底部覆盖黄白苔，组织脆，易出血。病理：（胃窦）腺癌，为进一步诊治而来我院。我院病理会诊为中低分化腺癌。患者自发病以来进食尚可，伴上腹饱胀嗳气，无恶心、呕吐，无腹痛、腹泻，间断黑粪，小便正常，近期来体重有所下降。

1. 既往史　2005 年冠状动脉安置支架，否认高血压、肝炎、糖尿病、结核病病史，无输血及血液制品史，无肿瘤相关及其他遗传病史。

2. 体格检查　体温 36.4℃，脉搏 76 次 / 分，呼吸 18 次 / 分，血压 135/75mmHg。身高 170cm，体重 70kg，BMI 24.2kg/m^2。神志清楚，贫血貌，查体合作，皮肤、巩膜未见黄染，颈、腋下、锁骨上未扪及肿大淋巴结。双肺未闻及干、湿啰音，心律齐，各瓣膜区未闻及杂音。全腹无压痛，肝脾肋下未触及，未扪及肿块，无移动性浊音，肠鸣音正常。双下肢无凹陷性水肿。

3. 实验室检查　血常规（2016 年 9 月 7 日）：血红蛋白 81g/L，红细胞计数

$3.39 \times 10^{12}/L$，白细胞计数 $4.83 \times 10^9/L$，中性粒细胞 0.715，淋巴细胞 0.151，血细胞比容 $0.278L/L$，血小板计数 $274 \times 10^9/L$。血生化（2016 年 9 月 4 日）：总蛋白 65.3g/L，血清白蛋白 32.6g/L，血糖 4.52mmol/L，丙氨酸转氨酶、谷氨酸转氨酶、乳酸脱氢酶、γ- 谷氨酰基转移酶、血胆红素、红细胞沉降率、电解质均在正常范围。脂肪酶 340U/L。肿瘤标志物（2006 年 9 月 4 日）示：甲胎蛋白测定为 1042μg/L，CEA、CA125、CA19-9、CA153、CA724 均在正常范围。

4. 胃镜及影像学检查

（1）胃镜检查（2006 年 8 月 25 日，外院）：胃窦变形，在小弯侧及前壁可见一巨大溃疡，底部覆盖黄白苔，组织脆易出血。病理（2006 年 9 月 1 日）：胃窦中低分化腺癌。

（2）胸部 X 线检查：未发现异常。

（3）腹部超声检查：肝左叶囊肿，胆囊、胰腺、脾、两肾未发现异常。

（二）诊疗经过

1. 病情评估　患者为中年男性，胃窦癌进展期，合并幽门梗阻和癌症溃疡出血，致严重贫血，经过处理，出血基本停止，贫血有纠正，手术切除有绝对适应证。检查未发现腹部、肺部转移，应争取根治性切除，远端胃切除淋巴结清扫应可承受。

2. 手术　2006 年 9 月 8 日在全身麻醉下施行远端胃切除。

探查：上腹正中切口，胃窦可触及 5cm×5cm 肿块，质硬，侵及全层，浆膜与胰头粘连，肝十二指肠韧带、胃小弯侧网膜触及肿大淋巴结，腹腔、盆腔未发现转移肿瘤。

切除：切除胃 4/5，幽门下 3cm 离断十二指肠，清除幽门上、肝动脉旁淋巴结。

吻合：缝闭十二指肠残端，结肠前胃空肠吻合（吻合器）。缝合胃壁切口，大量生理盐水冲洗腹腔，安置引流。术中出血约 200ml，未输血。

（三）病理诊断

胃窦小弯侧隆起型中分化腺癌，部分为肝样腺癌，ⅢB期（pT4aN3aM0）。

1. 大体检查　标本为切除之远端胃，大弯侧长 17cm，小弯侧 11cm，上切缘周径 15cm，下切缘周径 4.5cm，胃窦小弯侧见一隆起状肿物，大小 8.5cm×7cm×3cm，肿物切面灰白色，质硬，侵及浆膜外，小弯侧检出淋巴结 20 枚，大弯侧检出淋巴结 6 枚。带大网膜一堆，大小 15cm×11cm×4cm。

2. 镜下检查　胃窦小弯侧隆起型中分化腺癌（图 19-1，图 19-2），部分为肝样腺癌，肿物大小 8.5cm×7cm×3cm，侵及浆膜外脂肪组织，并见多个腺癌结节形成，上、下切缘均未见癌，小弯及大弯侧淋巴结均见转移癌（9/20、

1/8)。免疫组化染色显示肿瘤细胞：HER-1（-），HER-2（++），p53（+ > 75%），p170（-），Ki-67（+ > 75%），VEGF（+），Top-Ⅱα（+ > 75%），p16（+）。

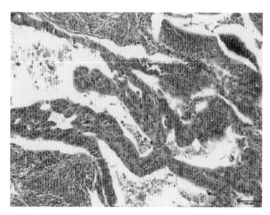

图 19-1　胃窦小弯侧隆起型中分化腺癌，不规则腺腔形成，浸润生长，HE 染色低倍

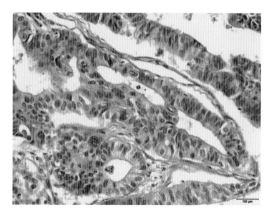

图 19-2　胃窦小弯侧隆起型中分化腺癌，HE 染色高倍

（四）随诊

2006 年 9 月以后，患者每 6 个月定期复查，均未见复发、转移，2018 年 12 月（术后 12 年）随诊情况良好。

二、病 例 点 评

（一）病例特点

1. 男性，58 岁，乏力、贫血、黑粪 4 个月余，曾有晕厥，查血红蛋白 51g/L，最低时 49g/L，近期体重有下降。血清白蛋白 32.6g/L，肝、肾功能正常。

2. 甲胎蛋白测定（AFP）1042μg/L（正常 0 ～ 20μg/L），癌胚抗原在正常范围。

3. 开放法远端胃切除，切除胃 4/5。病理诊断：胃窦小弯侧隆起型中分化腺癌，部分为肝样腺癌，Ⅲ B 期（pT4aN3aM0）。

4. 定期随诊无复发、转移，已无瘤存活 12 年（2018 年 12 月随诊，情况良好）。

（二）点评

肝样腺癌是一种非肝脏起源但具有肝细胞癌形态特点的少见肿瘤。当胃腺癌中查见肝细胞样分化特征，血肿瘤标志物 AFP 升高再结合免疫组化检测可做出病理学诊断。肝样腺癌作为一种少见、异质性肿瘤，临床很难做出正确诊断，治疗多按原发部位腺癌的治疗原则，如为肝样腺癌，全身及局部病变有可能切除则应行根治性切除。

胃肝样腺癌属于恶性程度更高，侵袭性更强，更易发生转移的特殊类型胃癌，故其预后更差。此例胃肝样腺癌诊断时已属Ⅲ B 期，远端胃大部切除，淋巴结清扫术后得以存活 12 年以上，目前病情稳定，是治疗成功病例。

（顾伟云）

病例 20　进展期胃癌术后无瘤生存超过 24 年

【要点】　患者，男性，68 岁，胃窦部大而深溃疡型中 - 低分化腺癌（6cm×5cm×3cm 大小），淋巴管内癌栓形成，淋巴结 0/2，肿瘤深及深肌层，行远端胃次全切除，胃周及网膜淋巴结清除，术后无瘤生存超过 24 年余。现年已 93 岁，生活能自理，神志清楚。

一、病 例 介 绍

（一）病史简介

患者，男性，68 岁。因"上腹部隐痛 2 个月"入院。

患者于 1994 年 9 月底无明显诱因出现上腹部疼痛，为间歇性隐痛，疼痛时间无规律，与饮食无关，无放射痛，无食欲减退、头晕、恶心、呕吐、反酸、嗳气等不适症状。同年 11 月 18 日行胃镜检查提示胃角及胃窦小弯侧一 2cm×3cm 深大溃疡，活检病理结果为胃窦管状及低分化腺癌。于 1994 年 11 月 21 日收入院。患者精神状态好，体力正常，食欲、睡眠好，小便正常，体重无明显下降。

1. 既往史、个人史　1994 年 9 月查空腹血糖为 8mmol/L，诊断为"2 型糖尿病"，服达美康、二甲双胍治疗，血糖控制好。吸烟 20 年，现已戒除，饮酒 50 年，1 两 / 日。

2. 体格检查　体温 36.6℃，脉搏 84 次 / 分，血压 120/75mmHg。体重 71.5kg，身高 174cm，BMI 23.62kg/m²。神志清楚，无贫血貌，皮肤黏膜无黄染，浅表淋巴结未触及。心、肺无异常，腹软，无压痛及反跳痛，全腹未触及包块，右肋缘下可触及肝缘，脾肋下未触及，移动性浊音阴性，肠鸣音活跃。

3. 实验室检查　血红蛋白 156g/L，白细胞计数 $10.5×10^9$/L，淋巴细胞 0.30，血小板计数 $204×10^9$/L，凝血指标正常。肝、肾功能正常。空腹血糖 7.1mmol/L，餐后 2 小时血糖 12mmol/L。大便化验：红、白细胞阴性，隐血弱阳性。

4. 影像学检查

（1）腹部 CT 平扫（1994 年 11 月 24 日）：未发现明显异常。

（2）上消化道钡剂（1994 年 11 月 26 日）：胃窦近幽门处 5cm×5.5cm 大小龛影，边缘分叶，周边明显指压痕，黏膜聚集并突然中断，有环堤及周边小结节状充盈缺损，十二指肠降部一囊袋状突起。诊断：①胃窦癌（溃疡型）；②十二指肠降段憩室。

（二）临床诊断

①胃窦部进展期胃癌；② 2 型糖尿病；③十二指肠憩室。

（三）诊疗经过

1. *病情分析*　胃窦癌诊断明确，病变范围大，累及角切迹以远，拟行远端胃大部切除，切缘送冰冻切片，如切缘阳性则行全胃切除。完善术前准备，各项化验检查结果未发现远处器官、组织转移，无绝对手术禁忌证。

2. *手术*　1994 年 12 月 6 日在全身麻醉下施行远端胃大部切除，毕Ⅱ式吻合术。术中所见：无腹水。肝、胆、胰、脾等脏器和盆腔无转移性结节。胃窦部可扪及一个大小约为 6cm×5cm×3cm 的肿块，质硬，浆膜面没有下陷。切断胃结肠韧带，切除大网膜，结扎切断胃网膜动脉。游离肝胃韧带，切断胃左动脉分支，游离至胃左动脉第一水平支，沿此线切断胃壁，小弯侧丝线缝合关闭，大弯侧留待作吻合。结扎切断胃右动脉，游离至十二指肠过幽门 3cm，切断并缝闭十二指肠。远端切缘距肿瘤约 4cm。远端和近端切缘送冰冻病理检查，结果未见癌细胞，切除胃 4/5。行毕Ⅱ式吻合术。结肠后近端对小弯。将胃管放置吻合口空肠段，缝合吻合口后壁和前壁。分别用蒸馏水和生理盐水灌洗腹腔。术中情况平稳，出血少，未输血。

术后 2 周（1994 年 12 月 19 日）起开始进行第一疗程化疗。化疗方案为：5-氟尿嘧啶（5-FU）0.5g 静脉滴注 3 次 / 周，共 4 周，丝裂霉素 8mg 静脉滴注 1 次 / 周，共 3 周。1995 年 5 月 22 日开始进行第二疗程化疗，方案调整为：5-FU 0.5g 静脉滴注 5 次 / 周（第 1 天～第 5 天），丝裂霉素 6mg 静脉滴注 1 次 / 周（第 5 天），共 3 周。1995 年 11 月 2 日开始进行第三疗程化疗，方案同第二次。1996 年 5 月 6 日开始进行第四疗程化疗，方案同第 2 次。1996 年 12 月 17 日开始进行第五疗程化疗，方案同第 2 次。

治疗期间复查 CT 及胃镜均未发现肿瘤复发及转移。末次胃镜检查（2009 年 4 月 17 日）结果：胃大部切除术，残胃炎。

（四）病理诊断

胃幽门部溃疡型中 - 低分化腺癌（Ⅱ期，pT2NxM0），淋巴管内癌栓形成。

1. **大体检查**　术中送检（远端胃切缘）及（十二指肠）切缘各 1 个。后送远端胃大部。上切缘长 13cm，下切缘长 5cm，小弯侧长 10cm，大弯侧长 15cm。在距上切缘 6cm，在距下切缘 1cm 处已略呈 "Δ" 形溃疡，大小为

5.5cm×4cm×1.2cm。周围呈围堤状。切面灰白，侵及胃壁深肌层，质中，与其他胃组织分界不清。肿瘤对应浆膜面找到淋巴结2枚，0.4cm大小，切面灰白，质中，包膜完整。

2. 镜下所见　胃幽门部溃疡型中 - 低分化腺癌，肿瘤大小为5.5cm×4cm×1.2cm，侵及胃壁肌层4/5，淋巴管内癌栓形成（图20-1，图20-2），术中送检（近端）胃切缘、十二指肠切缘及后送（近端）胃切缘、再取胃切缘、十二指肠切缘，均未见癌。浆膜淋巴结未见转移癌（0/2）。

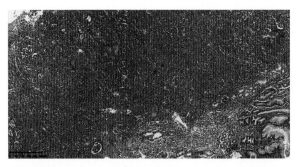

图 20-1　胃幽门部溃疡型中 - 低分化腺癌，癌组织分化差，浸润性生长，HE 染色低倍

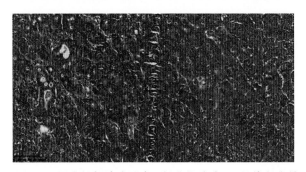

图 20-2　胃幽门部溃疡型中 - 低分化腺癌，HE 染色高倍

（五）随诊

1. 定时复查胃镜及腹部CT、PET/CT等检查，2015年7月8日PET/CT提示胃肠吻合口代谢增高（图20-3），同时结合2015年7月16日胃镜检查结果确定无局部复发。此后于2019年8月16日复查胃镜：胃大部切除术，胃空肠吻合术后，残胃炎，吻合口炎。

血常规（2019年8月15日）：血红蛋白90g/L，红细胞计数$3.67×10^{12}$/L，血细胞比容测定0.284L/L，血小板计数$203×10^9$/L。血生化（2019年8月15日）：总蛋白60g/L，血清白蛋白34.0g/L，肝酶、肾功能在正常范围。体重61.5kg，身高174cm，BMI 20.31kg/m^2。无瘤生存期已超过24年，现年93岁。

2. 2004 年 4 月 21 日因胆囊结石、胆总管结石反复发作胆囊炎行胆囊切除、胆管取石、T 形管引流术，术后恢复良好。2008 年 6 月份突发剑突下疼痛，MRCP 检查：胆总管多发结石伴肝内外胆管扩张，十二指肠憩室，患者拒绝有创治疗，抗感染治疗后症状缓解。

3. 2012 年体检发现前列腺低回声结节，PSA 在正常范围，患者不愿意行穿刺，以后复查无明显变化。

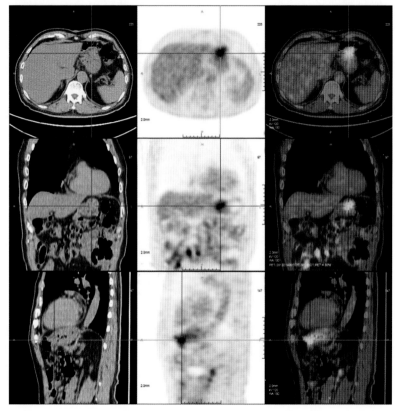

图 20-3　胃远端呈术后改变，胃肠吻合口代谢增高（2015 年 7 月 8 日）

二、病例点评

20 世纪 90 年代初我国胃癌的胃镜筛查普及率不高，大多数患者在明确诊断时已经是胃癌晚期。本例患者在出现长时间腹痛后行胃镜检查发现胃角及胃窦小弯侧大而深溃疡性病变，活检病理结果为管状及低分化腺癌，上消化道钡剂检查示胃窦近幽门处巨大龛影，伴有环堤状及周边小结节状充盈缺损，确诊为胃窦癌，胃癌已处于进展期。进一步行胸腹部 CT 检查，未发现远处转移。

术中胃窦部可扪及一个大小约为 6cm×5cm×3cm 的肿块,质硬,浆膜面没有下陷,术后病理检查为肿瘤大小为 5.5cm×4cm×1.2cm,侵及胃壁深肌层 4/5,淋巴管内癌栓形成。浆膜淋巴结未见转移癌 (0/2)。病理诊断为胃幽门部溃疡型中 - 低分化腺癌。按第 8 版 AJCC/UICC 的 TNM 分期标准,要达到精确分期,推荐清扫区域淋巴结数目应 ≥ 16 个。故根据术后病理检查的情况,按现标准推测病理分期应为 pT2NxM0,应属 Ⅱ 期。根据胃癌诊疗规范 (2018 年版),此分期的患者术后应行辅助化疗,目前我国常将氟尿嘧啶类联合铂类作为胃癌的一线治疗方案。该患者当时采用的化疗方案是在 5-FU 的基础上联合丝裂霉素,每半年左右为 1 个疗程,此方案很大程度减轻了化疗的不良反应,尤其使老年患者化疗耐受性大大提高,24 年的术后随访也证实了根治性手术加上该术后辅助化疗方案的有效性。

本例为 Ⅱ B 期胃癌,癌肿大而深,且淋巴管有癌栓,淋巴结清扫范围只涉及胃周围及大、小网膜,按胃癌诊疗规范 (2018 年版)未达要求。但手术规范且彻底,加上术后辅助化疗等综合治疗措施,患者仍得以无瘤生存超过 24 年,手术时已 68 岁。至 2018 年已 92 岁。

此例患者说明,进展期胃癌,合理的手术根治辅以适宜的化疗可以获得治愈,而且得以长寿。分析此例治疗成功的原因如下。

1. 20 世纪 90 年代初期,68 岁已是老年,且有糖尿病,决定采取适当范围的规范手术,手术成功,没有并发症,顺利恢复,奠定了患者与疾病做斗争的信心,此例说明对于淋巴结清扫范围应根据具体患者而定,按 D2 标准清扫淋巴结对此例患者并不适宜。

2. 适宜的辅助化疗是有益的,5- 氟尿嘧啶 + 丝裂霉素方案有效且副作用小,患者痛苦少,更坚定对治疗的信心。

3. 和谐的医患关系,患者能遵从医生意见,保证营养,改变不良生活习惯,始终保持积极的心态。

4. 很好的医疗保障体系,定期、系统地复查,及时处理新发疾病,保证了患者长寿。

(万　军)

三、相关疾病精要

胃癌 (gastric carcinoma) 指原发于胃上皮的恶性肿瘤,一般指腺癌。胃癌曾是全世界癌症死亡的首位原因,直到 20 世纪 80 年代才被肺癌所超过。其发病率具有显著的地理、族群和社会经济分布差异。据统计,东亚、东欧和南美洲的发病率最高，70% 以上的胃癌发生在发展中国家，男性比女性发病率高。据世界卫生组织（WHO） GLOBOCAN 数据库资料显示，2018 年中国胃癌发病率超过 20.7/10 万，为全世界高发地区之一。胃癌患病的高风险因素包括萎缩性胃炎、胃溃疡、腺瘤性息肉和肠上皮化生等癌前疾病和癌前病变，膳食（亚硝基化合物、高盐膳食且蔬菜摄入量少）和生活方式（吸烟、饮酒）、肥胖、幽门螺杆菌及 EB 病毒感染、经济卫生水平落后、胃部接受过手术或进行过腹部放疗等环境因素，甚至还包括患者的血型、家族易感性、某些基因的多态性等遗传因素，随着这些危险因素逐渐被认识，近几十年来胃癌的全球发病率已迅速下降，而中国的发病率下降没有其他国家显著。在我国胃癌发病率居第 2 位，死亡率排第 3 位。全球每年新发胃癌病例中国约占其中的 40%。我国早期胃癌占比很低，仅约 20%，大多数发现时已是进展期，总体 5 年生存率不足 50%。体重减轻及持续性腹痛是初诊时最常表现的症状，而早期胃癌通常没有症状，约 50% 的患者在明确诊断时病变已经不再局限于局部，即使局部区域受累的患者中也只有 50% 有进行根治性手术切除的可能。近年来随着胃镜检查的普及和内镜技术的发展，使得早期胃癌检出比例逐年增高。其中内镜及内镜下活检是目前诊断胃癌的金标准。胃癌治疗的总体策略是以外科为主的综合治疗，即根据肿瘤病理学类型及临床分期，结合患者一般状况和器官功能状态，采取内外科、放疗科、介入科、影像科、营养科等多学科综合治疗（multi-disciplinary team，MDT）模式，以达到根治或最大幅度地控制肿瘤、延长患者生存期、改善生活质量的目的。

（一）分期和术前评估要点

1. 分期系统主要有两种胃癌分期系统

（1）日本分期系统，该系统最为精细，分期基于解剖位置，尤其是淋巴结分站。

（2）美国癌症联合会（American Joint Committee on Cancer， AJCC）和国际抗癌联盟（International Union Against Cancer， UICC）联合制定的分期标准，该系统更为广泛使用，也是国家卫生健康委员会 2018 年《胃癌诊疗规范》中所推荐的分期系统。

AJCC/UICC 的 TNM 分期标准：目前为 2016 年 10 月推出的第 8 版—分期方案基于肿瘤（T）、淋巴结（N）和远处转移情况（M）进行分期。其中需要注意的是，胰腺及脾区的淋巴结（胰脾淋巴结、胰周淋巴结、脾淋巴结）对胃大弯和胃小弯的肿瘤均是区域淋巴结。其他腹腔内淋巴结群受累（即肝十二指肠淋巴结、胰后淋巴结、肝门淋巴结、肠系膜淋巴结及主动脉旁淋巴结）属远处转移。

2. 术前评估

（1）目的是将患者分为肿瘤局限且手术可能切除病变（Ⅰ～Ⅲ期）和全身性受累（Ⅳ期）两类。

（2）往往需结合腹腔、盆腔及胸部 CT 扫描、超声内镜（EUS）检查、PET-CT 扫描、血清肿瘤标志物甚至诊断性腹腔镜检查来协助判断。

（3）经过术前检查评估为局部区域肿瘤（Ⅰ～Ⅲ期）的患者有可能治愈；治疗前分期检查提示肿瘤原发灶侵入黏膜下层（T2 期或更高）或高度怀疑淋巴结转移的所有患者均应多学科评估来制订最佳治疗方案。晚期（Ⅳ期）患者通常根据其症状和功能状态选择进行姑息性治疗。

（4）不可切除的指征：存在远处转移并侵犯大血管结构（如主动脉），或肿瘤包裹或堵塞肝动脉或腹腔干/脾动脉近端。其他潜在的相对禁忌证包括皮革胃，巨大淋巴结肿大并与胰头粘连，存在胰腺后方及下方的淋巴结、主动脉、腔静脉区域、纵隔内及肝门淋巴结转移。

（二）病理分型、分级和分期方案

1. 组织学分型：国家卫生健康委员会 2018 年《胃癌诊疗规范》中所推荐同时使用 WHO（消化系统肿瘤）和 Laumn 分型（肠型、弥漫型、混合型、未分化型）。

2. 组织学分级：依据腺体的分化程度分为高分化、中分化和低分化（高级别、低级别）。

3. 新辅助治疗后根治术标本的病理评估分期。

（三）胃癌的治疗进展

1. 手术根治性切除 是治疗进展期胃癌的基本方法和唯一可能治愈的方法。近 20 多年来，外科手术趋于规范化和微创化。

（1）胃癌外科治疗规范逐步完善：① AJCC/UICC（美国癌症联合委员会/国际抗癌联盟）TNM 分期至 2016 年已改进到第 8 版，根据临床实践积累尚有改进的空间；②根治（D2）手术被定为进展期胃癌的标准术式，而到 2018 年日本胃癌学会的第 5 版《胃癌治疗指南》进行了更新，对淋巴结的清扫范围和网膜囊切除的范围以及有关内容做了更新界定。D2 淋巴结清扫方面，NO.14V 仅在 NO.6 有转移时才要求清扫，NO.10 不再作为 D2 清扫的常规要求，由于 NO.10 淋巴结转移率仅为 2.36%。可见所有指南、分期、淋巴结清扫范围均有待在大量实践中检验，临床医师应根据患者的实际情况，在指南基础上精细规划治疗方针。

（2）外科手术微创化——胃癌腹腔镜手术：1994 年，日本完成了首例腹腔镜胃癌手术，此后有了迅速的发展，现已成为早期胃癌手术的首选，对于进展期胃癌应用的可能性还在临床验证中。

2. **新辅助治疗**　对晚期患者而言，发展围手术期的新辅助化疗（NACT）联合规范手术新模式不仅可以提高手术切除率，改善预后，增强患者化疗耐受性及减轻毒副作用，还可以使手术的死亡率及并发症得以有效控制。不过仍然存在一些问题，如化疗药物对骨髓有抑制作用，对手术难度及术后恢复都有一定的影响等。

3. **化学治疗**　临床一般将化疗分为术后化疗、新辅助化疗及姑息性化疗。我国常将氟尿嘧啶类联合铂类作为一线治疗方案。采用含卡培他滨联合方案治疗者较 5- 氟尿嘧啶联合方案治疗者的中位总生存期(OS)长。2011 年有研究认为，奥沙利铂联合卡培他滨方案（XELOX）可作为胃癌根治术术后标准的化疗方案。NCCN 认为，伊利替康、5- 氟尿嘧啶和亚叶酸钙联合用药（FOLFIRI）是晚期胃癌患者可以接受的一线治疗方案。曾接受氟尿嘧啶类和铂类化疗失败后的晚期胃癌患者进行二线化疗能取得更长的 OS。

4. **放射治疗**　NCCN 对于局部晚期胃癌根治术后的推荐治疗方案为 45 ～ 50.4Gy 放疗联合氟尿嘧啶类为基础的同步放、化疗。

5. **分子靶向治疗**　至今胃癌的靶向药物治疗研究均未取得突破，近年研究的药物主要包括表皮生长因子受体（EGFR）抑制剂、人类表皮生长因子受体 -2（HER-2）单克隆抗体、血管内皮生长因子受体抑制剂、多靶点酪氨酸激酶抑制剂、哺乳动物雷帕霉素靶蛋白（mTOR）抑制剂等。其中一项 Ⅱ 期试验显示肝细胞生长因子表面受体（Met）抑制剂 Tivantinib 治疗胃癌使 36.7% 的患者病情得到控制。

（1）曲妥珠单抗：对人表皮生长因子受体 -2（human epidermal growth factor receptor 2，HER-2）过表达（免疫组化染色呈 +++，或免疫组化染色呈 ++ 且 FISH 检测呈阳性）的晚期胃或胃食管结合部腺癌患者，推荐在化疗的基础上，联合使用分子靶向治疗药物曲妥珠单抗。适应人群为既往未接受过针对转移性疾病的一线治疗患者，或既往未接受过抗 HER-2 治疗的二线及二线以上治疗患者。

（2）阿帕替尼：高度选择血管内皮细胞生长因子受体 -2 抑制剂，其适应证是晚期胃或胃食管结合部腺癌患者的三线及三线以上治疗，且患者接受阿帕替尼治疗时一般状况良好。

6. **免疫治疗**　临床试验及研究证实免疫检查点抑制剂在晚期胃癌的三线或二线治疗中可改善生存期。纳武单抗和派姆单抗分别已在日本或美国获批胃癌适应证，分别为三线治疗以上的晚期胃腺癌，或 PD-L1 阳性的二线治疗及二线治疗以上的胃腺癌。

7. 介入治疗　胃癌的介入治疗有确定效果的是胃癌肝转移的介入治疗主要包括消融治疗、TAE、TACE 及 TAI 等。此外，对胃癌相关出血介入治疗有独特的优势，通过选择性或超选择性动脉造影明确出血位置，并选用合适的栓塞材料进行封堵止血。晚期胃癌患者可出现胃出口恶性梗阻相关症状，通过 X 线引导下支架置入等方式，达到缓解梗阻相关症状、改善患者生活质量的目的。

（四）胃癌治疗后随访原则

应按照患者个体化和肿瘤分期的原则。胃镜随访的策略：推荐术后 1 年内进行胃镜检查，对全胃切除术后，发生大细胞性贫血者，应当补充维生素 B 和叶酸。PET-CT、MRI 检查仅推荐用于临床怀疑复发，合并常规影像学检查为阴性时使用。

（石　卉）

参 考 文 献

[1]　中华人民共和国卫生健康委员会 . 胃癌诊疗规范 (2018 年版)[J]. 肿瘤综合治疗电子杂志，2019, 5(1):55-82.

[2]　Lee S J, Sohn T S, Lee J, et al. Adjuvant chemoradiation with 5-fluorouracil/leucovorin versus S-1 in gastric cancer patients following D2lymph node dissection surgery:a feasibility study[J]. Anticancer Res, 2014, 34 (11) :6585-6591.

[3]　Mocellin S, Pasquali S. Diagnostic accuracy of endoscopic ultrasonography (EUS) for the preoperative locoregional staging of primary gastric cancer[J]. Cochrane Database Syst Rev 2015:CD009944.

[4]　Siegel R, Ma J, Zou Z, et al. Cancer statistics, 2014[J]. CA Cancer J Clin, 2014, 64:9.

[5]　Son T, Hyung W J, Kim J W, et al. Anatomic extent of metastatic lymph nodes: still important for gastric cancer prognosis[J]. Ann Surg Oncol, 2014, 21:899.

[6]　Wong R K, Jang R, Darling G. Postoperative chemoradiotherapy for locally advanced (operable) gastric cancer:darifying the role and technique of radiotherapy[J]. J Gastrointest Oncal, 2015, 6 (1) :89-107.

病例21 进展期胃角小弯侧癌手术治愈18年无瘤生存

【要点】 患者，男性，1913年出生，1988年确诊为进展期胃癌（时年75岁），1988年4月20日施行胃次全切除术，切除胃4/5，胃十二指肠吻合。病理：管状腺癌，4cm×5cm×1cm，癌组织侵及浆膜下层，术后优氟定单药化疗半年。多次复查未见异常，于2006年1月因肺炎合并多脏器衰竭去世，享年93岁，无瘤生存期长达18年。

一、病例介绍

（一）病史简介

患者，男性，1913年出生，2006年1月因肺炎合并多脏器功能衰竭死亡，享年93岁。

主因"间歇性上腹痛两年多，加重半年"于1988年4月15日收住我院。患者于1985年下半年出现间歇性上腹痛，为餐前空腹痛，在当地医院行上消化道钡剂造影未见异常，予口服"乐得胃"，疼痛能缓解。1987年下半年疼痛加重，未重视，1988年2月无诱因出现一次黑粪，遂在当地医院再次行上消化道钡剂造影，见"胃角部约5cm充盈缺损，其间3cm×1.3cm的龛影，局部胃壁僵硬，蠕动几乎消失"。胃镜：胃角中央4cm×2cm溃疡。活检病理：高分化腺癌。患者发病以来饮食尚好，1年内体重下降约5kg。

1. 既往史 1971年曾有一次较严重的心前区闷痛，诊断为"前间壁心肌梗死"，经治疗后"痊愈"，此后在劳累时偶有心前区闷痛，口服"硝苯地平"和扩冠状动脉药物可缓解；高血压病史20余年，血压最高时达210/110mmHg，平素口服硝苯地平、氨氯地平等药物控制血压在130～160/60～80mmHg。

2. 体格检查 体温36.6℃，脉搏64次/分，呼吸18次/分，血压134/70mmHg。发育正常，营养中等，全身皮肤及巩膜无黄染，左颈前可触及一黄豆大小淋巴结，质中等，无触痛，无粘连。双肺呼吸音清晰，未闻及干、湿啰音。心界不大，心率64次/分，律齐，心尖部可闻及Ⅱ级收缩期杂音。腹部平软，无压痛，肝脏肋下 1.5cm，脾不大，肠鸣音活跃。双侧腹股沟区直立位可见包块，右侧约 8cm×4cm，下降至阴囊，左侧约 3cm×3cm，卧位消失。双下肢轻度水肿，足背动脉搏动好。

3. 实验室检查　血红蛋白 108g/L，白细胞计数 6.2×10^9/L，中性粒细胞 0.8，血小板计数 110×10^9/L；GPT 及 GOT 均正常，总蛋白 63g%，白蛋白 40g%，总胆红素和直接胆红素均在正常范围，血肌酐、血糖、尿素均在正常范围，血钠 143mmol/L，血钾 4.4mmol/L，碱性磷酸酶 76U/L，凝血酶原时间 19 秒，凝血酶原活动度 61%；乙肝表面抗原阴性；肿瘤标志物：CEA 3.3ng/ml；大便隐血阴性；尿比重 1.022，无红白细胞及管型。

4. 影像学检查

（1）胸部 X 线片：慢性支气管炎，肺气肿，两肺未见实变影或结节影，心影不大，侧位 X 线片未见异常。

（2）心电图：窦性心律，左束支分支阻滞，陈旧性前壁心肌梗死。心率 61 次／分，QRS：Ⅱ、Ⅲ、aVF、V$_2$ 导联呈 rS 型，aVL 导联呈 qR 型，V$_3$ 导联呈 qrS 型，RaVL > R$_1$，S$_Ⅲ$ > S$_Ⅱ$，Tv$_4$v$_5$ 高尖，电轴左偏 − 51°。

（3）超声心动图：①主动脉轻度反流；②二尖瓣轻度反流；③左室射血分数 0.64。

（4）上消化道胃肠钡剂：胃角小弯部见约 4.5cm×2cm 范围黏膜破坏区，其中有较大不规则龛影，小弯侧胃壁僵硬，符合溃疡型胃癌表现，胃底及十二指肠正常。

（5）胃镜：胃角变形，顶部见一约 4cm×3cm 大小溃疡，底硬，被覆灰白苔，周边隆起。病理：胃角管状腺癌。

（6）肠镜：直肠黏膜管状腺瘤。

（7）腹部 CT 及超声：脂肪肝。

（8）腹盆腔超声：双肾囊肿，前列腺肥大。

（二）临床诊断

①胃腺癌，进展期；②高血压病；③冠状动脉粥样硬化性心脏病，心绞痛，陈旧性心肌梗死；④双侧腹股沟斜疝，可复性；⑤双下肢水肿原因待查；⑥双肾囊肿；⑦前列腺肥大；⑧轻度贫血。

（三）诊疗经过

1. 多学科讨论（普外科、心内科、内科、麻醉科）　胃腺癌，位于胃角小弯侧，进展期，尚未发现远处转移。手术切除是治愈胃癌的唯一方法，因此手术是首选。

手术术式和能否承受手术、如何防止术中意外和术后并发症是讨论的重点。

患者已 75 岁高龄，曾发生陈旧性前壁心肌梗死，尚无心功能不全的表现，双下肢的水肿暂不考虑心源性，呼吸系统无异常，肝、肾功能正常，凝血酶原时间偏低，有可能术中出血较多，应适当备血。术中最重要的是保持血压稳定，血压降低可能影响心脏灌注，缺血，应特别关注，及时处理。讨论认为全身情况仍属可控。

胃小弯巨大溃疡，有"半月征"，说明肿瘤较晚，但有切除的可能。计划行胃次全切除，切除胃 4/5 及网膜，D1 淋巴结清扫，胃十二指肠吻合。如广泛转移，可能切不下来。年龄大，体质不佳，手术有一定风险。术中注意少出血，少扰动，注意术后并发症。

2. 手术　1988 年 4 月 20 日行胃大部切除，胃十二指肠吻合术。手术取上腹部正中切口，开腹探查可见肝胆、胰、脾、双肾无异常。盆腔正常。腹主动脉迂曲，周围淋巴结无肿大。胃小弯有约 5cm×4cm×4cm 包块，肿瘤已浸透浆膜，胃小弯侧淋巴结肿大，质硬，贲门、幽门及胃大弯淋巴结不肿大。腹腔动脉、胃左、脾及肝动脉根部淋巴结不肿大。脾门淋巴结不大。肠系膜根部淋巴结不大，胰十二指肠根部胰头上缘有一 1.5cm×1.0cm×0.5cm 的淋巴结，予以切除送检。距离肿瘤上界过 5cm 切除胃大部组织，小弯侧双重缝合，大弯侧与十二指肠吻合。大量盐水冲洗腹腔。手术经过顺利，出血不多，输血 400ml。

（四）病理诊断

胃角小弯侧溃疡型管状腺癌，ⅡA 期（pT3N0M0）。

1. 大体检查　送（胃切缘）一条，1.5cm×0.3cm×0.2cm；送（十二指肠切缘）一条，3cm×0.3cm×0.2cm；送（胰头上方淋巴结）一枚，3cm×2cm×0.3cm。标本为次全切除之胃及大网膜脂肪组织，上切缘周长 6cm，下切缘周长 14cm，小弯长 9cm，大弯长 15cm。延大弯剪开胃，见小弯侧有一肿物，距上切缘 2.5cm，大小约 4cm×5cm×1cm，肿物表面可见一个溃疡面，有 3cm×2.5cm 大小，色灰白，质硬，底部灰白色，周围黏膜隆起。切面见肿物深达肌层，灰白色质硬，其余胃黏膜呈灰黄色，有皱襞，寻见淋巴结共 9 枚，最大者有 0.6cm×0.3cm×0.3cm，最小者约 0.2cm×0.2cm×0.1cm。

2. 镜下所见　胃角（小弯）溃疡型管状腺癌（图 21-1，图 21-2），大小约 4cm×5cm×1cm。肿瘤侵及浆膜下层。胃体型黏膜慢性萎缩性胃炎伴肠化。标本上下切缘未见肿瘤组织，小弯淋巴结（0/5）、大弯淋巴结（0/3）、胰头上缘淋巴结（0/1）均未见癌转移。临床送检胃切缘及十二指肠切缘均未见癌。

（五）术后辅助化疗

患者术后 25 天开始化疗，优福定（UFT）0.648g/ 片，每日 3 次，每周 5 天；丝裂霉素（MMC）4mg 静脉滴注，每周 1 次；连续 8 周为 1 个疗程；共给予 2 个疗程，过程顺利。

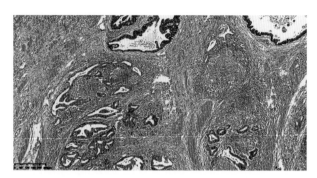

图21-1 胃角小弯侧溃疡型管状腺癌，癌组织呈不规则管状排列，浸润性生长，富于淋巴组织，HE 染色低倍

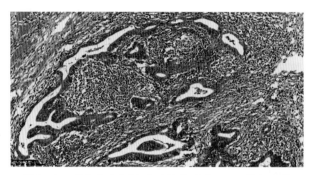

图21-2 胃角小弯侧溃疡型管状腺癌，HE 染色高倍

（六）随诊

术后按期复查，未发现肿瘤复发及转移。2006 年 1 月，患者因肺炎合并多脏器功能衰竭死亡，享年 93 岁。

二、病 例 点 评

此例老年患者的治疗是成功的，75 岁进展期胃癌根治切除术后无瘤生存 18 年，享年 93 岁。

1. 癌症是可以治愈的。进展期溃疡型管状腺癌，肿瘤大小 4cm×5cm×1cm，已侵及浆膜下层，远端胃次全切除，淋巴结 D1 切除术后，2 个疗程的 5-氟尿嘧啶＋丝裂霉素治疗后，未行其他针对肿瘤的治疗，生活质量良好，生活可以自理，直至发生肺炎、情况恶化。

2. 老年人伴有陈旧性心肌梗死，有发作性心绞痛，心电图一直不正常，20 余年高血压，胃癌手术的决策通过多学科讨论，听取心血管科、麻醉科的评估和判断；外科创伤有可能造成心血管意外，如何做好各项预防措施；患者本人及其家属对治疗的态度，综合各方面意见，做出正确决策，保证了手术治疗的成功。

3. 医疗条件，心理疏导，加之患者本身是医生，对疾病规律的认识，综合条件保障，得以获得胃癌治愈，并享高寿。

（顾倬云）

三、相关疾病精要

根据世界卫生组织的数据统计，2018 年全球约有 102 万人确诊胃癌，78 万人死于胃癌。全球范围内，胃癌位居恶性肿瘤发病率的第 5 位，致死人数位居第 3 位。我国胃癌的发病率相对较高，2014 年，我国新诊断胃癌病例约为 41 万，死亡约 29.38 万人。

分期是决定胃癌预后的关键因素。临床上，将胃癌大体分为早期和进展期，早期胃癌的概念比较一致，即指侵及黏膜及黏膜下层的肿瘤，也就是 T1 肿瘤，进展期胃癌的概念比较多样，目前普遍采用的概念是：浸润深度至少达肌层（T2 及 T2 以上）、伴或不伴淋巴结转移，没有远处转移（M0），按照 TNM 分期，属 ⅠB ～ ⅢC 期肿瘤。由此可见，进展期胃癌是介于早期和晚期胃癌之间的一组肿瘤，预后差别比较大。

本例患者的肿瘤位于小弯侧，浸润深度达浆膜下层，按照第 8 版 AJCC 分期标准为 ⅡA 期（pT3N0M0），属于进展期胃癌，对这一分期患者而言，手术是根治的主要方法。对患者手术耐受性和肿瘤分期的准确判断是根治性手术的重要前提，标准的根治术是治愈的关键。该患者确诊于 1988 年，当时已 75 岁高龄，且合并陈旧性心肌梗死，手术风险比较大。

对于 T1b、T3 胃癌，根治性手术要达到 R0 切除，切缘至少 ≥ 4 cm，D2 淋巴结清扫预后明显好于 D1，淋巴结清扫数量至少为 15 枚。局部浸润深度为 T2 及 T2 以上患者可术前化放疗，直接手术者术后需要辅助化疗，方案以 5- 氟尿嘧啶、奥沙利铂为基础的联合化疗为主。

日本学者开展的一项小样本研究对 116 例 ⅡA 期胃癌患者进行了生存随访：T3N0M0 患者的 5 年生存率为 77%，影响生存期的独立危险因素为淋巴管受侵，未受侵的患者 5 年生存率为 83%，有淋巴管受侵的为 68%。

韩国学者对 630 例 ⅡA 期（T3N0M0、T2N1M0、T1N2M0）开展的回顾性研究表明，接受化疗的患者 5 年生存率为 89.3%，未化疗的患者为 86.4%，肿瘤最大单径 5cm 以上为复发的高危因素。

本例患者因高龄合并陈旧性心肌梗死存在手术风险，肿瘤最大直径 5cm 存在高复发风险，有高危手术因素的老年人，原则上手术达到根治的情况下，不宜扩大范围清扫淋巴结，在顺利接受了根治性手术后生存期长达18年，最终因肺部感染导致的呼吸衰竭继发多脏器衰竭死亡，从整体上看肿瘤治疗是成功的。

目前，有关恶性肿瘤患者5年生存的数据比较多，更长的随访数据较少，笔者认为其原因在于5年随访数据相对容易获得，且能比较客观地反映肿瘤治疗的效果；更长的生存数据随访相对困难，且受肿瘤之外的疾病影响较多。因此，本例患者的长期生存得益于胃癌的根治性治疗，也得益于全程的健康和疾病管理。

（李小梅　邱娇娇）

参 考 文 献

[1] Bang Y J, Kim Y W, Yang H K, et al. Adjuvant capecitabine and oxaliplatin for gastric cancer after D2 gastrectomy (CLASSIC): a phase 3 open-label, randomised controlled trial[J]. Lancet, 2012, 379:315-321.

[2] Dikken J L, Jansen E P, Cats A, et al. Impact of the extent of surgery and postoperative chemoradiotherapy on recurrence patterns in gastric cancer[J]. J Clin Oncol, 2010, 28:2430-2436.

[3] Ito H, Clancy T E, Osteen R T, et al. Adenocarcinoma of the gastriccardia: what is the optimal surgical approach?[J]. J Am Coll Surg, 2004, 199:880-886.

[4] Karpeh MS, Leon L, Klimstra D, et al. Lymph node staging in gastric cancer: is location more important than Number? An analysis of 1038 patients[J]. Ann Surg, 2000, 232:362-571.

[5] Imamura T, Komatsu S, Ichikawa D. Poor prognostic subgroup in T3N0 stage Ⅱ A gastric cancer, suggesting an indication for adjuvant chemotherapy[J]. J Surg Oncol, 2015, 111(2):221-225.

[6] Songun I, Putter H, Kranenbarg E M, et al. Surgical treatment of gastric cancer: 15-year follow-up results of the randomized nationwide Dutch D1D2 trial[J]. Lancet Oncol, 2010, 11:439-449.

[7] Torre L A, Bray F, Siegel R L, et al. Global cancer statistics, 2012[J]. CACancer J Clin, 2015, 65:87-108.

[8] Wong R K, Jang R, Darling G. Postoperative chemoradiotherapy vs. preoperative chemoradiotherapy for locally advanced(operable) gastric cancer: clarifying the role and technique of radiotherapy[J]. J Gastrointest Oncol, 2015, 6(1):89-107.

[9] Yang L, Zheng R, Wang N, et al. Incidence and mortality of stomach cancer in China, 2014[J]. Chin J Cancer Res, 2018, 30(3):291-298.

病例 22 胃窦部腺癌ⅢA期（pT4aN2M0），远端胃次全切除术后已存活 12 年

【要点】患者，男性，63 岁。上腹不适 2 个月，黑粪半个月，纤维胃镜检查，确诊为胃窦部癌，2006 年 10 月 8 日在全身麻醉下行根治性远端胃次全切除术，肿瘤大小为 8.5cm×8cm×2cm，侵及浆膜面外，累及十二指肠壁，上下切缘未见癌，小弯侧淋巴结见转移癌（4/16），大弯侧淋巴结及脾动脉根部、小肠系膜均未见转移癌（分别为 0/14，0/2，0/1）。术后恢复良好。术后已存活 12 年（2018 年 12 月随诊情况良好）。

一、病例介绍

（一）病史简介

患者，男性，63 岁。因上腹部不适，食欲不佳 2 个月，半个月前发现黑粪于 2006 年 10 月 1 日入院。2006 年 6 月田间劳作时两次"中暑"，当时感觉头晕、恶心，全身酸软，出大汗，自行口服藿香正气水后缓解。此后自觉食欲减退，上腹不适，隐痛，但能耐受。半个月前发现黑粪，在当地医院行 MRI 检查诊断为进展期胃癌。9 月 20 日来我院胃镜检查，病理确诊为胃癌。发病以来，精神睡眠好，食欲食量差，体重无明显下降。

1. **既往史、个人史** 吸烟 40 余年，每两天 1 包，无饮酒史，无高血压、糖尿病病史。父母已去世，死因不详。

2. **体格检查** 体温 36.4℃，脉搏 80 次/分，呼吸 18 次/分，血压 115/74mmHg，身高 180cm，体重 80kg，BMI 24.7kg/m²。神志清楚，营养中等，贫血貌，皮肤、巩膜未见黄染，颈、腋下、锁骨上未扪及肿大淋巴结。双肺呼吸音清，未闻及干、湿啰音，心律齐，各瓣膜区未闻及异常杂音。全腹无压痛，肝脾肋下未触及，未扪及肿块，移动性浊音阴性，肠鸣音正常。双下肢无水肿。

3. **实验室检查** 血常规（2016 年 10 月 2 日）：血红蛋白 98g/L，红细胞计数 3.27×10¹²/L，白细胞计数 4.7×10⁹/L，血细胞比容 0.29L/L，血小板计数

196×10⁹/L。血生化（2016 年 10 月 2 日）：总蛋白 48.3g/L，白蛋白 28.4g/L，血糖 4.61mmol/L，肌酐 75μmol/L，尿素 6.83mmol/L，血清尿酸 50.6μmol/L，总胆汁酸 14.3μmol/L，丙氨酸转氨酶、天冬氨酸转氨酶、乳酸脱氢酶、γ- 谷氨酰基转移酶、碱性磷酸酶、钾、钠、氯、镁、磷均在正常范围。大便隐血 (-)。肿瘤标志物：CEA、AFP、CA125、CA153 在正常范围，CA19-9 1097U/ml（正常 0.1 ～ 37），CA724 14.58U/ml（正常 0.1 ～ 10）。凝血六项在正常范围。

4. 胃镜及影像学检查

（1）胃镜检查（2006 年 9 月 20 日，本院）：胃体下部、胃角、胃窦部可见溃疡性隆起病变，病变侵及十二指肠球部，表面被覆污秽苔，边界不清楚，胃体腔变形，胃蠕动减弱。胃镜诊断：胃癌，进展期。病理：胃体窦部中低分化腺癌。

（2）上胃肠钡剂（2006 年 9 月 20 日，本院）：胃体胃窦部胃壁僵硬，可见 9cm×5cm 充盈缺损，诊断：胃体胃窦癌。

（3）磁共振检查（2006 年 9 月 18 日，外院）：进展期胃癌。

（4）超声检查（2006 年 9 月 18 日，外院）：左上腹部探及形态不规则、不均质肿块，大小约 11cm×4.5cm，边界清楚。

（二）临床诊断

①胃癌，胃体 - 胃窦部，并发出血，进展期；②贫血；③低蛋白血症。

（三）诊疗经过

1. 病情评估　62 岁，男性。从事农业劳动，胃癌诊断明确，肿瘤大，形成溃疡并发出血，临床影像学检查未发现远处转移，心肺及全身情况可承受手术，在做好充分准备下施行胃切除术，若有可能保留胃底大弯，应行根治性远端胃大部切除术淋巴结清扫。但要做好全胃切除术的准备。

2. 手术　2006 年 10 月 8 日施行根治性远端胃大部切除术。

（1）探查：肝脏未发现转移灶，腹膜、盆腔未发现转移灶，无腹水。胃窦体部触及约 10cm×5cm×4cm 肿瘤，质硬，侵犯胃壁全层，并延及十二指肠，侵及横结肠系膜。胃壁僵硬，胃左、肝总、脾动脉旁及横结肠系膜、胰腺上均可触及肿大淋巴结。肿瘤与胰腺无粘连。

（2）切除：远端胃大部切除，淋巴结清扫，十二指肠、胃空肠、空肠 - 空肠吻合（吻合器），大网膜、受肿瘤侵犯的横结肠系膜及结肠系膜前叶及附着的脂肪组织。在胃左动脉根部结扎切断，双重结扎，完整切除胃 4/5 及网膜系膜。

（3）吻合：十二指肠残端吻合器闭合。胃后壁与空肠、空肠与空肠吻合（吻合器）。术中出血 200ml，未输血。

3. 化疗　在外院做了 7 个疗程的化疗，具体药物不详。

（四）病理诊断

胃窦小弯侧溃疡型中分化腺癌，Ⅲ A 期（pT4aN2M0）。

大体：胃窦小弯侧一溃疡型肿物，大小 8.5cm×8cm×2cm，质脆，侵及浆膜外，累及十二指肠，小弯侧查见淋巴结 16 枚，大弯侧查见淋巴结 14 枚，脾动脉根部淋巴结 2 枚，小肠系膜淋巴结 1 枚。

镜下：胃腺癌侵及胃壁全层至浆膜面，间质纤维组织增生显著伴多量淋巴、浆细胞及中性粒细胞浸润（图 22-1，图 22-2），肿物侵及部分十二指肠壁，上、下切缘均未见癌，小弯淋巴结转移（4/16）；大弯侧淋巴结及脾动脉根部、小肠系膜淋巴结均未见转移癌（0/14、0/2、0/1）。免疫组化染色显示肿瘤细胞：HER-1（-），HER-2（-），p53（+ > 75%），p170（-），Ki-67（+ > 75%），VEGF（+），Top-Ⅱ α（+ > 75%），p16（+）。

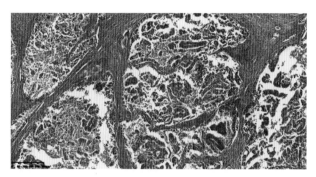

图 22-1　胃窦小弯侧溃疡型中分化腺癌，癌组织呈不规则腺腔，浸润生长，HE 染色低倍

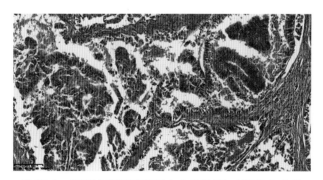

图 22-2　胃窦小弯侧溃疡型中分化腺癌，HE 染色高倍

（五）随诊

2018 年 12 月 28 日电话随诊（术后 12 年），术后恢复不错，至今情况良好，术前体重 80kg，术后降至 > 60⁺kg，现体重 > 65kg。

二、病 例 点 评

患者，男性，63 岁。溃疡型中分化腺癌，胃窦部肿瘤巨大，术中触及 10cm×5cm×4cm，侵犯胃壁全层，并延及十二指肠，病理检查肿瘤 8.5cm× 8cm×2cm（甲醛固定后）施行远端胃大部切除（4/5），根 2（D2）淋巴结清扫。胃小弯淋巴结转移（4/16），大弯侧淋巴结及脾动脉根部、小肠系膜淋巴结未见转移（0/14，0/2，0/1）。淋巴结转移为（4/33）。肿瘤分期：Ⅲ 期（pT4aN2M0）。

术后行 7 个疗程的化疗。

局部晚期肿瘤经根治性切除，淋巴结清扫，术后化疗，存活 12 年。

1. 说明经手术根治切除后，进展期肿瘤可以获得治愈。

2. 根 2 淋巴结清扫，只有胃小弯侧淋巴结转移（4/16），术中触及胃左、肝总、脾动脉旁及横结肠系膜、胰腺上缘肿大淋巴结，均未发现肿瘤转移（0/17），此例发现肿大淋巴结予以清扫是必要的，但肿大淋巴结并不一定有肿瘤转移。

3. 术后全身化疗对患者应是有益的。

4. 肿瘤巨大，累及胃窦、胃体，并发出血，致贫血、低蛋白血症。肿瘤大小显然对机体全身影响很大，然而在当前的 TNM 分期中并无体现。肿瘤巨大伴有出血、梗阻等并发症，若不能获得及时、适当治疗，预后更为严重。此例患者，胃癌根治性切除，彻底祛除病灶得以治愈。

（顾倬云）

病例23 胃癌侵及黏膜下层，行远端胃切除，小弯侧淋巴结1/3转移，17年后残胃癌，发生残胃癌5年后肿瘤进展广泛转移

【要点】 胃癌ⅠB期，行胃大部切除，胃十二指肠吻合术，术后17年后残胃癌，胃镜下治疗5次，术后22年残胃癌进展（Ⅳ期）死亡。享年90岁。

一、病例介绍

（一）病史简介

患者，男性，67岁。于1991年1月初无明显诱因出现上腹部不适，常在夜间及饥饿时明显，间歇性发作。无恶心、呕吐、腹痛、烧心、黑粪、嗳气、反酸及食欲变化等症状。1991年3月4日在我院门诊行胃镜检查：胃角可见0.5cm×0.5cm浅表溃疡，表面覆白苔，水肿、充血、颗粒增生。活检病理提示：胃（角）印戒细胞癌。于1991年3月6日入院。发病以来食欲、睡眠、精神好，体重无明显变化，二便正常。

1. **既往史** 1981年因"急性坏死性胰腺炎"行小网膜囊积液感染引流术。1981年因胆囊结石行胆囊切除术。1989年行左侧腹股沟斜疝修补术。

2. **体格检查** 体温36.5℃，脉搏82次/分，呼吸18次/分，血压120/90mmHg。身高170cm，体重88kg，BMI 30.4 kg/m²。营养中等，神志清楚。全身皮肤黏膜无黄染，浅表淋巴结未触及肿大。双肺叩诊呈清音，未闻及干、湿啰音。心率82次/分，律齐，各瓣膜听诊区未闻及病理性杂音。左上腹、右上腹及中腹部分别见肋缘下8cm、9cm手术切口瘢痕，全腹无压痛、反跳痛，未扪及包块。肝脾肋下未触及，移动性浊音阴性，肠鸣音正常。直肠指检未触及肿物，指套无血迹。双下肢无水肿。

3. **实验室检查(1991年3月7日)** 血红蛋白158g/L，血小板计数150×10^9/L，白细胞计数6.9×10^9/L，中性粒细胞0.71。

血生化：（1991年3月7日）：尿素2.5mmol/L；肌酐76μmol/L；丙氨酸转氨酶20U/L；血清白蛋白36/L。钾4.6mmol/L，钠144mmol/L，氯化物114mmol/L。

4.影像学检查

（1）胃镜检查（1991年3月4日）：胃角可见0.5cm×0.5cm浅表溃疡，表面覆白苔，水肿、充血、颗粒增生。活检病理提示：胃（角）印戒细胞癌。

（2）上消化道钡剂（1991年3月15日）：胃角处黄豆大小钡斑，周围黏膜稍有集中。结合胃镜结果，可能为胃癌溃疡表现。

（3）腹部B超、腹部CT（1991年3月）未见明显异常。

（二）临床诊断

①胃癌；②急性坏死性胰腺炎，胆结石术后。

（三）诊疗经过

因胃角印戒细胞癌于1991年3月20日行毕Ⅰ式胃大部切除术（胃大部切除，胃十二指肠吻合术），术中可见大网膜粘连较广泛，探查肝、胰、脾、肾、盆腔器官正常。按毕Ⅰ式手术方法切除胃远端4/5，并做胃十二指肠吻合。

（四）病理诊断

胃体小弯侧凹陷型印戒细胞癌、黏液腺癌，ⅠB期（pT1N1M0）。

大体：切除远端胃，小弯侧长9.5cm，大弯侧长17cm，距切缘处小弯侧见一4.5cm×3.5cm不规则型浅凹面。小弯侧找到淋巴结3枚，大弯侧及大网膜未找到淋巴结。肝（左叶）组织一小块。

镜下：胃体小弯侧凹陷型印戒细胞癌及黏液腺癌（图23-1，图23-2），大小为4.0cm×3.5cm×0.5cm，侵犯黏膜下层并形成淋巴管瘤栓，小弯侧淋巴结有转移（1/3）上下切缘未见肿瘤浸润。

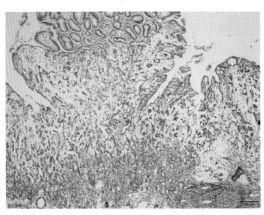

图23-1　胃体小弯侧凹陷型印戒细胞癌、黏液腺癌，癌组织表现为印戒样，部分呈黏液腺癌改变，HE染色低倍

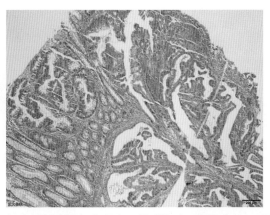

图 23-2　部分区域癌组织表现为不规则管腔，浸润生长，HE 染色高倍

（五）随诊

1. 术后化疗　1991 年 4 月 1 日～ 1994 年 3 月，共行 5 次化疗（5-FU 及丝裂霉素）。

2. 再发　术后 17 年（2008 年 7 月）胃镜检查发现残胃癌，2008 年 8 月 21 日行内镜下残胃早癌切除术，病理示中分化腺癌，癌组织累及黏膜肌层。2009 年 12 月，2010 年 1 月，2010 年 3 月、4 月、7 月胃镜检查并行内镜下氩气电凝术（APC）治疗。2010 年 12 月 6 日胃镜见胃体小弯侧不规则凹陷性病变，病理提示胃体小弯中低分化腺癌，当时已 87 岁，1 年前刚经历横结肠癌切除术，患者家属不愿再行手术和化疗。2011 年 12 月 28 日残胃癌引起消化道出血，治疗后好转。

患者于 2009 年 12 月 31 日首次行 PET/CT 复查，胃小弯侧吻合口未见异常代谢征象，乙状结肠及直肠走行区弥漫代谢增高，多考虑生理性或非特异性摄取（图 23-3，图 23-4）。此后于 2010 年 12 月 13 日及 2011 年 10 月 26 日分别行两次 PET/CT 复查，扫描野内未见肿瘤复发及转移征象（图 23-5）。

2013 年 6 月 20 日始出现进食梗噎感，逐渐加重，7 月 10 日腹部 CT 提示胃吻合口肿瘤复发，邻近胃壁明显增厚（图 23-6）。7 月 11 日起出现间断恶心、呕吐，呕吐物为少量白色黏液样物。7 月 17 日中午进食后再次出现呕吐，呕吐物为咖啡样胃内容物，至晚间共呕吐 3 次，总量约 200ml。急诊入院后留置胃管、胃肠减压。引流液为暗红色或咖啡样，500 ～ 1000ml/d，腥臭味重。7 月 26 日胃镜提示：残胃癌出血并梗阻，行内镜辅助下三腔空肠营养管置入术。自 8 月 21 日起出现肝酶、胆红素、胰酶升高，峰值分别为血总胆红素 390.8μmol/L，直接胆红素 315.6μmol/L，淀粉酶 339U/L，脂肪酶 819U/L。腹部超声示残胃壁局部浸润侵犯胰腺、胆管，导致肝内、外胆管扩张。9 月 4 日行经皮胆管穿刺置管引流术（PTCD），血胆红素、肝酶逐渐下降。

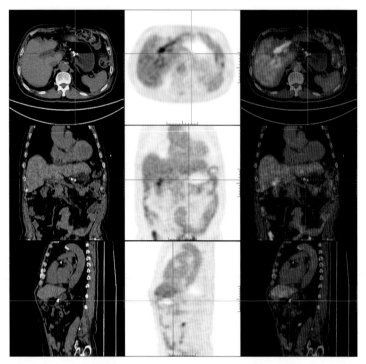

图 23-3　胃小弯侧吻合口未见异常代谢征象（2009 年 12 月 31 日）

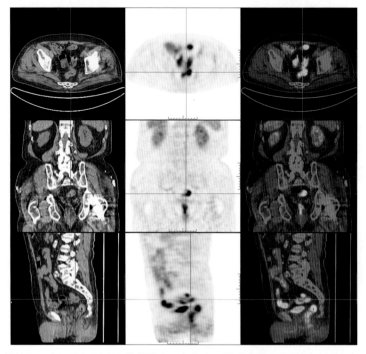

图 23-4　乙状结肠及直肠走行区弥漫代谢增高，考虑生理性或非特异性摄取（2009 年 12 月 31 日）

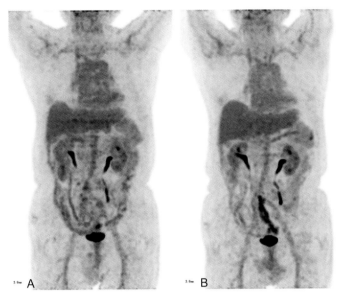

图 23-5　扫描野内未见肿瘤复发及转移征象

A. 2011 年 10 月 26 日；B. 2010 年 12 月 13 日

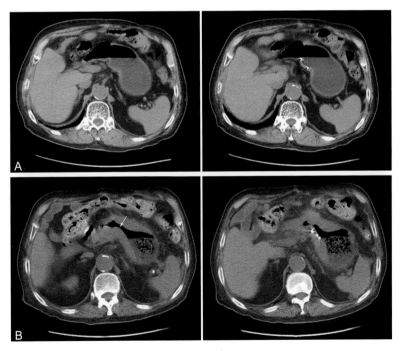

图 23-6　腹部 CT

A. 胃吻合口未见异常（2010 年 4 月 12 日）；B. 胃吻合口肿瘤复发，邻近胃壁明显增厚（2013
年 7 月 10 日）

2013 年 11 月 30 日因残胃癌，消化道出血，多脏器功能衰竭死亡。

死亡诊断：①残胃癌，消化道出血，吻合口梗阻，贫血，低蛋白血症，恶病质；②残胃癌浸润胰腺、胆管，梗阻性黄疸；③肺部感染，呼吸衰竭；④胃癌（pT1bN1M0，Ⅰ B 期），胃大部切除术后；⑤结肠癌术后（pT2N0M0，Ⅰ期），胆囊切除术后；⑥急性坏死性胰腺炎引流术后。其他疾病：1993 年确诊为"糖尿病"。2010 年确诊为痛风。2009 年 4 月肠镜示横结肠中低分化腺癌（多灶性），2009 年 6 月行横结肠癌切除术，术后病理：横结肠隆起型中分化腺癌，肿瘤为 3.5cm×3cm×1cm，侵及肠壁深肌层，上下切缘未见肿瘤，肠周淋巴结未见转移癌（0/3），术后未行放、化疗。2006 年 3 月、7 月分别行右眼、左眼人工晶体植入。2008 年 6 月 16 日跌倒摔伤致左股骨粗隆间骨折行左侧人工髋关节置换术。

二、病例点评

此例为老年男性，患胃癌时已是 67 岁，残胃发现癌时 84 岁（2008 年），经两年半 5 次胃镜下治疗，肿瘤增大，发生溃疡，经多学科讨论一致认为内镜下治疗无效，唯一方法是手术治疗，此时患者已是 87 岁高龄，本人及其家属均不接受手术治疗。行内科舒缓治疗，病变发展，发生广泛转移，累及胰腺、胆管，发生重度梗阻性黄疸，反复出血，发生重度贫血，梗阻，于 2013 年 11 月死亡，享年 90 岁。

1. 胃癌远端胃切除，胃周淋巴结清扫术后恢复顺利，无症状，体质好，可以参加多项社会活动。17 年无瘤生存，达到根治目的。在此期间并未进行有关肿瘤治疗，因此认为癌症可行根治切除者，不能认为是慢性病，而是可以治愈的病。

2. 紧密随访。在胃切除术后 17 年（2008 年）发现残胃再发癌（胃体小弯侧 < 1cm 癌病灶）；胃切除术后 18 年（2009 年 6 月）发现横结肠癌做了横结肠癌切除术，以后定期查肠镜钳除"息肉"未见复发。

3. 残胃再发癌。经两年半治疗，首次行 EMR，4 次氩气电凝术（APC），病变加深增大，残胃癌胃镜下治疗效果不理想。若发现残胃癌及早行残胃切除，有可能争取更好的结果。

为什么远端胃癌切除术后 17 年残胃再现胃癌？是新发癌还是潜伏癌细胞被激活？有待进一步深入研究。

（顾倬云）

三、相关疾病精要

胃癌 TNM 分期是判断肿瘤进展、评估预后的重要因素。20 世纪 60 年代，国际抗癌联盟（UICC）、美国癌症联合会（AJCC）、日本胃癌协会（JGCA）分别制定了不同的胃癌分期标准，其后三大分期系统逐步统一，基本达成共识。2009 年国际胃癌学会（IGCA）分期项目正式启动，制作了 IGCA 胃癌分期建议，第 8 版分期于 2016 年正式发布。IGCA TNM 分期项目共收集了 15 个国家 25 411 例患者数据。IGCA TNM 分期项目 2 即将启动。近 40 年来，胃癌的 TNM 分期在不断优化中。

第 8 版与第 7 版 TNM 相比较，更新的内容有：①食管胃交界部肿瘤的归属改变；②病理分期改变；③新增胃癌临床分期（cTNM）；④新增胃癌新辅助治疗后病理分期（ypTNM）。

随着影像学技术的提高，大部分胃癌通过电子胃镜、消化道造影、胃镜超声、CT、磁共振和 PET 等检查基本可以确诊，术后常规病理结果可以基本明确总体分期，但是现行的分期方法依然存在一定的局限性和不准确性。对于指导术后进一步治疗、预后评价需要更为科学系统的术前、术中和术后分期方法。

（一）术前分期

术前分期对于总体治疗方案制订，尤其是手术方式选择极为重要。目前应用于临床的术前辅助检查主要包括胃镜超声、消化道造影、胃镜、CT、磁共振等，近年来，多层螺旋 CT（MSCT）、多排螺旋 CT（MDCT）、正电子计算机断层显像联合 CT 检查（PET-CT）等新技术的出现大大提高了进展期胃癌术前分期的准确性。

胃镜超声（EUS）是一种融合内镜和超声为一体的新型检查方法，曾是术前判断胃癌 T 分期的首选方法，EUS 对胃癌 T 分期的判断准确率为 80.3%，其鉴别胃黏膜与黏膜下癌的准确率达 63.6%。但 EUS 对 T4 期胃癌的判断准确率相对较低，有时无法明确胃周围器官的具体浸润情况，对 N 和 M 分期存在一定的局限性，特别是对 M 分期不能提供结论性诊断。

CT 可以较为准确地观察到胃癌浸润深度、周围器官侵袭、淋巴结转移及远处肿瘤转移情况，是目前进展期胃癌术前分期的主要手段，但对早期胃癌及早期转移结节仍具有局限性。多层螺旋 CT（MSCT）具有三维成像、容积扫描、动态增强扫描、薄层重建技术功能，显著提高了 T、N 分期的准确性。与此同时，MSCT 较一般 CT 速度更快、切片更薄、分辨率更高，增强扫描对进展期胃癌术前分期准确性高，对进展期胃癌术前可切除性和根治范围的评估及制订手术方案均有很高的临床参考价值。MDCT 检查对胃癌远处转移的准确率高达 94.5%，但对胃癌腹膜转移的敏感度相对偏低。MDCT 三维成像技术的优势目前主要是对早期胃癌的定位与分期，而且可以根据各站二维平面界值预测淋巴结转移。MDCT 结合多平面二维重建技术、水充盈成像技术可以很准确地估计胃癌术前 T、N 分期，但 T1a 和 T1b 分期的准确率需要进一步研究证实。

PET-CT 根据 ^{18}F-氟代脱氧葡萄糖的摄入量，从代谢水平来检测出肿瘤及其转移病灶，虽然空间分辨率较低，但具有较高的敏感度和特异度。CT 易忽略肝脏微小转移灶，而 PET 通过转移灶高代谢的特点而发现病灶。PET 和 CT 的优势互补可明显提高肿瘤诊断和分期的准确性，特别是小病灶伴高代谢的肿瘤。PET-CT 在胃癌术前分期诊断中值得推广，尤其在与其他术前检查联合应用时具有重要的参考价值。

（二）术中分期

术中分期主要依赖于术中探查、腹腔镜技术的发展，以其微创性、视野开阔等优点受到重视。腹腔镜探查分析可以发现影像学遗漏的腹腔转移，STELL 等曾对 103 例患者进行腹腔镜、超声、CT 术前分期对比研究，三者在判断肝脏转移上的准确率分别为 99%、76%、79%，在判断腹膜转移上的准确率分别为 94%、84%、81%。MIRZA 等报道腹腔镜、CT、PET 在诊断腹腔内转移方面的灵敏度分别为 83%、73%、65%，特异度分别为 92%、79%、89%。腹腔镜术中分期准确率明显高于影像学检查。

另外，在判断胃癌 T 分期和 M 分期方面，腹腔镜探查也优于术前影像学检查。余国庆等报道术前影像 T 分期和腹腔镜术中分期与术后常规病理的符合率分别为 64.52% *vs* 87.10%，$P < 0.05$。李豪杰等对 1067 例行诊断性腹腔镜手术胃癌患者的回顾性分析显示，腹腔镜对评估胃癌是否侵犯邻近脏器和是否存在腹腔远处转移的准确率分别为 98.3% 和 98.1%。

（三）术后分期

虽然我们重视术前、术中分期，但术后病理分期仍为判定病变程度的金标准。术后分期准确性的关键在于外科医师手术的"彻底性"和病理医师对肿瘤侵犯深度的高质量检测（连续切片）及淋巴结检测的"完整性"。手术没能清除足够数量的淋巴结，或没有对切除标本做严格的淋巴结检测都可能影响术后分期的准确性。为防止淋巴结检测的遗漏，我们的方法是手术医师下台后亲自将淋巴结取材分类标识，病理技师也将送检的可疑淋巴结做 3 次以上的切片。对 HE 染色难以鉴别的可疑转移淋巴结可以进一步做免疫组织化学染色检查。

肿瘤的浸润深度与预后密切相关。随着肿瘤浸润的加深，从局限于黏膜至黏膜下肌层以上者 3 年和 5 年生存率逐渐下降。不论 D1 或 D2 手术，早期胃癌预后明显优于进展期胃癌。有研究发现，胃壁浆膜受累后向腹腔内脱落癌细胞率最高达 97%，此时即使施行根治手术仍属姑息性手术，预后较差。

淋巴结转移分期是公认影响胃癌预后的重要因素之一，淋巴结转移分期越高预后越差。自第 5 版胃癌 TNM 分期起，对淋巴结分期标准做出了重大修改，新版不再以转移淋巴结的解剖部位与原发病灶边缘间的距离是否超过 3cm 为界，而代之以转移淋巴结枚数作为淋巴结分期的标准，用该分期法进行淋巴结分期时，要求清扫的淋巴结总数大于或等于 15 枚。但由于种种原因，部分病例术后检出的淋巴结数量很难达到 15 枚以上，即使对于达到 15 枚以上者，检出淋巴结数越多，阳性淋巴结有可能越多，每增加 1 枚阳性淋巴结数，对 N 分期都会产生较大影响。因此出现了淋巴结分期偏倚现象，导致不能准确预测胃癌患者的预后。

病理质量的控制、规范化的病理报告是判定胃癌分期及风险评估的金标准，影响胃癌术后的预后。内镜下切除手术标本，有、无术前辅助治疗的手术标本，病理检测项目及报告标准存在差异。规范化的病理报告应分别从大体检查、光镜下检查来描述病理，除了常规描述外，还需要分子分型检测，新辅助治疗后还应描述病理退缩分级。如果没有标准化的病理报告或检测项目漏检，会影响肿瘤分期及对高危因素的判断，导致术后辅助治疗不及时，从而影响胃癌手术预后。

（四）预后评价

大宗病例分析表明，肿瘤的根治程度（R）、肿瘤的浸润深度（T）和淋巴结转移（N）是影响患者预后最重要的因素。除此之外，淋巴结转移率、阴性淋巴结数目和腹腔游离肿瘤细胞与预后的相关性也逐渐引起学者们的关注。

进展期胃癌根治切除是提高存活率的决定性因素，局部进展期胃癌新辅助治疗是提高 R0 手术的重要措施。有文献报道，经过新辅助化疗后 53%（25/47）患者获得了 T 降期，发生 T 降期患者的 R0 手术率显著高于对照组（96% vs 72%）。同样，接受 R0 手术患者的 5 年存活率也显著高于对照组（63% vs 55%）。

从第 7 版 TNM 分期起，对肿瘤的 T 分期做了重大调整，将第 6 版 T2 所指示的原发肿瘤浸润达固有肌层至浆膜下，改为明确分成 T2 和 T3；将 T4 又细化为 T4a 与 T4b，其中 T4b 特指肿瘤侵犯相邻脏器，后者如要获得 R0 手术，必须采取联合脏器切除。Park 等发现，按照第 6 版分期 T2a 和 T2b 患者的 5 年存活率间差异存在统计学意义。Ahn 等总结自 1986—2006 年的 20 年间韩国首尔国立大学 9998 例胃癌根治术后患者术后病理资料和预后评价，发现无论淋巴结转移如何，采用第 7 版胃癌 TNM 分期系统中属于 T2 和 T3 分期的患者术后 5 年存活率差异均存在统计学意义。美国 Memorial Sloan-Kettering 肿瘤中心的研究显示，由于肿瘤局部浸润（T4）而采取联合一个脏器切除的手术可以安全实施并能够改善患者的预后，但是切除 2 个或 2 个以上脏器时手术风险相应增加。

即使对于局部进展的病例，联合脏器手术应该以获得 R0 手术为目的，术前应充分评估手术风险。

梁寒等分析了采取 D2 手术的 395 例胃癌患者按照 TNM 分期及日本胃癌协会淋巴结分期与预后的关系。结果发现 TNM 分期中，N2 与 N3 患者生存曲线间出现重叠现象（$P > 0.05$）；同样采取日本胃癌协会淋巴结分期法分析 N2 与 N3 患者生存曲线也发生重叠（$P > 0.05$）。同时对更早先的 308 例胃癌根治术后患者淋巴结转移数目进行配对统计分析后发现，最佳转移淋巴结分界值应分别考虑为 0，1 ～ 4，5 ～ 8，≥ 9。

部分研究显示，转移淋巴结数目与送检淋巴结数目之间存在明显相关性。Okusa 等最早提出了淋巴结转移率（rN）的概念。Maduekwe 等报道了 257 例行 D1 根治术的胃癌患者预后资料，并比较了淋巴结转移率 rN 及 TNM 分期 pN 用于预测预后的准确性，结果发现对于检出淋巴结数目 > 15 及 ≤ 15 枚的两组患者，术后 5 年存活率在 rN 分期系统中差异无统计学意义，而在 TNM 分期 pN 中差异有统计学意义，同时多因素分析亦显示 rN 分期可作为独立预后因素，从而表明淋巴结转移率分期同样能够降低胃癌 D1 根治术后的分期偏倚现象。

阴性淋巴结既往都认为对于胃癌患者预后无明显关系，而仅仅只是说明淋巴结清扫数目多少的组成部分而已。但近年来，对于阴性淋巴结数目多少在恶性肿瘤的治疗中却有了新的认识。Schwarz 等研究发现胃癌根治术后患者预后与阴性淋巴结数目是明显相关的：对于 T2bN2（UICC 第 6 版）亚群的患者至少保证 15 ～ 19 个阴性淋巴结清扫可以取得最佳的生存期，而对于 T3N3 亚群的患者则至少保证 10 ～ 14 个阴性淋巴结。阴性淋巴结数目增加不仅标志着手术根治性的提高，同时也抑制了病理分期漂移的发生。

腹腔游离肿瘤细胞也是影响胃癌患者预后的重要因素，但是临床上对腹腔游离肿瘤细胞的诊断缺乏统一的标准且敏感性较低。Homma 等报道采取腹腔 4 部位（右膈下、左膈下、网膜囊及 Douglas 窝）冲洗，可以提高阳性率，并且 3 ～ 4 处游离肿瘤细胞阳性患者较 1 ～ 2 处阳性者预后显著不良。游离肿瘤细胞阳性部位数在一定程度上反映了肿瘤的进展程度，也为指导进一步治疗和判断预后提供了依据。

（五）预后及展望

外科手术切除一直是胃癌治疗的基本方式和主要手段。据文献报道，胃癌手术切除率为 40% ～ 70%，早期胃癌的 5 年生存率约为 90%，进展期胃癌的 5 年生存率约为 40%。在早期胃癌方面，Kim 等报道，腹腔镜远端胃切除术的 5 年总生存率为 97.6%，开放切除的生存率为 96.3%，长期生存质量没有显著区别。在进展期胃癌方面，PARK 等报道一项多中心回顾性研究，一共有 239 例入组患者，腹腔镜胃癌根治术的 5 年总生存率为 78.8%，长期疗效方面优于开放手术。国内学者华瑾报道，进展期胃癌腹腔镜手术的 5 年总生存率为 50.5%，开放切除的总生存率为 46.3%，两者的远期疗效也基本相当。晚期胃癌患者复发率高，总生存期显著下降，手术的目的旨在安全可行的条件下，尽量延长生存时间，缓解症状，改善生活质量。

作为一个胃癌高发国，我国胃肠微创外科专家于 2009 年成立了"中国腹腔镜胃肠外科研究组（CLASS 研究组）"，致力于通过腹腔镜微创外科的临床研究来提高患者的生命质量。2012 年 9 月，该研究组发起了一项旨在评估腹腔镜根治术治疗进展期胃癌的长期肿瘤学疗效的全国多中心随机对照研究（CLASS-01）。该研究已成为世界上首个关于局部进展期胃癌腹腔镜治疗安全性的最高级别证据。相信在不远的将来，我们也会掌握更多基于临床循证医学研究的高水准的中国数据，为患者的预后提供更好的指导。

（陈志达　唐　云）

参 考 文 献

[1]　李豪杰，张启，陈凌 . 诊断性腹腔镜对于胃癌治疗策略选择的意义 [J]. 中国胃肠外科杂志，2017, 20(2):195-199.

[2]　严超，朱正纲，燕敏，等 . 多排 C T 对胃癌术前分期的单中心大宗病例研究 [J]. 外科理论与实践，2013, 19(4):335-339.

[3]　中国临床肿瘤学会指南工作委员会，中国临床肿瘤学会 (CSCO) 胃癌诊疗指南 [M]. 北京：人民卫生出版社，2018.

[4]　Ahn H S, Lee H J, Hahn S, et al. Evaluation of the seventh American joint committee on cancer/international union against cancer classifcation of gastric adenocarcinoma in compairson with the sixth clasification[J]. Cancer, 2010, 116(24):5592-5598.

[5]　Deng J Y, Liang H, SunD, et al. The appropriate cutoffs of positive lymph nodes to evaluate the prognosis of gastric cancer patients[J]. J Surg Oncol, 2008, 98(5):343-348.

[6]　Kim Y W, Yoon H M, Yun Y H, et al. Long-term out comes of laparoscopy-assisted distal gastrectomy for early gastric cancer result of a randomized controlled trial(CO- ACT 0301) [J]. Surg Endosc, 2013, 27(11):4267-4276.

[7]　Martin RC 2nd, Jaques DP, Brennan MF, et al. Extended local resection for advanced gastric cancer: increased suvrival versus increased morbidity[J]. Ann Surg, 2002, 236(2):159-165.

[8]　Mirza A, Galloway S. Laparoscopy, computerized tomography and fluorodeoxyglucose positron emission tomography in the management of gastric and gastro-esophageal junction cancers[J]. Surg Endosc, 2016, 30(7):2690-2696.

[9]　Wu C X, Zhu Z H. Diagnosis and evaluation of gastric cancer by positron emission tomography[J]. World J Gastroenterol, 2014, 20(161):4574-4585.

病例 24 进展期右半结肠癌术后长期存活, 终年 102 岁

【要点】 结肠癌目前发病率高, 病死率高。本例患者 1989 年查体发现升结肠恶性肿瘤, 确诊时 73 岁, 手术治疗时为局部进展期升结肠癌, 采用右半结肠根治性切除肿瘤, 术后行以 5- 氟尿嘧啶为主的化疗。术后 29 年无肿瘤复发, 因肺炎合并 Ⅱ 型呼吸衰竭于 2018 年 6 月 7 日我院呼吸科去世, 享年 102 岁。

一、病例介绍

(一) 病史简介

患者, 男性, 1916 年出生, 1989 年 3 月手术 (73 岁), 2018 年 6 月病故, 享年 102 岁。

患者于 1989 年 2 月 13 日因发作性心前区不适、闷痛收入心内科病房。入院后全面查体行胃肠镜检查, 升结肠发现 3cm×4cm 肿物。病理提示: 升结肠黏液腺癌, 因需行手术治疗转入普外科。

1. 既往史、个人史 高血压 2 级 (1967 年); 冠心病 (1980 年) (心绞痛, 稳定型); 2 型糖尿病 (1967 年)。吸烟史 10 年, 饮酒史 10 余年。

2. 体格检查 体温 36.5℃, 脉搏 65 次 / 分, 呼吸 18 次 / 分, 血压 130/80mmHg, 身高 170cm, 体重 68kg, BMI 23.5kg/m^2。全身浅表淋巴结未触及肿大, 双肺呼吸音清, 未闻及干、湿啰音。心界不大, 心率 65 次 / 分, 律齐, 各瓣膜区未闻及杂音。腹部平坦, 无压痛、未触及包块, 肝脾未触及, 肾脏无叩击痛, 无移动性浊音, 双下肢无水肿。

3. 实验室检查 血红蛋白 15.7 g/ml, 白细胞 8.4×10^9/L, 中性粒细胞 0.74, 淋巴细胞 0.20, 血小板 143×10^9/L, 血肌酐 1.2 mg/dl (106μmol/L), 谷草转氨酶 (GOT)、谷丙转氨酶 (GPT)、胆红素均正常, 癌胚抗原 (CEA) 1.22μg/L。

4. 影像学检查

(1) 结肠镜检查: 升结肠发现 3cm×4cm 肿物。病理回报: 升结肠黏液

腺癌。

（2）钡灌肠造影：升结肠近端可见 3cm×3.2cm 肿块影，可见一短蒂，肿块光滑略呈毛刺状。

（3）胃镜检查：慢性浅表性胃炎。

（4）胸部 X 线胸片：肺气肿，主动脉钙化。

（5）腹部超声：右肾囊肿，前列腺轻度肥大。

（二）临床诊断

①升结肠腺癌；②高血压 2 级（极高危）；③冠心病（心绞痛，稳定型）；④ 2 型糖尿病。

（三）诊疗经过

1. 多学科讨论　患者已经 73 岁，有高血压、冠心病、糖尿病病史，但一般情况尚可，可耐受全身麻醉下结肠癌切除术，术前调控血糖，术中、术后严格监测生命体征，做好肠道准备。

2. 手术　1989 年 3 月 15 日行右半结肠切除术，在升结肠外侧扪及 3cm×3cm 质硬肿物，按计划行升结肠癌根治切除。回肠横结肠端侧吻合术，术中出血极少，未输血。在手术室剖开结肠发现升结肠肿瘤溃疡，大小约 3cm×3cm，占据肠腔 1/3。

（四）病理诊断及分期

升结肠隆起型黏液腺癌，部分为乳头状腺癌，肿瘤大小 4cm×3cm×1.5cm，癌组织浸润至深肌层（图 24-1，图 24-2），送检肠周淋巴结转移癌（1/5）。

术后分期：升结肠隆起型黏液腺癌Ⅲ A 期（pT2N1M0）。

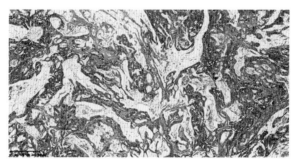

图 24-1　升结肠隆起型黏液腺癌，癌组织呈不规则腺腔样结构，有黏液形成，HE 染色低倍

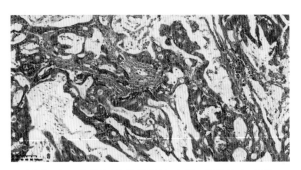

图 24-2   升结肠隆起型黏液腺癌，HE 染色高倍

（五）随诊

患者术后恢复良好，术后 28 天开始进行 3 个周期的化疗。治疗方案：5-FU 500mg，静脉滴注，第 1～5 天；丝裂霉素 8mg，静脉滴注，第 1 天，每 7 天为 1 个周期，共 3 个周期。于 1989 年 5 月 25 日出院，之后定期复查及随访，术后 29 年，无肿瘤复发及转移。

2015 年 12 月因肺炎住呼吸科治疗。临床诊断：双肺肺炎，Ⅱ型呼吸衰竭，慢性阻塞性肺疾病，反复住院期间曾发生心肌梗死、上消化道出血、心功能不全、糖尿病肾病、糖尿病大血管病。2018 年 4 月再次因肺炎住院，于同年 6 月 7 日死亡，死亡原因：肺炎合并Ⅱ型呼吸衰竭。享年 102 岁。

二、病例点评

（一）病例特点

①老年人；②升结肠癌，Ⅲ A 期（pT2N1MO）；③右半结肠 R0 切除，开放法，标准术式；④肠周淋巴结清扫，找到 5 枚淋巴结，有 1 枚转移；⑤术后 28 天开始 3 个周期的化疗，用 FM 方案；⑥术后全程管理，定期住院复查，未发现复发、转移，无瘤生存（DFS）29 年，总生存（OS）29 年（1989—2018 年）；⑦ 102 岁病故。死亡原因：阻塞性肺部疾病，反复发作肺炎致Ⅱ型呼吸衰竭。多种老年病：高血压、心肌梗死、冠状动脉综合征、糖尿病（继发糖尿病肾病、糖尿病大血管病）、心力衰竭、肾衰竭。

（二）点评

结直肠癌是我国常见恶性肿瘤，发病率逐年上升，现已位居我国恶性肿瘤发病率第 3 位，死亡率居我国第 5 位。结直肠癌多发生于 65 岁以上老年人，随着我国人口老龄化，老年人口明显增加。我国结直肠癌发病率上升与我国老年人口增加有一定的相关性。本例诊断时已 73 岁，在 20 世纪 80 年代末确诊结肠癌，并施行了标准右半结肠癌根治切除术，术后病理诊断为Ⅲ A 期，属局部进展期癌，术后 28 天开始 3 个周期 FM（5- 氟尿嘧啶 + 丝裂霉素）治疗。术后紧密随诊，定时住院复查，全程管理，获得治愈，并生存百岁以上。可以肯定，此例Ⅲ A 期结肠癌获得治愈，且手术根治后 DSF 29 年期间多种影像学检查、肠镜检查均未发现复发、转移，此期间亦未应用抗肿瘤治疗，说明此例进展期肿瘤并不是"慢性病"，而是可以治愈的疾病。

结直肠癌治疗失败的原因是复发和转移，此例得以治疗成功应归功于：①临床无症状情况下确诊并及时手术；②手术策略适当，对于 70 岁以上老年人，既达到根治目的，又未扩大淋巴结清扫范围，手术创伤得到控制，未造成意外损伤；③选择了术后化疗，而应用了短疗程（3 周）、副作用较小（5- 氟尿嘧啶 + 丝裂霉素）的方案，化疗究竟起到了多少作用，难以有确切证据；④全程管理，紧密随诊，术后多次肠镜检查，发现结肠息肉予以钳除，达到预防癌变的目的。

（顾倬云）

三、相关疾病精要

（一）结肠癌概述

结直肠癌是临床最常见的恶性肿瘤之一，在中国，结直肠癌在人群中的发病率和病死率均居第 5 位。近年来，发病率上升至第 3 位，病死率仍为第 5 位。且随着生活水平的提高和饮食习惯的改变，大肠癌的发病率和病死率逐年上升。50 年来，尽管手术方式和辅助治疗手段不断发展，我国 2010—2014 年结肠癌整体 5 年生存率约 55%（CONCORD-3），治疗失败的主要原因是术后复发和转移。AJCC/NCCN 的 TNM 分期为重要预后评价标准，但年龄、性别、原发疾病位置、肿瘤分级、阳性淋巴结数目、清扫的淋巴结数目、淋巴管和神经浸润、肠道梗阻或穿孔以及辅助治疗，并未直接纳入 TNM 分期系统。

结肠癌早期常无特殊症状，由于癌肿病理类型和部位的不同，临床表现也有区别。右侧结肠癌以全身症状、贫血、腹部肿块为主要表现。患者的症状期主要根据其本人的主诉，缺乏客观指标。一般认为无症状（普查发现）的预后显著优于有症状者。有临床症状后到治疗的时间亦与预后有一定的关系，本例患者因体检发现，可能术后长期存活与其相关。

CALGB/SWOG 80405 研究回顾性分析发现右半结肠癌预后较左半结肠癌差，晚期左半结肠癌与右半结肠癌总生存（OS）期对比为 33.3 个月 vs 19.4 个月。美国 SEER 数据库分析结果显示：右半结肠癌发病率总体上升趋势，右半结肠癌多见于女性，并呈现出显著的种族特异性；左半结肠癌则多见于男性，二者在症状上也存在差异。分子生物学的发展提示结肠癌变的基因通路主要是染色体不稳定（chromosomal instability，CIN）途径与微卫星不稳定（microsatellite instability，MSI）途径。CIN 途径包括致癌基因的激活及抑癌基因的失活。MSI途径主要涉及错配修复基因 MLH1/MSH2 的突变或启动子甲基化、生长调节相关基因的突变。这两种基因突变通路与结肠肿瘤发生的部位明显相关。目前的研究结论显示，右半结肠癌与癌基因的激活、*BRAF* 基因突变、*MLH1* 基因的甲基化失活、MSI 阳性表达相关。基因分子通路的不同从而导致了左、右半结直肠癌在症状、预后上的不同。胚胎时期，右侧结肠源于中肠，而左侧结肠源于后肠，原始发育的不同可能也会导致疾病预后的差异。

左、右半结肠无论是胚胎起源、流行病学，还是临床病理、分子生物学和局部免疫微环境都存在巨大的差异。左、右半结肠的胚胎起源和解剖部位不同，同时左、右半结肠癌的分子生物学特性存在显著性差异。这些差异最终导致了左、右半结肠癌患者的预后不同，传统化疗和靶向治疗对其的疗效不同。尽管右半结肠癌患者预后差，并缺乏有效的治疗手段，但针对 *BRAF* 突变、*MSI*、*RAS* 突变这些特殊靶点的研究以及免疫治疗均显示出较好的应用前景。

本例患者因手术时期尚无相关肠癌基因层面深入的研究，故术后未行 Ras、Raf 等相关检测。

（二）右半结肠癌相关治疗

1. 对于可切除的非转移性结肠癌，首选的手术程序是伴整块切除区域淋巴结的结肠切除术　结肠癌根治性手术切除范围须包括癌肿所在肠袢及其系膜和区域淋巴结。右半结肠切除术适用于盲肠、升结肠、结肠肝曲的癌肿。对于盲肠和升结肠癌，切除范围包括右半横结肠、升结肠、盲肠及回肠末段，做回肠与横结肠端端或端侧吻合。

2. T 及 N 分期对预后的影响　AJCC 分期手册第 8 版中，T1 肿瘤累及黏膜下层；T2 肿瘤穿透黏膜下层进入固有肌层；T3 肿瘤穿透固有肌层；T4a 肿瘤直接穿透脏腹膜表面；T4b 肿瘤直接侵犯或附着于其他器官或结构。结肠癌 T分期对预后非常重要，因为分析显示 T4、N0 患者的生存率低于 T1、T2、N1、N2 肿瘤患者。此外，在 1992—2004 年 SEER 结肠癌数据库收录的侵袭性结肠癌患者 109 953 例的分析中，T4a 淋巴结阴性患者的相对 5 年生存率（79.6%）明显高于 T4b 肿瘤淋巴结阴性患者（58.4%）。本例患者虽存在淋巴结转移，但肿瘤仅侵犯深肌层（T2），可能术后长期存活与其有相关性。

根治性手术在进展期结肠癌综合治疗中起着关键作用，淋巴结清扫是结肠癌根治性手术的关键环节，淋巴结清扫范围包括肠旁、中间和主淋巴结。对于指导制订辅助治疗方案和评估预后具有重要意义。NCCN 专家组建议检查至少

12 个淋巴结。在某些情况下可能需要检查更多数量的淋巴结，特别是对于 T4 病变，以提供疾病阶段的适当评估。对于 Ⅱ 期（pN0）结肠癌而言，如果初始确定的淋巴结少于 12 个，属于不理想分期，应被认为是处于更高的风险。

3. 术后辅助化疗　对于已完整切除的 Ⅲ 期结肠癌患者，建议进行辅助化疗；具体需要考虑的因素有患者是否适合治疗以及患者身体状态等。可选方案有 5FU-LV- 奥沙利铂（即 FOLFOX、XELOX 或 FLOX 方案）、卡培他滨、5FU-LV。

辅助化疗：经多中心大样本的临床研究，辅助化疗能明显提高 Ⅲ 期结肠癌的 5 年生存率。Ⅲ 期结直肠癌（任何 T、N+M0）由于发生淋巴结转移，辅助化疗带来的额外获益一般在 10% ～ 20%。

术后化疗时机：2011 年一项关于结直肠癌患者生存期与辅助化疗开始时间关系的荟萃分析发现，辅助化疗应该在术后 6 ～ 8 周开始，化疗时间每推迟 4 周，患者的总生存时间（OS）和无病生存时间（DFS）显著缩短，5 年 DFS 和 OS 下降 14%。超过 3 个月，辅助化疗不能带来生存获益。因此，辅助化疗开始时间与手术切除肿瘤的时间间隔越长，带来生存获益越差。辅助化疗开始的最佳时间应为结肠癌根治术后的 4 ～ 6 周。手术结束 3 周内开始辅助化疗患者的无瘤生存时间长于手术结束 3 周后开始辅助化疗的患者。提示辅助化疗应在患者临床状况允许的前提下尽早开始，Ⅲ 期结肠癌患者可能受益于手术结束 3 周内立即接受辅助化疗。

因此，结肠癌患者接受根治性手术后，开始辅助化疗的时机非常重要，其与患者生存密切相关。目前 2018 年 CSCO 指南推荐术后身体恢复后应尽快开始辅助化疗，一般在术后 3 周左右开始，不应迟于术后 2 个月。

结直肠癌多发于老年患者，目前没有证据表明 5-FU 化疗方案对老年患者具有差异性治疗效果，但就 5-FU 与奥沙利铂联合治疗方案对这一人群的治疗价值，已出现不同的证据。2012 年 Sanoff 等报道了一项对来源于 4 个数据库患者的合并分析，其结果显示对于年龄 > 75 岁的 Ⅲ 期结直肠癌患者，辅助化疗可引起总生存率差异。亚组分析也显示使用奥沙利铂化疗方案，患者的 3 年总生存收益率为 5%。

认识到老年功能性评估在判定患者个体是否适宜进行辅助化疗上的重要作用，合并症因素及合并症对生存率的影响也应进行评估。在制订治疗方案时，需估量治疗相关毒性的风险，同时也要了解患者对治疗方案的偏好。对于高危结肠癌术后的老年患者，采用 5-FU 单药治疗的方案是很合理的。在权衡了既定患者的风险收益比后，联合药物可应用于患者的个体化治疗。

结直肠癌的辅助化疗或肿瘤治疗均以 5- 氟尿嘧啶为基础用药。给药途径，尚有动脉灌注、门静脉给药、术后腹腔置管灌注给药及温热灌注化疗等。目前一线联合化疗药物的组成主要有 3 个方案：① FOLFOX6 方案；② XELOX 方案；③ 5- 氟尿嘧啶和 CF 的配伍方案。

2015 年，Böckelman C 等公开发表了一项荟萃分析研究结果，该研究纳入 25 项高质量 II～III 期结肠癌术后辅助治疗研究，分析了术后辅助化疗对生存期的影响，未经术后辅助化疗的 III 期患者，5 年 DFS 为 49.0%，而对于接受过辅助化疗的患者为 63.6%。

2004 年起，III 期结肠癌患者的辅助治疗就由疗程为 6 个月的含奥沙利铂化疗方案组成。IDEA 合作组汇集了 6 项前瞻性研究的结果，涉及 12 834 例 III 期结肠癌患者。同时进行的 III 期临床试验评估了 FOLFOX 或 CAPOX 辅助治疗 3 个月而非 6 个月的非劣效性。对低危患者（T1，T2，或 T3 和 N1）联合方案的探索性分析也发现，3 个月方案不劣于 6 个月方案。3 年 DFS 分别为 83.1% 和 83.3%（HR=1.01，95% CI=0.90～1.12）。

其他治疗目前对结直肠癌术后辅助的治疗正进行着非常广泛的研究，如基因治疗、靶向治疗、免疫治疗等，尚无阳性结果报道。

（李小梅　宋　昱）

参 考 文 献

[1] 国家卫生计生委医政医管局，中华医学会肿瘤学分会. 中国结直肠癌诊疗规范 (2017 版) [J]. 中华胃肠外科杂志，2018, 21(1):92-106.

[2] Allemani C, Matsuda T, Di Carlo V, et al. Global surveillance of trends in cancer survival 2000–14(CONCORD-3): analysis of individual records for 37 513 025 patients diagnosed with one of 18 cancers from 322 population-based registries in 71 countries, Lancet, 2018 Mar 17, 391(10125):1023-1075.

[3] BöCkelman C, Engelmann B E, Kaprio T, et al. Risk of recurrence in patients with colon cancer stage II and III: A systematic review and meta-analysis of recent literature[J]. Acta Oncologica, 2015, 54(1):5-16.

[4] Grothey A, Sobrero A F, Shields A F, et al. Duration of adjuvant chemotherapy for stage III colon cancer[J]. New England Journal of Medicine, 2018, 378(13):1177-1188.

[5] Kim M J, Jeong S Y, Choi S J, et al. Survival paradox between stage IIB/C (T4N0) and stage IIIA (T1-2N1) colon cancer[J]. Ann Surg Oncol, 2015, 22:505-512.

[6] O'Connell M J. Oxaliplatin, fluorouracil, and leucovorin as adjuvant treatment for colon cancer[J]. N Engl J Med, 2004, 350(23):2343-2351.

[7] Tournigand C, Thierry André, Bonnetain F, et al. Adjuvant therapy with fluorouracil and oxaliplatin in stage II and elderly patients (between ages 70 and 75 years) with colon cancer: subgroup analyses of the Multicenter International Study of Oxaliplatin, Fluorouracil, and Leucovorin in the adjuvant treatment of colon cancer trial[J]. Journal of Clinical Oncology Official Journal of the American Society of Clinical Oncology, 2012, 30(27):3353-3360.

病例 25 升结肠癌异时性右肝转移先后行右半结肠切除，肝转移癌切除术后16年无结肠肿瘤复发

【要点】 升结肠近肝曲癌，肠狭窄致部分梗阻，肿瘤已穿透浆膜，并有淋巴结转移。1992年8月18日施行右半结肠切除术，癌肿大小6cm×5cm×5cm。结肠旁淋巴结转移2/20，结肠癌切除后1年4个月发现右肝转移癌，于1993年12月3日行右肝前叶切除，癌组织与后腹膜、系膜粘连部分切除，肝肿瘤6cm×5.8cm×5.5cm大小，腹膜后粘连组织为腺癌组织及肝组织。术后定期住院复查，术后16年未发现结肠肿瘤复发转移。16年1个月确诊右上肺鳞癌，肺癌脑转移，确诊肺癌后4个月死亡。死因为肺癌广泛转移、急性间质性肺炎，呼吸衰竭。

一、病 例 介 绍

（一）病史简介

患者，男性，59岁。食欲减退、腹胀3个月加重1个月，于1992年8月12日入本院。1992年5月因工作紧张，情绪焦虑致食欲减退，食量减少至2两/日，食后腹胀，近1个月加重，无腹痛、恶心，大便次数及习惯无变化，发病后体重减少5kg。同年8月6日当地医院行钡灌肠检查，发现升结肠中段10cm长狭窄，黏膜破坏明显。

1. 既往史，个人史　1973年在我院行右肾下垂悬吊术。吸烟30余年，每日1包，不饮酒。家族中无明确癌症病史。

2. 体格检查　体温36.6℃，脉搏90次/分，呼吸18次/分，血压118/75mmHg，身高163cm，体重52.5kg，BMI 19.76kg/m²，神志清楚，营养中等，皮肤巩膜无黄染，浅表淋巴结未扪及肿大，两肺叩诊清音，未闻及干、湿啰音，心界不大，心律齐，各瓣膜区未闻及杂音。肝肋下0.5cm，脾未触及，全腹无压痛，未扪及肿块，肠鸣音正常，双下肢无水肿。

3. 实验室检查 血常规：血红蛋白 154g/L，白细胞计数 8.6×10^9/L，中性粒细胞计数 0.70，淋巴细胞 0.24，血小板计数 195×10^9/L，红细胞沉降率 10mm/h。血生化：总蛋白 66g/L，白蛋白 41g/L，血糖、尿素、肌酐、总胆红素、直接胆红素、肝酶均在正常范围。血气分析：pH7.377，$PCO_2$42.7mmHg，HCO_3^-24.7mmol/L，BE -0.2 mmol/L，$SO_2$0.95。

4. 影像学检查

（1）结肠纤维内镜检查（1992 年 8 月 13 日，本院）：升结肠中段肠腔呈环形不规则狭窄，溃疡形成，僵硬，内镜无法通过狭窄部。病理：结肠高分化管状腺癌。

（2）结肠钡灌肠（1992 年 8 月 6 日，外院）：升结肠中段 10cm 长狭窄区，黏膜破坏。拟诊：升结肠癌，结肠不完全性梗阻。

（3）腹部超声：肝左叶囊肿，前列腺肥大。

（4）腹部 X 线片：小肠胀气轻度。

（5）胸部 X 线片：心肺未见明显异常。

（二）临床诊断

升结肠癌合并结肠狭窄结肠不全梗阻。

（三）诊疗经过

1. 多学科临床讨论 升结肠癌诊断明确，肿瘤长度约 10cm，有明确狭窄，临床有不全结肠梗阻，无腹内及远处脏器转移，心肺功能好，宜行手术治疗。手术力争一期切除，但术前应做好肠道准备。

2. 手术 1992 年 8 月 18 日在全身麻醉下施行右半结肠切除术，回肠横结肠端侧吻合术。术中发现升结肠近肝曲部可扪及 6cm×5cm×5cm 肿物，行右半结肠切除术，腹腔蒸馏水灌洗，置放 5-FU 0.5g。术中出血 100ml，输血 400ml。术中心电监护：ST-T 无异常改变，血压平稳。在手术室剖开病变区所见：病变段肠管 9/10 受侵，狭窄处仅可通过小指尖，病变硬如石。

3. 术后 3 周开始化疗

方案：5-氟尿嘧啶＋丝裂霉素（5-FU+MMC）方案，1 个疗程为 3 个周期，半年后重复，两年内 4 个疗程，三苯氧胺 10mg，1 日 2 次，服 1 年。

化疗过程中不良反应很轻，进食排便正常，体重增加。

（四）病理诊断

升结肠溃疡型管状腺癌（pT4bN1M0，ⅢC 期）部分分化较差（图 25-1，图 25-2），肿瘤大小 5.5cm×4cm×1.5cm，侵及肠壁全层，局部癌组织穿破浆膜（约 0.2cm），结肠旁淋巴结 2/20。切除肠管长 20cm，两断端未见癌。

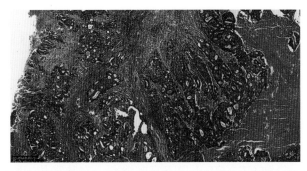

图 25-1 升结肠溃疡型管状腺癌，癌组织表现为不规则管腔结构，浸润生长，HE 染色低倍

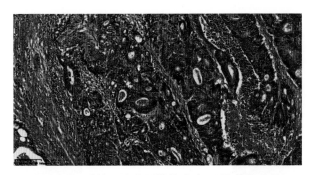

图 25-2 升结肠溃疡型管状腺癌，HE 染色高倍

（五）随诊

1. 结肠癌右半结肠切除术后 1 年 3 个月，发现右肝转移癌。1993 年 10 月 16 日入院行第三次化疗，全面检查发现肝内占位性病变，MRI（1993 年 11 月 3 日）：右肝下部 2cm×3cm 占位，诊断肝转移癌；CT（1993 年 10 月 25 日）：肝右叶后段低密度影，诊断肝转移癌；CT 增强（1994 年 1 月 9 日）：肝右叶后段不规则低密度影，肝囊肿多发；胸部 X 线片、腰椎 X 线片（1993 年 10 月 19 日）：未见转移病变。

多学科临床讨论：在化疗第三疗程发现右肝转移，为单个病灶转移，肺、骨未发现转移病灶。全面评估，主要器官功能可承受肝切除手术，局部病灶有可能根治切除，决定行手术治疗。

第 2 次手术（1993 年 12 月 3 日）右肝前叶切除，癌组织与后腹膜系膜粘连部分切除术，术中见肝右前叶 7cm×6cm×5.5cm 大小肿块，黄白色，凹凸不平，质硬与正常肝脏分界明确，肿块前缘与后腹膜及系膜紧密粘连。距肿瘤 2～3cm 切除 11cm×9cm×8cm 肝脏，出血 300ml，输血 400ml。

二次术后治疗：放疗（术后 46 天）+ 香菇多糖 2mg VD 每日 1 次，此后多次随访未发现复发。

病理：（右）肝转移性管状腺癌伴大片坏死。肿瘤 6cm×5.8cm×5.5cm。腹膜后粘连组织为腺癌组织及肝组织。

2. 2002 年 7 月 15 日住院，急性前壁下壁心肌梗死，前降支开口、回旋支、右冠状动脉狭窄，2002 年 8 月 26 日行支架置入术，术后病情平稳。

3. 2007 年 9 月诊断 2 型糖尿病，长期使用甘精胰岛素注射，血糖控制良好。

4. 2008 年 8 月 18 日 PET-CT 检查，发现右肺上叶病变（图 25-3）。2008 年 9 月 26 日 住院，经肺 CT，CT 引导下穿刺诊断：右肺鳞状细胞癌（cT4N3M0，Ⅲ B 期）化疗（诺维本＋顺铂，1 个疗程后因不良反应严重，改用香菇多糖、康艾）治疗。

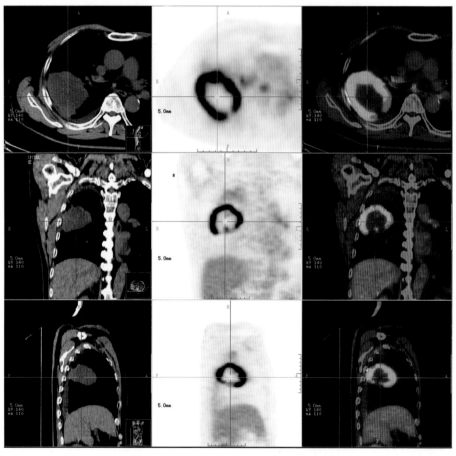

图 25-3　PET/CT（2008 年 8 月 18 日）

右肺上叶后段高代谢肿块伴中心坏死，右侧胸腔积液伴胸膜增厚，符合鳞癌征象

2008 年 10 月 15 日，PET-CT：右上肺鳞癌化疗后，大小变化不显著，代谢较前增高（图 25-4）。2008 年 10 月 17 日头颅 CT：肺癌脑转移，行放疗 5 次，因情况差停用。10 月 27 日盐酸尼洛替尼 150mg，每日 1 次。

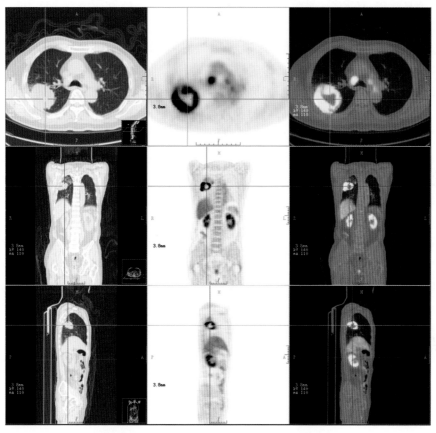

图 25-4　化疗后复查（2008 年 10 月 15 日）

右肺上叶后段高代谢肿块，大小变化不著，代谢较前增高

2008 年 12 月 11 日死亡。

死亡原因：右上肺鳞癌（T4N3M1 Ⅳ期），急性间质性肺炎，急性呼吸衰竭。

死亡诊断：①右上肺鳞癌（T4N3M1，Ⅳ期），急性呼吸衰竭，肺癌脑转移；②结肠癌右半结肠切除术后；③结肠癌右肝异时性转移肝切除术后；④冠心病。陈旧性心肌梗死支架置入术后；⑤ 2 型糖尿病；⑥高血压病，极高危；⑦腹主动脉瘤。

二、病例点评

结直肠癌（CRC）是全球第三大常见癌症，每年新发病例约 136 万，每年死亡病例约 69.4 万。我国 CRC 的发病率和病死率均保持上升趋势。2015 年中国癌症统计数据显示，我国每年新发 CRC 病例 37.6 万，死亡病例 19.1 万。20%～25% 的 CRC 患者在首诊时已发现转移，约 1/3 的结肠癌患者发生同时性或异时性肝转移。没有远处转移的 CRC 患者，5 年生存率可达 80%～90%（Ⅰ期：85%～95%；Ⅱ期 60%～80%；Ⅲ期：30%～60%；Ⅳ期：< 10%）。

结直肠癌的治疗原则：以手术治疗为基石的综合治疗。

影响结直肠癌预后的因素分两类：①与外科手术无关的因素：肿瘤分期；②与外科手术直接有关的因素，包括切除肿瘤边缘、淋巴结清扫的范围、吻合技术、肠腔内是否应用细胞毒性药物、手术中肿瘤有无溢出等。

本例升结肠癌已属局部晚期，肿瘤侵犯广，局部穿孔，肠腔狭窄梗阻，致进食减少，体重下降 5kg，但手术根治性切除了原发肿瘤，16 年无局部复发。密切随诊，于术后 1 年 3 个月发现右肝转移，做了转移癌根治性切除，术后瘤床放疗，以后在随诊中多次复查未发现肝转移灶。升结肠癌肝转移癌切除术后 14 年余未发现新的转移灶，进一步证明此例局部晚期肠癌手术彻底，手法吻合口完好；异时性肝转移灶单发病灶彻底切除 2～3cm 切缘可以达到根治。

密切随访是提高癌症患者的总生存率及复发或转移病灶再切除率的重要环节。此例在升结肠癌切除术后 1 年 3 个月发现了右肝转移癌，转移癌根治切除又存活 14 年。

Chen 等对 2923 例结直肠癌术后患者研究，分为密切随访组和非密切随访组，结论是密切随访组可改善结直肠癌根治术后患者的总生存率及复发病灶的再切除率。密切随访组与非密切随访组，病死率 21.8% vs 25.7%；无症状肿瘤病灶发现率 18.9% vs 9.9%。密切随访要求手术后 1 年内每 3 个月做肠镜，2～5 年每年 1 次肠镜检查；2 年之内每 3 个月做大便隐血；直肠或造瘘口指检，影像学系统检查，癌胚抗原（CEA）检查。

升结肠癌右半结肠切除术后 16 年，升结肠癌异时性右肝转移癌根治切除术后 14 年发现肺鳞癌（癌瘤穿刺病理确诊），发现时已是晚期，于 3 个月后死亡。

多原发癌在老年人并不少见，其原因尚在探索中。

癌症临床研究，密切随访获取数据才能得到真实可信的结论，临床治疗应正确运用指南、共识、推荐。

（顾倬云）

三、相关疾病精要

　　肝脏是结直肠癌转移的主要靶器官，结直肠癌肝转移（colorectal liver metastases，CRLM）是结直肠癌诊疗过程中的重点和难点之一，15%～25% 的患者在确诊时即发现合并肝转移（同时性肝转移，synchronous liver metastases），而在接受原发灶根治性切除手术的结直肠癌患者中有 15%～25% 出现肝转移（异时性肝转移，metachronous liver metastases）。

　　早期 CRLM 除了结直肠癌原发灶的常见临床表现外并无特征性临床表现，只有晚期 CRLM 患者才有肝功能异常、黄疸、消瘦、出血、腹痛、腹胀等症状，因此结直肠癌根治术后患者应规范紧密随访，新确诊结直肠癌患者应明确有无远处转移。CRLM 的诊断主要依赖于影像学和肿瘤标志物（如 CEA、AFP、CA19-9）检查。新确诊的结直肠癌患者应常规行腹部增强 CT 和肝脏 B 超检查以筛查有无肝转移，必要时可加行肝脏 MRI 及增强、肝脏超声造影等。PET-CT 仅在病情需要时酌情应用，不作常规推荐。

　　目前手术切除仍然是 CRLM 的最佳治疗手段，R0 切除是 CRLM 治疗的目标，但是 80%～90% CRLM 的肝脏转移灶初始无法获得 R0 切除，然而其中部分患者通过转化治疗可获得手术切除的机会。为更好地指导 CRLM 患者的治疗，2012 年欧洲肿瘤内科学会（ESMO）根据转移灶位置及生长速度、患者一般情况、治疗耐受性等将 CRLM 患者分为 4 组并分别制订治疗目标。0 组，指转移瘤局限于肝和（或）肺，明确可以 R0 切除，目标是经过手术获得治愈。1 组，指肝和（或）肺转移灶初始难以 R0 切除，但经过化疗和（或）靶向治疗后可能 R0 切除，目标是转变为 0 组经过手术以获得长期生存。2 组，指多发转移瘤无法手术切除且肿瘤进展迅速，出现或存在肿瘤相关症状，但能耐受高强度治疗，目标是尽快缩小肿瘤体积，控制肿瘤进展。3 组，指多发转移无法手术切除，但并无症状或肿瘤无快速进展，目标是阻止肿瘤进一步进展。在结直肠癌肝转移的诊疗全过程中，涉及胃肠外科、肝胆外科、肿瘤科、放疗科、病理科、放射科、超声科的多学科协作团队（multi-disciplinary team， MDT）研究决策显得尤为重要。

（一）结直肠癌肝转移的治疗策略

　　1. 手术切除　外科手术根治性切除肝转移灶是患者获得长期生存的主要治疗方法。《中国结直肠癌诊疗规范 2017 版》明确了肝转移的手术适应证：①结直肠癌原发灶能够或已经根治性切除；②肝转移灶可切除且术后保留足够的肝功能；③患者全身状况允许，没有肝外转移病变，或仅为肺结节性病灶。手术禁忌证：①结直肠癌原发灶不能取得根治性切除；②出现不能切除的肝外转移；③预计术后残余肝脏容积不够；④患者全身状况不能耐受手术。肝外科手术技术近年来不断取得进步，如 6 个月内分期切除肝转移灶及肝外转移灶、切缘必须 > 1cm 理念的突破、联合肝脏离断和门静脉结扎的分次肝切除术（association liver partition and portal vein ligation for staged hepatectomy，ALPPS）的提出都极大扩大了适宜手术切除的范围，另外三维数字成像技术、三维 CT 等影像学技术的应用为术前评估残余肝脏体积和制订手术方案提供了依据。

同时性肝转移的手术方式根据原发灶与肝转移灶切除的时机主要分为一期同步切除和二期分阶段切除。近年也有"肝优先模式"（liver first approach）的报道，即先切除肝转移灶再切除结直肠癌原发灶，但是与传统手术策略相比，该手术策略在手术并发症及远期获益均无显著性差异。一期同步切除的手术适应证包括肝转移灶较小，肝切除量低于 50%，肝门淋巴结及其他转移灶均可切除等。二期分阶段手术常在原发灶根治术后 4 ～ 6 周，若需系统性治疗，可延期至 3 个月。异时性肝转移在确定肝转移灶可切除且无原发灶复发的情况下应尽早行手术治疗。

2. 新辅助治疗与转化治疗　CRLM 的新辅助化疗与转化治疗均属于术前治疗的范畴，两者有所交叉但各有侧重，主要是受益人群和治疗目的不同，新辅助化疗针对的是术前评估肝转移灶可切除的患者，治疗目的是提高局部控制率和总体生存率；而转化治疗针对的是术前评估肝转移灶不可切除的患者，治疗目的是将不可切除的病灶转化为可切除的病灶。经过转化治疗并行根治性切除手术患者的 5 年生存率与初始可切除的患者基本相同，因此这部分患者应积极进行转化治疗以获得手术切除机会。由于手术切除水平的差异，不同治疗中心在初始可切除 CRLM 的判定上难以一致，为此 ESMO 指南将可切除的 CRLM 患者分为两组：切除难度大；切除难度小。针对切除难度大或切除难度小但复发危险度高的患者，给予新辅助联合靶向治疗。

原则上术前系统性化疗不超过 6 个周期，每个治疗周期后评估、转化治疗和手术在 2 ～ 3 个月完成。目前尚无明确的标准联合化疗方案。FOLFOX（奥沙利铂 +5-FU+ 亚叶酸钙）方案和 FOLFIRI（奥沙利铂＋伊立替康）均有较高的反应率，常为系统性化疗的基础用药。有研究发现三药联用 FOLFOXIRI 方案（奥沙利铂 +5-FU+ 伊立替康＋亚叶酸钙）比 FOLFIRI 方案明显提高肝转移灶 R0 切除率，但中性粒细胞减少症发生率提高。化疗是否联合分子靶向治疗目前仍存在争议。美国 NCCN 指南限定西妥昔单抗只适用于 KRAS/NRAS 野生型的左半结肠癌患者。TRIBE 研究提示转移性右半结直肠癌患者经过 FOLFOXIRI+ 贝伐单抗治疗后的无进展生存（PFS）和总体生存（OS）明显优于转移性左半结直肠癌患者，且与 RAS、BRAF 突变状态无关，因此 FOLFOXIRI+ 贝伐单抗可能是转移性右半结直肠癌优先一线方案。

（二）肝转移灶切除术后及肿瘤进展期的治疗

肝转移灶切除术后若无明显禁忌证应行辅助化疗，化疗方案与新辅助化疗基本一致，也可在治疗期间考虑联合肝动脉灌注化疗（hepatic arterial infusional chemotherapy，HAIC）。若术前证实有效的化疗方案，术后一般作为首选。当 CRLM 患者出现化疗耐药或处于进展期时，仍可考虑血管介入治疗、消融治疗、冷冻治疗等。血管介入治疗包括肝动脉灌注化疗（HAIC）、经导管肝动脉化疗栓塞（transcatheter arterial chemoembolization，TACE）、门静脉栓塞（portal vein embolism，PVE），由于全肝的放射耐受剂量远低于肿瘤细胞的致死量，所以只在其他治疗方法无效的情况下选择放射治疗，此时放射治疗的目的是减轻肝转移灶引起的黄疸和疼痛，且须严格控制剂量。

（黄　亮　郑　伟）

参 考 文 献

[1]　中华医学会外科学分会胃肠外科学组，中华医学会外科学分会结直肠外科学组，中国抗癌协会大肠癌专业委员会，等. 中国结直肠癌肝转移诊断和综合治疗指南 (2018 版)[J]. 中华消化外科杂志 , 2018, 17(6): 527-539.

[2]　Alvarez F, Ardiles V, Sanchez Claria R, et al. Associating liver partition and portal veinligation for staged hepatectomy(ALPPS): tips and tricks[J]. J Gastrointest Surg, 2013, 17(4):814-821.

[3]　Chua T C, Saxena A, Liauw W, et al. Hepatectomy and resection of concomitant extrahepatic disease for colorectal liver metastases-a systematic review[J]. Eur J Cancer, 2012, 48(12): 1757-1765.

[4]　Kemeny N. Management of liver metastases from colorectal cancer [J]. Oncology (WillistonPark), 2006, 20(10):1161-1176, 1179-1180, 1185-1186.

[5]　Margonis G, Spolverato G, Kim Y, et al. Intraoperative surgical margin re-resection for colorectal liver metastasis: Is It Worth the Effort? [J]. J Gastrointest Surg, 2015, 19(4):699-707.

[6]　Schmoll H J, Van Cutsem E, Stein A, et al. ESMO consensus guidelines for management of patients with colon and rectal cancer: a personalized approach to clinical decision making[J]. Ann Oncol, 2012, 23(10): 2479-2516.

病例 26 升结肠腺癌ⅡB期（pT4aN0M0），无瘤生存15年。15年后发现肝转移，手术切除。首次手术后9年确诊肺癌、前列腺癌。手术后17年因癌症广泛转移死亡

【要点】 升结肠溃疡型管状及黏液腺癌，肿瘤大小9.5cm×7cm×2cm，侵及肠壁全层达浆膜外脂肪组织内，系膜淋巴结未见转移癌（0/9）。术前腹部CT怀疑肝转移。施行右半结肠切除、肝穿肝组织活检术，病理无肝转移证据。术后15年发现肝转移，先后行肝左外叶切除术、肝脏微波消融治疗。首次术后17年因肺癌，双肺多发转移，肺部感染死亡。

一、病例介绍

（一）病史简介

患者，男性，1925年出生。1994年4月12日因"乏力、面色苍白2个月"入院，就诊时69岁。当地查血红蛋白57g/L，我院门诊B超提示右上腹包块，结肠恶性肿瘤可能性大。无腹痛、腹胀、恶心、呕吐、发热等不适。发病以来食欲正常，大便每日1次，为黄色成形软便，无黏液、脓血及黑粪。睡眠可，小便通畅，体重无明显变化。

1. 既往史、个人史 1970年左右诊断慢性支气管炎。20世纪70年代左右因"心电图不正常"诊断为"冠心病"，长期服用扩冠状动脉药物，始终无胸闷、胸痛等不适。1979年左右诊断为高血压，长期口服降压药物治疗，血压控制满意。既往多次复查肠镜提示结肠息肉，至少2年未行肠镜检查。1989年开始癌胚抗原增高，并呈逐渐升高趋势，最高36.5μg/L（1992年11月9日）。1994年诊断2型糖尿病，长期口服降血糖药物治疗，平时血糖控制可。否认肝炎、结核等病史，对磺胺类药物过敏。预防接种史不详。1937年开始吸烟，20支/日，1994年开

始戒烟。偶饮酒。否认家族遗传性疾病史。

2.**体格检查**　体温 36.4℃，脉搏 84 次／分，呼吸 18 次／分，血压 120/
60mmHg。神志清楚，营养中等。身高 173cm，体重 83kg，BMI 27.7kg/m²。全
身表浅淋巴结未扪及肿大。头颈部未发现异常。双肺听诊清音，两下肺可闻及
散在湿啰音。心界不大，律齐，各瓣膜区未闻及病理性杂音。腹平软，全腹
无压痛，右上腹深部可触及约 5cm×5cm 大小包块，质地硬，边界不清，可活
动，触之有不适感。肝脾未扪及，移动性浊音阴性。肠鸣音正常。双下肢无
水肿。

3.**实验室检查**　血常规：血红蛋白 73g/L，白细胞计数 $8.6×10^9$/L，中性粒
细胞 0.74，淋巴细胞 0.2。红细胞计数 $3.5×10^{12}$/L。尿常规正常。大便隐血阳性。
血生化：血糖 6.4 mmol/L，尿素氮 5.1mmol/L，肌酐 85 μmol/L，总蛋白 63 g/L，
白蛋白 39 g/L，血钾 4.0 mmol/L，血钠 138 mmol/L，血氯 103 mmol/L，凝血酶
原时间、凝血酶原活动度、谷丙转氨酶、谷草转氨酶、总胆红素、直接胆红素、
碱性磷酸酶、γ- 谷氨酰基转移酶、乳酸脱氢酶、淀粉酶正常范围。肿瘤标志物：
CEA 15.0 μg/L，AFP ＜ 12.5ng/ml。

4.**影像学检查**

（1）肠镜（1994 年 4 月 19 日，本院）：结肠肝曲高分化乳头状管状腺癌，
乙状结肠慢性炎，伴黏膜肥厚性息肉形成。

（2）胃镜（1994 年 4 月 21 日，本院）：胃窦幽门型黏膜慢性炎症伴糜烂及
急性炎。

（3）腹部 B 超（1994 年 4 月 28 日，本院）：右上腹实质性占位性病变，约
3.7cm×6.1cm 大小，内部回声不均匀，呈强回声与低回声区，边界清。

（4）腹部 CT 平扫（1994 年 4 月 11 日，本院）：肝右叶顶部小圆形低密度灶，
边缘可辨，肝尾叶低密度病变，边缘不甚规则。建议增强检查。腹腔内及腹膜
后未见明显包块及淋巴结肿大。胆道系统未见异常。

（5）腹部增强 CT（1994 年 4 月 25 日，本院）：肝尾叶见 3.0cm×3.0cm 略
低密度肿块影，边缘欠清，增强扫描后病灶呈不均匀强化，延迟扫描 10 分钟后
病灶呈略低密度区。腹膜后未见肿大淋巴结。印象：肝尾叶病灶，考虑转移瘤
可能性大。

（6）腹部 CT 平扫（1994 年 6 月 20 日，术后本院）：肝尾叶低密度灶，考
虑转移瘤可能性大，与 1994 年 4 月 25 日片对比无明显变化。

（7）肝脏磁共振平扫（1995 年 6 月 5 日，术后，本院）：肝尾叶血管瘤，
大小约 3.0cm×4.0cm，呈长 T_1、长 T_2 信号影，N（H）像上呈高质子密度影。

（8）胸部正位 X 线片（1994 年 4 月 15 日，本院）：未见重要病变。

（二）临床诊断

①升结肠溃疡型管状及黏液腺癌；②贫血；③冠心病；④高血压；⑤2型糖尿病。

（三）诊疗经过

1. 手术　1994年5月在我院行右半结肠切除、肝穿肝组织活检术。采用右旁正中切口。探查无腹水，无肿大淋巴结。肝脏不大，在胆囊旁右侧可触及粟粒样结节1～2个，其后方可见0.5cm×0.5cm白色斑。探查肝尾叶CT所见部位，未扪及硬块。取肝方叶部组织活检。结肠肝曲10cm×6cm实性占位，质硬，病变区缩窄仅可通过示指尖。病变与周围粘连不重，尚可活动。游离右半结肠，横结肠距肿瘤约8cm处切断，回肠切除6cm。回肠与横结肠端侧吻合。大量盐水-蒸馏水-盐水冲洗腹腔，腹腔应用5-氟尿嘧啶（5-FU）1g。手术出血少，但术前有贫血，故输血400ml。

2. 术后化疗　术后化疗：（1994年5月23日～6月28日）5-FU 0.5g静脉滴注3次/周，丝裂霉素8mg静脉滴注1次/周，共6周，（1994年12月17日～1995年1月7日，1995年6月23日～1995年7月13日，1995年12月27日～1996年1月17日，1996年6月4日～1996年6月22日，1997年1月6日～1997年1月24日）MMC 8mg 1次/周，5-FU 0.5g 5次/周共3周，化疗5个周期，共用5-FU 46g，丝裂霉素144mg。化疗期间无恶心、呕吐、食欲减退、骨髓抑制、肝功能损伤等不良反应发生。

（四）病理诊断

升结肠溃疡型管状及黏液腺癌（肿瘤大小为9.5cm×7cm×2cm）（图26-1，图26-2），癌组织侵及肠壁全层达浆膜外脂肪组织内，系膜淋巴结未见转移癌（0/9），仅在一枚淋巴结包膜外脂肪组织中见一小片癌组织。肝脏未见转移癌。送检及再取上、下切缘均未见癌组织，pT4aN0M0（ⅡB期），癌结节。慢性阑尾炎。

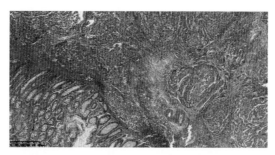

图26-1　升结肠溃疡型管状及黏液腺癌，本图片显示管状结构区域，HE染色低倍

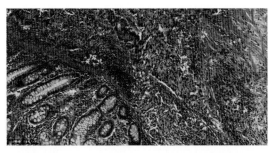

图 26-2　升结肠溃疡型管状及黏液腺癌，不规则腺腔浸润生长，HE 染色高倍

（五）随诊

1. 术后多次复查腹部超声、CT 及结肠镜等检查，无复发及转移证据。3～6 个月复查 1 次结肠镜，仅提示直肠结肠息肉，结肠多发性憩室。每年复查 CEA 均在正常水平。2008 年 8 月结肠镜：①直肠息肉钳除；②结肠多发性憩室；③右半结肠切除术后。

2. 2009 年 3 月 17 日查 CA724 升高（23.23U/ml），最高至 45.89U/ml（2010 年 1 月 7 日）（表 26-1）。2009 年 5 月肠镜提示：结肠多发息肉，病理为良性。同期 PET/CT 示肝左叶外侧段边缘新发小结节样高代谢灶，高度怀疑结肠癌肝转移（图 26-3）。2009 年 7 月 B 超提示肝左叶 1cm 大小高回声，5 个月后复查增大至 4.2cm×5.1cm。2009 年 12 月 14 日 MRI 提示结肠癌肝转移（图 26-4）。2010 年 1 月 12 日腹部增强 CT 亦提示肝转移（图 26-5）。2009 年 12 月 22 日 PET/CT 检查原病变显著增大，代谢增强（图 26-6）。

表 26-1　癌胚抗原（CEA）、细胞角质素片段 19（CYFRA21-1）、
糖抗原 125（CA125）、CA724 动态变化

检验项目	CEA （0～5μg/L）	CYFRA21-1 （0.1～4.0ng/ml）	CA125 （0.1～35U/ml）	CA724 （0.1～10U/ml）
1992-11-09	36.5			
1994-04-13	15.0			
1995-05	手术			
1994-12-08	2.2			
1995-12-28	2.9			
2007-08-07	4.24	2.88	12.7	
2007-03-17				23.23
2009-07-30	4.75	3.54	15.8	

续表

检验项目	CEA (0 ～ 5μg/L)	CYFRA21-1 (0.1 ～ 4.0ng/ml)	CA125 (0.1 ～ 35U/ml)	CA724 (0.1 ～ 10U/ml)
2010-01-07				45.89
2010-07-20	4.21	3.34	37.42	
2010-08-09	5.01	6.26	51.05	
2010-11-02	4.73	19.92	152.4	
2011-03-07	4.87	38.93	280.9	
2011-04-25	5.68	75.22	175.6	
2011-06-23	7.55	61.13	224.3	

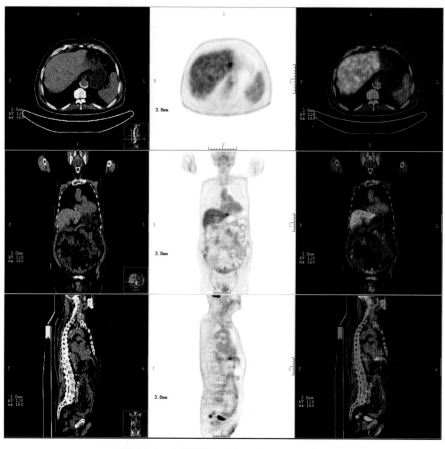

图 26-3　PET/CT（2009 年 5 月 4 日）

肝左叶外侧段边缘稍低密度影，高代谢（新增）

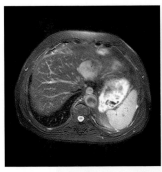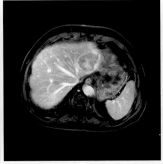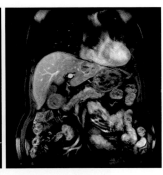

图 26-4　腹部增强 MRI（2009 年 12 月 14 日）：结肠癌肝转移

T_2WI 压脂：肝左叶稍高信号肿块

T_1WI 横轴位和冠状位增强：轻度强化肿块、边缘有明显强化环

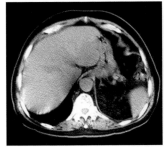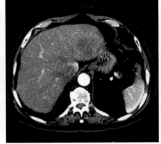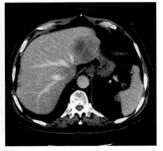

图 26-5　腹部增强 CT（2010 年 1 月 12 日）

结肠癌肝转移，平扫肝左叶稍低密度肿块

动脉期边缘有轻度强化、门静脉期边缘强化，病灶更清晰

2010 年 1 月 25 日在全身麻醉下行肝左外叶切除术，病理回报为（左外叶）肝组织内见中 - 低分化腺癌浸润。免疫组化：CK7（灶状 +），VIIlin（+），CK18（++），PDGFR-a（+++），PDGFR-b（++），HER-1（-），HER-2（-），CDX2（-），CK20（-），TTF-1（-）。考虑为结肠癌肝转移（图 26-7，图 26-8）。

3. 2010 年 7 月复查腹部超声：肝右叶实质性占位病变（肝右外叶可见大小约 2.7cm×2.0cm 低回声结节，边界尚清，周围有声晕，内部回声欠均匀，有少许血流信号），考虑为转移癌。2010 年 8 月 13 日行肝脏微波消融治疗，病理科认为是结肠癌来源。

4. 其他

（1）2001 年 10 月诊断为急性下壁心肌梗死，冠状动脉造影提示三支病变，行支架置入术，2005 年再次出现不稳定型心绞痛行右冠状动脉中段支架置入术。2009 年 5 月诊断前列腺癌，给予放疗及内分泌治疗。2011 年 2 月 2 日出现急性脑梗死，给予营养神经等治疗后逐渐好转。

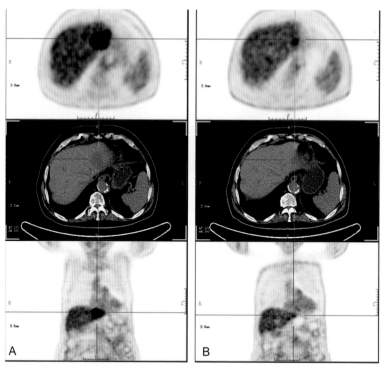

图 26-6 肝左叶外侧段低密度灶 2009 年 12 月 22 日较 2009 年 5 月 4 日检查显著增大，代谢增高

A. 2009 年 12 月 22 日；B. 2009 年 5 月 4 日

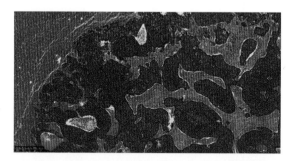

图 26-7 肝组织内见结肠腺癌转移，HE 染色低倍

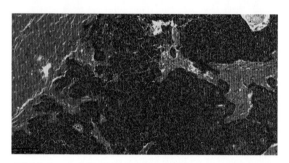

图 26-8 肝组织内转移性结肠腺癌，HE 染色高倍

（2）结肠癌术后 9 年确诊左下肺细支气管肺泡癌。2003 年胸部 CT 提示左
下肺外、后基底段结节片状影（25mm×20mm），穿刺活检诊断为细支气管肺泡
癌，纵隔淋巴结已增大，放疗 1 个月（总剂量 56Gy）。2008 年 8 月发现双肺多
灶磨玻璃样影，考虑为多灶型细支气管肺泡癌，予易瑞沙 0.25g，1 次 / 日治疗。
2010 年 2 月 PET/CT 示右肺下叶背段及左肺下叶后基底段胸膜下新发小结节影，
无放射性浓聚，考虑转移性病变不除外。采用 XELOX 方案化疗 [方案：卡培
他滨（希罗达）1.5g，每日 2 次第 1 天～第 14 天，奥沙利铂每日 150 ～ 175mg
第 1 天，3 周为一个疗程，共 3 个周期]。4 月 1 日、4 月 23 日、5 月 13 日陆续
进行第 1 个、第 2 个、第 3 个周期化疗。2010 年 9 月全身 PET-CT 均提示肺多
发转移，进行性增多，伴左侧胸腔积液，淋巴结转移（图 26-9，图 26-10）。给
予吉西他滨 + 顺铂化疗，无效。调整为索拉非尼、细胞免疫治疗。2011 年 3 月
5 日 PET/CT：病变进展，转移灶对比增多（图 26-11）。

（3）2011 年 7 月 22 日因结肠癌、肺癌，肝脏、双肺及纵隔淋巴结多发转移，
肺炎，呼吸衰竭 多器官功能衰竭死亡。

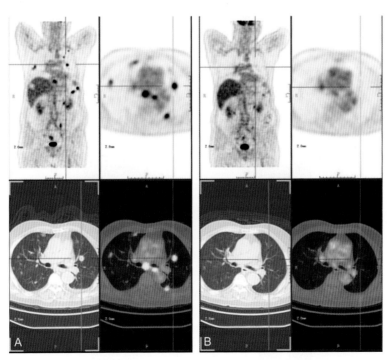

图 26-9　PET/CT（2010 年 9 月 13 日）：肝左叶病变切除后

双肺、纵隔、下腔静脉旁及胃周新增多发转移灶。A. 2010 年 9 月 13 日；B. 2010 年 3 月
17 日

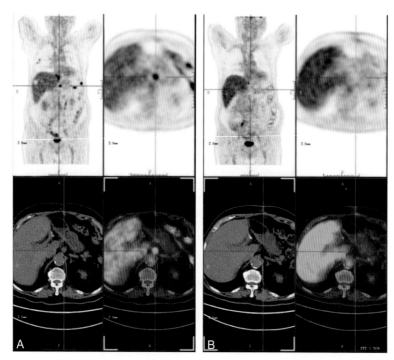

图 26-10 纵隔、心底下腔静脉旁及胃周新增多发转移淋巴结

A. 2010 年 9 月 13 日；B. 2010 年 3 月 17 日

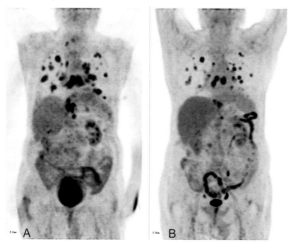

图 26-11 PET/CT（2011 年 9 月 13 日）：躯干部转移灶较前增多，病情进展明显

二、病 例 点 评

（一）病例特点

① 69 岁老年人，乏力、贫血（血红蛋白 57g/L）入院，右上腹已扪及肿块。② CEA 增高。③纤维结肠镜检查确诊结肠肝曲癌，巨大溃疡性管状及黏液腺癌，侵及全层及浆膜外脂肪组织，淋巴结无转移(0/9)，浆膜外脂肪组织中一处癌结节。④术前增强 CT 考虑肝尾叶阴影为结肠癌肝转移，术中穿刺病理检查，未见转移癌。⑤标准右半结肠切除术，肠周及系膜淋巴结清扫，找到 9 枚淋巴结均为阴性，浆膜外脂肪组织中发现癌结节。⑥全程管理，紧密随诊，术后 3～6 个月查肠镜，未发现局部复发，有"息肉"均行钳除，术后 15 年查肠镜，结肠未见肿瘤；PET-CT 检查肝左外叶肿瘤，肝左外叶切除术，病理确定为结肠癌肝转移，左肝外叶切除术后半年右肝发现转移癌，微波射频治疗。⑦在此期间患前列腺癌，行内分泌治疗。⑧结肠癌切除术后 9 年病理确诊细支气管肺泡癌，纵隔淋巴结肿大，行放疗、靶向治疗，以后病变扩散，肺内出现转移瘤，不能排除结肠癌转移。⑨多种慢性病、老年病。⑩结肠癌术后 17 年，发现肝转移癌后 2 年死亡。死亡原因为肺癌，纵隔淋巴结转移，呼吸衰竭，多器官功能衰竭，是否有结肠癌转移因无病理难以定论。死亡时 86 岁。

（二）点评

结直肠癌的发病率在我国逐年上升，现已位居我国恶性肿瘤发病率第 3 位，病死率居第 5 位。65 岁以上老年人发病率均占半数以上。此例 TNM 分期（第 8 版）属ⅡB期（pT4aN0M0），虽未见淋巴结转移癌，却在一枚淋巴结包膜外脂肪组织中见一小灶癌组织。

1. 肿瘤分期最重要的目的是判断预后，哪种分期方案与患者真实预后相符合，那种方案就是更佳的分期方法。1978 年以前应用 Dukes 分期及修改后的 Dukes 分期，1978 年以后推荐使用 TNM 分期 [美国癌症联合委员会（AJCC）、国际抗癌联盟（UICC）]，2016 年制定至第 8 版，2017 年以后临床采用。肿瘤分期结合临床实际在不断完善。本例居ⅡB期（pT4aN0M0）。Ⅱ期区分为高危组和非高危组，高危组的高危因素有组织分化差、T4、有血管淋巴管浸润、术前肠梗阻或肠穿孔、标本检出淋巴结不足 12 枚、神经受侵犯、切缘阳性或无法判定。本例Ⅱ期，高危，局部晚期，虽无淋巴结转移，脂肪组织内有癌结节。第 8 版 TNM 分期未含癌结节，且此患者重度贫血，具有癌性恶病质前期，亦未在 TNM 分期中体现。可见分期方法仍需不断完善。

2. 结肠癌巨大，发生全身乏力、严重贫血，表现癌性恶病质前期，增强 CT

怀疑有肝尾叶转移，术中穿刺肝尾叶可疑之处，病理未查见癌，排除了肝转移。说明在当时术前影像检查与患者实际有不同，若按术前考虑则有可能过度治疗，术中穿刺病理检查，排除了肝转移，及时实施了标准式右半结肠切除术，肠周及系膜淋巴结清扫。手术后无病生存（DSF）15 年，总生存（OS）17 年。

3. 术后化疗，鉴于患者已 69 岁，当时氟尿嘧啶是主要化疗药物，实施了 FM 方案（5-氟尿嘧啶＋丝裂霉素）术后 3 周开始化疗，2 年 4 个疗程，总量 5-氟尿嘧啶 46g，丝裂霉素 144mg。化疗在预防早期复发显然是有作用的，但如何证明其作用确实有效，尚缺乏直接证据。

4. 患者 DFS 达到 15 年，OS 17 年，治疗是成功的。但结肠癌切除术后 15 年仍然发生了肝转移，继而发生肺转移，死亡时已 86 岁。

5. 患者在结肠癌根治术后 9 年确诊细支气管肺泡癌，纵隔淋巴结增大，进行了放疗，术后 15 年前列腺癌行内分泌治疗，术后 16 年肺新发癌，不除外转移癌，因无病理难以确定，最后死于癌症转移、呼吸衰竭、多器官功能衰竭。

结肠癌异时性肝转移。结肠癌根治术后 15%～25% 的患者发生肝转移。对于转移性肝癌，以往认为绝大多数是无法治愈的，但现在认为肿瘤如能完全切除，则 5 年生存率可为 25%～58%。但若切除后再发现转移性肝癌、转移性肺癌，疾病进展，则预后不良。此例患者结肠癌根治切除术后 15 年发生肝转移，实行左肝外叶转移癌切除，半年后右肝又发现转移癌，做了射频消融治疗，此后发现肺癌、肺多发转移癌，应用化疗、靶向治疗、细胞免疫治疗无效，1 年后死亡。

为什么 15 年 DSF，查肠镜在结肠内未发现癌，而在肝脏发现了转移癌？罹患结肠癌 R0 切除术后又患肺癌、前列腺癌，最后因转移癌致呼吸衰竭、多器官功能衰竭死亡。老年人多原发癌并不少见，其发生机制至今不明。癌症就像一个"谜"，至今谜团尚未能解开。20 世纪人类抗癌取得有史以来重大进展，有学者认为"癌症本质是一场生命进化过程失控的自然产物，癌症干细胞、癌基因等的确认进一步证明这点"。基于这一观点，将遏制肿瘤之途瞄向癌基因及抑癌基因，研究了多种靶向治疗药物、免疫治疗等。但是一直到目前，对于实体瘤，唯一可治愈的方法是手术根治性切除，有的病例术后可以治愈；有的病例则有复发、转移，晚期肿瘤有赖于综合治疗，以延长生存期。若癌症广泛转移，全身状况已是难治性恶病质期，应以缓解症状及心理治疗为主。

（顾倬云）

病例 27 升结肠癌 Ⅱ A 期（pT3N0M0），右半结肠切除术后无瘤生存 12 年

【要点】 患者，男性，79 岁。间断发现结肠息肉、腺瘤 3 年，第 3 年复查肠镜发现近回盲瓣部位腺癌，于 1995 年 11 月 25 日施行右半结肠切除术，术后化疗用 FC 方案 4 个疗程。术后定期复查结肠镜，未发现复发、转移。2008 年 2 月 20 日因肺炎、心力衰竭死亡。死亡时 91 岁。

一、病例介绍

（一）病史简介

患者，男性，79 岁。因"间断发现结肠息肉 3 年，为复查结肠镜"入院。

患者于 1992 年 12 月查体时行结肠镜发现"乙状结肠末端 0.2cm × 0.2cm 息肉"，钳除后送病理检查结果为黏膜慢性炎。此后 1993 年及 1994 年各复查一次结肠镜，均发现升结肠 0.3cm 大小广基息肉，活检病理结果为"黏膜慢性炎"及"部分腺体腺瘤样增生"。在此期间无明显腹痛、腹胀，无大便习惯改变、腹泻、便秘、便血、黑粪等不适症状。为复查结肠镜，于 1995 年 10 月 4 日收治入院。患者精神状态好，体力正常，食欲、睡眠好，大、小便正常，体重无明显下降。

1. 既往史、个人史　有冠心病、稳定型心绞痛、高血压病等慢性病病史，1989 年曾发生急性脑梗死，残留左侧面部及右下肢感觉异常等后遗症。无吸烟、饮酒史。

2. 体格检查　体温 36.2℃，脉搏 78 次 / 分，血压 135/90mmHg。体重 74kg，身高 178cm，BMI 23.36 kg/m²。神志清楚，无贫血貌，营养良好，皮肤黏膜无黄染，浅表淋巴结未触及。心肺无明显异常，腹软，无肠型及蠕动波，左下腹轻微压痛，无反跳痛，全腹未触及包块，肝脾肋下未触及，移动性浊音阴性，肠鸣音正常。

3. 实验室检查　白细胞计数 7.4×10^9/L，淋巴细胞 29%，血小板计数 161×10^9/L，血红蛋白 153g/L，凝血指标正常。肝、肾功能正常。CEA 3.0μg/L。大便化验：红、白细胞阴性，隐血阴性。

4.影像学检查

（1）结肠镜（1995年10月26日）：回盲瓣唇状，其对侧可见直径约2.0cm平坦肿物，似有亚蒂，表面附有黏液及分泌物，组织质硬，活检病理结果为（回盲部）管状及乳头状腺癌。

（2）腹部CT平扫＋增强（1995年11月13日）：右侧腹腔相当于升结肠近回盲部区域一大小5cm×3.8cm×3cm的不规则软组织密度影，边界清楚，其内密度不均，腹膜后淋巴结无明显肿大。

（二）临床诊断

①升结肠癌（近回盲瓣部位）；②脑梗死后遗症；③稳定型心绞痛；④高血压。

（三）诊疗经过

诊断明确，各项化验检查结果未发现远处器官、组织转移，评估高血压、冠心病控制稳定，心肺功能能耐受手术，无绝对手术禁忌证。该患者肿瘤位于升结肠靠近回盲瓣部位，因此决定行右半结肠切除术，回肠、横结肠端侧吻合术。

1995年11月21日在全身麻醉下施行右半结肠切除术，回肠、横结肠端侧吻合术，术中所见：腹腔内无腹水，胃、小肠、盆腔未扪及异常。回盲部可扪及3cm×3cm大小肿物，浆膜面内陷，周围无粘连，系膜淋巴结不肿大。行右半结肠切除术，切除横结肠起始部，升结肠，阑尾及回肠5cm，横结肠断端缝闭，回肠横结肠端侧吻合，缝合双层，吻合口可容2.5cm，系膜孔隙封闭。术中未输血。

术后于1995年12月1日起开始进行第一疗程的化疗，化疗方案为：5-FU 0.5g静脉滴注5次/周（第1天～第5天），丝裂霉素8mg静脉滴注1次/周（第5天），周期为1周，3个周期为1个疗程。1996年5月、1996年11月、1997年5月分别进行第二、三、四疗程的化疗，方案同前。此后间断复查CT及结肠镜均未发现肿瘤复发及转移。

（四）病理诊断

升结肠蕈伞型乳头状及黏液腺癌，ⅡA期（pT3N0M0）。

1.大体检查　结肠一段，长26cm，距上端6cm处见一突出肿物，大小为2.5cm×2.5cm×0.5cm，切面灰白色，质中，肿物侵及深肌层。结肠浆膜面找到淋巴结5枚，直径为0.2～0.6cm，灰红色，质中。

2.镜下所见　（升）结肠蕈伞形高簇状乳头状及黏液腺癌，大小为2.5cm×2.5cm×0.5cm，癌组织侵及深肌层，淋巴管内未见癌栓（图27-1和图27-2）。上下切缘及浆膜面淋巴结未发现癌（0/5）。

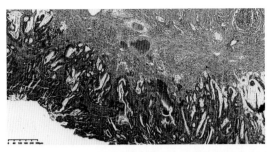

图 27-1　升结肠蕈伞形乳头状及黏液腺癌，腺癌组织表现为管状及乳头状，有黏液产生，HE 染色低倍

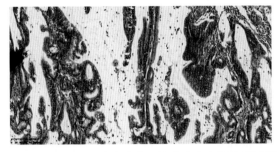

图 27-2　升结肠蕈伞型乳头状及黏液腺癌，管状及乳头状腺癌区域，HE 染色高倍

（五）随诊

术后定时复查结肠镜及 CT，均未发现肿瘤复发及转移。无病生存时间超过 12 年。2007 年 10 月发生吸入性肺炎，2008 年 2 月 10 日行气管插管、呼吸机辅助呼吸，2008 年 2 月 20 日死亡。

二、病例点评

近年结直肠癌发病率有逐年升高趋势，其发病率及病死率分别占恶性肿瘤的第 3 位及第 5 位，随着结肠镜筛查普及率的提高，结肠腺瘤得以及时发现和切除，并能更早期地检出结直肠癌（CRC），使近年结直肠癌病死率逐渐下降，结肠镜筛查越来越受到人们的重视。本例患者在初始及随后连续两年均发现结肠单发炎性或腺瘤性小息肉，均钳除后每年随访监测，在第 3 年随访复查结肠镜时发现较早期结肠癌，使在无腹痛、便血、大便隐血阳性等报警症状的情况下得以较早期诊断，说明老年人结肠息肉治疗后定期随访的重要性。受当时内镜技术发展所限，未能进行超声内镜检查等进一步的内镜评估，行腹部增强 CT 等检查后未发现有远处转移，手术适应证明确，进行了右半结肠切除术。患者在 20 世纪 90 年代中期行了右半结肠切除，回肠、横结肠端侧吻合术。术后病理诊断为升结肠蕈伞形高簇状乳头状及黏液腺癌，侵及深肌层，浆膜面淋巴结未发现癌（0/5）。按最新指南标准判断病理分期为 pT3N0M0，属ⅡA期结肠癌。Ⅱ期（T3）期首选的手术方式是相应结肠肠段的切除加区域淋巴结清扫。近年来对无梗阻、无穿孔、非局部晚期的结肠癌患者，如既往未行过腹部手术，还可考虑行腹腔镜辅助结肠切除术，可获得与传统开放性手术相当的效果，且术后恢复更快，更适合老年患者。机器人手术现已应用于结肠癌的治疗，不过目前尚缺少比较机器人手术与腹腔镜或传统结肠手术对结肠癌治疗优劣的循证医学证据。本例为Ⅱ期老年结肠癌患者，采取传统结肠切除术，患者得以无瘤生存超过12年，表明规范彻底的根治手术仍是结肠癌得以治愈的主要方法。

对于此期结肠癌患者的术后辅助化疗，我国2017版结直肠癌诊疗规范不推荐进行术后辅助化疗，但该患者术中淋巴结清扫并未达到诊疗规范的要求，因此患者术后进行的4个疗程化疗仍属必要。当时采用的化疗方案是在5-FU的基础上联合丝裂霉素，每半年左右为1个疗程。虽与目前结肠癌术后标准辅助化疗方案不甚一致，但从疗效上看，患者术后随访12年，未发现局部复发及结肠其他位置新发或全身转移，12年后死于肺部感染、心力衰竭，死亡时已91岁。从侧面反映该术后辅助化疗对延长进展期结肠癌患者生存时间有所获益，并保证了老年患者对化疗的良好耐受性。老年结肠癌患者术后辅助化疗更应遵循个体化原则。

（万　军）

病例 28 进展期（ⅢC 期，pT4bN2M0），乙状结肠癌根治术后无瘤生存超过 13 年

【要点】 患者，男性，55 岁。CEA 升高 1 年，大便带血，便稀，排便困难，腹胀痛 3 个月。CEA 明显升高始行肠镜检查，确诊直肠上段、乙状结肠癌，肿瘤已达管腔周径 2/3，合并出血、不全梗阻，经根治性肿瘤切除、淋巴结清扫，术中经直肠上动、静脉灌注 5- 氟尿嘧啶，腹腔蒸馏水灌洗及术后化疗、靶向治疗、免疫治疗，至今已无瘤生存 13 年以上，一般情况良好。

一、病例介绍

（一）病史简介

患者，男性，55 岁。因"CEA 升高 1 年，间断便血伴大便习惯改变 2 个月"入院。

患者于 2005 年 7 月 10 日发现 CEA 水平升高为 9.8μg/L，2006 年 5 月份起间断出现大便带血，为鲜红色，伴浅红色稀便、大便形状变细，6 月下旬起交替出现排便困难、大便次数增多，偶有里急后重、下腹坠胀感、轻微腹痛及腹胀等症状，无发热、头晕、恶心、呕吐等不适症状。7 月份复查 CEA 升高至 44.76μg/L。2006 年 7 月 11 日行结肠镜检查，发现距离肛门缘 11 ～ 17cm 处肠管可见新生物隆起，表面附少量污秽苔，边界欠清，病变组织脆，易出血，病变累及管腔周径的 2/3。病理结果为直肠、乙状结肠中分化腺癌。为进一步诊治，于 2006 年 7 月 17 日收治入院。患者精神状态好，体力正常，食欲、睡眠好，小便正常，体重下降不明显。

1. 既往史 2005 年 7 月诊断为"高脂血症"，2002—2006 年曾多次发作左侧足趾痛风，经"秋水仙碱"等药物治疗之后能缓解。曾行阑尾切除术。

2. 体格检查 体温 36.3℃，脉搏 58 次 / 分，血压 118/78mmHg。体重 80kg，身高 174cm，BMI 26.42kg/m²。神志清楚，无贫血貌，皮肤黏膜无黄染，浅表淋巴结未触及。心肺未发现异常。腹软，右下腹斜行陈旧手术切口瘢痕，全腹无压痛及反跳痛，未触及包块，右肋下缘可触及肝缘，脾肋下未触及，移动性

浊音阴性，肠鸣音正常。

3. **实验室检查** 血红蛋白 136g/L，白细胞计数 4.1×10^9/L，淋巴细胞 0.42，血小板计数 257×10^9/L，凝血指标正常。肝、肾功能正常。三酰甘油 1.77mmol/L，总胆固醇 5.87mmol/L，低密度脂蛋白胆固醇 3.72mmol/L，CEA 40.32μg/L。

4. **影像学检查**

(1) 腹部 CT（2006 年 7 月 4 日）：肝左叶钙化灶、右肾下极肾小盏微结石。

(2) 盆腔 CT（2006 年 7 月 15 日）：直肠上段乙状结肠交界处 5.5cm×5.5cm 范围肠腔狭窄，肠壁增厚，近端肠腔稍扩张，病灶略偏左向后突出，局部后腹膜呈条状增厚。病变肠壁周围脂肪组织间隙内有数个 < 1cm 的淋巴结。

(3) 腹部及盆腔 MRI（2006 年 7 月 15 日）：未发现明显异常征象。

（二）临床诊断

①直肠上段、乙状结肠癌，进展期；②高脂血症；③痛风。

（三）诊疗经过

1. **多学科讨论** 患者入院后行详细术前检查，直肠上段、乙状结肠癌已是进展期，腹及盆腔 CT、MRI 检查结果未发现远处器官、组织转移，肿瘤下缘距离肛门 11cm 以上，适合进行根治性结肠癌前切除。评估新辅助化疗和术前动脉灌注等措施并不必要。

2. **手术** 2006 年 7 月 18 日在全身麻醉下施行、乙状结肠癌根治切除术，术中所见：腹腔内微量腹水，乙状结肠左侧与侧腹膜部分粘连，腹主动脉及髂内血管周围淋巴结无肿大，肠系膜下血管周围及肠系膜中未扪及淋巴结肿大。肿瘤位于腹膜返折上约 4cm，大小 3cm×2cm×3cm，前壁凹陷，考虑为肿瘤侵犯肠壁所致。分离找到直肠上动脉及静脉根部，动脉内注入 5- 氟尿嘧啶（5-FU）0.5g，静脉内和肠腔内各注入 5-FU 0.25g。在近端拟切除处（距肿瘤上缘 13 ～ 15cm）游离肠壁，近断端置入 CDH33 吻合器抵针座，距肿瘤下缘 4 ～ 5cm 拟切除处上强生 AX55G 残端吻合器，切断，送快速病理检查上下切缘，送检之上下切环均未见癌。置入 CDH33 吻合器中心杆，从直肠残端穿出，旋紧击发，退出吻合器。未关闭盆底腹膜，在吻合口旁放置粗乳胶引流管一根。术中出血约 260ml，未行输血。

术后 21 天（2006 年 8 月 8 日）起开始进行第一周期化疗，化疗方案为：草酸铂 150mg 静脉滴注（第 1 天），亚叶酸钙 400mg 静脉滴注（第 1 天、第 2 天），5- 氟尿嘧啶（5-FU）750mg 滴斗入（第 1 天、第 2 天），5-FU 2500mg 持续静脉泵入 44 小时。2 周为 1 个周期。

2006 年 8 月 22 日至 9 月 4 日进行第二周期化疗，本次方案调整为：草酸铂 150mg 静脉滴注（第 1 天），亚叶酸钙 200mg 静脉滴注（第 1 天、第 2 天），

5-FU 750mg 滴斗入（第 1 天、第 2 天），5-FU 2000mg 持续静脉泵入 44 小时。1 个周期仍为 2 周。

2006 年 9 月 5 日～9 月 18 日进行第三周期化疗，方案同第二周期。

2006 年 9 月 19 日～10 月 2 日进行第四周期化疗，方案同第二周期。

2006 年 10 月 3 日～10 月 16 日进行第五周期化疗，方案同第二周期。

2006 年 10 月 17 日～10 月 30 日进行第六周期化疗，方案同第二周期。

2006 年 11 月 29 日～12 月 19 日进行第七周期化疗，本次方案调整为：草酸铂 200mg 静滴（第 1 天），卡培他滨片 1500mg 口服，每日 2 次，第 1 天下午至第 15 天上午。3 周为 1 个周期。

2006 年 12 月 20 日～2007 年 1 月 9 日进行第八周期化疗，方案同第七周期。

2007 年 1 月 16～31 日进行第九周期化疗，本次方案调整为：卡培他滨片 1500mg 口服每日 2 次，第 1 天下午至第 15 天上午。

2007 年 2 月 5～16 日进行第十周期化疗，本次方案为：卡培他滨片 1500mg 口服每日 2 次。

治疗期间：2006 年 8 月 29 日～10 月 16 日配合使用共 8 次西妥昔单抗，每次用药间隔 1 周左右，剂量 400～700mg/ 次。2007 年 2 月 2 日～2011 年 8 月 26 日配合使用共 90 次免疫细胞（NK 细胞），每次用药间隔 1～2 周，每次 100ml。另间断使用胸腺法新、白介素 II 等皮下注射。

治疗期间定时复查 CT、MRI、PET-CT 及结肠镜均未发现肿瘤复发及转移，CEA 水平明显下降，2010 年 12 月至今均在正常范围。

（四）病理诊断

乙状结肠中分化腺癌（ⅢC 期 pT4bN2M0），脂肪组织内癌结节。

1. **大体检查** 结肠一段，长 17cm，上切缘周径 7cm，下切缘周径 7cm，距离上切缘 8cm，下切缘 2.5cm 处一隆起溃疡型肿物，肿物大小为 4cm× 3cm×2cm，周围隆起。肿物切面灰白色，质地脆弹性差，浸润肠壁全层至浆膜外脂肪组织。肠系膜内检出淋巴结 22 枚，大者直径 0.5cm，小者 0.3cm。另送检吻合口上、下切环各 1 个。

2. **镜下所见** 乙状结肠隆起型中等分化腺癌，肿瘤大小 4cm×3cm×2cm，累及肠壁全层并于浆膜外脂肪组织内形成癌结节。肿瘤部分区域灶性坏死，少数淋巴管及小血管内见癌栓。局部可见小神经累及（图 28-1 和图 28-2）。术中送检标本上下切缘未见癌，术中送检（吻合口）上下切缘也未见癌。浆膜外脂肪组织内淋巴结见转移癌（5/22）。免疫组化结果显示肿瘤细胞：VEGF（+），p16 灶性细胞（+），Ki-67（+＞90%），Top-II（+＞90%），HER-1（+），HER-2（-），p53（+＞75%），p170（-），PTEN（+），Bcl-2（-），CyclinD1（+＜5%），nm23（++）。

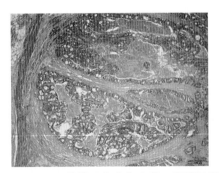

图 28-1　乙状结肠中分化腺癌，癌组织呈不规则腺管结构，浸润肌层，HE 染色低倍

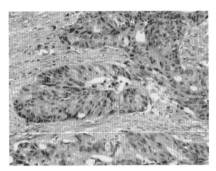

图 28-2　乙状结肠中分化腺癌，HE 染色高倍

（五）随诊

定时复查结肠镜以及腹部、盆腔 CT、MRI，全身 PET-CT（图 28-3）至今未发现肿瘤复发、转移迹象，CEA 水平明显下降，2010 年 12 月起至今均在正常范围。2019 年 9 月 19 日门诊情况稳定。至 2019 年无瘤生存期已超过 13 年。

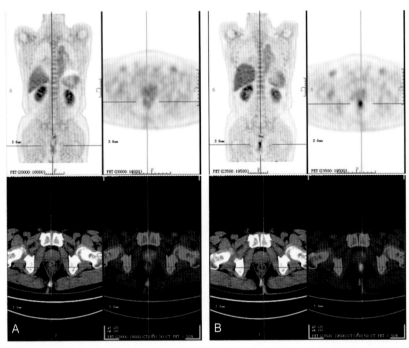

图 28-3　乙状结肠癌直乙交界处结肠切除术后，2009 年复查提示直肠下段摄取，考虑非特异性摄取

2010 年复查摄取较前消失；躯干余部未见肿瘤复发及转移征象。A. 2010 年 10 月 30 日；B. 2009 年 10 月 10 日

二、病例点评

本例患者长时间 CEA 增高并发展为便血方就诊，距患者第一次发现 CEA 增高过去了 1 年有余，病程中曾反复通知患者来院检查未果，来院进行结肠镜检查时发现已处于结肠癌中晚期，提示我们加强早期发现结直肠癌（CRC）的认识及相关知识的普及、提高的重要性，对高危患者的监测更应规范，并应在老年人查体中更加重视采用相关肿瘤标志物如 CEA、CA19-9 等及大便隐血免疫法试验，甚至粪便脱落细胞的 DNA 多靶点检测等，而结肠镜检查是有症状或大便隐血阳性患者最优先考虑的诊断性检查，也是诊断结直肠癌的金标准。便血是直、结肠癌最典型的症状，出现症状时通常已非早期，甚至部分患者就诊时已有转移。术后病理诊断为乙状结肠隆起型中等分化腺癌，累及肠壁全层并于浆膜外脂肪组织内形成癌结节。肿瘤部分区域灶性坏死，少数淋巴管及小血管内见癌栓。局部可见神经累及。浆膜外脂肪组织内淋巴结见转移癌（5/22）。免疫组化结果显示：VEGF（+），Ki-67（+ > 90%），Top-Ⅱ（+ > 90%），HER-1（+），p53（+ > 75%）。直、结肠癌手术当前开展已非常成熟，T4bN2M0 的患者必须行根治性手术治疗。本例患者为Ⅲ期乙状结肠癌，且具有高危因素，复发转移风险大，规范彻底的外科手术加上术后化疗、靶向治疗、NK 细胞治疗等综合治疗，是患者得以长时间生存的关键，此例患者术后长期随诊，无瘤生存（DSF）超过 13 年，是对此模式最好的时间检验。

根据此患者的临床病理分期，按第 8 版 AJCC/UICC 的 TNM 分期标准，要达到正确分期，区域淋巴结内肿瘤 ≥ 0.2mm 的微转移即被认定为阳性，并认为术前血清 CEA 水平、淋巴血管和神经侵犯、微卫星不稳定性、*KRAS* 及 *NRAS*、*BRAF* 基因的突变状态等因素均是制订治疗决策时需着重考虑的因素，根据术后病理检查情况，按现标准判断病理分期为 pT4bN2M0，属Ⅲ C 期。此分期的患者术后应行辅助化疗，我国 2017 版结直肠癌诊疗规范推荐术后 4 周左右开始辅助化疗（体质差者适当延长），化疗时限 3 ~ 6 个月，选用 5-FU/LV、卡培他滨、CapeOx 或 5-FU/LV/ 奥沙利铂等方案。该患者当时采用的化疗方案是先后使用 5-FU/LV/ 奥沙利铂 6 个周期，CapeOx 4 个周期，历时半年，在此期间配合使用西妥昔单抗。此方案在结肠癌一线经典治疗方案的基础上联合使用靶向药物，患者得以术后无瘤存活（DSF）超过 13 年，也证实了此方案对延长高危患者无瘤生存时间有效果，对今后高危患者的术后辅助治疗提供了支持。

（万　军）

三、相关疾病精要

结直肠癌（colorectal cancer，CRC）又称为大肠癌，是指大肠黏膜上皮在环境或遗传等多种致癌因素影响下发生的恶性病变，好发位置为乙状结肠和直肠，绝大部分CRC是黏膜来源的管腔内腺癌。主要发生在≥50岁的人群。世界范围内，CRC的发病率在男性和女性中分别居癌症的第3位和第2位。据世界卫生组织（WHO）的GLOBOCAN数据库显示，2018年中国结直肠癌发病率在23.5/10万。在所有肿瘤死亡率中，结直肠癌排名全球第3位，在我国排名第5位。结直肠癌患者分布广泛，尤以经济较为发达的欧美、日本等区域严重，中国随着这些年经济的快速增长，结直肠癌的发病率呈现逐年上升和年轻化的趋势，城市发病率远高于农村。结直肠癌患病的高风险因素包括吸烟、饮酒、肥胖、患糖尿病、炎性肠病，以及接受过腹部放疗等因素，有遗传性结肠癌综合征家族史、有CRC或腺瘤性息肉病综合征、腺瘤的个人史或家族史等遗传因素，甚至与种族和性别有一定关系。大多数患者常因可疑的症状和（或）体征、结肠镜检查或大便隐血试验等常规筛查而就诊，发生肠梗阻腹膜炎或急性胃肠道出血而急诊住院。典型的症状/体征包括便血或黑粪、腹痛、不明原因的缺铁性贫血和（或）排便习惯改变。排便习惯改变在左侧结肠癌中更常见，便血更可能发生于直肠癌，而隐性出血更常见的是盲肠癌和升结肠癌。早期结肠癌患者往往没有症状，出现症状时通常已处于相对较晚期，1/5的CRC患者就诊时有转移，最常见的转移部位是区域淋巴结、肝脏、肺和腹膜。结肠镜检查是有症状或大便隐血阳性患者最优先考虑的诊断性检查，是诊断的金标准。结肠镜不能到达肿瘤部位的患者，或不能耐受检查的患者，CT结肠成像可提供放射影像学诊断。因为近年来结肠镜的普及使结肠腺瘤得以及时发现和切除、在更早期检出CRC及更有效的治疗措施等多种因素，CRC病死率在逐渐下降。此外，某些食物及药物，如大蒜、膳食纤维、阿司匹林和其他NSAID类药物等在高危人群中具一定预防作用。

（一）分期及临床评估要点

首选美国癌症联合会（American Joint Committee on Cancer，AJCC）/国际抗癌联盟（Union for International Cancer Control，UICC）的TNM分期系统对CRC进行分期，最新版的AJCC/UICC的TNM分期系统（2017年第8版）引入了M1c期，用以反映腹膜转移癌，并且将淋巴结微转移（肿瘤细胞团直径>0.2mm）评为阳性，研究证实具有这些情况的患者均预后不良。此外，新版还阐明了用于描述区域淋巴结状态时肿瘤种植（tumor deposits）的定义，认可以下因素是制订治疗决策时需着重考虑的因素，包括术前血清 CEA 水平、淋巴血管和神经侵犯、微卫星不稳定性、*KRAS* 及 *NRAS*、*BRAF* 基因的突变状态。ACJJ/UICC 的 TNM 分期系统是国家卫计委 2017 年版《中国结肠癌诊治规范》推荐的分期系统（表 28-1，表 28-2）。

　　不建议使用 Duke 分期法的旧版 Astler-Coller 修订版。

　　结肠癌 TNM 分期基于以下内容：原发肿瘤（T）、区域淋巴结（N）和远处转移（M）。一旦确诊结肠癌，就应该确定肿瘤的局部及远处播散范围，结合体格检查、胸部 / 腹部盆腔 CT 来确定术前临床分期。

表 28-1　结直肠癌 TNM 分期系统（2017 第 8 版）

原发肿瘤（T）

Tx　原发肿瘤无法评价

T0　无原发肿瘤证据

Tis　原位癌：黏膜内癌（侵犯固有层，未侵透黏膜肌层）

T1　肿瘤侵犯粘膜下（侵透黏膜肌层但未侵入固有肌层）

T2　肿瘤侵犯固有肌层

T3　肿瘤穿透固有肌层未穿透腹膜脏层到达结直肠旁组织

T4　肿瘤侵犯腹膜脏层或侵犯或粘连于附近器官或结构

T4a　肿瘤穿透腹膜脏层（包括大体肠管通过肿瘤穿孔和肿瘤通过炎性区域连续浸润腹膜脏层表面）

T4b　肿瘤直接侵犯或粘连于其他器官或结构

区域淋巴结（N）

Nx　区域淋巴结无法评价

N0　无区域淋巴结转移

N1　1 ～ 3 枚区域淋巴结转移（淋巴结内肿瘤 ≥ 0.2mm），浆膜下、肠系膜或无腹膜覆盖的结肠旁，或直肠旁 / 直肠系膜组织

N2　有 4 枚或以上区域淋巴结转移

N2a　4 ～ 6 枚区域淋巴结转移

N2b　7 枚或以上区域淋巴结转移

远处转移（M）

M0　无远处转移

M1　转移至一个或更多远处部位或器官，或腹膜转移被证实

M1a　转移至一个部位或器官，无腹膜转移

M1b　转移至两个或更多部位或器官，无腹膜转移

M1c　仅转移至腹膜表面或伴其他部位或器官的转移

表 28-2 结直肠癌的局部区域分期（第 8 版）

期别	T	N	M
0	Tis	N0	M0
I	T1	N0	M0
	T2	N0	M0
Ⅱ A	T3	N0	M0
Ⅱ B	T4a	N0	M0
Ⅱ C	T4b	N0	M0
Ⅲ A	T1-2	N1/N1C	M0
	T1	N2a	M0
Ⅲ B	T3-4a	N1/N1C	M0
	T2-3	N2a	M0
	T1-2	N2b	M0
Ⅲ C	T4a	N2a	M0
	T3-4a	N2b	M0
	T4b	N1-2	M0
Ⅳ A	任何 T	任何 N	M1a
Ⅳ B	任何 T	任何 N	M1b
Ⅳ C	任何 T	任何 N	M1c

术前临床评估及临床分期：术前临床分期需结合体格检查（特别注意有无腹水、肝大、淋巴结肿大，以及直肠癌是否固定于邻近组织）、腹部及盆腔 CT 扫描及胸部影像学检查来确定。

直肠癌的局部区域分期：在治疗前完善直肠指检（digital rectal examination，DRE）、硬式乙状结肠镜检查或全结肠镜检查、经直肠超声、经直肠内镜超声及盆腔 MRI 等检查协助判定直肠内肿瘤的位置及病变范围，对选择手术方式和确定适合行术前初始放化疗的患者是必要的。

（二）病理类型特点

1. 早期（pT1）结直肠癌 癌细胞穿透结直肠黏膜肌浸润至黏膜下，但未累及固有肌层。

2. 进展期结直肠癌的大体类型 ①隆起型；②溃疡型；③浸润型。

3. 组织学类型 ①腺癌，普通型；②腺癌，特殊型，包括黏液腺癌、印戒细胞癌、锯齿状腺癌、微乳头状癌、髓样癌、筛状粉刺型腺癌；③腺鳞癌；④鳞癌；⑤梭形细胞癌/肉瘤样癌；⑥未分化癌；⑦其他特殊类型；⑧不能确定型。

（三）结直肠癌的治疗进展

1. 外科治疗　早期结肠癌，结肠局部切除，切缘阴性可达根治。

进展期结肠癌（pT2-4 N 0-2 M0）：首选的手术方式是相应结肠肠段的切除加区域淋巴结清扫。家族性腺瘤性息肉病如已发生癌变，全结直肠切除加回肠储袋肛管吻合术或全结肠切除回肠造口术，是目前推荐的治疗方法。肿瘤侵犯周围组织器官建议联合脏器整块切除。术前影像学报告为 T4 的结肠癌，在多学科（MDT）讨论的前提下，判断是否推荐行新辅助化疗再实施结肠切除术。对已经引起梗阻的可切除结肠癌，推荐行一期切除吻合，或一期肿瘤切除近端造口远端闭合或造口术后二期切除，或支架置入术后限期切除。如果肿瘤局部晚期不能切除或者临床上不能耐受根治切除手术，根据患者情况施行姑息性手术治疗，如近端造口术、短路手术、支架置入术等。

2. 内科治疗　分为术前治疗/术后辅助治疗或姑息治疗。

（1）结直肠癌的术前治疗

①直肠癌的新辅助治疗：推荐新辅助放化疗仅适用于距肛门 < 12cm 的直肠癌。术前治疗推荐以氟尿嘧啶类药物为基础的新辅助放化疗，化疗方案推荐首选卡培他滨单药或持续灌注 5-FU 或 5-FU/LV。T3 和（或）N+ 的可切除直肠癌患者，推荐术前新辅助放化疗。T4 或局部晚期不可切除的直肠癌患者，行新辅助放化疗。治疗后重新评价是否可行手术。对不适合放疗的患者，推荐在多学科讨论下决定是否行单纯的新辅助化疗。

② T4b 结肠癌术前治疗：初始局部不可切除推荐选择有效率高的化疗方案或化疗联合靶向治疗方案，必要时增加局部放疗。对初始局部可切除的患者推荐 MDT 讨论决定是否行术前化疗或直接手术治疗。

③结直肠癌肝和（或）肺转移术前治疗：多选择术前化疗或化疗联合靶向药物治疗：化疗方案推荐 CapeOx（卡培他滨 + 奥沙利铂），或 FOLFOX（奥沙利铂 + 氟尿嘧啶 + 醛氢叶酸），或 FOLFIRI（伊立替康 + 氟尿嘧啶 + 醛氢叶酸），或 FOLFOXIRI（奥沙利铂 + 伊立替康 + 氟尿嘧啶 + 醛氢叶酸）。可联合西妥昔单抗（推荐用于 *K-ras*、*N-ras*、*BRAF* 基因野生型患者），或联合贝伐珠单抗。建议治疗时限 2 ~ 3 个月。

治疗后重新评价是否可行转移病灶局部治疗，包括手术、射频和立体定向放疗。

（2）结直肠癌术后辅助治疗：推荐术后 4 周左右开始辅助化疗（体质差者

适当延长），化疗时限 3 ～ 6 个月。

①Ⅰ期（T1-2N0M0）不推荐辅助治疗。

②Ⅱ期有以下高危因素：组织学分化差（Ⅲ或Ⅳ级）、T4、血管淋巴管浸润、术前肠梗阻（或肠穿孔）、标本检出淋巴结不足（＜ 12 枚）、神经侵犯、切缘阳性或无法判定，建议化疗，方案推荐选用 5-FU/LV、卡培他滨、CapeOx 或 5-FU/LV/ 奥沙利铂方案。无高危因素者，建议随访或者 dMMR（错配修复缺陷）、MSI-H（微卫星不稳定）检测阳性的使用氟尿嘧啶类药物化疗。

③Ⅲ期结直肠癌患者推荐辅助化疗。

④ T3-4 或 N1-2 距肛缘＜ 12cm 直肠癌，术前未行新辅助放疗可考虑术后辅助放化疗，其中化疗推荐以氟尿嘧啶类药物为基础的方案。

（3）不能行手术晚期患者的治疗

①联合化疗应当作为能耐受化疗的转移性结直肠癌患者的一、二线治疗。推荐以下化疗方案：FOLFOX/FOLFIRI± 西妥昔单抗（推荐用于 *K-ras*、*N-ras*、*BRAF* 基因野生型患者），CapeOx/FOLFOX/FOLFIRI/± 贝伐珠单抗。

②右半结肠癌中 VEGF 单抗（贝伐珠单抗）的疗效优于 EGFR 单抗（西妥昔单抗），而在左半结肠癌中 EGFR 单抗疗效优于 VEGF 单抗。

③不能耐受联合化疗的患者，推荐方案 5-FU/LV 或雷替曲塞、卡培他滨单药 ± 靶向药物。

④姑息治疗 4 ～ 6 个月后疾病稳定但仍没有 R0 手术机会的患者，可考虑进入单药联合靶向治疗维持。

⑤对 *BRAF V600E* 突变患者，如果一般状况较好，可考虑 FOLFOXIRI+ 贝伐珠单抗的一线治疗。

⑥结直肠癌局部复发者推荐进行多学科评估，判定是否有机会再次切除或者放疗。如仅适于化疗，则采用上述晚期患者药物治疗原则。

免疫治疗：有临床试验结果表明如 dMMR 或 MSI-H 患者有可能从 PD-1 抑制剂免疫治疗获益。

辅助治疗：阿司匹林及其他非甾体抗炎药（NSAID），维生素 D 和饮用咖啡对癌症结局有一定的益处。

直肠癌放射治疗：直肠癌放疗或放、化疗分为新辅助 / 辅助治疗、转化性放疗和姑息治疗。

①新辅助 / 辅助治疗主要针对Ⅱ～Ⅲ期直肠癌；新辅助长程同步放、化疗结束推荐间隔 5 ～ 12 周接受根治性手术，短程放疗联合即刻根治性手术（放疗完成后 1 ～ 2 周）可推荐用于 MRI 或超声内镜诊断的 T3 期直肠癌。

②对复发和（或）转移并具有根治机会的患者建议转化性放疗。

③肿瘤局部区域复发和（或）远处转移可考虑姑息性放疗缓解局部出血、疼痛等症状，对不能耐受手术或者有强烈保肛意愿的患者，可以试行根治性放疗或放、化疗。

3. 肝转移的治疗

（1）初始可达到根治性切除或潜在可切除的结直肠癌肝转移。在新辅助化疗之后选择转移病灶局部治疗，如手术切除、射频消融、立体定向放疗（SBRT）等，在肝转移灶清除后（NED）根据术前治疗情况及术后病理决定是否行术后辅助化疗。

（2）不可切除的肝转移治疗：先对原发灶进行化疗或手术切除处理，再对肝转移病灶进行射频消融或放疗等处理。

4. 肺转移的治疗

（1）可切除的肺转移治疗：在新辅助化疗之后选择局部治疗，如手术切除、射频消融、立体定向放疗（SBRT）等，目前对肺转移灶切除后是否需行化疗仍有争议。

（2）不可切除的肺转移治疗：先对原发灶进行化疗或手术切除处理，再对肺转移病灶进行射频消融或放疗等处理。

5. 局部复发直肠癌的治疗

（1）可切除或潜在可切除的患者争取手术治疗，并与术前放化疗、术中放疗、辅助放化疗等结合使用。

（2）不可切除的患者建议放、化疗结合的综合治疗。

（四）结直肠癌治疗后随访

1. 病史和体检及 CEA、CA19-9 监测，每 3 个月 1 次，共 2 年，然后每 6 个月 1 次，总共 5 年，5 年后每年 1 次。

2. 胸腹 / 盆 CT 或 MRI 每半年 1 次，共 2 年，然后每年 1 次，共 5 年。

3. 术后 1 年内行肠镜检查，如有异常，1 年内复查；如未见息肉，3 年内复查；随后 5 年 1 次，随诊检查出现的结直肠腺瘤均推荐切除。如术前肠镜未完成全结肠检查，建议术后 3～6 个月行肠镜检查。

4. 对已有或疑有复发及远处转移的患者，可考虑 PET-CT 检查。

（廖　亮　万　军）

参 考 文 献

[1] 国家卫生计生委医政医管局，中华医学会肿瘤学分会. 中国结直肠癌诊疗规范 (2017 年版)[J]. 中华胃肠外科杂志，2018, 21(1): 92-106.

[2] Ahnen D J, Wade S W, Jones W F, et al. The increasing incidence of young-onset colorectal

cancer: a call to action[J]. Mayo Clin Proc, 2014, 89:216.

[3] Cronin K A, Lake A J, Scott S, et al. Annual Report to the Nation on the Status of Cancer, part I: National cancer statistics[J]. Cancer, 2018, 124:2785.

[4] Desautels D, Czaykowski P, Nugent Z, et al. Risk of colorectal cancer after the diagnosis of prostate cancer: A population-based study[J]. Cancer, 2016, 122:1254.

[5] Global Burden of Disease Cancer Collaboration, Fitzmaurice C, Allen C, et al. Global, Regional, and National Cancer Incidence, Mortality, Years of Life Lost, Years Lived With Disability, and Disability-Adjusted Life-years for 32 Cancer Groups, 1990 to 2015: A Systematic Analysis for the Global Burden of Disease Study[J]. JAMA Oncol, 2017, 3:524.

[6] Jemal A, Ward EM, Johnson CJ, et al. Annual Report to the Nation on the Status of Cancer, 1975-2014, Featuring Survival[J]. J Natl Cancer Inst, 2017: 109.

[7] Jin Y, Tang S, Li W, et al. Hemolytic E. coli Promotes Colonic Tumorigenesis in Females[J]. Cancer Res, 2016, 76:2891.

[8] Moreno C C, Mittal P K, Sullivan P S, et al. Colorectal Cancer Initial Diagnosis: Screening Colonoscopy, Diagnostic Colonoscopy, or Emergent Surgery, and Tumor Stage and Size at Initial Presentation[J]. Clin Colorectal Cancer, 2016, 15:67.

[9] Mork M E, You Y N, Ying J, et al. High Prevalence of Hereditary Cancer Syndromes in Adolescents and Young Adults With Colorectal Cancer[J]. J Clin Oncol, 2015, 33:3544.

[10] Tuohy T M, Rowe K G, Mineau G P, et al. Risk of colorectal cancer and adenomas in the families of patients with adenomas: a population-based study in Utah[J]. Cancer, 2014, 120:35.

病例 29　乙状结肠腺癌 Ⅲ B 期（pT3N1M0），根治性切除术后，无瘤生存已 24 年

【要点】　患者，男性，74 岁。乙状结肠癌并发部分梗阻、出血，于 1994 年 7 月 5 日行乙状结肠癌根治性切除术。术后系统随诊，至今已 24 年，无瘤生存，现已 98 岁高龄。

一、病 例 介 绍

（一）病史简介

患者，男性，74 岁。因"大便带血、下腹隐痛 6 个月"入院。

患者于 1993 年 12 月底无明显诱因出现大便带血，为鲜红色，带有黏液，每日 1～2 次，间断伴有下腹隐痛、腹胀，无大便习惯改变、发热、腹泻、头晕、恶心等不适症状。当年 5 月份曾在门诊查大便隐血阳性。为求进一步诊治，于 1994 年 6 月 11 日收入院。患者精神状态好，体力正常，食欲、睡眠好，小便正常，体重当年下降约 4kg。

1. 既往史、个人史　1951 年患结核性胸膜炎，已自愈；1981 年诊断心律失常，阵发性心房颤动；高血压病史多年，目前口服非洛地平缓释，血压控制在 130/65mmHg 左右；慢性支气管炎病史多年；1990 年胃镜诊断慢性萎缩性胃炎，结肠镜检查发现直、乙交界处 0.7cm 管状腺瘤，活检 3 块钳除，以后每年复查胃镜、肠镜。曾吸烟 35 年，40 支 / 日，已戒烟。

2. 体 格 检 查　体温 36.1℃，脉搏 72 次 / 分，血压 120/75mmHg。体重 64kg，身高 162cm，BMI 24.39 kg/m^2。神志清楚，无贫血貌，皮肤黏膜无黄染，浅表淋巴结未触及。心肺无异常，腹软，无压痛及反跳痛，全腹未触及包块，右肋下缘可触及肝缘，脾肋下未触及，移动性浊音阴性，肠鸣音正常。直肠指检：未触及肿块，指套上无血迹。

3. 实验室检查　血红蛋白 151g/L，白细胞计数 4.5×10^9/L，淋巴细胞 0.38，血小板计数 106×10^9/L，凝血指标正常。肝肾功能正常。CEA2.3μg/L。大便化验：红、白细胞阴性，隐血阴性。

4. 结肠镜及影像学检查

(1) 结肠镜 (1994 年 6 月 20 日，本院)：距肛门 14 ～ 18cm 5 ～ 10 点处 (左侧位) 见一不规则溃疡型隆起，不整形，附有血迹，组织脆。病理结果为大肠黏膜乳头状及管状腺癌。

(2) 腹部及盆腔 CT 平扫 (1994 年 7 月 1 日，本院)：肝胆胰未发现异常，脾大约 7 个肋单元，前列腺轻度肥大。

(二) 临床诊断

①乙状结肠癌，进展期；②高血压；③慢性支气管炎。

(三) 诊疗经过

1. **多学科讨论** 结肠癌合并不完全性肠梗阻，病变范围约 4cm，位置在腹膜反折以上。距肛门 14 ～ 18cm 溃疡型腺癌，诊断明确，实验室及影像学检查未发现转移。决定行乙状结肠直肠部分切除，乙状结肠直肠端端吻合术。患者 74 岁，老年，经内科评估，心肺功能好，肝、肾功能正常，可以承受全身麻醉下肠切除手术。

2. **手术** 1994 年 7 月 5 日在全身麻醉下施行乙状结肠直肠部分切除，乙状结肠直肠端端吻合术，术中所见：腹腔内无腹水，肝脏膈面广泛粘连，乙状结肠与侧腹壁粘连。距反折部 5cm 处可触及 3cm×4cm 大小肿物，质硬，肠系膜根部未触及肿大淋巴结，游离乙状结肠系膜，距离肿瘤下缘 5cm 处切断直肠上部，距其上缘约 15cm 处切断乙状结肠，行乙状结肠与直肠骶前吻合，吻合口可容 2.5cm，将骶前腹膜与系膜孔隙封闭，骶前放引流一根自切口下端引出。术中出血 200ml，未输血。

术后 2 周 (1994 年 7 月 18 日) 起开始进行第一疗程化疗，化疗方案为：5-氟尿嘧啶 (5-FU) 0.5g 静脉滴注 5 次 / 周 (第 1 天～第 5 天)，丝裂霉素 8mg 静脉滴注 1 次 / 周 (第 5 天)，周期为 1 周，3 个周期 1 个疗程。1995 年 6 月 26 日～ 7 月 16 日进行第二疗程化疗，方案同前；1996 年 7 月 15 日～ 8 月 4 日进行第三疗程化疗，方案同前。期间复查 CT 及结肠镜均未发现肿瘤复发及转移，CEA 均正常范围。

(四) 病理诊断

乙状结肠溃疡型乳头状、管状腺癌 (pT3N1M0，Ⅲ B 期)。

1. **大体检查** 切除结肠一段，18cm×7cm×3cm，距一端 3cm 处见一溃疡型肿物，3cm×2cm×1.5cm，边缘隆起，较厚，周边黏膜纹理规则。切面肿物已达肠壁全层。另送检切缘 2 块。浆膜面癌旁找淋巴结 4 枚。

2. **镜下所见** (乙状) 结肠溃疡型乳头状、管状腺癌，大小约 3cm×2cm×1.5cm，侵及深肌层 (图 29-1，图 29-2)，近远端切缘未发现肿瘤。浆膜面癌旁淋巴结见转移癌（2/4）（图 29-3，图 29-4）。

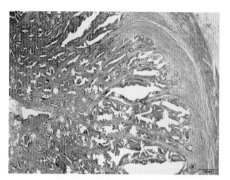

图 29-1　乙状结肠溃疡型乳头状、管状腺癌，癌组织呈管状、乳头状生长，HE染色低倍

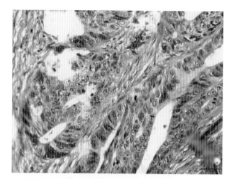

图 29-2　乙状结肠溃疡型乳头状、管状腺癌，HE 染色高倍

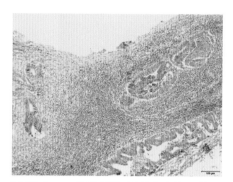

图 29-3　乙状结肠溃疡型乳头状、管状腺癌，癌组织周围见淋巴细胞浸润，HE染色低倍

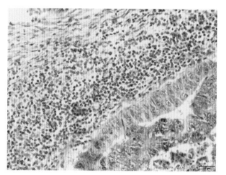

图 29-4　乙状结肠溃疡型乳头状、管状腺癌，癌组织周围淋巴细胞浸润，HE 染色高倍

（五）随诊

定时复查结肠镜以及腹部、盆腔 CT，随访至 2019 年 9 月未发现肿瘤复发、转移迹象，无瘤生存期已超过 24 年，现已 98 岁高龄。

2009 年 10 月 2 日右股骨颈骨折，2010 年 3 月 11 日行右侧股骨头置换术，术后恢复良好。2012 年 9 月 18 日复查 PET-CT 未见复发及转移（图 29-5）。2014 年 12 月 29 日因呼吸道感染，检查 CEA、AFP 正常，血总蛋白 69g/L，血清白蛋白 41.4g/L，血红蛋白 151g/L，血细胞比容 0.45L/L，红细胞计数 4.79×10^{12}/L，血小板计数 141×10^{9}/L。

2019 年 9 月 17 日门诊复查一般情况稳定。

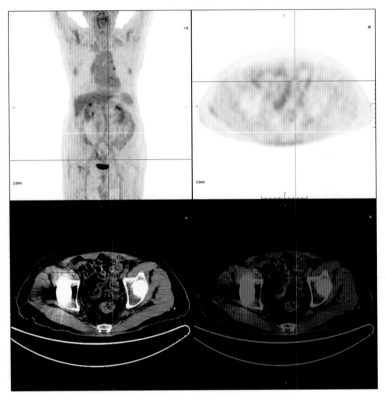

图 29-5 PET-CT（2012 年 9 月 18 日）
乙状结肠术区及躯干余部未见明确肿瘤复发及转移征象

二、病 例 点 评

20 世纪 90 年代初我国结肠镜筛查普及率不高，患者往往在出现症状或发现大便隐血阳性时才来医院就诊进行检查，确诊时往往已是结肠癌晚期或已有转移。本例患者在出现长时间大便带血及下腹痛后行结肠镜检查发现距肛门 14～18cm 一不规则溃疡型隆起，表面不整，附有血迹，活检病理结果为乳头状及管状腺癌，已处于结肠癌进展期。进行了胸部、腹部盆腔 CT 等检查，未发现远处转移证据，认为手术适应证明确，决定进行乙状结肠直肠部分切除，乙状结肠直肠端端吻合术。术中距直肠腹膜反折部以上 5cm 处触及 3cm×4cm 大小肿物，质硬，肠系膜根部未触及肿大淋巴结，肝脏膈面广泛粘连，乙状结肠与侧腹壁粘连。术后病理检查为乙状结肠溃疡型肿物，大小约 3cm×2cm×1.5cm，边缘隆起，切面肿物已达肠壁全层。浆膜面肿物旁找淋巴结 4 枚。病理诊断为乙状结肠溃疡型乳头状、管状腺癌，侵及深肌层，浆膜面癌旁淋巴结见转移癌（2/4）。根据术后病理检查的情况，按第 8 版病理分期为 pT3N1M0，属 Ⅲ 期。根据指南推荐此分期的患者术后应行术后辅助化疗，我国 2017 版结直肠癌诊疗规范推荐术后 4 周左右开始辅助化疗（体质差者适当延长），患者采用了以 5-FU+ 丝裂霉素联合化疗方案，共使用 3 个疗程，且历时 2 年，此例患者术后 24 年的随访表明，根治性切除辅助 5-FU+MMC 联合化疗方案治疗获得成功治愈，手术时 74 岁，现已 98 岁。

结肠癌根治术当前开展已非常普遍，首选的手术方式是相应结肠肠段的切除加区域淋巴结清扫。对已经引起梗阻的可切除结肠癌，推荐行 Ⅰ 期切除吻合，或一期肿瘤切除近端造口远端闭合，或造口术后 Ⅱ 期切除等。随着结肠癌筛查的普遍开展及治疗模式的不断进步，目前结肠癌患者病死率明显下降。本例为 Ⅲ 期老年结肠癌患者，虽然当时已存在区域淋巴结转移，且 4 枚送检淋巴结中就有 2 枚为阳性，但规范彻底的手术治疗，并结合有效的术后辅助化疗等综合治疗措施，患者得以无瘤生存超过 24 年，显示出中晚期结肠癌仍能通过外科根治切除辅以适当化疗的治疗模式明显延长生存时间，肿瘤治愈，得以长寿。

（万　军）

病例 30 乙状结肠癌Ⅲ B 期（pT3N1M0），左下腹斜切口乙状结肠癌根治切除术后无瘤生存（DSF）21 年，享年 102 岁

【要点】 患者，男性，81 岁。因间断便血 2 周入院，诊断乙状结肠癌，进展期，由于患者高龄，身材矮胖，选择了左下腹斜切口，根治切除乙状结肠癌。肿瘤大小 3.8cm×3.0cm×0.9cm，侵及外膜，伴系膜内淋巴结转移癌（1/2）。术后恢复良好，紧密随诊，无复发、转移，享年 102 岁。

一、病例介绍

（一）病史简介

患者，男性，81 岁。1911 年出生。因间断便血 2 周于 1992 年 4 月 30 日入院。1992 年 4 月 19 日夜间患者无明显诱因突然便血约 150g，此后间断便血 6 次，每次 5～15ml。无发热、乏力、恶心、呕吐、腹痛及腹泻。4 月 21 日行结肠镜检查提示距肛门 30cm 处可见一大小约 3.5cm×5.0cm 的黏膜隆起、糜烂、僵硬、充血。病理提示结肠绒毛状腺癌。同时见脾曲、降结肠有 3 枚带蒂息肉（0.3～1.0cm 大小），未取活检，因肠道准备不满意未检查横结肠、升结肠。患者发病以来，精神、食欲好，体重无明显变化，小便正常。

1. 既往史、个人史 1960 年曾患过敏性肠炎，有时大便次数增多。1963 年诊断冠心病，偶有心绞痛发作，长期服用扩冠状动脉药物。1970 年诊断脑动脉硬化，有短暂性脑缺血发作（TIA）病史。1975 年查体发现慢性支气管炎、前列腺肥大、白内障、神经性皮炎。1982 年发现右肾结石、双肾囊肿、胆囊息肉。1991 年 2 月胃肠镜提示十二指肠球部溃疡，胃黏膜弥漫性出血点。对青霉素、链霉素、散利痛、阿司匹林、感冒清等药物过敏，对螃蟹过敏。无吸烟、饮酒史。

2. 体格检查 体温 36.8℃、脉搏 80 次 / 分、呼吸 18 次 / 分、血压 135/68mmHg。体重 64kg。神志清楚，营养良好。皮肤、巩膜未见黄染，表浅淋巴结无肿大。双肺听诊呼吸音清，未闻及异常呼吸音。心界不大，律齐，各瓣膜区未闻及杂音。

腹平软，全腹无压痛，腹部未扪及肿块，肝脾未触及，腹水征阴性，肠鸣音稍减弱。四肢无凹陷性水肿。直肠指检未扪及包块，指套无血染。

3. 实验室检查　血常规（1992 年 4 月 30 日）：血红蛋白 122g/L；红细胞计数 3.96×10^{12}/L；白细胞计数 7.9×10^9/L；血小板计数 183×10^9/L。血生化：总蛋白 61g/L，白蛋白 38g/L，葡萄糖 4.9mmol/L，尿素氮 5.9mmol/L；肌酐 97μmol/L；丙氨酸转氨酶、胆红素、直接胆红素、碱性磷酸酶、凝血酶原时间、凝血酶原活动度均在正常范围。

4. 影像学检查

（1）肠镜（1992 年 5 月 8 日）：距肛门 27cm 处溃疡型肿物，大小约 3cm×4cm，占据 2/3 肠腔，致肠腔狭窄。未取活检。结肠憩室。

（2）钡剂灌肠（1992 年 5 月 12 日）：乙状结肠、降结肠交界处可见一偏心、分叶状、卵圆形充盈缺损，边缘欠光滑，未见明确龛影，考虑为结肠癌。横结肠见一带蒂小充盈缺损，大小约 0.7cm×1.3cm，边缘光整，息肉可能性大。

（3）腹部超声（1992 年 5 月 7 日）：胆石症，右肾结石，双肾囊肿。

（4）心脏超声（1992 年 5 月 8 日）：主动脉瓣轻度反流，心包少量 - 中等量积液。

（5）胸部 X 线片（1992 年 5 月 12 日）：慢性支气管炎，肺气肿。

（6）心电图（1992 年 4 月 30 日）：窦性心律，非特异性 T 波。

（二）临床诊断

1. 乙状结肠管状腺癌，进展期。

2. 结肠多发息肉。

3. 冠心病，慢性支气管炎，胆囊息肉，胆囊结石，右肾结石，双肾囊肿。

（三）诊疗经过

1. 术前多学科临床讨论：分析患者大便隐血阳性病史、此前未曾行肠镜检查，病变估计在半年以上。诊断明确，癌周围小息肉可以去除掉，其他部位息肉术中不做处理。根据钡剂灌肠片分析，肿瘤位于乙状结肠，乙状结肠较长，可行根治切除，无张力吻合。由于患者年龄大，矮胖体型，腹壁脂肪厚，决定选择左下腹斜切口进腹，创伤小，有利愈合，术后不易形成切口疝。若取常规的旁正中切口，术后发生切口裂开、切口疝风险较大，加之有冠心病、心脏稍大、大动脉、心脏动脉有硬化，心包轻中度积液，围手术期需要密切注意心律失常、心肌缺血的风险，并做好预防及治疗措施。手术有绝对适应证，手术既要根治肿瘤，也应尽量将手术创伤减到最低程度。

2. 手术：1992 年 5 月 13 日在全身麻醉下行乙状结肠癌切除、结肠端端吻合术。左下腹斜切口，长约 10cm。乙状结肠中部可扪及 5cm×6cm 肿物，已侵及浆膜，局部缩窄。分离切除上下各 5cm、7cm 肠段，切缘做冰冻切片未发现癌，做端端吻合。切除肠段在手术室剖开见 4cm×3cm 突出肠腔扁平溃疡，占据半圈。同时切除近端切缘部分 0.7cm×0.5cm 息肉 1 枚。术中在乙状结肠腔内注射 5-FU 0.5g。手术顺利，麻醉满意，出血量少，未输血。

3. 术后 2 周（1992 年 6 月 1 日～1992 年 6 月 29 日）开始化疗，1992 年 11 月、1993 年 5 月行 5- 氟尿嘧啶化疗，共计 3 次，1993 年 11 月 17 日行 5- 氟尿嘧啶、丝裂霉素化疗。化疗过程无明显不良反应。

（四）病理诊断

乙状结肠溃疡型腺癌 pT3N1M0，Ⅲ B 期。

1. 乙状结肠溃疡型管状、乳头状及黏液腺癌，侵及外膜（图 30-1 和图 30-2），大小约 3.8cm×3.0×0.9cm。两切缘未见癌组织。系膜内淋巴结见转移癌（1/2）（图 30-3 和图 30-4）。

2. 结肠黏膜管状及绒毛状腺瘤。

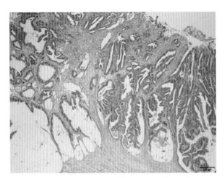

图 30-1 乙状结肠中分化腺癌，癌组织呈管状、乳头状排列，HE 染色高倍

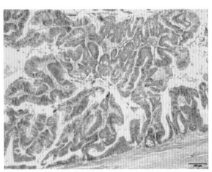

图 30-2 乙状结肠中分化腺癌，癌组织呈管状、乳头状排列，HE 染色低倍

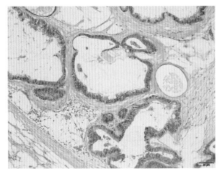

图 30-3 乙状结肠中分化腺癌，管腔扩张，有黏液分泌，HE 染色高倍

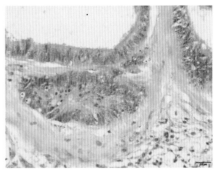

图 30-4 乙状结肠中分化腺癌，癌细胞呈复层排列，HE 染色低倍

（五）随诊

此后定期复查腹部 CT、肠镜。1992 年 7 月 4 日肠镜：乙状结肠癌术后。结肠多发息肉电灼去除，病理：结肠管状腺瘤。1992 年 11 月肠镜：乙状结肠癌术后。盲肠息肉，病理提示慢性炎，部分腺体呈腺瘤性增生。1993 年 11 月 23 日肠镜：乙状结肠癌术后，结肠多发息肉。数次复查癌胚抗原均在正常范围：1.23ng/ml（1992 年 12 月 3 日），1.5 ng/ml（1993 年 5 月 10 日）。1994 年 10 月 28 日～ 11 月 13 日住院复查，1995 年 11 月 8 ～ 23 日住院复查，均未发现局部复发和转移。

2012 年 12 月 31 日于外院病逝，享年 102 岁。

二、病例点评

（一）病例特点

1. 高龄，男性，患乙状结肠癌Ⅲ B 期（pT3N1M0），根治切除术后无瘤生存（DSF）21 年，享年 102 岁。

2. 左下腹斜切口施行手术。患者高龄，且身材矮胖，腹壁脂肪集中，若按标准选择下腹旁正中切口，易发生切口裂开、切口疝形成，因而改进了切口，选择了左下腹斜切口，而选择左下腹斜切口的前提是要用钡灌肠方法了解乙状结肠长度及肿瘤所在乙状结肠的位置，确定能根治切除，上下切缘与肿瘤距离＞5cm；对端吻合不会有张力。满足这些条件方可选用左下腹斜切口，损伤小，术后愈合好。

3. 术后 3 年半在本院紧密随诊。术后半年内两次肠镜检查，术后 1.5 年再次肠镜检查，每次肠镜检查均发现有"息肉"，病理诊断为管状腺瘤；术后多次复查癌胚抗原均在正常范围内。影像检查未发现远处转移。2012 年 12 月 31 日在外院病逝，享年 102 岁。

（二）点评

1. Ⅲ期乙状结肠腺癌根治手术可以治愈，患者可以长寿，活到 102 岁高龄。社会上流传"癌症是不治之症"，看到这个例子，应该能击破这一论调，有部分癌症是可以治愈的，只有那些进入癌症晚期，扩散到全身时，才是不治之症。结肠癌不但可以治愈，而且还能活过百岁，这对从事肿瘤治疗的医师和患结肠癌进展期的患者是一个极大的鼓舞和激励。

2. 结直肠癌是世界第三位常见癌症，结直肠癌的发生发展是一个复杂的过程。现今的研究发现，肿瘤的增殖、血管新生和肿瘤微环境的信号通路激活与肿瘤发生发展相关，如何在肿瘤发生初期抑制其生长，这方面研究虽有一定进展，仍未根本了解清楚。

3.结直肠癌的预防重要环节，是去除癌前病变，此患者检查肠镜时除发现乙状结肠癌外，还发现结肠多处"息肉"或管状腺瘤。管状腺瘤多属癌前病变，紧密随诊下清除结肠管状腺瘤，有确定的预防效果。

4.豁达的心胸，良好的生活方式和环境，完善的医疗保障，是得以长寿的根本。

（顾倬云）

病例 31 局部进展期结肠癌术后 27 年无肿瘤复发

【要点】 患者，男性，1991 年确诊时 57 岁，为局部进展期乙状结肠癌，肿瘤较大，5cm×4cm×1cm，占据肠腔 3/4，采用左下腹斜切口根治性切除肿瘤，术后病理为乙状结肠腺癌伴小灶状黏液腺癌，癌组织侵至浆膜层，术后行 5- 氟尿嘧啶为主的化疗，过程顺利。目前患者术后 27 年健在，无肿瘤复发。

一、病例介绍

（一）病史简介

患者，男性，1934 年出生，现年 84 岁。57 岁时，因乙状结肠癌施行手术切除，术后已 27 年，无复发、转移。

主因"发现大便带血半个月"于 1991 年 8 月 22 日收住我院。患者当时 57 岁，住院前半个月发现大便带血，此前无不洁饮食史，排便时肛周不痛，血与大便不相混，有时为鲜红色，有时为暗红色血凝块，每次量不多，每日排便 1～3 次。未觉头晕乏力，曾自服云南白药未见显效，门诊测血压、脉搏均平稳。发病以来精神饮食好，无恶心呕吐，无腹痛及里急后重感，无黏液脓血便，未发热，体重无明显变化。

1. **既往史** 1976 年曾偶有心前区不适，心电图示 ST-T 异常，给予异山梨酯、双嘧达莫治疗，1980 年以后复查心电图均正常。

2. **体格检查** 体温 36.5℃，脉搏 64 次 / 分，呼吸 18 次 / 分，血压 124/76mmHg，BMI 27.38kg/m^2。发育正常，营养良好，巩膜无黄染，浅表淋巴结无肿大。胸廓对称，双肺呼吸音清晰，未闻及干、湿啰音。心界不大，心率 64 次 / 分，律齐，各瓣膜区未闻及杂音。双下肢无水肿，足背动脉搏动好。腹平软，全腹无压痛及反跳痛，未触及包块，肝脾肋下未扪及，移动性浊音阴性，肠鸣音正常不亢进。肛查：无外痔及肛裂，直肠指检未触及包块，指套无血迹。

3. **实验室检查** 血红蛋白 17.5g/ml，白细胞计数 7.5×10^9/L，中性粒细胞 0.67，血小板 107×10^9/L；GPT 及 GOT 均正常，总蛋白 63g/L，白蛋白 42g/L，

总胆红素 23.94μmol/L（1.4mg%），直接胆红素 6.84μmol/L（0.4mg%），血肌酐 88.4μmol/L（1.0mg%），血糖 5.22mmol/L（94mg%），BUN 4.998mmol/L（14mg%），血钠 144mmol/L，血钾 4.3mmol/L，碱性磷酸酶 76U/L；凝血酶原时间 18 秒，凝血酶原活动度 68%；乙肝表面抗原阴性；肿瘤标志物：CEA 2.38ng/ml；大便隐血阳性，未见红白细胞；尿比重 1.024，白细胞 0 ～ 1 个 /HP，无红细胞及管型。

4. 影像学检查（1991-08-25）

（1）胸部 X 线片：慢性支气管炎，右上肺钙化，两肺未见新病变。

（2）心电图：窦性心律，T 波改变（Ⅰ、aVL、V_3 较前减低，Ⅱ、V_4 ～ V_6 由直立转低平）。

（3）腹部 CT：脂肪肝。

（4）结肠钡灌肠：直肠黏膜完好，乙状结肠与降结肠交界处可见一肿块突入腔内，基底较宽，表面尚光滑，病变处肠腔狭窄，横结肠近肝曲处可见一 0.5cm 大小充盈缺损，升结肠下段亦可见两处小充盈缺损。回盲部结构完好，部分钡剂进入回肠末端。印象：结肠癌，结肠多发息肉。

（5）结肠镜：（降乙状结肠）见一约 3cm×4cm 肿物，占据 2/3 肠腔，色暗红，表面不光整，附有黏液和粪渣，取活检 4 块，组织脆，渗血能自凝；另于横结肠见息肉 1 枚、升结肠见息肉 2 枚，各检 1 ～ 2 块送检，其余肠道未见明显异常。

病理：（降乙移行部）结肠管状、乳头状腺癌，分化较好；（横、升）结肠管状腺瘤。镜检诊断：①结肠癌；②结肠多发息肉。胃镜：慢性浅表性胃炎。

（二）临床诊断

①乙状结肠癌，进展期；②慢性支气管炎；③脂肪肝；④慢性浅表性胃炎。

（三）手术经过

1. 术前多学科讨论

目的：手术的耐受性、病变范围、术中应注意的细节。

耐受性：患者 1976 年曾出现心前区不适，心电图 ST-T 改变，可疑"冠心病"，此后多次复查心电图均未见异常，无高血压、糖尿病病史，目前内科情况稳定，无手术禁忌证。

病变范围：从钡灌肠看为局部进展期，侵犯肠壁范围广，沿肠壁生长，至少占据 2/3 肠腔。腹部 CT 未见肝转移，腹腔淋巴结无肿大。

术中应注意的细节：探查淋巴结和肝脏有无转移；切缘最短 5cm，注意局部淋巴结清扫；注意吻合口血供，肠系膜楔形切除；术中 5- 氟尿嘧啶 500mg 腹腔灌注。

2. 手术治疗　手术取左下腹斜切口，显露病变在乙状结肠中上段，4cm×

5cm 大小，浆膜面收缩，暗红色，肿块质较硬，占据肠腔 3/4。术中探查腹腔无渗液，肝脏无转移，盆腔未触及癌结节，肠系膜淋巴结无肿大。术中将病变两端肠管夹闭后在病变的肠腔内灌注 5-FU 500mg，之后在距离病变近侧 7cm，远侧 9cm 切除乙状结肠，行对端吻合。手术顺利。

（四）病理诊断

乙状结肠乳头状及管状腺癌伴小灶状黏液腺癌ⅡB 期（pT4aN0M0）。

1. **大体检查** 切除乙状结肠，长 12cm，已剖开，见黏膜面距一侧切缘 3cm，另侧切缘 5cm 处有一 5cm×4cm×1cm 之菌伞型肿物，灰红色，质软，其余黏膜大致正常，肠系膜找到淋巴结 6 枚，最大者 0.6cm×0.4cm×0.4cm，切面灰红色。

2. **镜下所见** 乙状结肠蕈伞形乳头状及管状腺癌伴小灶状黏液腺癌（图 31-1 和图 31-2），肿瘤大小为 5cm×4cm×1cm，癌组织侵至浆膜层。两断端未见癌，肠系膜淋巴结未见转移癌（0/6）。术后病理分期：ⅡB 期（pT4aN0M0）。

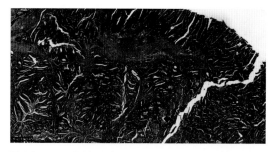

图 31-1 乙状结肠管状乳头状腺癌，HE 染色低倍

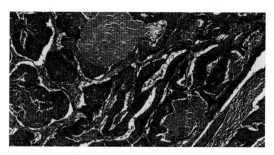

图 31-2 乙状结肠管状乳头状腺癌，HE 染色高倍

（五）术后辅助化疗

患者术后 18 天开始化疗，5-FU 500mg，静脉滴注，第 1 天～第 5 天 / 周，丝裂霉素（MMC）8mg 静脉滴注，1/ 周；连续 3 周为 1 个疗程（5-FU 总量 7.5g，MMC 总量 24mg）。

此后分别于 1992 年 3 月，1992 年 10 月及 1993 年 7 月再重复上述治疗 3 个疗程，最后一次化疗的第 3 周出现转氨酶升高，考虑与化疗有关，给予联苯双酯保肝治疗，停化疗 10 天，转氨酶恢复正常后继续完成化疗，过程比较顺利。

（六） 随诊

术后进行了系统随诊。术后半年（1992 年 3 月）、10 个月（1993 年 7 月）、6 年（1997 年 6 月）复查肠镜均发现结肠管状腺瘤，纤维肠镜下钳除，以后每两年左右行胃肠镜检查，诊为萎缩性胃炎，结肠多发息肉。1995 年诊断为 2 型糖尿病，目前服用二甲双胍、阿卡波糖降糖治疗；1998 年诊断为冠心病，2009 年 12 月因二度房室传导阻滞（心率最慢 39 次 / 分）行永久性心脏起搏器置入术；2011 年冠状动脉造影提示前降支近段次全闭塞，右冠状动脉近段狭窄 60%，于前降支置入支架 1 枚，其后长期口服双抗治疗。2016 年 3 月确诊为阿尔茨海默病。2017 年 8 月住院更换起搏器，2019 年 10 月 29 日门诊复查无肿瘤复发、转移。迄今患者术后 27 年，能在家人帮助下室内散步。

二、病例点评

中年男性，进展期乙状结肠腺癌 Ⅱ B 期（pT4aN0M0），肿瘤大小为 5cm×4cm×1cm。癌组织侵犯肠壁全层，沿肠壁生长，占据 3/4 肠腔，病理检查肿瘤已侵至浆膜层。根治切除后定期复查肠镜，多次发现"息肉"钳除后病理为"腺瘤"。术后已 27 年未发现复发、转移。

分析长期存活的原因如下。

1. 治疗决策正确

（1）选择左下腹斜切口：在肠镜、钡灌肠检查确定肿瘤位置及乙状结肠长度的情况下，选择左下腹斜切口，创伤小，伤口愈合好，且能很好地完成腹部探查及根治切除。

（2）病变两端夹闭后，在病变肠段腔内注入 5- 氟尿嘧啶 500mg，切除乙状结肠距离肿瘤 7cm、9cm，手法丝线缝合，无张力。

（3）淋巴结局部清扫，肠系膜淋巴结未见转移（0/6）。

（4）腹腔用温蒸馏水灌洗，处理腹腔有可能存在的脱落细胞。

2. 定期肠镜检查，术后第 1 年查两次，以后每两年左右查 1 次，均发现结肠管状腺瘤，肠镜下钳出，经病理检查确定。

3. 术后采用 FC 方案（5- 氟尿嘧啶 + 丝裂霉素）化疗，此方案副作用小，一般均可耐受。此例术中病变肠腔内灌注 5-FU 500mg 及术后辅助化疗应是有效的。

4.医疗保障良好。病程中发现心脏问题，及时安装了起搏器；当起搏器电池损耗，及时更换起搏器电池；定期检查肠镜去除"癌前"病变等。

5.个人的意志和对治疗的信心。术后坚持正常工作，直至退休，仍然坚持演讲、授课。癌症患者长期生存取决于适宜的治疗和对待疾病的主观态度。现在所做的大规模、大数据的资料，目的是判定某种方法对长期生存率的影响，多未能考虑到有多少因素影响到人的生存期。

（顾倬云）

三、相关疾病精要

该患者为局部进展期乙状结肠癌（ⅡB 期，pT4aN0M0），肿瘤 5cm×4cm×1cm 大小，癌组织侵至浆膜层，术后 27 年仍健在，结合该病例特点，针对生存期和术后辅助治疗等相关问题讨论如下。

（一）Ⅱ期结肠癌患者的 5 年和 10 年无病生存率

1.5 年无病生存率（DFS）　2015 年，Böckelman C 等公开发表了一项荟萃分析研究结果，该研究纳入 25 项高质量Ⅱ～Ⅲ期结肠癌术后辅助治疗研究，分析了术后辅助化疗对生存期的影响，其中Ⅱ期患者 15 559 例：2250 例未行辅助化疗，5 年无病生存率（disease-free survival，DFS）为 81.4%，2655 例接受了辅助化疗，为 79.3%，另有 10 654 例不确定是否接受了化疗，为 81.1%。从整体上看，无论是否接受术后辅助化疗，Ⅱ期患者的 5 年 DFS 在 80% 左右。从该荟萃研究看出：根治性手术仍是Ⅱ期结肠癌唯一可以治愈的手段。

2.10 年总生存率　1998—2001 年，在 de Gramont 教授建议下，André T 等开展了一项名为 MOSAIC 的随机对照研究，目的是观察Ⅱ～Ⅲ期结肠癌术后采用不同辅助化疗方案对生存期的影响。20 个国家的 143 家肿瘤中心参与了这一研究，该研究共纳入Ⅱ～Ⅲ期结肠癌患者 2246 例，其中Ⅱ期患者 899 例，Ⅲ期患者 1347 例，随机接受 FL 方案（亚叶酸钙和 5- 氟尿嘧啶）或 FOLFOX 方案（亚叶酸钙、5- 氟尿嘧啶联合奥沙利铂）化疗半年，观察两组患者的 DFS。该研究发现，FOLFOX 方案组的 3 年无病生存率明显高于 FL 组（78.2% vs 72.7%，p=0.002）。

2015 年，André T 等公布了 MOSAIC 研究的 10 年随访结果。在最初纳入研究的 2246 例患者中。FL 方案辅助化疗组和 FOLFOX 方案组的 10 年总生存率（OS）为 67.1% 和 71.7%（HR 0.85；P=0.043），其中Ⅱ期患者 FL 组的 10 年总生存（overall survival，OS）率为 79.5%（448 例中 85 例死亡），FOLFOX 组为 78.4%（451 例中 87 例死亡）（HR 1.00；P=0.980），Ⅲ期分别为 59.0% 和

67.1%（HR 0.80；*P*=0.016）。该研究还依据患者的错配修复基因（mismatch repair，MMR）状态和 BRAF 突变情况对 1008 例样本进行了分子分型，9.4% 合并 MMR 缺失（dMMR），10.4% 合并 BRAF 突变，且 *BRAF* 突变对生存期无预测作用，但 dMMR 则是生存期的独立预测因子（HR 2.02；95% CI 1.15 ～ 3.55；*P*=0.014）。该研究得出结论，Ⅲ 期结肠癌患者以及合并 dMMR 或 *BRAF* 突变的 Ⅱ 期患者能从含奥沙利铂的联合化疗方案获益。

综上所述，Ⅱ 期结肠癌根治术后患者的 5 年无病生存率和 10 年总生存率近似，均接近 80%。

（二）Ⅱ 期结肠癌患者是否能从术后辅助化疗获益

对于 Ⅱ 期结肠癌患者是否接受术后辅助化疗一直存在争议。如前所述，荟萃分析显示术后辅助化疗并未给患者带来生存获益，基于 Ⅲ 期患者能从辅助化疗普遍获益的现状，推测应对 Ⅱ 期患者按复发和转移的风险进行分层研究，以筛选能从化疗获益的患者，避免过度治疗。2012 年，Tournigand C 等公布了 MOSAIC 研究的亚组分析结果。他们将 Ⅱ 期患者分为高危组和低危组，具备以下 6 项中的任何一项即纳入高危组：淋巴结清扫＜ 10 个，肿瘤穿孔、肿瘤所致肠梗阻、脉管受侵、低分化、T4 肿瘤。899 例 Ⅱ 期患者中，330 例为低危，569 例为高危，315 例年龄在 70 ～ 75 岁。亚组分析发现，低危组患者不能从 FOLFOX 方案化疗获益：5 年 DFS 在 FOLFOX 组为 86%（79.7% ～ 90.5%），FL 组为 89.3%（83.3% ～ 93.2%），HR=1.36（0.76 ～ 2.45，*P*=0.305）。6 年总生存（overall survival，OS）FOLFOX 组为 90.2%（84.4% ～ 93.9%），FL 组为 93.0%（87.6% ～ 96.0%），HR= 1.36（0.67 ～ 2.78，*P*=0.399）；高危组无复发时间（time to recurrence，TTR）明显延长，5 年 TTR 在 FOLFOX 组为 86.8%，FL 组为 78.8%，但 DFS 和 OS 并无显著影响，对于 70 ～ 75 岁的高龄患者，TTR、DFS 和 OS 全未获益。

荷兰学者在 2008—2012 年对 Ⅱ 期结肠癌术后患者按上述高危因素进行了筛查和评估，10 935 例 Ⅱ 期患者中 4940 例为高危，其中 790 例（16%）接受了化疗，T4 患者占 37%，T4 患者从化疗获益显著，3 年生存率为 91%，未化疗的仅为 73%；合并其他高危因素的患者，如低分化肿瘤、淋巴清扫＜ 10 枚等并未从辅助化疗获益。

T4 肿瘤是 Ⅱ 期患者中公认的高复发风险人群，除此之外，淋巴结清扫数量也是近年关注的重要因素。

2003 年，Swanson RS 等通过检索美国癌症数据库（National Cancer Data Base，NCDB）中 T3N0 结肠癌患者的生存数据，评估了结肠癌根治术中淋巴结清扫数量与生存期的关系。他们共检索到术后病理证实为 T3N0 的结肠癌患者

35 787 例，术中仅切除 1 ～ 2 枚淋巴结的患者，其 5 年生存率为 64%，而淋巴结清扫＞ 25 枚的则为 84%。进一步分析显示，淋巴清扫数量 1 ～ 7 枚、8 ～ 12 枚以及 13 枚及以上的三组患者，其 5 年生存率存在显著性差异，这也是至今美国 NCCN 指南都一直建议的淋巴清扫至少 12 枚的主要原因。

此后，美国 NCCN 指南一直将 T3N0 结肠癌患者术中淋巴结清扫不足 12 枚作为复发的危险因素，建议术后辅助化疗。2017 年，Wells KO 等公布了他们对美国癌症数据库 2003—2012 年 134 567 例 T3N0 患者的化疗和生存数据进行了回顾性分析。目的是明确这一分期的患者中淋巴清扫不足 12 枚的是否能从术后辅助化疗获益。结果发现，在所有患者中淋巴清扫不足的比例为 23.3%，这一比例随时间推移逐渐减少，从 2003 年的 46.8% 降至 2012 年的 12.5%（$P <$ 0.000 1）。整体 5 年生存率为 66.8%，淋巴清扫不足的患者 5 年生存率明显减低（58.7% *vs* 69.8%；$P <$ 0.001），在这些清扫不足的患者中，仅有 16.7% 进行了术后辅助化疗。辅助化疗对这部分患者的生存有显著积极影响，5 年生存率为 78.4%，未化疗的仅为 54.7%（$P <$ 0.001），不能接受化疗的原因包括年龄较大、共患疾病较多、因术后并发症再次入院等，这也可能是这部分患者 5 年生存率普遍低于文献报道的原因之一。

除此之外，Ⅱ期患者的大样本回顾性研究也受到关注。美国学者 2016 年发表的一项回顾性调查结果显示：术后辅助化疗给 Ⅱ 期结肠癌患者带来生存获益。该研究检索了国家癌症数据库（National Cancer Data Base，NCDB）中 1998—2006 年确诊并行手术治疗的 Ⅱ 期结肠癌患者数据，共 153 110 例符合检索条件且数据完整（其中 T3N0 肿瘤占 89.6%），研究者随访至 2011 年。将患者按危险因素分为低危组和高危组，符合以下任何一项即为高危组：病例分型为低分化或未分化；术中淋巴结清扫＜ 12 个，切缘阳性，T4 肿瘤。数据统计发现：共 31 782 例患者接受了术后化疗，按高危因素分组，低危组中 19.3%（12 113 例）接受了化疗，高危组为 19 669 例，占 21.7%（$P \leqslant$ 0.001）。校正后的生存分析显示：低危组患者中，化疗组的平均总生存为 13.2 年，未化疗组为 8.8 年（$P \leqslant$ 0.001）；高危组患者中，化疗组的平均总生存为 11.0 年，未化疗组仅为 6.9 年（$P \leqslant$ 0.001）。也就是说，无论高危还是低危组，都能从术后化疗获益。值得注意的是，该研究为回顾性，并非前瞻性随机对照研究，两组患者并不具备可比性。从患者的基本资料看，化疗组的平均年龄为 64 岁，其中 51.1% 年龄＜ 65 岁，未化疗患者的平均年龄为 76 岁，＜ 65 岁的患者百分比仅为 19.0%。

错配修复（mismatch repair，MMR）系统对 DNA 复制过程中 DNA 序列的错配校正至关重要。MMR 基因突变或甲基化等导致的错配修复微卫星不稳定（MSI）和错配修复蛋白缺失（dMMR），这被认为与肿瘤的发生有一定关系。

按检测结果,将微卫星状态分为稳定(microsatellite stable, MSS)和不稳定(MSI)两种情况,不稳定者又分为低度不稳定(MSI-L)和高度不稳定(MSI-H),临床上,MSI-H 和 dMMR 的意义是相同的。近年,MSI-H 不仅已成为 PD-1 单抗治疗的指征,也成为判断 Ⅱ 期结肠癌患者预后以及是否能从化疗获益的重要参考因素。

PETACC-3 研究发现:Ⅱ 期结肠癌患者 MSI-H 的发生率显著高于 Ⅲ 期患者(22% vs 12%,P < 0.000 1)。后续研究证实:Ⅱ 期患者合并 MSI-H 或 dMMR 的预后较好,但不能从 5- 氟尿嘧啶类单药化疗获益。此后,英国学者公布了他们针对 Ⅱ 期结直肠癌患者开展了一项随机对照研究结果,该研究共入组 1913 例患者,术后随机分为 FL 化疗组和观察组,所有入组患者均检测 dMMR、BRAF 和 KRAS 突变情况。结果发现:dMMR 在右半结肠、左半结肠和直肠癌的发生率分别为 26%、3% 和 1%,与上述研究不一致的是,该研究再次证实 dMMR 复发率较低,但并不能预测 FL 化疗的效果。

基于以上研究结果,美国 NCCN 指南建议谨慎评估 Ⅱ 期结肠癌术后患者是否合并复发和转移的高危因素,没有高复发危险因素的患者可不行术后辅助化疗,需要辅助化疗的患者可选择 5- 氟尿嘧啶类单药,FOLFOX 方案仅适于合并多个高危因素的患者。NCCN 指南认定的高危因素包括:淋巴结清扫 < 12 枚,合并不良预后因素 [如组织学分化差(MSI-H 除外),淋巴管 / 血管侵犯,肠梗阻,神经侵犯,局限肠穿孔,或切缘接近、不确定或阳性] 等,该指南指出 Ⅱ 期结肠癌根治术后患者从辅助化疗的获益不超过 5%,所以要谨慎评估患者的伴随疾病和预期寿命。

(李小梅　黄海力)

参 考 文 献

[1] André T, Boni C, Mounedji-Boudiaf L, et al. Oxaliplatin, fluorouracil and leucovorin as adjuvant treatment for colon cancer[J]. N Engl J Med, 2004, 350(23):2343-2351.

[2] André T, de Gramont A, Vernerey D, et al. Adjuvant Fluorouracil, Leucovorin, and Oxaliplatin in Stage II to III Colon Cancer: Updated 10-Year Survival and Outcomes According to BRAF Mutation and Mismatch Repair Status of the MOSAIC Study[J]. J Clin Oncol, 2015, 33(35):4176-4187.

[3] Böckelman C, Engelmann B E, Kaprio T, et al. Risk of recurrence in patients with colon cancer stage II and III: a systematic review and meta-analysis of recent literature[J]. Acta Oncol, 2015, 54(1):5-16.

[4] Casadaban L, Rauscher G, Aklilu M, et al. Adjuvant chemotherapy is associated with improved survival in patients with stage Ⅱ colon cancer[J]. Cancer, 2016, 122(21):3277-3287.

[5] Roth A D, Tejpar S, Delorenzi M, et al. Prognostic role of KRAS and BRAF in stage Ⅱ

and Ⅲ resected colon cancer: results of the translational study on the PETACC-3, EORTC 40993, SAKK 60-00 trial[J]. J Clin Oncol, 2010, 28(3):466-474.

[6] Swanson R S, Compton C C, Stewart A K, et al. The prognosis of T3N0 colon cancer is dependent on the number of lymph nodes examined[J]. Ann Surg Oncol, 2003, 10(1):65-71.

[7] Tournigand C, André T, Bonnetain F, et al. Adjuvant therapy with fluorouracil and oxaliplatin in stage II and elderly patients (between ages 70 and 75 years) with colon cancer: subgroup analyses of the Multicenter International Study of Oxaliplatin, Fluorouracil, and Leucovorin in the Adjuvant Treatment of Colon Cancer trial[J]. J Clin Oncol, 2012, 30(27):3353-3360.

[8] Verhoeff S R, van Erning F N, Lemmens V E, et al. Adjuvant chemotherapy is not associated with improved survival for all high-risk factors in stage Ⅱ colon cancer[J]. Int J Cancer, 2016 Jul 1, 139(1):187-193.

[9] Wells K O, Hawkins A T, Krishnamurthy D M, et al. Omission of Adjuvant Chemotherapy Is Associated With Increased Mortality in Patients With T3N0 Colon Cancer With Inadequate Lymph Node Harvest[J]. Dis Colon Rectum, 2017, 60(1):15-21.

[10] Hutchins G, Southward K, Handley K, et al. Value of mismatch repair, KRAS, and BRAF mutations in predicting recurrence and benefits from chemotherapy in colorectal cancer[J]. J Clin Oncol, 2011, 29(10):1261-1270.

病例 32 乙状结肠管状腺癌行乙状结肠癌局部切除，无瘤生存（DSF）23 年

【要点】 因癌胚抗原升高就诊，肠镜提示乙状结肠管状腺瘤伴癌变。遂行乙状结肠癌局部切除，术后病理示：乙状结肠管状腺癌，癌组织侵及肌层。术后进行 3 个周期 FM 方案化疗，随访无瘤生存 23 年。

一、病例介绍

（一）病史简介

患者，男性，70 岁（1920 年出生）。于 1990 年 5 月 8 日查体发现癌胚抗原（CEA）升高，为 10.2μg/L，6 月 23 日复查为 12.7μg/L，无发热、食欲缺乏、大便习惯及性状改变。1990 年 8 月 13 日肠镜检查发现距肛门约 20cm 处有一大小约 1.0cm×0.8cm 隆起，病理示：乙状结肠管状腺瘤伴癌变。发病后二便基本正常，体重无明显减轻。

1. 既往史、个人史　1966 年诊断高血压，长期服用降压药物，自 1984 年开始停用降压药物，血压相对平稳。1974 年诊断为冠心病，长期服用药物治疗，近年始终无胸闷、胸痛等不适。1976 年查体发现脂肪肝。1990 年诊断为糖尿病，一直服用药物治疗。1986 年 6 月 5 日行胆囊切除术；对青霉素过敏。无吸烟饮酒史。父母亡故，母亲死于脑血栓，父亲死于心脏病；1 兄死于"食管癌"。

2. 体格检查　体温 36.0℃，脉搏 76 次 / 分，呼吸 20 次 / 分，血压 160/80mmHg。神志清楚，肥胖体型，身高 158cm，体重 84kg，BMI 28.4kg/m²。全身表浅淋巴结未扪及肿大。头颈部未发现异常。双肺听诊清音，未闻及干、湿啰音。心界不大，律齐，心尖部可闻及 3/6 级收缩期杂音，不传导。全腹无压痛，未扪及肿块，肝肋下 1cm，边缘锐，质中等，无触痛。脾未扪及。移动性浊音阴性。肠鸣音正常。下肢无水肿。

3. 实验室检查　血常规：血红蛋白 132g/L，白细胞计数 $6.1×10^9$/L，中性粒细胞 0.61，淋巴细胞 0.37。尿常规正常。大便隐血阴性。血生化：血糖 6.3mmol/L，尿素氮 7.4mmol/L，肌酐 88μmol/L，白蛋白 42g/L，总胆固醇

5.17mmol/L，三酰甘油 2.09mmol/L，血钾 4.4mmol/L，血钠 149mmol/L，血氯110mmol/L，凝血酶原时间、凝血酶原活动度、谷丙转氨酶、谷草转氨酶、总胆红素、直接胆红素、碱性磷酸酶、γ- 谷氨酰基转移酶、乳酸脱氢酶正常范围。血气分析：正常范围。肿瘤标志物：CEA 8.83μg/L（1990 年 8 月 8 日），AFP阴性。

4. 影像学检查

（1）肠镜检查（1990 年 8 月 17 日）：结肠黏膜慢性炎，结肠多发息肉，距肛门约 20cm 处有一大小约 1.0cm×0.8cm 隆起，病理示：乙状结肠管状腺瘤伴癌变。

（2）心电图（1990 年 7 月 28 日，本院）：Ⅱ导联 ST 段水平型下降＜ 0.05mV。

（3）胸部正位 X 线片（1990 年 7 月 31 日，本院）：慢性支气管炎，胸膜肥厚，左侧为著。

（4）胃镜（1990 年 8 月 17 日，本院）：胃窦幽门型黏膜慢性轻度浅表胃炎。

（二）临床诊断

①乙状结肠管状腺癌；②高血压，冠心病；③ 2 型糖尿病；④胆囊切除术后。

（三）诊疗经过

1. 术前多学科临床讨论　拟行乙状结肠局部切除，在肠镜配合下进行，最多可做节段性切除。术前常规肠道准备，术中注意保护输尿管。围手术期重点监测循环、呼吸情况。

2. 手术　于 1990 年 8 月 28 日在我院行硬膜外麻醉下纤维肠镜引导下乙状结肠癌局部切除。术中见，肿瘤位于乙状结肠前壁，1cm×0.8cm 大小，质软，于肿瘤外界 1cm 缝指示线，并沿此标记行乙状结肠肿瘤部位部分切除。术中冰冻提示结肠管状腺癌，肠管吻合后肠腔不窄。

3. 术后化疗　术后行 1990 年 9 月 25 ～ 27 日行 3 个周期化疗（FM 方案。共用 5-FU 7.0g，丝裂霉素 2.4mg）。此后未继续化疗。

（四）病理诊断

术后病理示乙状结肠管状腺癌，癌组织侵及肌层（图 32-1 和图 32-2）。

（五）随诊

术后定期查体，定期复查肠镜均无明显异常。2000 年 6 月常规复查肠镜提示结肠多发息肉、结肠黑变病，此后多次复查肠镜均提示结肠息肉。末次肠镜（2009 年 7 月）：升结肠息肉，阑尾开口处肿物性质待定；病理：（阑尾开口）增生性息肉，部分黏液腺体扩张，伴慢性炎及结肠黑变病，（升结肠）管状腺瘤。阑尾区囊性占位需进一步明确性质，但家属明确表示患者高龄，拒绝有创性检

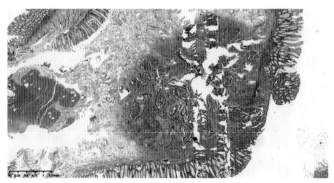

图 32-1　乙状结肠管状腺癌，癌组织呈管状，浸润性生长，HE 染色低倍

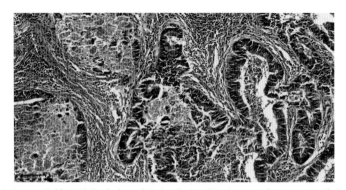

图 32-2　乙状结肠管状腺癌，癌组织腺腔不规则，可见坏死，HE 染色高倍

查及治疗，采取保守治疗。盆腔 CT 随访有缩小趋势，家属拒绝再次肠镜检查。末次复查：2012 年 9 月 28 日胸腹部 CT：肝、胆、胰、脾、肾肺无明显转移。随访期间分别于 2009 年 9 月 14 日和 2012 年 7 月 26 日复查 PET/CT，未见明确肿瘤复发及转移征象（图 32-3）。

其他：（2012 年 9 月）1999 年诊断巨幼细胞贫血，经治疗病情稳定。2001年诊断为腔隙性脑梗死。2008 年 7 月起发现 PSA 有升高趋势，经直肠前列腺超声提示：前列腺右侧外腺尖部低回声结节，家属拒绝穿刺活检，要求保守治疗。2010 年 5 月末次胃镜检查提示慢性萎缩性胃炎、多发息肉及胃底间质瘤。2011年 7 月患左足蜂窝织炎，抗感染治疗后好转。

2013 年 9 月 18 日因肺部感染、呼吸衰竭、心力衰竭死亡。术后 23 年无瘤生存，死亡时 91 岁。

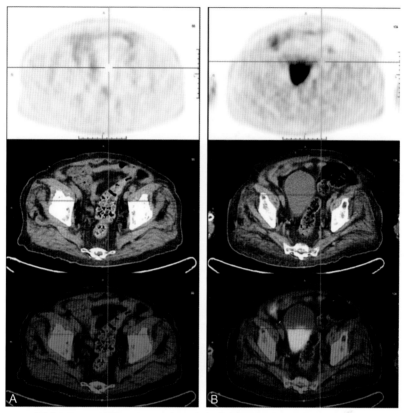

图 32-3　乙状结肠术区及躯干余部未见明确肿瘤复发及转移征象

A. 2009 年 9 月 14 日；B. 2012 年 7 月 26 日

二、病 例 点 评

患者男性，70 岁。因查体发现癌胚抗原升高入院，1990 年 8 月 28 日在硬膜外麻醉下施行乙状结肠管状腺癌切除术，癌组织侵及肌层Ⅰ期（pT2），术后 26 天开始化疗，共 3 个周期，5- 氟尿嘧啶加丝裂霉素。此后紧密随诊，多次行纤维结肠镜检查，每次发现结肠内多发息肉，镜下钳除，病理为管状腺瘤。末次肠镜检查为 2009 年 7 月，无新发肿瘤；末次胸腹 CT 检查 2012 年 9 月 28 日未发现转移病变。

Ⅰ期（pT2）结肠癌术后辅助化疗存在争议，20 世纪 90 年代时观点，肿瘤侵及肌层者可以适当给予术后辅助化疗，所选用药物量不大，疗程短，并未给患者造成不良副作用。

2013 年 9 月 18 日因肺部感染、呼吸衰竭、心力衰竭死亡，享年 91 岁。

结肠镜检查钳除腺瘤对防止结肠新发癌或及早发现新发癌具有积极意义。结肠癌是我国常见的恶性肿瘤，发病率逐年增高，占我国癌症死亡的第 5 位，在男性仅次于肺癌、胃癌、肝癌、食管癌；女性死亡率占第 4 位，仅次于肺癌、胃癌、肝癌，Ⅰ期结肠癌的 5 年生存率可达 85% ～ 90%，Ⅱ期结肠癌的 5 年生存率＞ 80%。紧密随诊、定期纤维肠镜检查是防治肿瘤复发的重要措施。

（郑　伟）

病例33 降结肠、直肠上段、横结肠、乙状结肠、直肠下段先后5次异时性结直肠癌自第一次癌切除术后31年死亡

【要点】 患者1987年5月（57岁），因降结肠癌行降结肠部分切除术，肿瘤大小1.5cm×1.2cm，深及浆膜层，淋巴结无转移（0/4）；1988年6月（58岁）患直肠管状腺癌，行直肠癌切除术；1998年2月（68岁），横结肠中高分化腺癌，癌组织浸润至浆膜层，无淋巴结转移（0/8）；2006年4月（76岁），乙状结肠溃疡型中分化腺癌侵及肠壁全层，无淋巴结转移0/3；2014年10月（84岁）直肠下段癌，肠镜病理诊断，盆腔磁共振、PET-CT检查未发现转移，患者及其家属不愿手术，故行放疗和卡培他滨治疗，带瘤生存；2016年4月诊断前列腺癌行内分泌治疗。于2018年6月28日死亡，享年88岁。

一、病例介绍

（一）病史简介

患者，男性，76岁。主因"间断腹痛、腹泻伴黑粪3个月"于2006年3月30日入院。

患者于2006年1月初无诱因出现下腹部阵发性疼痛，呈钝痛，此后时有疼痛，未注意。继而出现腹泻，大便不成形，每日5～6次，并伴有黑粪。症状渐加重。2006年3月14日，到我院门诊行结肠镜检查，病理示：（乙状结肠）中-高分化腺癌。患者发病以来食欲正常，无尿频、尿急、尿痛症状；体重无明显下降。

1. 既往史 1985年肠镜检查发现结肠多发息肉，1987年，降结肠下段溃疡型管状腺癌，同年5月在我院行降结肠部分切除，乙状结肠降结肠吻合术；1988年6月，直肠距肛门10cm处直肠管状腺癌，行直肠部分切除术；1988年2月，横结肠溃疡型中-高分化腺癌，行横结肠切除术，因有胆囊结石，同时行胆囊切除术。3次术后均恢复顺利。

2.体格检查 体温 36.6 ℃，脉搏 78 次 / 分，呼吸 18 次 / 分，血压 135/85mmHg。体重 70kg，身高 172cm，BMI 23.6kg/m²。发育正常，营养良好，神志清楚。全身皮肤、黏膜无黄染，浅表淋巴结无肿大。胸廓对称，两侧语颤相等，双肺叩诊呈清音，双肺呼吸音清晰，无干、湿啰音。心率 78 次 / 分，律齐，各瓣膜听诊区未闻及杂音。腹平软，自剑突至耻骨联合见长约 30cm 切口瘢痕，无腹壁静脉曲张，无压痛，无移动性浊音。肝脾肋下未触及，肾区无叩痛。肠鸣音正常存在。直肠指检：未触及包块，指套退出无血染。

3.实验室检查 血红蛋白 128g/L，红细胞计数 4.6×10¹²/L，白细胞计数 5.16×10⁹/L，血小板计数 210×10⁹/L，谷丙转氨酶 16.2U/L，谷草转氨酶 8.6U/L，血清白蛋白 40g/L，血糖 6.7mmol/L，肌酐 68μmol/L。

4.影像学检查

(1)腹部 CT（2006 年 3 月 15 日，外院）：未见明显异常。

(2)肠镜检查（2006 年 3 月 13 日，本院）：进镜到 30cm 乙状结肠处可见隆起凹陷性溃疡，大小约 2.5cm×2.0cm，表面附污秽苔，边缘不规则，边界不清，病变累及管腔全周。病理：（乙状结肠）中 - 高分化腺癌。

（二）临床诊断

①乙状结肠肠癌；②降结肠癌降结肠部分切除术后；③直肠管状腺癌直肠部分切除术后；④横结肠中段溃疡型中 - 高分化腺癌，横结肠切除术后。

（三）诊疗经过

入院后完善各项检查，于 2006 年 4 月 6 日行手术治疗，术中发现术区小肠及结肠粘连，给予粘连松解术，小肠部分切除，并行乙状结肠癌根治术。术后出现小肠瘘，行回肠造口术，术后恢复良好。

（四）病理诊断

结肠溃疡型中分化腺癌（图 33-1 和图 33-2），肿瘤大小约 2cm×2cm×1cm。癌组织浸润结肠全层，上切缘及下切缘均未见癌。肠周淋巴结未见转移癌（0/3）。送检小肠黏膜慢性炎细胞浸润，浆膜大量中性粒细胞浸润。免疫组化染色显示肿瘤细胞：HER-1（-），HER-2（-），p53（-），p170（-），Ki-67（+25%～50%），VEGF（+），Top-Ⅱα（-）。

（五）随诊

1.1987 年 5 月手术后紧密随访（表 33-1）。

2.2006 年 4 月手术后行卡培他滨单药辅助化疗半年。患者术后每 6 个月在当地行血常规、肝肾功能、CEA、CA19-9、肺 CT 平扫、腹部 CT 平扫＋增强、盆腔 CT 平扫＋增强检查，每 1 年行肠镜检查，结果均未见异常。

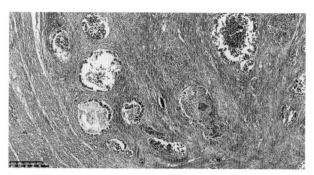

图 33-1　结肠溃疡型中分化腺癌，肌层内见不规则腺腔，腔内见坏死，HE 染色低倍

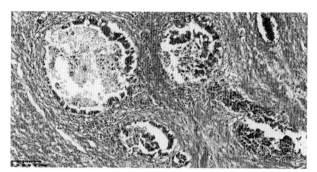

图 33-2　结肠溃疡型中分化腺癌，HE 染色高倍

表 33-1　结肠、直肠癌异时性不同部位多次发生进展期癌首次手术后存活 31 年

手术日期	手　术	病　理	术后化疗
1987 年 5 月 4 日（57 岁）	术中发现降结肠下段系膜缘触及 2cm×2cm 硬结 降结肠部分切除，癌灶上下各切除 10cm，乙状结肠降结肠对端吻合	标本长 15cm，距上切缘 6cm 见溃疡肿物，大小 1.5cm×1.2cm，找到淋巴结 4 枚。切面见肿瘤深达浆膜层，质硬，淋巴结 0/4。上下切缘未见癌。诊断：降结肠溃疡型管状腺癌Ⅱ B 期（pT4aN0M0）	口服：优福定 静脉：顺铂 长春新碱 5- 氟尿嘧啶
1988 年 6 月 2 日（58 岁）	术中：左侧腹部广泛粘连，盆腔粘连。直肠腹膜返折部左后侧壁触及 1cm 大小硬结，在肿物基底部直肠壁部分切除直肠	直肠距肛门 10cm 处直肠管状腺癌，肿瘤基底部未见肿瘤组织	口服优福定 静脉：5- 氟尿嘧啶 长春新碱 环磷酰胺

手术日期	手术	病理	术后化疗
1998 年 2 月 18 日（68 岁）	术中：横结肠中段偏左侧，肠管狭窄，近端轻度扩张。胆囊多发结石，腹膜腹腔粘连较重。切除横结肠行端端吻合	切除结肠长 18cm，距切缘 5.5cm 处见一溃疡型肿物，大小 3cm×2cm×1cm，肠系膜中找到淋巴结 8 枚。病理：横结肠溃疡型中 - 高分化腺癌，癌组织侵及结肠全层，淋巴结 0/8，上下切缘未见癌 Ⅱ B 期（pT4aN0M0）	静脉：5- 氟尿嘧啶 亚叶酸钙 左旋咪唑
2006 年 4 月 5 日（76 岁）	术中：腹腔粘连重，乙状结肠切除，小肠切除，粘连松解，回肠造口术	乙状结肠溃疡型中分化腺癌 Ⅱ B 期（pT4aN0M0），大小为 2cm×2cm×1cm，癌组织侵及结肠全层，上下切缘未见癌，肠系膜淋巴结未见转移 0/3	卡培他滨单药半年，每 6 个月在当地复查血液肿瘤标志物、CT、MRI
2014 年 10 月（84 岁）	肠镜：直肠下段癌（2014 年 10 月肠镜病理诊断，盆腔 MRI, PET-CT 无全身转移）		放疗（2014 年 10 月 11 日）口服卡培他滨（2014 年 10 月 ～ 2015 年 8 月）
		前列腺癌（2016 年 4 月）	内分泌治疗
		死亡（2018 年 6 月 28 日）死因：①结肠多发癌手术治疗后广泛转移；②前列腺癌内分泌治疗后；③纵隔淋巴结转移放疗后；④恶性胸腔积液；⑤多脏器功能衰竭	

3. 2014 年 10 月 9 日外院盆腔增强 MRI 示：直肠下段肠壁富血供病变累及肠壁全层，伴直肠周边小淋巴结，考虑恶性肿瘤可能性大。2014 年 10 月肠镜病理：（直）大肠黏膜慢性炎，黏膜边缘见少许异型性细胞团浸润固有层，考虑癌组织侵犯。2014 年 10 ～ 11 月于我院行放疗，直肠病变 pGTV DT=61.6Gy/28F，直肠适当外扩 PTV DT=50.4Gy/28F。给予口服卡培他滨片单药治疗，具体用药：卡培他滨片 3g 口服第 1 天～第 14 天，共半年至 2015 年 8 月。复查肿瘤标志物

指标维持稳定。2016 年诊断前列腺癌用内分泌治疗，2018 年 6 月 28 日因癌症转移死亡。享年 88 岁。

二、病例点评

该患者为结直肠不同部位异时性多原发癌。多原发癌是指患者的单个或多个器官组织同时或先后发生 2 个或 2 个以上的原发性恶性肿瘤。从时间上讲多原发结直肠癌可分为同时性多原发癌和异时性多原发癌。同时性多原发癌是指癌肿同时或在 6 个月内获得诊断者，而异时性多原发癌是指首发癌确诊后 6 个月以上获得诊断者。对于多原发结直肠癌的诊断应符合以下标准：①病理证实为癌；②癌灶与正常的肠壁病理类型不同；③除外一癌灶为另一癌灶的转移灶，须经过病理检查排除；④癌灶间必须有正常肠壁间隔（一般应≥5cm）；⑤不包括家族性结肠腺瘤病或溃疡性结肠炎患者中的多原发癌。

在大肠癌的诊治过程中，特别是术前诊断、术中确诊、术后随诊，应高度警惕有多原发大肠癌的可能，在诊断多原发大肠癌的同时，应对患者进行遗传学检查，并对患者的家系进行排查，以除外遗传性非息肉病性结直肠癌（HNPCC）。在手术治疗方法上，目前仍存在不同观点，部分学者认为对同时性多原发大肠癌宜早期行全结肠或次全结肠切除术，有部分学者认为行扩大根治切除术为佳，对异时性多原发大肠癌，若无手术禁忌，可多次行根治术。本例患者在 31 年的时间内先后发生结肠癌和直肠癌，行手术治疗切除，后采用放疗和化疗维持治疗，于 2018 年 6 月 28 日因癌症转移死亡，享年 88 岁。

（贾宝庆）

三、相关疾病精要

在我国，结直肠癌的发病率居第 3 位，病死率居第 5 位，根据 2018 年北京肿瘤生物中心数据，我国结直肠癌的发病率年增长速度增至 5%，每年新发病例高达 40 万人。早期结直肠癌可考虑消化内镜下切除，进展期结直肠癌以外科手术为主要治疗手段，结直肠癌远处转移以肝脏常见，合并远处转移的结直肠癌可通过多学科团队对其进行全面评估，个性化地制订治疗目标，开展综合治疗。

同时性多原发结直肠癌（synchronous mutiple primary colorectal cancer，SMPCC）要求所有病灶为同时诊断或诊断的间隔时间在 6 个月内；而间隔时间 6 个月以上者称为异时性多原发结直肠癌（metachronous mutiple primary coloractal cancer，MMPCC）。

SMPCC的病因尚未明确，其发生可能与吸烟、饮酒、高龄、男性、遗传性癌症、高血压病、肝硬化和微卫星不稳定性等因素有关。SMPCC更多地与个体化因素有关。但也有研究指出炎性肠病、遗传性非息肉病性结直肠癌（林奇综合征）和家族性腺瘤性息肉病患者发生SMPCC的风险更高。MMPCC的病因尚未明确，其发生可能与以下几点有关：有CRC家族史的，或者曾患腺瘤性息肉的，患MMPCC的风险较高(MMPCC患者中MSI阳性率远高于未发生MMPCC的患者，提示其病因可能和微卫星不稳定有关)。初始患SMPCC的患者患MMPCC的风险较高。初始息肉越大和息肉的异形程度，以及行腺瘤性息肉切除或CRC切除时出现≥1个同时性腺瘤性息肉时，发生MMPCC的风险增高。

关于SMPCC的预后，早期诊断治疗后，预后较好。只要病理分期相同且肿瘤均可根治，与散发性结直肠癌生存率比较，差异无统计学意义。但也有研究数据显示SMPCC的存活率更差，故关于SMPCC的总生存率较单发性结直肠癌相比，还无定论。

关于MMPCC的预后，文献报道结论不一。综合来看，若彻底性根治性手术，其预后并不比散发结直肠癌低，其生存率与病期、是否有远处转移有关，而与癌灶数目无关，即更为合理个性分层的术后复查才是最重要的。

（贾宝庆　李　鹏　孟庆禹）

参 考 文 献

国家卫生计生委医政医管局，中华医学会肿瘤学分会 . 中国结直肠癌诊疗规范（2017版）[J]. 中华胃肠外科杂志，2018，21（1）:92-106.

病例34 原发性肝细胞癌，乙型肝炎肝硬化，同种异体原位肝脏移植术，已生存11年以上

【要点】 患者，男性，62岁。乙型肝炎病毒携带病史27年，肝硬化失代偿病史3年，肝脏占位射频消融术后1年余，肝内新发占位2个月余。虽然射频消融术中穿刺未取得阳性病理结果，但结合多种影像学检查结果，诊断原发性肝癌，结合肝炎后肝硬化失代偿病史，2007年行同种异体原位肝脏移植术（背驮式）。术后给予抗排异、抗病毒药物，定期复查无复发及转移迹象。目前仍无瘤生存。

一、病例介绍

（一）病史简介

患者，男性，62岁（1945年出生）。1980年查体诊断为"乙型肝炎病毒携带者"，无明显不适主诉，定期复查。2003年、2005年分别出现肝功能异常，低蛋白血症，双下肢水肿等肝硬化失代偿表现，在当地医院给予对症治疗后好转。2006年4月查体发现肝脏占位，2006年7月因肝右叶3cm占位在我院行肝癌射频消融术，穿刺组织未取到明确肿瘤学病理。2007年9月在我院复查MRI考虑新发占位。2007年11月5日以"原发性肝癌"收入院。发病以来无发热、黄疸、腹痛、腹泻等不适，食欲可，大小便正常。体重无明显变化。

1. 既往史、个人史　2003年查体发现血压升高，最高170～180/100～105mmHg，诊断高血压病，口服降压药物治疗，血压控制良好。2003年诊断2型糖尿病，饮食控制，未用药。2003年出现蛋白尿，2006年行肾穿刺诊断为乙肝相关性肾病。1967年诊断肺结核，治疗后痊愈。支气管扩张多年。既往有大量饮酒史，无毒物接触史。

2. 体格检查　体温36.8℃，脉搏82次/分，呼吸18次/分，血压110/70mmHg。身高176cm，体重78kg，BMI 25.18kg/m^2。神志清楚，营养中等。

皮肤、巩膜未见黄染，浅表淋巴结未扪及肿大。双肺听诊呼吸音清，未闻及异常呼吸音。心界不大，律齐，各瓣膜区未闻及杂音。全腹无压痛，上腹部未扪及肿块，肝脾肋下未触及，墨菲征阴性。肝肾区无叩痛，腹水征阴性，肠鸣音正常。四肢无凹陷性水肿。

3. **实验室检查**　血常规：血红蛋白 124g/L，红细胞计数 3.98×10^{12}/L，白细胞计数 8.10×10^9/L，血小板计数 177×10^9/L。血生化：丙氨酸转氨酶 36.1U/L，总蛋白 57g/L，白蛋白 35g/L，葡萄糖 6.25mmol/L，尿素氮 5.59mmol/L，肌酐 97μmol/L，总胆红素、直接胆红素、γ-谷氨酰基转移酶、碱性磷酸酶、凝血酶原时间、凝血酶原活动度均正常。肿瘤标志物（2007 年 11 月 6 日）：CEA 4.53μg/L，AFP 3.01μg/L，CA19-9 70.56 U/ml。乙肝表面抗原（+），乙肝核心抗体（+）。

4. **影像学检查**

(1) 腹部超声（2007 年 11 月 7 日）：肝实质弥漫性病变，右后叶显示一 2.0cm×1.6cm 的高回声结节（原射频治疗病灶），无血流信号。右前叶上段一 1.6cm×1.4cm 的偏强回声结节，边界清，周边可见血流信号，右前叶中上段显示一 1.2cm×1.0cm 的低回声结节，边界欠清，周边及内部可见血流信号，胆管不扩张、门脉内径 1.2cm。肝右前叶实性结节考虑新发病灶。胆囊结石。

(2) 增强 CT（2007 年 11 月，原中国人民解放军 302 医院）：肝右叶两个病灶，病灶动脉期强化，平扫和静脉期为等密度。

(3) 增强磁共振（2007 年 11 月，原中国人民解放军 302 医院）：小结节型肝硬化，肝右叶两个病灶，血供丰富，动脉期有强化，考虑新发肝细胞癌可能性大，腹膜后无淋巴结转移，脾不大，无腹水，血管重建显示肝右动脉变异，起源于肠系膜上动脉，与肝左动脉有多支交通支。

(4) 胸部 CT（2007 年 11 月 7 日）：未见转移病灶。

(5) 胃肠镜（2007 年 11 月 28 日）：①胃溃疡，伴出血；②浅表性胃炎伴糜烂、出血；③结肠多发性息肉，结肠黏膜慢性炎伴急性炎。

（二）临床诊断

1. 原发性肝细胞癌，多灶。

2. 乙型肝炎。

3. 肝炎后肝硬化。

4. 乙肝相关性肾病。

（三）诊疗经过

1. **术前多学科临床讨论（2007 年 11 月 10 日，第 1 次）**　患者既往有长时间乙肝病史，有肝硬化失代偿表现，肝占位射频治疗术后复发，常规介入、再行射频难以进行有效治疗，多发病灶手术切除风险大，目前肝移植是比较理想的治疗办法。内科方面，患者既往有高血压、糖尿病病史，控制良好，心脏冠状动脉 CT 造影检查未见明显狭窄，可耐受肝移植手术。此外，2006 年诊断"乙肝相关性肾病"，不能排除糖尿病肾病可能，术后大量应用激素、血糖波动易加重肾脏损害，术后密切监测。

2. 术前多学科临床讨论（2007 年 11 月 16 日，第 2 次）　患者 2003 年和 2005 年两次出现明显肝硬化失代偿表现，目前肝功能虽然尚可，但是肝储备功能较差，介入治疗对肝功能影响较大，有可能引起肝衰竭，需慎重。根据影像学检查判定在肝硬化基础上并发肝癌，且经射频治疗后又发现两个病灶，肝移植是比较理想的治疗方法。患者肝硬化失代偿，同时结合患者既往高血压、糖尿病、支气管扩张等病史，手术方式应该采用"背驮式"，减少阻断时间，推迟免疫抑制剂用药，减少激素用量。

3. 术前多学科临床讨论（2007 年 11 月 23 日，第 3 次）　患者乙肝相关性肾病顽固性蛋白尿，但肌酐、尿素氮基本正常，不具备肾移植指征，且肝肾移植，手术创伤太大，而且很难保证肾脏配型良好，因而不宜同时实施肝肾联合移植。

4. 手术　2007 年 11 月 28 日行同种异体原位肝脏移植术（背驮式）。术中见肝脏呈大小结节混合型肝硬化，肝门未见淋巴结转移。近肝门处逐一切断胆总管、肝动脉，门静脉。紧贴病肝脏面游离数支肝短静脉，直视下结扎切断。第二肝门处紧贴病肝处切断肝静脉，将病肝切除。无肝期开始。将灌注、修整和保存好的供肝按位置植入右上腹，肝周加填碎冰降温，受体腔静脉半阻断状态，纵行剪开约 5cm，新肝肝后腔静脉亦纵行剪开相应大小口，连续外翻缝合后壁，外翻连续缝合前壁。以 5% 白蛋白液冲注门静脉，结扎时保留 0.8cm。供受体门静脉端端对齐连续缝合，门静脉吻合后，随即恢复肝脏血供，无肝期 60 分钟，开放血流后腔静脉吻合口无渗漏，肝脏颜色逐渐恢复红润。连续吻合肝动脉，间断以肝素水冲注动脉管腔，恢复肝脏动脉血供，肝脏颜色更加红润。胆管端端吻合，连续吻合后壁，间断吻合前壁。温盐水冲洗腹腔术野，于右膈下置乳胶管一根，右肝下温氏孔处置潘氏引流管两根。手术顺利，麻醉满意，术中无肝期 60 分钟，手术中失血约 500ml，尿量 1410ml，未输血。

5. 术后　未发生感染、吻合口漏，未出现明确急、慢性排异反应。术后第 3 天开始应用抗排异治疗，FK506 血药浓度维持在 2 ～ 8ng/ml。MMF，500mg，1 次 /12 小时，术后第 2 天开始应用恩替卡韦 0.5mg 口服每日 1 次，需长期服用。人乙肝免疫球蛋白 400U 肌内注射每日 1 次，术后定期检测乙肝抗体。

（四）病理诊断

肝右后叶及右前叶多发性高分化肝细胞癌，肝炎后肝硬化，慢性胆囊炎、胆石症。

大体所见：

[供肝] 灰黄色肝组织 1 块，大小 0.7cm×0.6cm×0.5cm，可见部分被膜切面呈灰黄色，质软。

[病肝] 肝脏大小20cm×15cm×9cm，肝被膜灰褐色，粗糙，部分呈粗颗粒状，边缘锐利。切面见肝右后叶结节状肿物，大小 2.5cm×2cm×2cm，右前叶被膜下见两个灰白色结节，大小约为 1.5cm×1.5cm×1cm，与周围肝组织界线清楚，其余肝组织切面灰白色，质地较硬。胆囊9cm×7cm×3cm，壁厚0.2cm，内有结石 1 枚，肝门结构清楚，门静脉内未见癌栓。

镜下所见：

[供肝] 肝被膜未见增厚，肝小叶结构存在，肝索结构正常，肝窦内见部分急性炎细胞。

[病肝] 肝右后叶及右前叶多发性高分化肝细胞癌，最大者位于右后叶，大小2.5cm×2cm×2cm，癌组织已全部坏死(图34-1，图34-2)，另两个位于右前叶，大小约为 1.5cm×1.5cm×1cm，肿瘤周围肝组织呈肝炎后肝硬化改变，伴多灶

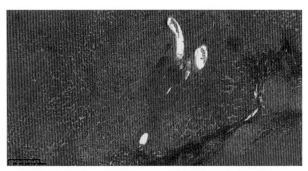

图 34-1 高分化肝细胞癌，肿瘤呈小梁状排列，小梁周围为肝窦样血管，HE 染色低倍

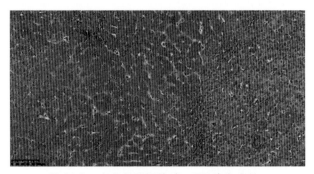

图 34-2 高分化肝细胞癌，HE 染色高倍

不典型腺瘤性增生结节形成，部分呈原位癌改变，脉管内未见癌栓。慢性胆囊炎、胆石症。免疫组化显示癌细胞：HER-1（−），HER-2（−），pP53（−），p170（+），VEGF（+），p16（−），CD10（−），CD34（−），Ki-67（+ < 5%），Top-Ⅱα（+ < 5%）。

（五）随诊

自 2007 年 12 月 26 日乙肝抗原转阴。

甲胎蛋白、癌胚抗原始终正常范围。2009 年 9 月 21 日复查 CA19-9 正常范围。

肝脏增强磁共振（2009 年 9 月 23 日）：原发性肝癌、肝移植术后改变，移植肝形态及信号正常，肝内、外胆管未见扩张。动态增强扫描肝实质未见异常强化，肝动脉、肝静脉及门静脉显示良好。未见异常。胰腺信号正常，胰管未见扩张。腹腔内未见积液。

腹部超声（2009 年 9 月 23 日）：肝脏大小、形态正常，实质回声均匀，未见占位病变，肝内、外胆管不扩张，肝门部肝外胆管内径 0.6cm，门脉主干内径 1.2cm，血流速度 23.7cm/s，肝总动脉血流峰速 73cm/s。胰腺大小、形态正常，实质回声均匀。

2012 年 7 月 CT 平扫未见复发征象（图 34-3）；PET-CT 未见复发及转移（图 34-4）。

2019 年 10 月 23 日电话随访，无肿瘤复发，患者生活质量好，定期复查一切正常。

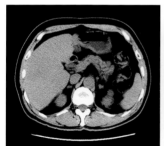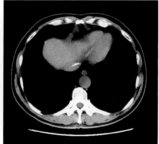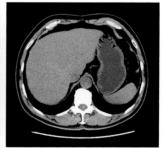

图 34-3　CT 平扫（2012 年 7 月 11 日）：肝脏移植后

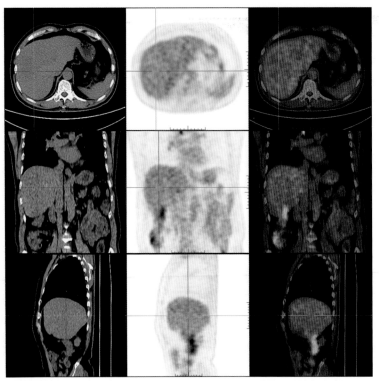

图 34-4　PET/CT（2012 年 7 月）：肝实质密度均匀，未见异常代谢增高躯干余部未见明确肿瘤复发及转移征象

二、病例点评

该病例系乙肝病毒感染后自然病程演变的典型病例。最显著的特点是选择肝移植指征准确，其肝移植指征为①符合米兰标准：a.单个病灶直径不大于5cm；b.多个病灶不超过 3 个，最大者直径不超过3cm；c.无肝外转移及大血管侵犯。②失代偿期终末期肝硬化，不适合肝切除手术治疗。

此类病例可获得长期生存获益，5 年生存率可达 80%，5 年无瘤生存率可达60%，5 年复发率不到 12%，远期生存效果优于同期适于外科切除的病例，被国际认可为肝癌三大根治性疗法之首。

该病例还再次证实乙肝相关终末期肝病肝移植术后患者还有三重获益：①去除了肝病背景及潜在的微转移癌；②乙肝病毒感染获得了功能性治愈（临床治愈）；③乙肝相关性肾病得到了治愈。

综上所述，该病例的成功不仅是肝癌外科治疗技术的成功，而且使人类控制肝脏病毒性感染这个重大问题看到了希望。

（卢实春）

病例 35 慢性乙型肝炎后肝硬化 7 年后发现原发性肝细胞肝癌，行同种异体原位肝脏移植术，术后 12 年仍然无瘤存活

【要点】 患者，男性，66 岁。慢性乙型肝炎后肝硬化病史 7 年余，因查体发现甲胎蛋白水平增高半个月，肝右叶占位 3 天入院，AFP 最高 2640 μg/L，增强磁共振、腹部超声、腹部 CT、PET-CT 均符合原发性肝癌诊断。施行同种异体原位肝脏移植术，手术顺利，病理证实：肝右叶膈顶中分化肝细胞肝癌，大小为 2.5cm×2cm×2cm，术后给予抗排异、抗病毒药物，定期复查无复发及转移迹象，无瘤生存 12 年以上。

一、病例介绍

（一）病史简介

患者，男性，1940 年出生。主因查体发现甲胎蛋白水平增高半个月，肝右叶占位 3 天于 2006 年 12 月 18 日入院。患者 1999 年起诊断为慢性乙型肝炎后肝硬化，定期复查。2006 年 12 月 15 日查 AFP 418U/L，B 超检查发现肝右叶占位，增强 MRI 检查诊断为"原发性肝细胞肝癌"。无发热、黄疸，无腹痛、腹泻。患者发病以来，食欲欠佳，大小便正常。体重无明显变化。

1. 既往史、个人史、家族史 乙型肝炎 10 年余，长期服用维生素 C、维生素 E 等药物。2000 年在我院住院期间行腹部 B 超及肝脏 MRI 示：肝硬化、肝右叶血管瘤。否认高血压、糖尿病、冠心病等病史。父亲 1965 年因"胃出血"去世，母亲 1973 年因"肝癌"去世。两姐已故，大姐死因不详，二姐因"胃癌"去世，一兄健在。

2. 体格检查 体温 36.8℃，脉搏 82 次/分，呼吸 18 次/分，血压 110/70mmHg。身高 172cm，体重 78kg，BMI 26.3kg/m²。神志清楚，营养中等。皮肤、巩膜未见黄染，表浅淋巴结未扪及肿大。双肺听诊呼吸音清，未闻及异

常呼吸音。心界不大，律齐，各瓣膜区未闻及杂音。腹平，未见胃肠型及蠕动波，腹壁未见静脉曲张。腹软，全腹无压痛、反跳痛，无肌紧张，肝脾肋下未触及，肝肾区无叩痛，移动性浊音阴性，墨菲征阴性。肠鸣音正常存在。四肢无凹陷性水肿。

3. 实验室检查　血常规：血红蛋白 148g/L，白细胞计数 5.1×10^9/L，中性粒细胞 0.39，血小板计数 95×10^9/L。血生化：丙氨酸转氨酶 21U/L，总蛋白 63.3g/L，白蛋白 37.1g/L，葡萄糖 4.21mmol/L，尿素氮 5.49mmol/L，肌酐 76.2μmol/L，γ-谷氨酰基转移酶 147.8U/L，碱性磷酸酶 135.4U/L，总胆红素、直接胆红素、凝血酶原时间、凝血酶原活动度均在正常范围。肿瘤标志物：CEA 4.07μg/L，AFP 2542μg/L，CA724 82.62U/ml。乙肝表面抗原阳性。

4. 影像学检查

（1）MRI 增强（2006 年 12 月）：肝右叶前上段近膈顶见一类圆形异常信号影，最大径 1.5cm，呈长 T_1 稍长 T_2 信号，病变边界清晰锐利；化学位移反相位图像病灶信号稍降低（提示含脂质）；动态增强扫描该病变动脉早期未见异常强化，门静脉期及延时期可见病变内部结节状强化，并伴假包膜强化。门静脉内未见癌栓，腹膜后未见明显肿大淋巴结影。符合小肝细胞癌表现。

（2）腹部超声（2006 年 12 月 20 日）：肝右叶实性占位病变，肝右叶血管瘤，肝硬化，脾大。

（3）腹部 CT（2006 年 12 月 22 日）：肝顶部占位，肝癌可能性大（2 个病灶），肝顶及右前叶小囊肿，肝右后叶可疑病灶。

（4）肺部 CT 检查（2006 年 12 月 22 日）：未见明显异常。

（5）PET-CT（2006 年 12 月 26 日）：肝右叶高代谢病灶，符合恶性病变征象，余部位未见明显异常高代谢征象。

（6）超声造影检查（2007 年 1 月 6 日）：检查结果考虑膈顶部两处占位，其中一处占位符合原发性肝癌表现，另一处不排除原发性肝癌的可能，其他多处结节性质不定，肝右后叶肝血管瘤基本明确。

（7）心电图（2006 年 12 月 19 日）：心电图示窦性心律，心电图在正常范围。

（二）临床诊断

1. 原发性肝癌。

2. 慢性乙型肝炎。

3. 乙肝后肝硬化。

（三）诊疗经过

1. 多学科临床讨论　从磁共振检查结果来看，膈顶部占位可以诊断为肝癌，但其他两个病灶可疑。CT 上看膈顶部有两处病灶，符合肝癌影像学改

变。腹膜后无淋巴结转移，脾略大，无腹水，门静脉未见癌栓，肺部未见转移
灶。肿瘤的单发与多发可以决定手术方式。从全身状况来看，肝功能尚可，白
蛋白正常，属于Child A级。MRI检查确定一个病灶，另外的病灶可行超声造
影检查或血管造影检查。如为单发，在肝功能状态允许下，肝切除为首选。更
积极的治疗是肝移植，可同时治疗肝硬化、肝癌，并消除隐性病灶。手术主要
考虑行背驮式肝移植，以减少对循环系统的影响，术中严密止血，争取术中不
输血，请超声科准备术中超声，判断肝脏的病灶，术后免疫抑制剂控制在较低
浓度，以减少术后感染等并发症的发生，争取术后早期进食水，对术后恢复及
减少肠道真菌感染有利，术后应积极定期行肺部理疗，同时减少医源性感染的
发生。

2. 手术　2007年1月17日行全身麻醉下同种异体原位肝脏移植术。确知
供肝后，经上腹部右肋缘下斜切口逐层进腹，肝脏呈大小结节不等的肝硬化，
肝门未见淋巴结转移。行病肝切除，游离肝周韧带及第一肝门，近肝门处逐一
切断胆总管、肝动脉，门静脉。紧贴病肝脏面游离数支肝短静脉，直视下结扎
切断。第二肝门处充分游离肝静脉，紧贴病肝处切断肝静脉，将病肝切除。供
肝按照改良背驮式移植进行修整完毕。移植新肝，侧壁钳夹下腔静脉，行下腔
静脉侧侧吻合，5%白蛋白盐水持续门静脉灌注冲洗，自流出道流出，吻合完毕
停止灌注。门静脉对端吻合，依次开放腔静脉和门静脉，无漏血，肝脏充盈良
好，颜色均匀呈暗红色；开放前给予甲泼尼龙750mg、人乙型肝炎免疫球蛋白
2000U静脉注射。修整、对端吻合肝动脉、胆总管，可见胆汁流出，吻合后开
放，肝脏颜色鲜红。B超显示：血流通畅。确切创面止血，冲洗，置放肝周引流，
检查器械、纱布，逐层关腹。手术顺利，时间约5.5小时，麻醉满意，循环、尿量、
血糖维持稳定，凝血功能欠佳，使用凝血药物后纠正。手术中失血约700ml，
尿量800ml。术后给予抗排异、抗炎、补液、营养支持等治疗，术后恢复顺利。

3. 术后　服用他克莫司（2mg，每日2次至2007年1月～2007年3月，
此后每2～3个月减量0.5mg，至2008年6月减至0.5mg，每日2次至今），吗
替麦考酚酯（0.25g，每日2次2007年1月～2011年3月），拉米夫定（100mg，
每日1次2007年1月～2010年8月），恩替卡韦（0.5mg，每晚1次2010年8
月至今），定期肌内注射乙型肝炎人免疫球蛋白400U。

（四）病理诊断

术中所见：肝脏硬化稍缩小，呈结节样病变，右肝膈顶部可见一大小约
2.5cm×2.0cm鱼肉样肿瘤，邻近该肿瘤见约1cm×1cm淡黄色结节3个。

大体所见：

［供肝］肝组织1块，大小1cm×0.8cm×0.3cm，灰黄色。

[病肝] 肝脏大小 20cm×15cm×13cm，表面弥漫分布大小不等的结节，大者 0.8cm×0.6cm×0.3cm。被膜下见一肿物，大小 2.5cm×2cm×2cm，切面灰黄，质脆，与周围组织界线清，其余肝切面见弥漫结节状。胆囊长 8cm，最大周径 8cm，胆囊黏膜光滑，囊壁厚 0.1cm。

镜下所见：

[供肝] 肝小叶结构正常，肝细胞灶状水肿，汇管区见少量慢性炎细胞及中性粒细胞浸润。

[病肝] 肝右叶膈顶中分化肝细胞肝癌（图 35-1，图 35-2），大小为 2.5cm×2cm×2cm，免疫组化示 HER-1（-），HER-2（弱+），VEGF（灶状+），Hepo-1（灶状+），Ki-67（+ < 5%），Top-Ⅱα（-），p53（-），p170（+），AFP（++），CEA（-）。周围肝组织呈结节性肝硬化。慢性胆囊炎。

p53（-），p170（+），VEGF（+），p16（-），CD10（-），CD34（-），Ki-67（+ < 5%），Top-Ⅱα（+ < 5%）。

（五）随诊

术后乙型肝炎标志物由术前的 HBsAg+、HBeAb+、HBcAb+ 转换为

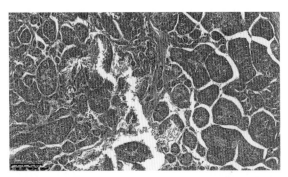

图 35-1　中分化肝细胞癌，肝癌细胞呈粗梁状排列，周围见肝窦样血管，HE 染色低倍

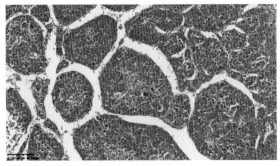

图 35-2　中分化肝细胞癌，HE 染色高倍

HBsAb+、HBeAb+、HBcAb+。无腹胀、腹痛，无寒战、发热，无全身乏力、食欲减退等症状。按时门诊复查肝功在正常范围内，血FK506浓度波动在2.0～3.9，HBV-DNA＜500copies。定期复查超声、CT、PET/CT、磁共振（图35-3）等，监测肿瘤标志物（表35-1），无复发及转移征象。

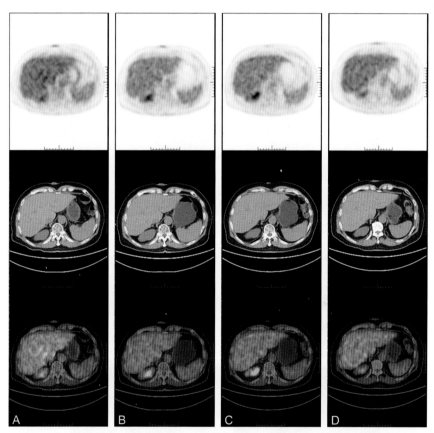

图35-3　肝移植术后多次复查，肝实质及躯干余部未见肿瘤复发及转移征象
A. 2010年6月12日；B. 2011年8月12日；C. 2012年7月3日；D. 2013年12月19日

2014年1月14日因早期胃癌行内镜下黏膜剥离术，术后病理：胃（窦）幽门型黏膜慢性炎伴腺体高度不典型增生及部分癌变（高分化腺癌），定期复查胃镜无复发。末次PET-CT（2018年7月）结果：①肝脏移植术后，局部未见明确异常代谢（图35-4，图35-5）。②右侧多支肋骨骨皮质欠连续伴高代谢。③纵隔及双肺门多发淋巴结，代谢较前稍减低。

2020年5月27日CT复查（肝移植术后13年），无复发（图35-6）。

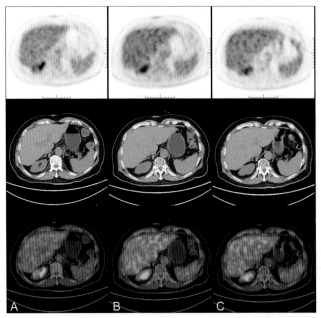

图 35-4　早期胃癌 ESD 术后、肝脏移植术后，肝实质及胃壁均未见异常代谢

A. 2014 年 4 月 14 日；B. 2015 年 3 月 3 日；C. 2015 年 12 月 23 日

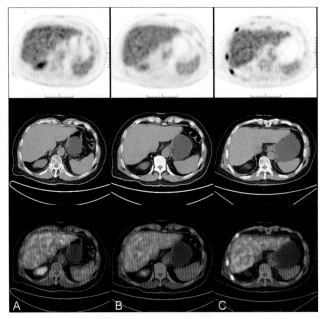

图 35-5　早期胃癌 ESD 术后及肝移植术后，术后多次 PET/CT 复查。肝实质及残余胃壁均未见异常代谢征象，2018 年 7 月 17 日复查发现右侧肋骨多发高代谢灶，考虑外伤所致

A.2016 年 10 月 25 日；B. 2017 年 10 月 13 日；C. 2018 年 7 月 17 日

表 35-1　患者肿瘤标志物变化

	CEA (0 ～ 5μg/L)	AFP (0 ～ 20μg/L)	CA724 (0.1 ～ 10U/ml)
2007-01-09（入院）	4.07	2542	82.62
2007-01-17（术前）	3.09	2640	17.46
2007-01-17 手术			
2007-01-18（术后 1 天）	1.77	1394	6.1
2007-01-21	1.99	783.2	3.46
2007-01-25	1.61	366.5	2.49
2007-01-30	1.40	128.2	3.02
2007-02-09	0.527	39.85	1.61
2007-02-14（术后 28 天）	0.849	19.34	1.57
2009-05-08	1.35	3.66	11.23
2012-06-21	1.21	5.02	45.81
2013-12-05	1.07	3.99	2.53
2015-02-26	1.37	3.59	2.18
2018-07-13（术后 11.5 年）	1.48	3.43	1.5

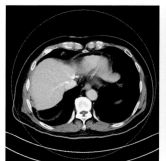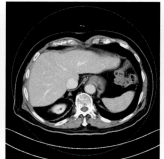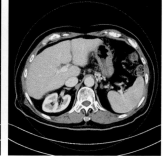

图 35-6　腹部 CT（2020 年 5 月 27 日）肝脏移植术后复查无复发征象

二、病例点评

此病例属符合米兰标准肝癌的肝移植获得长期生存，肝移植技术可达根治效果，其治愈肝病、临床清除乙肝病毒感染、改善生活质量的综合获益，保证了其有质量地长期生存。

肝移植后影响长期生存的因素分为原发病复发与免疫抑制剂长期使用相关的药物毒性，心脑血管并发症、代谢性疾病、机会感染及新生肿瘤的发生等，给患者长期生存带来了挑战。

新生恶性肿瘤在器官移植受害者中的发病率为平均每年 1%～2%，该人群系恶性肿瘤发生的高危人群。尤其是长期使用免疫抑制剂的实体器官移植后新生恶性肿瘤发生率是正常人群的 3～4 倍，严重影响移植患者远期存活；复发后预后较正常人群为差，依赖于定期随访的早期诊断、早期治疗，是改善预后的最佳策略；新生肿瘤发生后应调低免疫抑制剂剂量或调整免疫抑制剂种类；如同正常人群患恶性肿瘤一样，如可切除的病灶仍以外科手术治疗为主。

本例系肝移植术后长期生存发现镜下胃癌，早诊早治保证了其长期无复发生存。

（卢实春）

病例36 肝细胞癌根治性手术切除术后随访 12年无瘤生存

【要点】 原发性肝癌是常见恶性肿瘤之一，主要以肝细胞癌为主，是全球第四大癌症，位列世界肿瘤相关性死亡第2位。我国肝癌发病、死亡占全球新发病与死亡例数的50%，居世界首位。目前肝癌的治疗采取以外科手术为主的综合治疗模式，肝癌患者早期治疗，尤其是早期的外科手术根治性切除，是改善患者生存与预后的关键。

一、病 例 介 绍

（一）病史简介

患者，男性，67岁。主因"右上腹胀痛1周"，于2006年12月22日入院。

患者于2006年12月16日因腹胀到当地医院体检，腹部超声提示：肝右叶实性占位病变，考虑原发性肝癌，行腹部增强CT提示：肝右叶占位病变考虑肝癌。患者无明显主观不适。

1. **既往史、个人史** 20年前发现HBsAg（+），诊断乙肝，否认其他病史。无烟酒嗜好。

2. **体格检查** 体温36.2℃，脉搏78次/分，呼吸16次/分，血压130/70mmHg，身高172cm，体重72kg，BMI 24.3 kg/m²。发育正常，营养良好，神志清楚，精神好。全身皮肤、黏膜无黄染及出血点，无肝掌，浅表淋巴结未触及肿大。心界不大，律齐，心脏各瓣膜听诊区未闻及杂音，双肺听诊未闻及干、湿啰音。腹平坦，未见腹壁静脉曲张，无胃、肠形及蠕动波，腹软，未扪及明显腹部包块。全腹无压痛及反跳痛，肝脾肋下未触及，墨菲征阴性，移动性浊音阴性。肠鸣音正常。

3. **实验室检查** 血常规（2006年12月23日）：血红蛋白161g/L，红细胞计数4.93×10^{12}/L，白细胞计数3.78×10^9/L，中性粒细胞0.565，淋巴细胞0.32，血细胞比容0.487L/L，血小板计数96×10^9/L。血生化（2006年12月23日）：血清白蛋白45.8g/L，总蛋白85.0g/L，葡萄糖5.1mmol/L，丙氨酸转氨酶、天

冬氨酸转氨酶、总胆红素、直接胆红素、γ-谷氨酰基转移酶、碱性磷酸酶、尿素、肌酐均在正常范围。肿瘤标志物：甲胎蛋白、癌胚抗原、CA19-9、CA125均在正常范围。凝血 7 项、血电解质测定均在正常范围。

4. 影像学检查

(1) 腹部超声 (2006 年 12 月 16 日，外院)：肝右叶实性占位，考虑原发性肝癌。

(2) 腹部增强 CT (2006 年 12 月 16 日，外院)：肝右叶占位性病变，考虑肝癌。

(3) 胸部正位 X 线片：未见异常。

(二) 临床诊断

肝右叶占位：原发性肝癌，乙型病毒性肝炎。

(三) 诊疗经过

目的是根治性切除肿瘤。

第一步：首先进行术前评估。

1. 心肺和血液常规检验检查　进行胸部 X 线片、心电图、血常规、血生化 (肝肾功能、电解质)、凝血功能、血清八项等常规检查，同时检测肝癌相关肿瘤标志物 (AFP、CA19-9 等)，结果均无异常；血红蛋白、红细胞在正常范围，白细胞正常低限，血小板略低于正常。

2. 肝脏储备功能评估　①常规肝功能检查，Child-Pugh 评分 5 分，A 级；②吲哚菁绿 (ICG) 排泄试验，15 分钟滞留率 (ICG-R15) 为 6.3%，可承受肝切除术。

第二步：制订手术预案

根据术前全面检查结果评估，患者无贫血、低蛋白血症，心、肺、肝、肾功能储备在正常范围。肝功能专科评价，可耐受肝切除术。制订手术方案为右肝肿瘤切除术，手术安全可控且能兼顾根治性。

第三步：施行手术

2006 年 12 月 25 日行手术治疗，手术时间 3.5 小时，术中出血 100ml。手术经过：右上腹反 "L" 形切口进腹，探查腹腔无粘连、无腹水，肝脏表面未见结节样改变，右肝前叶发现 4.5cm×4cm 肿块，突出于肝脏表面，胆囊正常，胆总管无扩张，腹腔未扪及肿大淋巴结，确定无转移病灶；解剖第一肝门，肝门预置阻断带；充分游离肝脏；距肿瘤 2cm 标记预切除线，阻断肝门后，钳夹法离断肝实质，直至完整切除肿瘤；断面缝扎止血，止血彻底后，肝针缝合创面；确定无出血及胆漏后，留置腹腔引流管 2 根，逐层关腹。

术后恢复顺利，术后 11 天出院。

（四）病理诊断

①肝脏右叶肝细胞癌；②肝硬化。

大体：（右肝肿瘤）不规则肝组织一块，大小为 8.5cm×6cm×4cm，表面被膜光滑，被膜下见灰黄色结节状肿物，大小 3.5cm×2.5cm×2.5cm，切面灰黄色，周围肝组织细结节状。

镜下：肝高 - 中分化肝细胞癌（图 36-1 和图 36-2），肿瘤大小 3.5cm×2.5cm×2.5cm。周围肝组织呈肝炎、肝硬化改变。免疫组化染色显示肿瘤细胞：HER-1（－），HER-2（－），p53（弱 +25%～50%），p170（+），Ki-67（< 5%），VEGF（+），Top- Ⅱ α（< 5%），p16（－）。

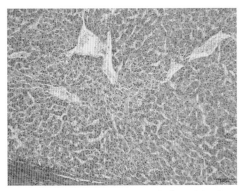 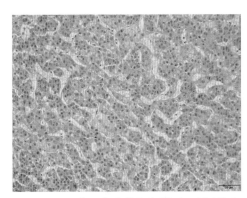

图 36-1　肝高 - 中分化肝细胞癌，癌细胞呈小梁状排列，肝窦丰富，HE 染色低倍　　图 36-2　肝高 - 中分化肝细胞癌，HE 染色高倍

（五）术后情况及随访

患者术后恢复良好。随访至目前已术后 12 年余，一般情况良好，无转移复发。

二、病 例 点 评

本例特点：①老年男性，乙肝病毒携带；②腹部增强 CT 提示肝右叶占位性病变；③肝功能 Child 分级 A 级，吲哚菁绿排泄试验 15 分钟滞留率（ICG-R15）为 6.3%；④右肝肿瘤局部切除术后无复发生存 12 年余。

同本系列前几例一样，患者的长期生存获益于肿瘤分期较早（中国卫生部原发性肝癌诊疗规范 2018 年版 Ⅰ A 期）。早期肝癌是一个可治愈的阶段，外科手术切除，局部消融均可取得长期生存效果。

针对 Ⅰ A 期肝癌，关于是否应行解剖性肝段切除，目前已有共识，即解剖性肝段切除在 5cm 大小的单个结节治疗方面显示无瘤生存获益，但总体生存获益没有得到证实。

（卢实春）

三、相关疾病精要

原发性肝癌（primary hepatocellular carcinoma，PHC）是世界上最常见的恶性肿瘤之一，位列世界肿瘤相关性死亡第 2 位，每年全世界新发肝癌约 78 万人，死亡患者约 74.5 万人，男性较女性多发，危及人类的健康和生命。肝细胞肝癌（hepatocellular carcinoma，HCC）是 PHC 中最常见的类型，占原发性肝脏恶性肿瘤的 70% ～ 90%。原发性肝癌早期主要临床症状以肝区疼痛为主，主要表现为钝痛或刺痛。晚期肝癌可出现贫血、黄疸、腹水、下肢水肿及恶病质等，可转移到肺、骨、脑，从而出现肝性脑病、上消化道出血、癌肿破裂出血等继发症状。在我国，以慢性乙型肝炎为主的各种肝脏疾病导致了 HCC 的高发状态，我国男女患者的 HCC 发病率均居全球首位，约占全球肝癌发病率、病死率的 50%。

目前针对原发性肝癌的治疗，采取以外科手术为主的综合治疗方式，手术方式主要有手术切除、肝移植和射频、微波消融治疗等，而肝切除术仍然是迄今国内外公认的首选治疗方式。术后高复发转移率和高病死率成为手术治疗后患者远期生存状况的重要影响因素，肝癌术后 5 年生存率约 50%，肝硬化肝癌患者术后 5 年复发率高达 80%。影响肝细胞癌预后的因素主要包括性别、年龄、吸烟、肝炎、肿瘤包膜是否完整、有无远处转移、肿瘤大小、TNM 分期、肿瘤数目、治疗手段、切除范围等。

肝脏外科是外科极其复杂与危险的领域，在生理学、病理生理学、手术技术和围手术期管理方面尚有诸多有待探索的领域。正因为如此，近年来肝脏外科不断蓬勃发展，出现了很多突破与进展。微创、数字化、信息化、集成化是推动肝胆外科发展的新理念、新常态与大趋势。例如腹腔镜肝切除术的广泛开展与应用，远期效果与开腹手术相当，近期效果明显优于传统开腹手术，在选择合适的病例中，有望成为肝切除新的标准术式；术前三维立体重建技术、术中荧光染色、术中超声等术中导航技术，均大大提高了肝切除术的安全性、彻底性，例如多学科综合治疗模式的逐渐成熟与完善，肝癌的免疫治疗、中晚期肝癌免疫检查点阻断剂治疗等新方法、新理念、新药物的出现，使肝癌患者的预后较前大为改善。一名肝脏外科医师，只有在影像学、手术操作、围手术期管理等各方面都具备很高的水平与知识储备，才能适应新时代肝脏外科的挑战。

（王成方　陈永卫　史宪杰）

参 考 文 献

[1] 卢实春, 顾万清 . 肝胆肿瘤外科治疗精准医学概要 [J]. 中华肝胆外科杂志 , 2019, 25(1): 1-4.

[2] Bell R, Pandanaboyana S, Lodge JPA, et al. Primary liver resection for patients with cirrhosis and hepatocellular carcinoma: The role of surgery in BCLC early(A)and intermediate stages(B)[J]. Langenbecks Arch Surg, 2017, 402(4): 575-583.

[3] Chen W Q, Zheng R S, Baade P D, et al. Cancer statistics in China, 2015[J]. CA Cancer J Clin, 2016, 66(2): 115-132.

[4] Garancini M, Goffredo P, Pagni F, et al. Combined hepatocellular- cholangiocarcinoma: A population-level analysis of an uncommon primary liver tumor[J]. Liver Transpl, 2014, 20(8): 952-959.

[5] Lee S, Kang T W, Cha D I, et al. Radiofrequency ablation versus surgery for perivascular hepatocellular carcinoma: Propensity score analyses of long-term outcomes[J]. J Hepatol, 2018, 69(1): 70-78.

[6] Lindsey A, Freddie Bray, Rebecca L, et al. Global Cancer Statistics, 2012[J].CA Cancer J Clin, 2015, 65: 87-108.

[7] Pinero F, Costa P, Boteon Y L, et al. Results of liver transplantation for hepatocellular carcinoma in a multicenter latin American cohort study[J]. Ann Hepatol, 2018, 17(2): 256-267.

[8] Roayaie S, Obeidat K, Sposito C, et al. Resection of hepatocellular cancer </=2 cm: results from two Western centers[J].Hepatology, 2013, 57(4): 1426-1435.

[9] Thayer D, Noda C, Charalel R, et al. Survival comparison of hepatocellular carcinoma patients treated with radioembolization versus nonoperative/interventional treatment[J]. J Comp Eff Res, 2018, 7(4): 343-356.

[10] Yan PG, Wang RY, Zhang J, et al. Impact of preoperative hepatitis B virus levels on prognosis after primary and repeat hepatectomies for hepatocellular carcinoma patients-A retrospective study[J]. J Gastrointest Surg, 2018, 22(5): 872-883.

[11] Zuo T, Zheng R, Zhang S, et al. Incidence and mortality of liver cancer in China in 2011[J]. Chin J Cancer, 2015, 34(11): 508-513.

病例 37 原发性肝细胞癌 Ⅱ 期肝右叶切除术，术后辅以 TACE 治疗，手术 13 年发现肝癌再发，应用 TACE 射频综合治疗，情况良好

【要点】 患者，男性，65 岁。2005 年 8 月发现肝右叶占位，无自觉症状未治疗，2006 年 6 月右肝肿瘤明显增大，仍无消化道症状，体重无变化，AFP 增高，于 2006 年 6 月 26 日全身麻醉下开腹手术，肝右叶游离，手术时扪及肿瘤 5cm×6cm 大小，距肿瘤 2cm 切除，缝合肝断面，温蒸馏水腹腔浸泡冲洗。术后定期随诊，术后 12 年无复发，近期发现肝肿瘤复发。

一、病 例 介 绍

（一）病史简介

患者，男性，65 岁。2005 年 8 月在当地查体发现右肝占位，无自觉症状，未行治疗。2006 年 6 月检查发现右肝肿瘤明显增大，仍无消化道及全身症状，体重无变化，于 2006 年 6 月 19 日入我院肝胆科。

1. 既往史、个人史 乙肝病史 30 余年，高血压，服降压药控制血压在正常范围。吸烟、饮酒少量。

2. 体格检查 体温 36.3 ℃，脉搏 72 次 / 分，呼吸 18 次 / 分，血压 130/75mmHg。身高 173cm，体重 68kg，BMI 22.7kg/m^2。神志清楚，营养尚可，皮肤、巩膜无黄染，未发现蜘蛛痣，浅表淋巴结未扪及肿大。头颈部未发现异常。双肺未闻及干、湿啰音，心律齐，各瓣膜听诊区未闻及病理性杂音。腹部平坦，未见腹壁静脉曲张，全腹无压痛，肝肋缘下未触及，脾大，脾下界平脐，肝上界位于锁骨中线第 5 肋间，肝区无叩痛，肠鸣音正常，移动性浊音阴性。双下肢无水肿。

3. 实验室检查 血常规（2006 年 6 月 20 日）：血红蛋白 144g/L，红细胞计数 $4.7×10^{12}$/L，白细胞计数 $5.6×10^9$/L，中性粒细胞 0.528，淋巴细胞 0.366，

血细胞比容 0.432L/L，血小板计数 145×10^9/L。血生化（2006 年 6 月 20 日）：
丙氨酸转氨酶 20.7U/L，天冬氨酸转氨酶 18.8U/L，总蛋白 78.8g/L，血清白蛋
白 45.7g/L，尿素 8.97mmol/L，肌酐、胆红素、血糖、钾、钠、氯、钙、凝血
六项均在正常范围。乙肝表面抗原阴性。肿瘤标志物：甲胎蛋白 97.11μg/L，
CEA、CA125、CA19-9 均在正常范围。

4. 影像学检查

（1）B 超检查（2006 年 6 月 21 日，本院）：肝脏大小、形态正常，实质回
声均匀，门静脉不宽，于肝右后叶见一低回声肿块，大小 4.0cm×3.0cm，边界
清楚。诊断：肝右后叶低回声肿块，性质待定。

（2）腹部 MRI（2006 年 6 月，外院）：肝右叶占位。

（3）胸部正侧位 X 线片（2006 年 6 月 20 日，本院）：心肺膈未见异常。

（二）临床诊断

肝右后叶肿瘤：原发性肝癌。

（三）诊疗经过

1. 病情分析　发现肝右后叶占位病变，1 年来明显增大，无临床症状，AFP
增高，有乙肝病史，脾大，诊断肝细胞癌的可能性最大。肝脏单发病灶，全
身重要脏器功能正常，局部病灶有根治切除极大可能，决定行肝右叶肿瘤切
除术。

2. 手术　2006 年 6 月 26 日在全身麻醉下施行肝癌局部肝切除术。

探查：右上腹肋缘下斜切口。无腹水，肝右后叶可触及 5cm×6cm 的实性
肿块，肝脏色泽正常，胆囊较大，轻度水肿，未发现结石。

切除：切断肝右叶韧带，将右肝游离，沿肿瘤边缘 2.0cm 划预切线，保护
好肝右静脉，完整切除肿瘤，肝断面止血，缝合肝断面。温蒸馏水浸泡腹腔、
生理盐水冲洗腹腔。术中出血约 400ml，未输血。术后 8 天出院。

（四）病理诊断

肝脏中分化肝细胞癌。

1. 大体检查　切除肝脏大小 12cm×11cm×6cm，被膜完整，被膜下 2.8cm
处切面可见一圆球形肿物，大小 3.5cm×3cm×3cm，边界尚清，切面灰白质中，
周围肝组织灰黄、质中。

2. 镜下所见　肝脏中分化肝细胞癌，部分为透明细胞癌，伴大片状坏死（图
37-1，图 37-2），肿瘤未侵犯被膜。癌周围肝组织区域性轻度水肿变性及脂肪变性，
汇管区大量淋巴、单核细胞浸润，并混有中性粒细胞。免疫染色显示肿瘤细胞：
HER-1（－），HER-2（－），p53（+ < 25%），p170（－），Ki-67（+ < 25%），
PCNA（+50% ～ 75%），VEGF（+），Top-II α（+ < 5%），p16（－）。

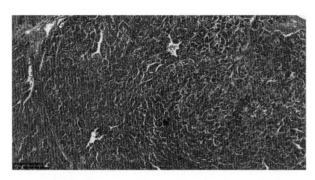

图 37-1　肝脏中分化肝细胞癌，呈小梁状排列的癌组织，分化较好，HE 染色低倍

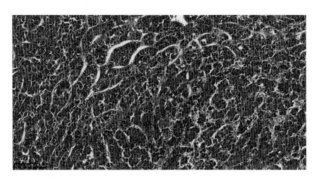

图 37-2　肝脏中分化肝细胞癌，HE 染色高倍

（五）随诊

1. 2006—2008 年在天津肿瘤医院行 12 次 TACE 治疗。

2. 2008—2019 年规律复查，未发现肝内复发及转移。

3. 2019 年 1 月 31 日在我院住院，全身状态好，MRI 检查发现：①肝右叶局部切除术后，肝右前叶富血供结节，考虑新发癌灶（△）（图 37-3）；②肝硬化，肝内及左肾多发囊肿；③胆囊多发结石。肝胆外科施行全身麻醉下右肝肿瘤消融术。

4. 2019 年 3 月 12 日住我院复查，全身状态好，无不适症状，身高 170cm，体重 75kg，BMI 26kg/m^2，血常规：血红蛋白 125g/L，红细胞计数 3.89×10^{12}/L，白细胞计数 5.24×10^9/L，中性粒细胞 0.549，淋巴细胞 0.284，血小板计数 116×10^9/L，血细胞比容 0.355L/L。肿瘤标志物：CEA、AFP、CA19-9 正常范围。血生化：总蛋白 72.7g/L，血清白蛋白 41.6g/L，尿素 8.51～9.33mmol/L，尿酸 552.0μmol/L，肝酶、肌酐、血糖、凝血六项、血电解质均在正常范围。乙肝：表面抗原、核心抗体、E 抗体阳性。

腹部 MRI（2019 年 3 月 20 日）：肝右叶病灶局部治疗后改变（☆）（图 37-4），建议 3 个月后复查 MRI。

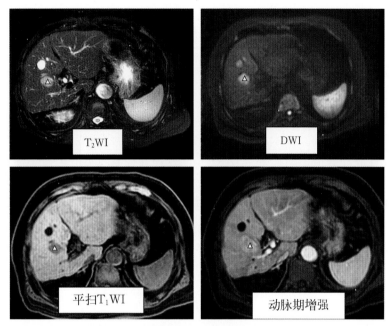

图 37-3　肝右叶局部切除术后；肝右前叶富血供新发病灶（2019 年 1 月 31 日，MRI）

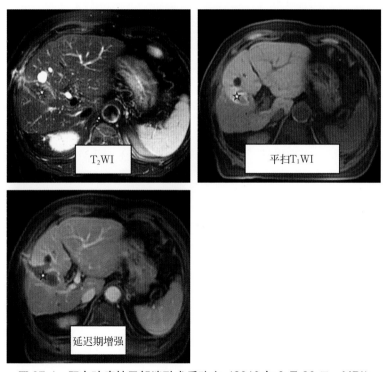

图 37-4　肝右叶病灶局部消融术后改变（2019 年 3 月 20 日，MRI）

二、病例点评

该病例获得长期生存的特点有三：①该病例系乙肝病毒携带者，按原卫生部 2019 年版原发性肝癌诊治规范分期为 Ⅱ 期，行根治性切除为首选；病理报告为中分化肝细胞癌瘤周大量淋巴炎性细胞浸润，包膜完整。这是其术后长期生存的肿瘤生物学基础。②术后以 TACE 为主的综合治疗可能起到了一定的作用，术后选择性肝动脉造影与栓塞（TARE）能发现并控制术后肝内微小残癌；在高危复发病例中，术后常规 TARE 被认为有助于预防早期复发，已被大多数机构列为常规。③复发后行射频消融治疗是目前最为有效的局部治疗方式，其创伤小、疗效确切，使不耐受手术切除的复发肝癌患者亦可获得根治的机会。

（卢实春）

病例 38　肝脏肿瘤切除术治疗早期肝癌无瘤生存 20 余年

【要点】　小肝癌又称为亚临床肝癌或早期肝癌，临床上无明显肝癌症状和体征。小肝癌一般指肝细胞癌中单个癌结节最大直径不超过 3cm 或两个癌结节直径之和不超过 3cm 的肝癌称为小肝癌。患者常无临床症状，肝功能分级良好，癌结节多呈球形，多具有完整包膜，边界清楚，瘤内均匀一致，少有出血及坏死。小肝癌属于可治愈肝癌，其有效的治疗方法包括手术切除、消融治疗、TACE 等。肝功能代偿良好的小肝癌首选外科根治性切除。

一、病例介绍

（一）病史简介

患者，男性，64 岁。主因"查体发现肝脏占位 20 天"，于 1996 年 7 月 9 日入院。

患者于 1967 年诊断乙肝，曾多次在当地医院做系统治疗，定期复查 B 超，于 20 天前查体发现肝脏占位，偶感上腹痛，无发热、黄疸。饮食及大小便正常，体重无明显下降，以"原发性肝癌"收入院。

1. 既往史、个人史　1967 年诊断乙肝。

2. 体格检查　体温 36.7℃，脉搏 74 次 / 分，呼吸 19 次 / 分，血压 126/77mmHg，体重 61kg，身高 172cm，BMI 20.6kg/m²。发育正常，营养尚好，神志清楚。无皮疹、皮下出血，无肝掌、蜘蛛痣，皮肤巩膜未见黄染。全身浅表淋巴结无肿大。心律齐，心脏各瓣膜听诊区未闻及杂音，双肺听诊未闻及干、湿啰音。腹软，无压痛及反跳痛，肝脾触诊肋缘下未及，无移动性浊音，肠鸣音正常。

3. 实验室检查　血红蛋白 131g/L，红细胞计数 4.55×10^{12}/L，白细胞计数 3.18×10^9/L，中性粒细胞 0.6，淋巴细胞 0.37，血小板计数 79×10^9/L；凝血功能未见异常；谷丙转氨酶 32.4U/L，谷草转氨酶 17.6 U/L，总蛋白 76.9g/L，血清白蛋白 42.8g/L；肿瘤标志物：AFP 80μg/L。

4. 影像学检查

(1) B 超（1996 年 6 月 21 日，本院）：肝脏形态正常，左叶缩小，实质回声增粗、增强，于右后段探及 2.8cm×2.6cm×2.0cm 低回声结节，边界尚清。

（2）CT（1996 年 6 月 25 日，本院）：肝右后段低密度灶，边界清楚。

（二）临床诊断

①原发性肝癌（Child-Pugh5 分，A 级），T1N0M0（Ⅰ期）；②乙肝肝硬化。

（三）诊疗经过

首先，对肿瘤性质的判断。根据患者乙肝病史、肿瘤标志物 AFP 升高、肝脏占位造影剂廓清的影像学特点，考虑为肝脏恶性肿瘤，诊断"原发性肝癌"。治疗目的是根治性切除肿瘤。为此进行讨论确定诊治方案。

第一步：肝切除可行性评估。

1. 心、肺、肾和血液常规检验检查　血生化（肝肾功能、电解质）、凝血功能、血清八项（乙肝五项）的常规检验检查未见明显异常，同时检测肝相关肿瘤标志物甲胎蛋白（AFP）80μg/L。白细胞计数、血小板计数低于正常。

2. 肝脏储备功能评估　Child-PughA 级。

第二步：制订手术预案。

根据术前全面检查结果评估，患者无贫血、低蛋白血症，心、肺、肝、肾功能储备在正常范围。肝功能专科评价，可承受肝局部切除。制订手术方案为肝肿瘤局部切除术。

第三步：实施手术。

手术于 1996 年 7 月 12 日实施，术中输血 400ml。手术经过如下。

1. 右肋缘下斜切口，探查见肝脏呈硬化改变，体积缩小，在肝右叶第 4 段触及 1.5cm 肿瘤。

2. 分离右三角韧带，将右肝游离至下腔静脉处。

3. 沿肿瘤边缘 2cm 处用微波针固化，固化后沿固化带切除肝癌，钳夹法离断肝实质，肝门阻断两次每次 10 分钟，间隔 5 分钟，切除后缝合止血。

4. 清洗腹腔后在肝下放置乳胶两根，戳孔引出，逐层关腹。

（四）病理诊断

右肝后叶肝细胞癌；肝硬化。

大体：肝组织大小为 6cm×6.5cm×4cm，灰红色，被膜切面中间一灰白色区域 1.5cm×1cm×1cm。

镜下：肝细胞癌，大小约 1.5cm×1cm×1cm，周围肝组织呈结节性肝硬化改变，部分肝细胞脂肪变性及淤胆，汇管区淋巴细胞浸润（图 38-1，图 38-2）。

（五）随诊

患者术后 1、3、6、12 个月均到院随访，其后每半年到院随访 1 次。最近

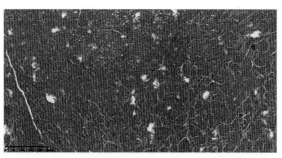

图 38-1　肝细胞肝癌，中等分化，肿瘤细胞大小较一致，胞质丰富，呈嗜酸性，HE 染色低倍

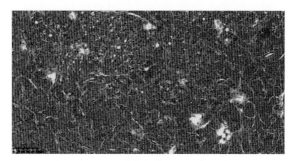

图 38-2　肝细胞肝癌，HE 染色高倍

一次随访为 2019 年 3 月：一般状况良好，血常规、血生化、肿瘤标志物（CEA、AFP、CA125、CA19-9、CA153、CA724）检验结果均在正常范围。

二、病例点评

本例有以下特点：①老年男性，乙肝病毒携带者；②定期随访过程中发现 AFP 升高，B 超及 CT 均发现肝脏右后叶 3cm 以下单个结节；③ Child-Pugh 评分 5 分，A 级；④长期生存逾 20 年。

本例属单发早期肝癌（BCLC A 期），肝功 Child 分级 A，适合局部肝切除，预期可获长期生存。

肝癌早期诊断是业界一直的追求。综合起来有以下途径：①建立肝病慢病管理队列，在动态随访过程中发现肝脏占位，这一策略在高危人群筛查中有极高的价值，也是发达国家早期肝癌发现率高、术后生存率较我国为优的主要因素；②建立肝癌早期分子标志物筛查体系，大规模普查检出早期肝癌个体；③在肝癌高危人群中定期行高分辨率影像学检查（如动态增强 CT，肝胆特异性造影剂的增强磁共振检查等）。此外，没有证据显示微波固化后肝癌根治性切除与延长早期肝癌生存率相关，长期生存的关键是早发现、早治疗，本例经验如是。

（卢实春）

三、相关疾病精要

肝癌是我国最常见的恶性肿瘤之一，2018 年全球约有 84 万例新诊断肝癌患者，约 78 万人死于肝癌，发病率及病死率均位列全球第 4 位。研究表明，乙肝病毒（HBV）感染与肝癌有密切关系，两者相关率高达 80%。其次，饮食中的黄曲霉毒素也会引发肝癌。黄曲霉毒素是因谷类和豆类食物在炎热环境下霉变而产生的，人通过进食被黄曲霉毒素污染的食物或黄曲霉毒素污染谷物喂养的动物制品而摄入该毒素。其余原因包括饮水污染、过度劳累、饮酒与肥胖等相关因素，后两者因素日益上升。

小肝癌一般没有特异性症状，常通过查体发现，其中 AFP 检测对于小肝癌筛查意义重大，尤其对于高危人群，可以定期进行 AFP 做筛选检查。约 70% 的肝癌患者会出现 AFP 水平增高。亚临床小肝癌在超声检查中被发现，超声亦在普查中具有重要价值。超声检查无创价廉，可反复施行，有经验的医师可检查出 < 1cm 的小肝癌。超声影像上小肝癌多为低回声影，彩色多普勒上多数肿瘤可测到动脉血流。而动态增强 CT 或 MRI 扫描是目前肝癌诊断和鉴别最重要的影像学检查方法，可以非常准确地发现小肝癌，是目前检查小肝癌的首选影像学检查。

小肝癌目前被认为是一种可治愈的癌症，其 5 年生存率可达 70%，但其 5 年复发率亦高达 70%。小肝癌的根治性治疗方法包括手术切除、消融术与 TACE，而生物免疫治疗、中药治疗可作为辅助治疗。单一的治疗，如手术治疗，肝癌的复发率仍较高，故综合治疗是当前主流治疗范式。

（王 勋 卢实春）

参 考 文 献

[1] 中华人民共和国国家卫生和计划生育委员会 . 原发性肝癌诊疗规范 (2017 年版)[J]. 临床肝胆病杂志 , 2017, 33(8): 1419-1431.

[2] Bray F, Ferlay J, Soerjomataram I, et al. (2018). Global Cancer Statistics 2018: GLOBOCAN Estimates of Incidence and Mortality Worldwide for 36 Cancers in 185 Countries[J]. CA: A Cancer Journal for Clinicians, 2018: 1-31.

[3] Chen W, Zheng R, Zhang S, et al. Cancer incidence and motality in China in 2013: an analysis based on urbanization level, 2017[J], Chin J Cancer Res, 2017, 29(1): 1-10.

病例 39　肝门部胆管癌根治性手术切除无瘤生存 11 年

【要点】　肝门部胆管癌的发病率逐年升高，是目前肝胆外科领域诊治研究的热点。肝门部胆管癌起病隐匿，早期不易被发现，患者多出现黄疸后才就诊，此时多已进展至中晚期；再者肝门部胆管的解剖位置特殊，容易侵犯周围血管，总体手术切除率不高，预后较差。

一、病 例 介 绍

（一）病史简介

患者，女性，37 岁。主因"全身皮肤巩膜黄染伴皮肤瘙痒 40 天"，于 2008 年 10 月 8 日入院。

患者 40 天前无明显原因及诱因出现全身皮肤瘙痒，同时发现皮肤及巩膜黄染，小便颜色深黄，大便如常，无其他不适。就诊于当地医院，行 MRCP 检查提示：肝内胆管扩张，肝门区可疑占位性病变，实验室检查提示 CA19-9 178.4U/ml，当地医院予以保肝支持治疗后，未见明显改善，大便颜色逐渐发白。我院门诊行腹部增强 MRI 检查提示：左肝管、肝总管实性肿瘤导致肝内胆管异常扩张，符合胆管癌表现。2008 年 9 月 25 日于门诊行超声引导下肝右叶胆管穿刺置管引流。胆管穿刺置管引流术后 13 天收入院。

1. 既往史　2008 年 7 月 25 日行剖宫产手术，孕期曾诊断妊娠糖尿病，曾使用胰岛素治疗，目前已停用胰岛素，血糖正常。无其他病史。

2. 体格检查　体温 36.4 ℃，脉搏 82 次 / 分，呼吸 20 次 / 分，血压 125/80mmHg，身高 158cm，体重 72kg，BMI 28.8 kg/m^2。发育正常，营养良好，全身皮肤及巩膜黄染，下腹部可见横行剖宫产手术切口瘢痕，腹部平软，无腹壁静脉曲张，未见胃肠型，无压痛、反跳痛，腹部未触及包块，肝脾未触及，墨菲征阴性，肠鸣音正常。留置 PTBD 引流管一根，引流出胆汁样液体。24 小时引流 700 ～ 800ml。

3. 实验室检查

（1）血常规（2008 年 9 月 24 日）：血红蛋白 127g/L，红细胞计数 4.46×10^{12}/L，白细胞计数 7.78×10^{9}/L，中性粒细胞 0.744，淋巴细胞 0.179，血细胞比容 0.379L/L，血小板计数 380×10^{9}/L。

（2）血生化（2008 年 9 月 24 日）：总蛋白 59.4g/L，血清白蛋白 34.2 g/L，总胆红素 615.6μmol/L，直接胆红素 588.5μmol/L，总胆汁酸 242.9μmol/L，碱性磷酸酶 292.7 U/L，葡萄糖 6.3mmol/L，糖化血清蛋白 84.9μmol/L，天冬氨酸转氨酶 45.2 U/L，丙氨酸转氨酶、γ-谷氨酰基转移酶、尿素、肌酐、淀粉酶、脂肪酶、血电解质均在正常范围。

血生化（2008 年 11 月 1 日，9 月 25 日 PTBD，引流术后 37 天）：总胆红素 122.1μmol/L，直接胆红素 78.1μmol/L，总蛋白 69.4g/L，血清白蛋白 41.4g/L。肿瘤标志物：CA19-9 199.6U/ml，CEA、AFP 等 9 项均在正常范围。凝血五项正常范围。

4. 影像学检查

（1）肝胆脾 MRI 平扫+增强（2008 年 9 月 18 日，我院）：左肝管及肝总管实性肿瘤导致肝内胆管异常扩张，恶性肿瘤，符合胆管癌表现（△）（图 39-1）。

（2）腹部增强 CT（2008 年 10 月 28 日，我院）：肝门部胆管癌 PTBD 术后

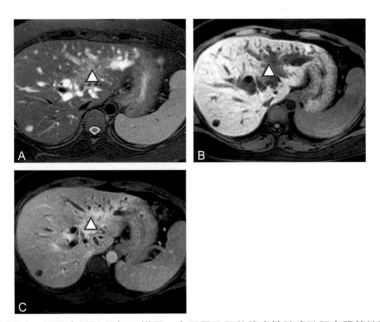

图 39-1　肝胆脾 MRI 平扫+增强：左肝累及肝总管实性肿瘤致肝内胆管扩张
A. T_2WI；B. 平扫 T_1WI；C. 延迟期增强

改变，左叶肝内胆管仍扩张。

（3）腹部 CT（2008 年 10 月 9 日，我院）：肝门部胆管癌 PTBD 术后改变，左叶肝内胆管仍扩张（图 39-2）。

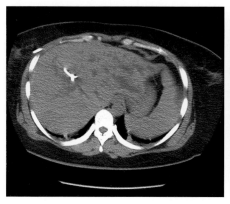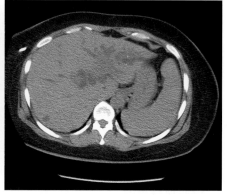

图 39-2　腹部 CT：肝门部胆管癌 PTBD 引流术后，左叶肝内胆管仍扩张

（二）临床诊断

梗阻性黄疸：肝门胆管癌，PTBD 术后。

（三）诊疗经过

第一步：明确诊断，评估肿瘤可切除性。

患者影像学见左肝管及肝总管肿瘤，门静脉及肝动脉未受侵犯，左肝萎缩。分型为 Bismuth Ⅲ B 型，可手术切除。但目前患者胆红素过高，直接手术切除风险大，需先行胆管穿刺引流减黄。超声引导下右肝管穿刺置管引流，每日引流出胆汁 700 ～ 800ml。

第二步：再次评估肝功能及手术耐受性。

4 周后患者总胆红素下降至 122μmol/L，胆红素下降缓慢。测算肝脏体积，全肝体积 2578.5ml，左半肝已萎缩，左半肝 + 尾状叶 686.5ml，右肝 1892ml，标准肝体积 1229ml。术后剩余右半肝体积足量，故手术切除左半肝及尾状叶安全可控。

第三步：施行手术。

于 2008 年 11 月 3 日在全身麻醉下实施手术，手术用时 405 分钟，术中出血 600ml，术中输悬浮红细胞 4U，血浆 1.3U。

手术经过：

1. 探查见腹腔内少量腹水，肝脏呈轻度淤胆表现，肝门部可触及质硬肿物，约 2.5cm，肝十二指肠韧带处未触及肿大淋巴结，腹壁及盆腔未触及转移结节。

2. 切除胆囊、骨骼化肝十二指肠韧带，显露胆总管、肝总管及左右肝管，见肿瘤主要位于左肝管，右肝管未受浸润，探查门静脉及肝动脉均未受侵。

3. 游离肝脏，离断尾状叶汇入下腔静脉的属支，游离尾状叶。进一步解剖第一肝门，于胰腺上缘离断胆总管，胆管远端使用 4-0 Prolene 线缝合关闭。分离出左肝动脉，结扎后离断，分离出门静脉左右支，离断门静脉左支，断端使用 5-0 Prolene 线缝合关闭。可见左半肝缺血，沿缺血线标记切除范围。

4. 沿标记线离断肝实质，管道分离予以结扎或电凝处理，注意保护肝中静脉。距肿瘤 1cm 离断右肝管，可见右前右后肝管两个开口。术中胆总管下切缘、右前右后肝管切缘分别送冰冻病理检查，均未见癌细胞。

5. 将右前右后肝管成形为一个开口。距 Treitz 韧带 20cm 离断空肠，远端空肠经结肠后上提至肝门，行右肝管空肠端侧吻合，距胆肠吻合 60cm 行肠肠吻合。

6. 冲洗腹腔，无出血及胆漏，剩余右半肝无缺血及淤血表现。放置腹腔引流管两根，关腹。

（四）病理诊断

肝门部高 - 中分化胆管细胞癌（图 39-3 和图 39-4），肿瘤大小 3cm×2.5cm×1.5cm，侵犯周围肝组织。胆总管下切缘及胆管上切缘均未见癌。免疫组化染色显示肿瘤细胞：HER-1（－），HER-2（－），p53（－），CK818（＋），

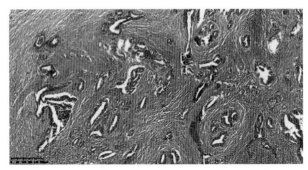

图 39-3　肝门部高 - 中分化胆管细胞癌，癌组织呈不规则腺管状浸润生长，HE 染色低倍

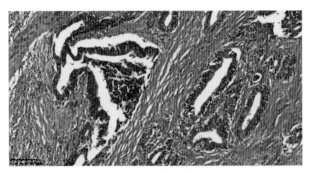

图 39-4　肝门部高 - 中分化胆管细胞癌，HE 染色高倍

CK19（+++），Ki-67（+ < 25%），VEGF（+++），Top- Ⅱ（+ < 25%）。周围肝组织汇管区见较多炎细胞浸润，伴淤胆。慢性胆囊炎。

（五）随诊

患者术后 1 个月复查，恢复良好，无不适主诉，实验室检查各项指标均正常，拔除右肝 PTCD 引流管。其后每 3 个月复查一次，至术后两年，后每年复查 1 次。均未见明显异常。术后半年 CT 复查（2009-04-23）：肝左叶切除术后、胆肠吻合术后改变，未见肿瘤复发及转移征象（图 39-5）。

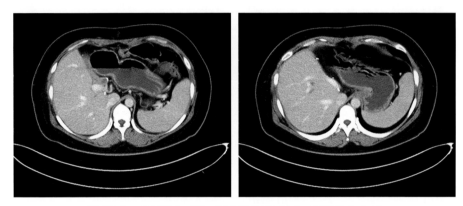

图 39-5　术后半年 CT：肝左叶切除术后，胆肠吻合术后

术后第 7 年因皮肤巩膜再次黄染伴发热来院就诊，诊断为肝内胆管结石、肝门部胆管癌术后。再次行手术治疗，手术方式为胆管探查取石、肝门部胆管成形、胆肠再吻合术。第二次手术后再无胆管炎发作。肝门部胆管癌术后存活至今已 11 年，最近一次随访（2019 年）未见肿瘤复发征象。

二、病例点评

该病例有以下病史特点：①青年女性，BMI 28.84kg/m²。②以全身皮肤巩膜黄染伴皮肤瘙痒 40 天入院。③影像学检查（MRI、MRCP）示肝总管肿瘤累及左肝管，肝内胆管扩张，门静脉及肝动脉未受侵犯，左肝萎缩；总胆红素 611μmol/L，直接胆红素 397μmol/L，CA19-9 199.6 U/ml。④术前 PTBD 右侧肝内胆管引流四周，胆红素降至 122umol/L。⑤容积 CT 测定：右半肝功能容积超过所需功能残肝（FLR）容积。⑥ Bismuth Ⅲ B 型。⑦术后 7 年肝 - 肠吻合口结石形成再手术取石一次。⑧至今无复发生存 11 年。

Ⅲ期肝门部胆管癌根治手术复杂，标准治疗包含以下五大要素：①胆管纵向切除，切缘阴性是根治基本要求；②为保证根治效果，常需大范围肝切除；

③为保证清除范围，常需大范围淋巴清扫与肝十二指肠韧带骨骼化；④为重建胆道引流，需要复杂、精细的胆肠吻合术；⑤围手术期的充分术前准备与术后辅助治疗。近期日本二村雄次教授等报道肝门部胆管癌根治术 264 例 2016 年随访，5 年生存率可达 59%。

本例肝门部胆管癌取得优良的长期生存有以下经验值得总结。

1. 术前 PTBD 减黄得当。术前总胆红素超过 611μmol/L，伴有肝内胆管扩张，故先行 PTBD 减黄，减黄的目标水平国内国际指南要求 < 5mg/dl（85μmol/L），甚至有学者认为应降至接近正常水平（日本名古屋大学医院要求胆红素降至 34μmol/L）。术前减黄的目的一是改善肝脏淤胆，提高肝脏功能储备，增加大容积切肝的安全性；二是胆肠吻合口区的减压引流，利于减少胆漏的可能性与胆道感染的发生。

2. 术前肝功能评估、肝容积评估准确，手术操作精细，保证了手术安全与围手术期无并发症发生。

3. 肿瘤外科学原则得到了准确体现，如肝断面切缘阴性、尾状叶切除，胆管头端、十二指肠端多点切缘均达阴性，肝十二指肠韧带的骨骼化与淋巴结清扫彻底。

4. 术后精细化、系统化全程管理是长期生存与确保生活质量的重要保障。胆肠吻合术后吻合口狭窄或反流性胆管炎是该术式术后主要并发症，有时甚至是致死性并发症，常见患者肝门部胆管癌根治术后并非死于癌症复发而是死于术后胆道感染导致的重度脓毒血症。本例二次手术术后均未发生胆肠吻合术后反流性胆管炎，正说明胆肠吻合术的技巧，反映了术者的功底。

外科手术仍然是肝门部胆管癌根治术的最佳选择，肝门部胆管癌根治术反映术者的技术能力；长期生存依赖于综合系统化地全程管理，为取得优异的临床疗效还需外科医师持之以恒的探索。

（卢实春）

三、相关疾病精要

肝门部胆管癌由于解剖位置的特殊性以及肿瘤易侵犯神经和周围血管、淋巴结、肝叶的特点，外科治疗一直是国内外学者争论的焦点。主要在两方面，一是手术前是否需要减黄及减黄的目标值，二是手术范围的讨论。

首先，关于肝门部胆管癌术前是否需要减黄，一直没有定论。理论上高胆红素血症会不同程度影响肝脏储备功能及凝血功能，降低患者对手术的耐受性，手术后并发症发生率及围手术期死亡率也会相应升高。因此，术前减黄有助于提高手术的安全性及成功率。但也有学者认为，术前减黄不仅积极作用有限，等待减黄的期间可能会错过最佳手术时机；不适当的减黄方式还会引起胆道感染、出血、胆漏等一系列并发症。我国肝胆外科专家黄志强院士主张，术前 Ⅰ、Ⅱ 型肝门部胆管癌无须减黄处理，应尽早手术；只有拟行广泛肝切除或不宜早期手术且血清总胆红素 ＞ 400μmol/L 的患者，术前才需减黄。

对于术前需减黄处理的患者，采用何种引流方式也存在争议。目前可用于临床的引流方式主要有经皮肝穿刺胆道引流（PTBD）、内镜鼻胆管引流（ENBD）及内镜下胆管支架（EST）置入，不同的引流方式各有其优缺点。ENBD 因其损伤小、并发症少、肿瘤细胞播散可能性低等特点，有学者推荐其为首选引流方式。但也有研究表明，PTBD 的短期引流效果优于 ENBD，且行 ENBD 引流时需切开乳头括约肌，也会引起胆道逆行感染、胰腺炎等不可忽视的操作并发症。

综合来看，应根据患者的病情决定术前是否需要减黄处理，并制订个体化引流方案，在充分发挥减黄作用的同时减少并发症的发生。

其次，关于手术切除范围的问题，美国在 2015 年的《肝门部胆管癌专家共识》指出：标准的切除范围应包括肝外胆管、部分肝内胆管，并联合肝叶及尾状叶切除。

日本 2015 年的《胆管癌诊治的临床实践指南》指出：为了提高切除率和更好的预后，绝大部分患者应联合切除尾状叶。如肿瘤侵犯门静脉，建议切除；但如侵犯肝动脉，则不建议切除，因切除肝动脉对患者是否更有益目前尚不清楚。

2015 年由国际肝胆胰学会中国分会、中华医学会外科学分会肝胆外科学组提出的《胆管癌诊断与治疗外科专家共识》对各型肝门部胆管癌切除范围作出如下建议。Ⅰ 型：如左右肝管肝外部分长度大于 1cm 则不切除肝脏，小于 1cm 则行肝 Ⅳ b 段切除。Ⅱ 型：左、右肝管汇合部位于肝外者行 Ⅳ b 段切除；左、右肝管汇合部位于肝内则行 Ⅳ b 段切除 + Ⅴ 段次全切除；如肿瘤侵犯肝脏 Ⅰ 段，则行 Ⅳ + Ⅴ + Ⅰ 段联合切除。Ⅲ A 型：一般行 Ⅳ b 段 + Ⅴ 段切除。如侵犯 Ⅰ 段则 Ⅰ 段同时切除；如肿瘤侵犯肝右动脉，则同时切除肝右动脉；若肿瘤侵犯门静脉右支，如范围小于 1cm，行门静脉切除后端端吻合重建，如范围大于 1cm，行同侧半肝切除。Ⅲ B 型：一般 Ⅳ b+ Ⅴ 段切除。如肿瘤侵犯肝左动脉，同时切除肝左动脉；如肿瘤侵犯门静脉左支或 Ⅰ 段行包括 Ⅰ 段的左半肝切除。Ⅳ 型：行 Ⅳ b+ Ⅴ 段切除。如肿瘤侵犯二级胆管，行 Ⅳ b+ Ⅴ + Ⅷ 段联合切除，或加 Ⅰ 段切除；如肿瘤侵犯 Ⅰ 段或门静脉右支，行右半肝切除或扩大右半肝切除；如肿瘤侵犯 Ⅰ 段或门静脉左支，行左半肝或扩大左半肝切除；如肿瘤侵犯单侧肝动脉，切除后不需要重建；如侵犯双侧肝动脉，切除后选择一侧吻合重建。

肝门部胆管癌最有效的治疗方法仍是手术。目前手术技术进展相关研究较多，但效果仍不够理想。而且，在世界范围内对该疾病的治疗意见尚不一致，期待未来的进一步研究：①何种方案更为合理仍有待大宗病例研究进一步证实；②随着手术技术及其他综合诊治水平的提高，手术范围有可能随之改变。手术的并发症减少、病死率降低、诊断技术的提高、术前准备的进一步完善，放化疗、靶向治疗、免疫治疗的发展，可能改变手术范围。

（辛宪磊　蔡守旺）

参 考 文 献

[1] 国际肝胆胰学会中国分会，中华医学会外科学分会肝胆外科学组. 胆管癌诊断与治疗——外科专家共识 [J]. 临床肝胆病杂志，2015, 31(1): 12-16.

[2] 王杰，刘厚宝. 肝门部胆管癌术前胆道引流的现状和研究进展. 中华肝胆外科杂志，2018, 24(1): 59-64.

[3] Kawakubo K, Kawakami H, Kuwatani M, et al. Lower incidence of complications in endoscopic nasobiliary drainage for hilarcholangiocarcinoma[J]. World J Gastrointest Endosc, 2016, 8(9): 385-390.

[4] Jang S I, Hwang J H, Lee K H, et al. Percutaneous biliary approach as a successful rescue procedure after failed endoscopic therapy for drainage in advanced hilar tumors[J], J Gastroenterol Hepatol, 2017, 32(4): 932-938.

[5] Mansour I C, Aloia T A, Crane C H, et al. Hilarcholangiocarcinoma: expert consensus statement[J]. HPB(Oxford), 2015, 17(8): 691-699.

[6] Miyazaki M, Yoshitomi H, Miyakawa S, et al. Clinical practice guidelines for the management of biliary tract cancers 2015: the 2nd English edition[J]. J Hepatobiliary Pancreat Sci, 2015, 22(4): 249-273.

病例 40　十二指肠乳头腺癌累及肠壁深肌层行胰十二指肠切除术后无瘤存活已超过 11 年

【要点】　患者，女性，67 岁。因间断发热 4 个月，伴寒战，体温 38～39℃，无腹痛及消化道症状，继而发现黄疸，腹部超声、CT、ERCP 检查，术前诊断胆管癌，2007 年 11 月 8 日施行胰十二指肠切除术，术后病理诊断为十二指肠乳头中、高分化腺癌累及肠壁深肌层，无淋巴结转移（0/14）。术后 15 天出院，术后未做化疗。2019 年 6 月 22 日随访，情况稳定，体重一直维持在 50kg。

一、病例介绍

（一）病史简介

患者，女性，67 岁。2007 年 6 月中旬发热伴寒战，体温波动在 38～39℃，持续 2～3 天，应用退热药或不用药均可缓解，无腹痛及呕吐、恶心，同年 8 月在当地查 B 超未发现异常。期间服用中药，同年 10 月 1 日发热至 39.5℃，伴寒战，小便黄，血胆红素轻度升高，血清淀粉酶正常。查腹部 B 超及 CT 发现：肝内外胆管扩张；胆囊结石，ERCP 检查明确胆管梗阻部位（外院）。于 2007 年 10 月 19 日收入我院。患病以来，有进食后上腹部胀满，厌油食，无明显乏力，大便干燥，体重无明显下降。

1. 既往史、个人史　高血压 10 年，脑梗死病史 8 年，糖尿病 8 年，应用诺和灵及复方降压片，血糖、血压较稳定。无烟酒嗜好，父母无肿瘤病史。

2. 体格检查　体温 36.4℃，脉搏 70 次 / 分，呼吸 18 次 / 分，血压 130/70mmHg，神志清楚，营养中等，行动自如，皮肤、巩膜未见黄染，浅表淋巴结未扪及肿大。头颈部未见异常。双肺未闻及干、湿啰音，心界不大，心律齐，各瓣膜区未闻及病理性杂音。腹部平，全腹无压痛，未扪及肿块，肝脾肋下未触及，无移动性浊音，肠鸣音正常。双下肢无水肿。

3. 实验室检查

(1) 血常规 (2007 年 10 月 21 日): 血红蛋白 108.0g/L, 红细胞计数 $3.54 \times 10^{12}/L$, 血细胞比容 0.341L/L, 白细胞计数 $6.68 \times 10^9/L$, 中性粒细胞 0.767, 淋巴细胞 0.160, 血小板计数 $242 \times 10^9/L$; 血生化 (2007 年 10 月 21 日): 谷丙转氨酶 29U/L, 总胆红素 12.3μmol/L, 直接胆红素 7.2U/L, 总蛋白 71.3g/L, 白蛋白 35.5g/L, 碱性磷酸酶 548U/L, γ-谷氨酰基转移酶 1197U/L, 葡萄糖 8.27mmol/L, 淀粉酶 153U/L, 脂肪酶 1365U/L, 肿瘤标志物 CA19-9 > 20 000U/ml, CEA、AFP、CA125、CA72-4 在正常范围。

(2) 凝血五项正常范围。

4. 影像学检查、特殊检查

(1) 腹部 B 超 (2007 年 10 月 10 日, 外院): 肝内外胆管及主胰管扩张; 胆囊轻度肿大, 胆囊结石; 轻度脂肪肝。

(2) 腹部 CT (2007 年 10 月 10 日, 外院): 肝内外胆管及主胰管扩张; 胆囊结石。

(3) ERCP (2007 年 10 月 23 日, 本院): 十二指肠通畅, 乳头肿大, 表面溃烂。插管造影: 胆总管下段近乳头段狭窄, 中下段 BUS 检查发现乳头段胆管壁基层增厚、低回声, 浆膜层部分有中断。胰管造影未成功。胆管放置一枚长5cm、直径 10F 塑料支架, 引流通畅, 乳头活检病理: 中分化腺癌。

(4) 胸部正位 X 线 (2007 年 10 月 29 日, 本院): 胸部 X 线片未见异常。

(5) 头颅 CT 平扫 (2007 年 10 月 22 日, 本院): 右侧侧脑室前角旁低密度影, 考虑梗死灶; 椎基底动脉钙化纤曲。

(6) 心电图: 窦性心动过缓, 心电图正常范围。

(二) 临床诊断

1. 壶腹部中分化腺癌并发急性梗阻性胆管炎。

2. 急性梗阻性胆管炎、胆囊结石。

3. 糖尿病。

4. 高血压。

(三) 诊疗经过

1. 病情分析　女性, 67 岁。壶腹部中分化腺癌诊断明确, 由于胆管下端部分梗阻并发急性梗阻性胆管炎, 经 ERCP 置入导管通畅引流胆汁, 炎症解除, 内镜下超声检查乳头段胆管壁肌层增厚、低回声, 局部切除难以根治, 故宜选择胰十二指肠根治术。患者年龄较大, 有高血压、脑梗死、糖尿病多种慢性病, 均在药物控制下血压、血糖稳定, 虽有风险, 仍属可控。注意充分术前准备, 术中严密监测, 认真操作, 预防手术并发症。

2. 手术　2007 年 11 月 8 日在全身麻醉下施行手术。

（1）探查：右上腹斜切口，无腹水，肝脏淤胆，胆囊 8.5cm×5cm，张力不高，胆总管直径约 2cm，胆管下端部扪及肿瘤，未侵及血管，可以切除。

（2）切除：游离胆囊，横断肝总管，切胃 1/2，在胰腺颈部切断胰腺，主胰管不扩张，游离切除胰钩突、胆囊、胆总管、十二指肠。部分空肠胃及胰头部整块切除，包括网膜，肝十二指肠韧带及血管周围淋巴结。

（3）吻合：空肠与胰管黏膜对黏膜行侧端吻合，胰管内置入 8 号硅胶管，自空肠引出，胰腺被膜与空肠浆膜层缝合，距胰空肠吻合口 10cm 行肝管 - 空肠端侧吻合，距胆肠吻合 40cm，行胃空肠吻合（结肠后），距胃肠吻合口 10cm 处行空肠 - 空肠侧侧吻合，关闭结肠系膜孔隙。手术顺利，出血约 300ml，未输血。

（四）病理诊断

十二指肠乳头隆起型中 - 高分化腺癌（图 40-1，图 40-2），肿瘤约 1cm×1cm×1cm 大小，累及肠壁深肌层。淋巴结（0/14），免疫组化染色显示肿瘤细胞：HER-1（－），HER-2（－），p53（＋＜5%），p170（－），Ki-67（＋＜5%），VEGF（＋），Top-Ⅱα（＋＜2%），p16（－）。慢性胆囊炎。

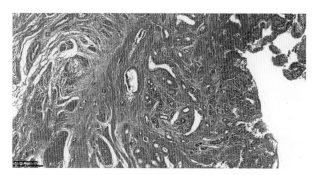

图 40-1　十二指肠乳头中 - 高分化腺癌，癌组织呈管状及乳头状生长，HE 染色低倍

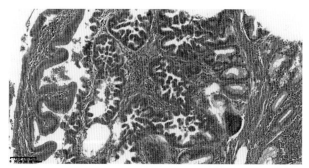

图 40-2　十二指肠乳头隆起型中 - 高分化腺癌，HE 染色高倍

（五）随诊

2019 年 6 月 22 日电话随诊手术后未进行化疗或其他治疗。情况稳定，体重一直稳定在 50kg 左右。

二、病例点评

该病例长期生存的关键是围手术期处理的专业性：①本病例以复发性急性梗阻性胆管炎起病；②无常见的梗阻性黄疸表现而隐匿起病；③术前十二指肠肠镜活检确诊与支架置入胆道内引流；④基于病理侵犯十二指肠深度的手术方式的正确选择；⑤手术的精确规划与精细操作。

上述关键步骤流畅规范，确保了手术的效率与安全，再加上病理学分型优势与无淋巴结转移，使该病例得以长期生存；围手术期无大的并发症亦是长期生存的有力保障。

（卢实春）

病例41 十二指肠乳头腺癌手术后无瘤生存12年

【要点】十二指肠乳头腺癌在壶腹周围恶性肿瘤中居第2位，根治性手术切除是最优治疗方案，多采用胰十二指肠切除（Whipple手术）。胰十二指肠切除术是腹部外科最大复杂的手术，严格把握手术适应证，充分的术前评估与术中精细操作是治疗成功的关键。

一、病例介绍

（一）病史简介

患者，女性，56岁。主因"皮肤巩膜黄染伴全身瘙痒4天"，于2007年2月2日入院。患者于2007年1月底无明显诱因出现皮肤巩膜轻度黄染，伴皮肤轻度瘙痒，发病过程中无恶心呕吐，发热寒战，无放射痛，未予药物治疗。于当地医院行腹部MRI及MRCP检查发现肝内外胆管扩张，胰管扩张。

1. 既往史 既往体健，无食物、药物过敏史，无输血手术史。家族无遗传病史。

2. 体格检查 体温36.7℃，脉搏83次/分，呼吸18次/分，血压150/85mmHg，身高160cm，体重59kg，BMI 23.0kg/m²。发育正常，营养尚好，神志清楚。皮肤巩膜轻度黄染，无皮疹、皮下出血，无肝掌、蜘蛛痣。全身浅表淋巴结未扪及肿大。胸廓对称无畸形，双侧呼吸动度对称，触觉语颤对称，双肺叩诊清音，未闻及干、湿啰音，语音传导正常。心前区无异常隆起，心尖搏动未见异常，心界不大，心音有力，心率83次/分，节律齐，各瓣膜听诊区未闻及杂音。未见腹壁静脉曲张，肝脾肋下未及，全腹无压痛，无移动性浊音，肠鸣音正常。

3. 实验室检查

（1）血常规（2007年2月3日）：血红蛋白134g/L，红细胞计数4.27×10¹²/L，白细胞计数5.99×10⁹/L，中性粒细胞0.529，淋巴细胞0.366，血细胞比容0.413L/L，血小板计数208×10⁹/L。

（2）血生化（2007年2月3日）：丙氨酸转氨酶361.4 U/L，天冬氨酸转氨酶263.6 U/L，总蛋白62.1g/L，血清白蛋白34.7 g/L，葡萄糖4.37mmol/L，总胆汁酸 306.9μmol/L，碱性磷酸酶 612.0 U/L，γ-谷氨酰基转移酶 518.9 U/L，总胆红素 141.9μmol/L，直接胆红素 96.8μmol/L，钙 2.18mmol/L，肌酐、尿素、血电解质均在正常范围。肿瘤标志物：CA19-9 101.9U/ml，CEA、AFP、CA125 在正常范围。

4. 影像学检查

（1）腹部磁共振检查（2007 年 1 月 31 日，外院）：肝内外胆管扩张，胰管扩张。

（2）腹部超声检查（2007 年 1 月 30 日，外院）：肝内外胆管扩张，胰管扩张，胆囊增大；胆总管下端梗阻。

（3）胃十二指肠镜检查（2007 年 2 月 5 日，本院）：十二指肠通畅。乳头明显增大，大小约 1.3cm×2.5cm，表面光滑，开口处组织增生、发红。胰管全程扩张，直径 0.5cm，胆总管扩张，直径 1.8cm，无充盈缺损。切开乳头 3/4，见大量黑褐色胆汁流出，伴有胆泥。在乳头内缘取活检 8 块，组织韧，弹性尚好。考虑十二指肠乳头肿瘤。

（二）临床诊断

低位梗阻性黄疸：壶腹部占位。

（三）诊疗经过

患者入院后，诊断为梗阻性黄疸，壶腹部占位。

第一步：首先围绕根治切除手术的可行性进行术前评估。

1. 心肺肾和实验室检查。血胆红素升高，以直接胆红素为主，血碱性磷酸酶、γ-谷酰胺基转移酶明显升高，表明有胆系梗阻、淤胆，胆管下端病变引起。进行胸部 X 线片、心电图、动脉血气、血常规、电解质、凝血功能、血清八项检查，结果均无异常。

2. 十二指肠镜观察发现肿瘤位于十二指肠乳头。

第二步：制订手术预案为剖腹探查、备胰十二指肠切除术。

根据术前全面检查结果评估，患者无贫血、低蛋白血症，心、肺、肝、肾功能储备在正常范围。制订手术方案为剖腹探查、胰十二指肠切除术。虽然手术存在很大风险，但在充分准备下，仍属可控。

第三步：施行手术。

手术于 2007 年 2 月 6 日实施，手术时间 7 小时，术中出血 300ml，未输血。手术经过如下。

经右肋缘下斜切口逐层切开腹壁入腹腔，探查腹腔确定肿瘤无转移。

切除：分离十二指肠侧腹膜，游离十二指肠，切开十二指肠肠壁，切取少量肿瘤组织，做冰冻病理，结果回报：十二指肠乳头腺瘤，部分癌变。遂决定行胰十二指肠切除术。

　　游离胆囊，自左右肝管汇合处下方 2cm 切断肝总管，仔细解剖分离胆总管中下段，保护肝动脉及门静脉，游离十二指肠，用胃肠残断闭合器自胃小弯离断远端半胃，大弯侧留 4cm 切口备胃肠吻合。沿门静脉左侧解剖腹腔干，游离肝总动脉，结扎切断胃十二指肠动脉，远端双重结扎。在胰腺下缘解剖出肠系膜上静脉，沿此上钳分离胰腺体部。切断胰腺颈部找出胰管，离断钩突，结扎入门静脉细小回流支。在屈氏韧带左侧切断空肠，关闭远端。

　　重建手术：胰肠吻合、胆肠吻合、胃肠吻合、肠肠吻合。置管引流。

　　冲洗腹腔，检查无活动性出血及胆漏，逐层关腹。

　　术后未进行化疗。

（四）病理诊断

　　大体标本：切除的远端胃、十二指肠、胰腺头部、胆总管、胆囊及部分肝总管。于十二指肠乳头部见一灰白色隆起，大小为 1.2cm × 1cm × 0.8cm，切面灰白色，质地中等，肿瘤未侵犯十二指肠全层，于十二指肠后方及胰腺周围查见淋巴结 8 枚，胃大弯检出淋巴结 1 枚。

　　镜下所见：十二指肠乳头管状腺瘤伴上皮中 - 重度不典型增生，局部癌变（图 41-1，图 41-2）。未累及胰腺，胃、十二指肠、胰腺及胆总管切缘均未见肿瘤。

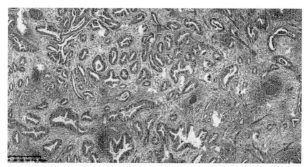

图 41-1　十二指肠乳头管状腺瘤伴上皮中 - 重度不典型增生，局部癌变，HE 染色低倍

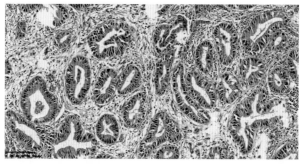

图 41-2　十二指肠乳头管状腺瘤伴上皮中 - 重度不典型增生，局部癌变，HE 染色高倍

胰腺周围淋巴结及胃大弯侧淋巴结均未见转移（0/9）。免疫组化染色显示肿瘤细胞：HER-1（－），HER-2（－），p53（+25% ～ 50%），p170（+），Ki-67（+＜25% ～ 50%），VEGF（+），Top-Ⅱα（+＜25%），p16（－）。

（五）随诊

患者术后 1 个月到院随访，其后每年电话随访 1 次。近期于术后 11 年来我院进行复查，状况良好。

术后 CT 复查（2009 年 5 月 6 日）：胰十二指肠切除术后，肝内胆管轻度扩张积气，未见肿瘤复发或转移征象（图 41-3）。

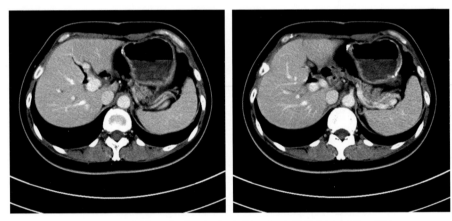

图 41-3　CT 复查（术后 2 年 3 个月）：肝内胆管轻度扩张、积气

二、病 例 点 评

该病例有以下特点：①中年女性；②急性起病，以进行性皮肤巩膜黄染伴轻度皮肤瘙痒为首发表现，且不伴有发热、寒战；③影像学检查示肝内外胆管与胰管扩张；④十二指肠镜示十二指肠乳头明显增大，胆胰管逆行造影示胰管全程扩张并取活检；⑤顺利施行经典胰十二指肠切除无并发症恢复；⑥无复发生存 12 年。

十二指肠乳头肿瘤常以胰胆管共同开口阻塞为其解剖学基础，以皮肤巩膜黄染或消化道出血黑粪为首发临床表现，影像学示肝内外胆管扩张、胰管扩张为间接证据，十二指肠镜检获临床诊断，术前手术活检为手术依据，标准胰十二指肠切除手术为推荐术式。较之邻近胆 - 胰结合点的其他两个组织来源的肿瘤如胆管下端肿瘤与胰头癌而言，整体生存期为优。

本例诊断明确，手术指征明确，手术精细可靠，术后无并发症恢复，术后亦无复发，故保证了长期生存。

（卢实春）

三、相关疾病精要

十二指肠乳头腺癌临床上较为少见，在所有消化系统恶性肿瘤中，发病率约为1%，但是在壶腹周围恶性肿瘤中，十二指肠乳头腺癌居第2位，且有逐年增加趋势。壶腹周围肿瘤所处解剖位置特异，位于腹膜后，周围毗邻重要的组织及血管，其早期多无特异性症状，且恶性程度较高，确诊时多数已进展，又因其解剖位置特殊，一旦侵犯周边血管及重要组织，多数无法行根治性切除，据文献报道，因发生侵犯血管及远处转移而无法行根治性切除术的患者可达60%～80%，壶腹周围癌早期症状以黄疸、腹痛为主，有文献报道，无痛性黄疸通常是患者就诊的第一症状。且多无特异性症状及体征，故而需要临床医师的经验结合实验室检验、影像学检查等综合判断，尽早确诊及治疗对预后有重要意义及影响。超声、CT及MRCP检查对于十二指肠乳头癌在诊断上可起到筛查作用，通过ERCP、十二指肠镜及乳头活检可确诊。ERCP对黄疸患者还可在插管成功的基础上行鼻胆管引流，从而缓解梗阻性黄疸造成的肝脏损伤，提高手术耐受力。

手术切除是治疗十二指肠乳头腺癌的首选方案。胰十二指肠切除术是标准术式，完整切除肿瘤的同时彻底清扫肝十二指肠韧带和胰腺周围淋巴结，及时清除早期转移灶，并且对于因肿瘤生长、糜烂、消化道出血引起的并发症有着显著效果，可提高患者的生存质量，对患者的预后有重要意义。胰十二指肠切除术疗效确定，尽管近年来手术成功率得到显著提高，并发症发生率逐年下降，但其手术操作难度大、创伤重，仍然是腹部外科手术的难点热点之一。严格把握胰十二指肠切除术的适应证是关键。针对早期壶腹部肿瘤可采用局部切除术，其手术创伤小，手术时间短，术中死亡率低，术后并发症少。随着医疗技术的进步，包括影像学、病理学等医疗技术的完善，早期诊断十二指肠乳头癌已成为可能，这是局部切除术实施的基础。但是局部切除术也存在其局限性，对于肿瘤切除范围过小，导致肿瘤细胞的残留，淋巴结转移无法及时发现，术后复发率较胰十二指肠切除术高等缺点。对于肿瘤局限，无周围组织侵犯且术中快速病理提示切缘肿瘤细胞阴性，可采用局部切除术。针对癌症晚期病患，局部无法根治切除或出现远处转移者，可行姑息性手术以提高其生活质量。

手术切除是治疗十二指肠乳头癌的首选方案，应严格把握各种术式的适应证，并充分做好术前评估与准备，基于此，患者才能获得良好的预后。

（刘 添 苏 明）

参 考 文 献

[1] Chalikonda, Aguilar-Saavedra. Laparoscopic robotic-assisted pancreaticoduodeneclomy: a case-matched comparison with open resection[J]. Surg Endose, 2012, 26(9): 2397-2402.

[2] Croome K P, Farnell M B, Que F G, et al. Total laparoscopic pancreatoduodenectomy for pancreatic ductal adenocarcinoma: oncologic advantages over open approaches?[J]. Ann Surg, 2014, 260(4): 633-638.

[3] De Oliveim ML, Triviflo T, de Jesus Lopes Filho G. Carcinoma of the papilla of Vater: are endoscopic appearance and endoscopic biopsy discordant?[J]. J Gastrointest Surg, 2006, 10(8): 1140-1143.

[4] Gumbs A A, Rodriguez Rivera A M, Milone L. Laparoscopic pancreatoduodenectomy: a review of 285 published cases[J]. Ann Surg Oncol, 2011, 18(5): 1335-1341.

病例 42 有支气管侵犯的 Ⅱ 期右上肺腺癌患者反复复发，经二次手术、二次放疗，生存期长达 26 年

【要点】 有支气管侵犯的 Ⅱ 期右上肺腺癌患者，行右上肺叶切除术，术后化疗，5 年后复发，第二次行右下肺叶切除，术后序贯化疗和放疗，2 年后再次复发，予根治性放疗，后续司莫司汀口服化疗，维持稳定长达 18 年，再次复发经免疫治疗、靶向治疗等治疗效果差，并发右侧胸腔积液，右肺已完全失去功能，最终并发严重的肺部感染死亡。生存期长达 26 年。

一、病例介绍

（一）病史简介

患者，男性，1921 年出生，1981 年 2 月手术（60 岁）。查体发现右上肺阴影 2 周入院。

1981 年 2 月在我院常规行胸部 X 线片检查发现右上肺结节状阴影，进一步肺部 CT 检查提示右上肺前中部可见 4.0cm×2.97cm×4.5cm 大小圆形块状影，考虑为右上肺癌可能性大。多次痰病理检查未见癌细胞。患者发病以来，一般情况好，无胸痛、胸闷、咳血等不适，体重无明显减轻。

1. 既往史 20 世纪 60 年代初诊断为高血压，间断服药治疗，血压控制尚平稳，一般维持在 130/90mmHg 左右。70 年代诊断为冠心病，长期服用扩冠药物治疗，心电图检查正常，近年无胸闷、胸痛等不适。1969 年左右曾患"左肺门淋巴结结核"。慢性支气管炎、肺气肿病史 20 余年。吸烟史 30 余年，29～30 支 / 天，少量饮酒。否认家族性遗传病史。

2. 体格检查 体温 36.5℃，脉搏 66 次 / 分，血压 130/70mmHg。体重 66kg。神清语利，营养佳。皮肤黏膜无黄染，浅表淋巴结未触及。眼睑无水肿。胸廓对称，桶状胸；两肺呼吸音清，无干、湿啰音。心率 66 次 / 分，律齐，心尖部可闻及 Ⅱ 级收缩期杂音，局限，不向腋下传导。腹平软，无压痛、反跳痛，肝脾肋下未触及，双下肢无水肿。生理反射存在，病理反射未引出。

3. 实验室检查 血常规（1981 年 2 月 10 日）：血红蛋白 132g/L，红细胞计数 4.45×10^{12}/L，血小板计数 219×10^9/L，白细胞计数 7.8×10^9/L，中性粒细胞 0.561，淋巴细胞 0.311，血细胞比容 0.375L/L。血生化（1981 年 2 月 10 日）：肌酐 68μmol/L，尿素氮 5.1mmol/L，谷丙转氨酶、谷草转氨酶正常，总蛋白 75g/L，白蛋白 40g/L。肿瘤标志物（1981 年 6 月）：甲胎蛋白正常，CEA 5.1ng/ml。

4. 影像学检查

（1）胸部 X 线片（1981 年 2 月 2 日）：右上肺叶尖段有 3.5cm×2.5cm 的球形阴影，阴影有分叶，周边有毛刺影及胸膜皱缩。考虑右上叶支气管肺癌。

（2）肺部 CT（1981 年 2 月 14 日）：右上肺前中部可见 4.0cm×2.97cm×4.5cm 大小圆形块状影，CT 值低，纵隔无明显异常肿块，考虑为右上肺癌可能性大。

（二）临床诊断

①右上肺癌；②高血压；③冠心病；④慢性气管炎、肺气肿。

（三）诊疗经过

1. 手术。1981 年 2 月 19 日行"右上肺叶切除术"。取右后外切口，切除第 5 肋入胸。胸内无粘连，检查病灶位于右上叶前段近尖段处，大小约为 3cm×3cm×3.5cm，肿块表面肺组织有收缩及凹陷，质地较硬。上叶肺门可见肿大淋巴结，质软，送冰冻病理检查未见癌转移，遂行右上肺叶切除术。手术过程顺利。

术后病理：右肺上叶尖、前段肺泡细胞癌（图 42-1，图 42-2），肿瘤大小 3.5cm×3cm×2.2cm，癌组织侵及至细支气管腺及软骨周围，有一处支气管壁少数腺体有癌变，呈腺癌结构，各断端未见癌组织，无肺门及纵隔淋巴结转移。

2. 术后化疗 5 次。

第 1～2 次（1981 年 5 月 4 日～6 月 18 日，1982 年 2 月 1 日～1982 年 3

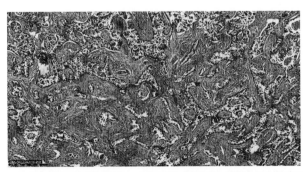

图 42-1 右肺上叶细支气管肺泡细胞癌，可见不规则腺腔，其间为纤维组织分隔，HE 染色低倍

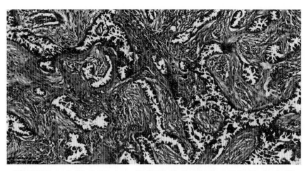

图 42-2　右肺上叶尖、前段肺泡细胞癌，HE 染色高倍

月 20 日）：长春新碱（VCR）1mg 1 次 / 周，环磷酰胺（CPM）400 ~ 600mg，
1 次 / 周，甲氨蝶呤（MTX）20mg im 1 次 / 周。

第 3 次（1982 年 4 月 14 日）洛莫司汀（CCNU）120mg。

第 4 ~ 5 次（1983 年 1 月 ~ 1984 年 4 月 13 日），卡莫司汀（BCNU）。

3. 1986 年 6 月发现右下肺阴影，大小 1.5cm×1.5cm，边缘毛糙，似分叶，
考虑肺癌可能性大，支气管镜及多次痰病理检查均为阴性。1986 年 8 月 20 日
行右肺下叶背段楔形切除术。手术过程如下：取右后外侧切口原进路入胸。胸
内大部分粘连，呈膜状，分离粘连处用电灼止血。探查背段的外后可见一肿块，
距脏层胸膜约 1cm，大小约为 1.5cm×1.5cm×1.0cm，质地中等。背段支气管
与下叶支气管分叉旁有 3 枚肿大淋巴结融为一体，病灶穿刺为肺癌，考虑到已
有二级肺门淋巴结转移、淋巴结切除有困难，不能完全根治，且肺功能较差，
按术前计划行下叶背段病灶大楔形切除。手术过程顺利。出血 400 ~ 500ml，
输血 800ml。

术后病理示肿瘤大小 1.5cm×1.5cm×1.0cm，细支气管肺泡癌伴气管旁淋
巴结转移，术后行放疗，累积总剂量 5500RAD（1986 年 10 月），化疗 2 次 [1987
年 3 月长春新碱（VCR）＋环磷酰胺（CTX）＋表柔比星（EPI），1987 年 11 月
长春新碱（VCR）＋氟尿嘧啶（5-FU）＋丝裂霉素（MMC）]。

4. 1988 年 5 月再次发现右上肺阴影，患者不同意手术，给予放疗
6000RAD，1989 年 1 月复查示右上肺肿块消失。

5. 1991 年 11 月肺及纵隔 CT 检查发现右支气管旁数个直径 1cm 左右的淋
巴结，行司莫司汀（Meccnu）口服 150mg 动态观察变化不明显。此后至 2007
年 1 月多次复查胸部 CT 提示纵隔数个增大的淋巴结，无动态增大，未发现肺
内明显结节 / 团块影；纤维支气管镜检查、头颅 CT、腹部 B 超、全身 PET 检
查等均未发现肿瘤复发及转移征象。在此期间于 2006 年 2 月和 2007 年 1 月无

诱因出现少量咯血，经止血等对症治疗后缓解，复查胸部 CT 无肿瘤进展证据。

6.2007 年 3 月复查胸部 CT 提示右下肺纵隔旁团块影，肿瘤性病变可能性大；右侧胸腔积液。结合 PET-CT，右上肺癌复发诊断明确。予免疫治疗、中医中药、胸腔内治疗、靶向治疗（易瑞莎）后，复查胸部 CT 病灶增长迅速，胸腔积液量进行性增多，出现右肺不张。病程中反复出现肺部感染、快速性心房颤动、心功能不全等心脏情况。

患者有 20 余年右侧肺癌病史，反复肺癌复发，已行右上肺叶、右下肺叶切除，且存在右侧胸腔积液，从 2006 年开始右肺已完全失去功能，仅左肺有功能。病程后期在肺癌的基础上出现严重的感染，最后无法逆转病情。2007 年 9 月 22 日死亡。

7. 2007 年 3 月以后肿瘤标志物变化（表 42-1）。

表 42-1　肿瘤标志物变化

肿瘤标志物 日期	CEA （0 ~ 5μg/L）	CA125 （0.1 ~ 35U/ml）	CYFRA21-1 （0.1 ~ 4.0ng/ml）	CA153 （0.1 ~ 30U/ml）	NSE （1 ~ 24ng/ml）
2007 年 3 月 20 日	1.69	60	2.95	18.5	31
2007 年 9 月 18 日	2.81	154	15.52	31.21	262

二、病例点评

该例患者为 1 例经过多学科综合治疗后达到长期生存的成功案例。患者初始治疗接受了肺癌根治术，由于支气管内卫星灶的存在，术后病理分期定为 T3N0M0，ⅡB 期，该类患者术后需给予辅助化疗。5 年之后发现右肺下叶新发病灶，此时针对该病灶应按第二原发肿瘤处理。第二次手术病理分期为 T1N1M0，ⅡA 期。对于Ⅱ期肺癌患者术后推荐行辅助化疗，不常规推荐辅助放疗，受限当时的治疗观念，该患者术后接受了辅助放化疗，处理相对积极。

患者于两年后再次发现右肺病灶复发，因未行手术分期不明，临床分期为早期。从整个病程来说，患者三次肿瘤在确诊时分期为ⅡB、ⅡA 期，两次病理类型为腺癌（细支气管肺泡癌），初次手术时有两个不同的癌灶，推测有可能为不同起源的病灶，且该患者本身预后较好，病程表现符合多原发肺癌（multiple primary lung cancer，MPLC）的临床特点。多原发癌是指在同一患者肺内同时或先后发生两个或两个以上原发性恶性肿瘤，该类肿瘤发现时多数病灶为

早期癌，腺癌为主，预后较好。MPLC 根据两个肺部恶性肿瘤的诊断间隔时间
分为同时性多原发肺癌（synchronous MPLC，sMPLC）和异时性多原发肺癌
（metachronous MPLC，mMPLC）。

　　MPLC 的诊断和治疗，尚有一定难度。既往由于检查手段的限制，多原发
肺癌报道的发生率较低，但近年来随着检查水平的提高，多原发肺癌的发生率
逐步提高。MPLC 的诊断需考虑以下因素：组织学类型、遗传学特点、影像学
特征及临床表现。对于 MPLC 的诊断标准，以往多参照 Martini-Melamed 诊断
标准（M-M 标准），近年来其鉴别诊断上引入了分子基因诊断作为标准，提出
利用不同的分子遗传学特点对相同病理类型的多发病灶加以鉴别，但实施仍有
一定难度。

　　关于多原发肺癌的治疗还没有权威指南，但大多数肺癌中心的报道认为积
极的手术切除依然是治疗多原发肺癌最有效的方法。目前的外科治疗原则与单
发肺癌一样，手术应遵循肿瘤外科治疗的两大基本原则，即最大限度地切除肿
瘤组织，同时最大限度地保留正常肺组织。对于术后的辅助治疗，应该将多发
病灶单独分期，分期较高者作为患者最终分期，根据肿瘤分期采取术后辅助放
化疗策略。

　　该患者再次发现右肺病灶时年龄较大，且接受过两次手术，从而选择放疗。
2015 年《柳叶刀·肿瘤学》（lancet oncology）上的一项随机对照研究显示对于
T1 ～ 2a，N0M0 的患者接受立体定向放疗 3 年的无复发生存同手术类似，总生
存优于手术治疗，提示立体定向放疗在早期肺癌治疗中的治疗价值，但该研究
为小样本研究，仍不足以改变指南。该患者由于早期反复手术影响，此时选择
放疗时也是恰当的。

　　后期该患者发现纵隔淋巴结肿大，但未能进一步检查明确性质，直至 2007
年发现肿瘤暴发进展，此时患者状态差，年龄大，治疗耐受差，预后差，内
科治疗无效很快死亡。近年来在非小细胞肺癌特别是肺腺癌的治疗中越来越
强调明确分子病理分型的重要性。肺腺癌的患者有半数以上合并有驱动基因
的改变，此类患者能够从靶向治疗中获益。基因检测不仅能为靶向治疗提供
指导，还能进一步明确不同部位的病灶是否为同一起源，从而进一步明确是
否为 MPLC，但受限当时的认知水平和检测限制，相关检测在当时是很难实
现的。

　　综上，从该患者病程表现符合 MPLC 的特点，但仍需进一步的影像、病理
等数据的支持，对该类肿瘤的处理需与常规肺癌区别对待。

（胡　毅）

三、相关疾病精要

多原发非小细胞肺癌的诊断和治疗进展

多原发肺癌（multiple primary lung cancer，MPLC）是指在同一患者肺内同时或先后发生两个或两个以上的原发性恶性肿瘤，非肿瘤的肺内转移。根据肿瘤出现的时间不同又分为同时性多原发肺癌（synchronous MPLC，sMPLC）和异时性多原发肺癌（metachronous MPLC，mMPLC）。既往研究显示在接受手术的非小细胞肺癌的患者中，有 2.6% ~ 7.9% 的患者具有 sMPLC，而 MPLC 与肿瘤肺内转移为两种完全不同的疾病类型，在预后及治疗选择上不同，但是鉴别却存在一定困难。

1. MPLC 的诊断 MPLC 的起源假说是基于"区域癌化（field cancerization）"理论，该假说认为呼吸系统中，支气管肺泡上皮的异型增生可能与致癌原导致的基因改变有关，某些异型增生的细胞首先发生癌变，随后其他不同部位处于不同级别的异型增生细胞相继基因突变，形成所谓具有独立且不同克隆来源的多原发肺癌。

Martini 和 Melamed 于 1975 年首次提出 sMPLC 和 mMPLC 的概念及诊断标准，即 Martini 和 Melamed 标准。sMPLC 的诊断标准是：①双肺同时发生或在间隔 6 个月以内发生病变。②经病理诊断证实是恶性肿瘤，其组织学类型不同。组织学类型相同时：位于不同肺段、肺叶，不同侧肺，由不同的原位癌起源，肺癌共同的淋巴引流部位无癌肿，确立诊断时无肺外转移。③除外复发和转移。mMPLC 的诊断标准为：①组织学类型不同；②组织学类型相同时，无瘤间期至少 2 年，或均由不同的原位癌起源，或第二原发癌位于不同肺叶或不同侧肺时，肺癌共同的淋巴引流部位无癌肿，诊断时无肺外转移。随后多个研究对该方案提出了改进版本，2007 年美国胸科医生学会将基因特征进一步地纳入分析，对于相同病理类型的要求解剖位置不同或发病时间不同（＞4 年），或者将具有不同病理类型、不同分子基因特征进行进一步的区分。但目前主流指南对于 MPLC 的诊断尚无统一标准，但各指南都非常注重判断此类患者是否能接受治愈性的治疗方式。

由于不同克隆来源的肿瘤理论上均有不同的分子基因特征，这是鉴别 MPLC 的重要理论假说。该假说认为一旦恶性肿瘤细胞形成，肿瘤相关驱动基因（致癌或抑癌基因）在肿瘤细胞繁殖过程中保持同质性，不会在肿瘤后期的扩张或转移中再次发生改变。*p53* 基因是 NSCLC 常见的基因突变，在 35% ~ 66% 的 MPLC 中存在 *p53* 的基因突变，可以通过不同的 *p53* 基因突变

进行诊断。研究认为 KRAS 基因突变是不典型腺瘤样增生转化为腺癌的分子生
物进程之一，MPLC 中不同肿瘤 K-ras 及 p53 基因同时有相同突变的可能性极小，
所以将 K-ras 基因突变与 p53 基因突变联合检测，能够大幅度提高 MPLC 的诊
断效能，但该文献中入组病例数目较少，可验证性不高。

　　EGFR 同样是肺腺癌发生的早期事件，作为 NSCLC 的重要驱动基因，一旦
发生 EGFR 基因突变，在单克隆起源的肿瘤细胞中会保持稳定性和一致性。由
于 EGFR 基因突变种类的多样性，单一 EGFR 基因检测就能有效诊断 MPLC，
但是由于仅有 8% 的肿瘤同时出现 EGFR 及 K-ras 基因突变，联合检测仅能对
36% 的 MPLC 进行诊断，并不推荐两个基因联合检测。

　　基因的杂合性缺失（loss of heterozygosity，LOH）是胚系的多样性向体细
胞纯合性转化过程中的一个过渡阶段，是等位基因缺失的标志性过程，是另一
项重要判断 MPLC 的分子标志。LOH 诊断 MPLC 的有效性较高，其检测敏感
度为 87%，而在联合检测 p53 时能够更大限度地提高准确率。其他一些检测手
段 X 染色体基因的失活、阵列式基因体杂交比较法也证实 sMPLC 和 mMPLC
的鉴别诊断有一定意义。

　　2. MPLC 的治疗　MPLC 的治疗方案至今无统一标准，大多数肺癌中心的
报道认为积极的手术切除依然是治疗多原发肺癌最有效的方法，对无法完全切
除或高度怀疑为肺内转移的患者进行内科治疗。根据 ACCP 指南，sMPLC 和
mMPLC 均考虑行根治性手术切除，可行有创性纵隔活检、胸外影像学检查（1B
级推荐）。在 sMPLC 患者中，两个或多个肿瘤应该分别进行分期评估，作为独
立肿瘤处理。在疑似或证实肺癌的同时同侧不同肺叶发现结节，需排除良性病
变或 sMPLC（1C 级推荐）。在疑似或证实多发肺癌患者，推荐尽量行根治性治
疗（2C 级）。

　　MPLC 的外科治疗原则是最大限度地切除肿瘤组织，同时最大限度地保留
正常肺组织。但手术的方式目前仍无统一标准，以 mMPLC 为例，有学者认为
针对第二个肿瘤应首选单肺叶乃至双肺叶切除，其次才考虑肺段或楔形切除。
但也有研究将局部切除作为主要手术方式。尽管肺叶局部切除复发率高于肺叶
切除，但总生存率并无明显不同，所以对于肺功能不佳的患者，局部切除仍然
是可接受的治疗方案。局部切除能最大限度地保留患者的肺功能，在治疗原发
肿瘤已经行肺叶切除的情况下，这样的举措对于改善患者生活质量、降低术后
并发症及病死率具有意义。

　　除了手术治疗外，近年来对 MPLC 放疗的有效性也逐渐被认可。近年来有
研究报道立体定向放疗（stereotactic body radiationtherapy，SBRT）对早期肺
癌治疗效果与手术切除基本相似。SBRT 可以作为无法手术治疗患者的替代治

疗方案，其中位生存期和中位无肿瘤生存期与手术患者相似，5 年生存率可达 51% ～ 70%。

3.MPLC 的预后 研究显示 MPLC 的预后相对肺转移瘤较好，5 年生存率为 0 ～ 70%，传统的 TNM 分期不适用于 MPLC 患者的治疗策略选择和预后判断。sMPLC 的预后影响因素较多，包括肿瘤大小、分化、淋巴结转移、病理类型、肿瘤位于同侧或对侧、肿瘤是否位于同一叶，但是相关研究有不相符的方面。淋巴结侵犯是预测 sMPLC 患者预后较好的指标，淋巴结转移的患者 5 年生存率为 0 ～ 15.5%，而无淋巴结转移患者 5 年生存率为 45%。肿瘤直径＜ 0.8cm 的患者 5 年存活率达到 100%。mMPLC 的预后较 sMPLC 略好，与第二癌的临床特性密切相关，术后 5 年存活率 20% ～ 65%。如果 mMPLC 第二原发癌为早期癌，则预后相对较好，如果存在淋巴结转移，则预后差。

ACCP2007 版指南推荐 MPLC 患者随访需每 6 ～ 12 个月进行 1 次，包括病史采集、体格检查和胸部 CT，1 年以后改为每年胸部 CT 平扫 1 次。

4.总结 随着检查技术的提高，MPLC 的检出率逐年升高，应当重视 MPLC 是一类特殊类型的肿瘤，其分期、治疗及预后均与肺内转移瘤不同，常规病理检查联合分子病理检测能够为诊断提供更多有用信息。治疗上，手术、SBRT 等治疗手段需综合考虑选择，预后相对较好。

（陶海涛　胡　毅）

参 考 文 献

[1] 郭海法，申屠阳．多原发肺癌的诊断和处理策略新进展 [J]．中国肺癌杂志，2016, 19(05): 307-311.

[2] 王亚龙，王永岗．多原发肺癌研究现状和展望 [J]．中华肿瘤防治杂志，2019, 026(009): 670-674.

[3] Chang Y L, Wu C T, Lee Y C. Surgical treatment of synchronous multiple primary lung cancers: experience of 92 patients[J]. J Thorac Cardiovasc Surg, 2007, 134(3): 630-637.

[4] Murphy S J, Aubry M C, Harris F R, et al. Identification of independent primary tumors and intrapulmonary metastases using DNA rearrangements in non-small-cell lung cancer[J]. J Clin Oncol, 2014, 32(36): 4050-4058.

[5] Shen K R, Meyers B F, Larner J M, et al. Special treatment issues in lung cancer: ACCP evidence-based clinical practice guidelines (2nd edition)[J]. Chest, 2007, 132(3 Suppl): 290S-305S.

病例 43 高风险复发的左下肺腺癌，术后 10 年出现脑转移，经治疗后继续存活 8 年

【要点】 老年存在肿瘤血管内侵犯的早期左下肺腺癌，左下肺叶切除术后 10 年出现脑转移，经全脑放疗和立体定向放疗，以及化疗继续生存 8 年。

一、病例介绍

（一）病史简介

患者，男性，58 岁。1929 年出生，1987 年 4 月手术。主因查体发现左肺下叶占位性病变 1 个月余入院。1987 年 3 月 28 日查体行肺 CT 检查提示左下肺后基底段有 1cm 大小块影，边界不清，淋巴结未见明显肿大，考虑肺癌可能性大。共留取 9 次痰病理检查，其中 1 次见腺癌细胞，3 次可见核异质细胞，其余为阴性。查 CEA 升高，为 8.24ng/ml。无明显胸痛、胸闷、咳血等不适，无发热。发病以来一般情况好，二便如常，体重无明显变化。

1. **既往史、个人史** 1984 年诊断支气管哮喘，过敏试验显示对尘土、羽毛、花粉过敏，已采用脱敏疗法。近年未复发。1956 年患血吸虫病，已治愈。

2. **体格检查** 体温 36.8℃，血压 120/90mmHg。体重 64kg。神清语利，营养良好。皮肤黏膜无黄染，浅表淋巴结未触及。眼睑无水肿。双肺呼吸音清，未闻及干、湿啰音。心率 70 次/分，律齐，各瓣膜听诊区未闻及杂音。腹平软，无压痛、反跳痛，肝脾肋下未触及，双下肢无水肿。生理反射存在，病理反射未引出。

3. **实验室检查** 血常规（1987 年 3 月 12 日）：血红蛋白 148g/L，血小板计数 135×10^9/L，白细胞计数 7.6×10^9/L，中性粒细胞 0.75，淋巴细胞 0.17。血生化（1987 年 3 月 12 日）：肌酐 68μmol/L，尿素氮 4.8mmol/L，谷丙转氨酶、谷草转氨酶正常，总蛋白 70g/L，白蛋白 42g/L。肿瘤标志物：（1987 年 3 月 17 日，术前）甲胎蛋白正常，CEA 11.12ng/ml。

4.影像学检查 肺部CT（1987年3月28日）：左下肺后基底段占位性病变，大小约1cm，结合临床考虑肺癌可能性大。

（二）临床诊断

①左下肺癌。②支气管哮喘。

（三）诊疗经过

1.1987年4月7日行左下肺叶切除术。

手术经过：取左后外侧切口，肿瘤位于左肺下叶后基底段肺表面处可见约3cm×2cm×2cm大小结节，质地硬，表面皱缩，呈分叶状，初步考虑为肺癌，肺门及纵隔未见肿大淋巴结，行下叶切除。手术过程顺利。

病理诊断：大体。左肺下叶肺组织，总体积17cm×8cm×5cm，于内后缘肺膜下见2.5cm×1.5cm×1.5cm大小灰白色结节，与周围组织间无包膜分隔。支气管切缘旁见淋巴结1枚，各段支气管腔内见黏液性分泌物。镜下：左下肺后缘结节型细支气管肺泡细胞癌（图43-1，图43-2），大小2.5cm×1.5cm×1.5cm，肺间质血管腔内有肿瘤组织，周围肺组织部分萎缩，支气管残端未见肿瘤，支气管旁淋巴结未见转移癌（0/1）。

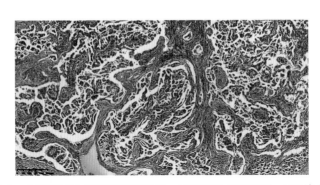

图43-1 左下肺细支气管肺泡细胞癌，呈管状乳头状排列，HE染色低倍

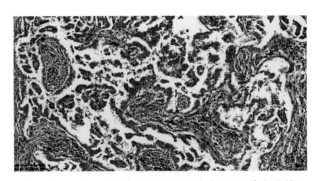

图43-2 左下肺细支气管肺泡细胞癌，HE染色高倍

2. 术后化疗 [长春新碱（VCR），丝裂霉素（MMC），5- 氟尿嘧啶（5-FU）]

1987 年 6 月 1 日～ 7 月 3 日，VCR 4mg，MMC 40mg，5-FU 4000mg。

1987 年 11 月 2 日～ 12 月 5 日，VCR 4mg，MMC 50mg，5-FU 4000mg。

1988 年 7 月 4 日～ 8 月 5 日，VCR 4mg，MMC 40mg，5-FU 400mg。

1989 年 9 月 25 日～ 9 月 27 日，卡莫司汀（BCNU），125mg/d，共 3 天。

四次化疗中出现轻度乏力、恶心、食欲缺乏等，血小板及白细胞总数轻度
下降。

至 1997 年 1 月多次入院复查未发现复发及转移。CEA 2.54ng/ml（1987 年
10 月 27 日），3.7ng/ml（1994 年 6 月 1 日）。

3. 1997 年 7 月因 CEA 增高至 30ng/ml，肺部 CT 无变化，脑 CT 示左小脑
一 2.5cm×3.5cm 占位病灶，考虑左小脑转移瘤，于 1997 年 7 月 7 日至 8 月 5
日行全颅放疗，剂量共 35Gy。1997 年 8 月 22 日行 X-D 治疗，中心放射剂量为
2100cGy。1997 年 9 月 11 日予卡莫司汀（BCNU）125mg/d，共 2 天。1997 年
9 月 22 复查颅脑 MRI 示肿块明显缩小，约 1.8cm×2.5cm。在此期间 CEA 最高
75ng/ml，经治疗后，CEA1.0ng/ml（1997 年 9 月 29 日）。

4. 1997 年 9 月 23 日开始口服氟铁龙 400mg，2 次 / 日，服用 92 天后因出
现 Ⅱ 度骨髓抑制停药。为防止脑转移，多次口服司莫司汀治疗，至 2002 年 1 月
多次复查肺部 CT、脑部 CT 未见病情进展，肿瘤标志物均正常。

5. 2003 年 9 月因肺部感染住院期间反复发生呕吐、继发性癫痫发作，考虑
与脑转移有关，但因患者病情重，家属拒绝行颅脑 CT 等检查，予丙戊酸钠、
甘露醇脱水降颅内压等对症治疗，病情仍经常反复。

6. 因反复呕吐、肺部感染、脑疝，不除外脑转移进展，于 2005 年 6 月 28
日死亡。

死亡诊断：①左下肺细支气管肺泡癌术后、左小脑转移癌放疗后，继发性
癫痫；②左小脑扁桃体疝；③慢性肾衰竭，糖尿病肾病；④双侧肺炎，左肺不张；
⑤消耗性贫血，骨髓转移不除外；⑥冠心病，稳定型心绞痛；⑦ 2 型糖尿病。

二、病例点评

脑是肺癌最常见的远处转移部位之一，20%～65% 肺癌患者在病程中会出
现脑转移，是脑转移性肿瘤中最常见的类型。本例肺癌术后 10 年出现脑转移，
十分少见。患者肺叶切除手术后 CEA 恢复正常。发现脑部占位病变 CEA 再次
升高，全脑放疗后，脑部病变明显缩小，CEA 降至正常水平，肺癌脑转移的临
床诊断可以成立。肺癌脑转移预后差，一般自然生存期只有几个月，1 年存活

率为 10% ～ 20%，本例存活长达 8 年以上，很罕见。

目前肺癌脑转移治疗采用手术、放疗、化疗和肺癌靶向治疗等多学科综合治疗。对于有 *EGFR* 基因突变的非小细胞肺癌，首选靶向治疗。第三代靶向药物奥西替尼（AZD9291）对脑转移的控制率达到 93%，约 50% 的患者中位无进展生存期显著延长至 11.7 个月。

全脑放疗（WBRT）是脑转移瘤的主要局部治疗措施之一，不但可以缓解晚期肺癌脑转移患者神经系统症状，还可改善肿瘤局部控制情况。近年来采用立体定向放射治疗，可以更精准地对转移瘤进行治疗，减少全脑放疗的副作用，取得更好的治疗效果。

肺癌脑转移一般情况不适合手术。近年来有许多学者对脑转移单发或不超过 3 个转移瘤患者（称为肺癌寡转移）尝试行手术治疗，全部切除转移病灶，可以迅速缓解颅内高压症状，消除转移瘤对周围组织的刺激。通过切除全部肿瘤达到局部治愈，取得了很好的治疗效果。

（初向阳）

三、相关疾病精要

肺癌脑转移的诊治

肺癌占中国癌症发病率、病死率第 1 位。导致肺癌如此高病死率的主要原因是局部复发和远处转移，而肺癌最常见的远处转移部位之一是脑部，肺癌脑转移的发生率为 23% ～ 65%，是脑转移性肿瘤中最常见的类型。随着肺癌发病率的逐年上升，各种诊疗技术的提高，肺癌脑转移的检出率也随之增加。肺癌脑转移预后较差，其中位生存期为 3.1 ～ 12 个月。目前关于肺癌脑转移的诊断和治疗成为众多研究的热点之一，不断有新方法新手段涌现出，且效果各有不同，肺癌脑转移患者的治疗应该在全身治疗的基础上，进行针对脑转移的治疗，包括手术、全脑放疗（whole brainradiotherapy，WBRT）、立体定向放射治疗（stereotactic radiotherapy，SRT）、化疗和分子靶向治疗在内的多学科综合治疗，其目的是治疗转移病灶、改善患者症状、提高生活质量，最大程度地延长患者生存时间。现将其进展综述如下。

1. 全脑放疗（WBRT） WBRT 是脑转移瘤的主要局部治疗措施之一，可以缓解晚期肺癌脑转移患者的神经系统症状，改善肿瘤局部控制情况。WBRT 对颅内亚临床病灶有一定的控制作用，但因其受正常脑组织的剂量限制，难以根治颅内病变，约 1/3 脑转移患者 WBRT 后颅内病变未获控制，50% 脑转移患者死于颅内病变进展。WBRT 仅可延迟 0.5 ～ 1 年颅内新发灶的出现，甚至有

的患者在 WBRT 过程中又出现新的颅内转移灶。在立体定向放射外科及各种
分子靶向治疗等综合手段迅速发展的今天，许多非小细胞肺癌脑转移患者生存
期明显延长，脑转移进展时间延迟，即使对于多发性脑转移瘤的患者，约 50%
亦可避免接受 WBRT。故对于就医条件许可、随诊方便的非小细胞肺癌脑转移
患者，应尽可能推迟 WBRT，留待作为挽救治疗手段。WBRT 的适应证包括：
①非小细胞肺癌脑转移患者立体定向放射外科治疗失败后的挽救治疗；②多于
3 个病灶的非小细胞肺癌脑转移患者的初始治疗，联合立体定向放射外科局部
加量；③非小细胞肺癌脑转移患者颅内转移灶切除术后的辅助治疗；④对广泛
脑膜转移的肺癌患者综合应用 WBRT 与椎管内化疗，对有脊膜转移的肺癌患者
可行全脑全脊髓放疗；⑤广泛期小细胞肺癌伴有脑转移的患者，无论是否有症状，
也无论转移病灶多少，均可行 WBRT，小细胞肺癌发生脑转移时 WBRT 通常是
首选治疗手段，主要原因是多发脑转移的发生概率高；⑥小细胞肺癌患者之前
接受过脑预防照射（prophylactic cranial irradiation，PCI）者，之后出现多发脑
转移时，可慎重再次选择 WBRT。全脑放疗主要的不良反应包括短期及长期副
作用，短期主要表现为脑水肿，可诱发颅内压增高导致头痛、头晕等症状，使
用糖皮质激素或脱水剂可缓解相应症状。长期副作用包括头痛、意识障碍、认
知下降等延迟性脑损伤。但全脑放疗带来的生存获益仍大于它引起的不良反应。
预防性全脑放疗目前已常规用于局限期完全缓解或几乎完全缓解的小细胞肺癌
且临床获益明显，对于非小细胞肺癌脑转移发生率虽有所控制，但总生存时间
并未延长，目前不推荐 PCI 作为非小细胞肺癌的常规治疗。

2. 立体定向放射外科（stereotactic radiosurgery，SRS）　SRS 具有定位精确、
剂量集中和安全快速等特点，并且具有非侵袭性、损伤相对较小和恢复快等优
点，能够很好地保护周围正常组织，可以快速控制局部肿瘤进展，缓解神经系
统症状，且对神经认知功能影响小，已逐渐成为脑转移瘤的重要治疗手段，尤
其适用于不可行手术切除的脑转移病例。SRS 与 WBRT 相比，可将高剂量放射
线准确定位至脑转移病灶位置，而对于周围正常脑组织的损伤较轻，从而减轻
了因放疗所致的不良反应。SRS 治疗的主要适应证为：①单发直径 4 ～ 5 cm 以
下的转移瘤（小细胞肺癌 SCLC 除外）的初程治疗；②≤ 4 个转移灶的初程治疗；
③ WBRT 失败后的挽救治疗；④颅内转移灶切除术后的辅助治疗；⑤既往接受
SRS 治疗的患者疗效持续时间超过 6 个月，且影像学认为肿瘤复发而不是坏死，
可再次考虑 SRS；⑥局限的脑膜转移灶 WBRT 基础上的局部加量治疗。接受单
纯 SRT 治疗的患者颅内远期失败率高于 WBRT，因此，对于多发性脑转移瘤患者，
初程 SRT 后需进行密切随访，一般 2 ～ 3 个月复查 1 次，监测颅内新发病灶的
发生，并且应对患者进行颅内远期转移风险分层。国内外研究提出的高危因素

有：＞ 4 个转移灶、颅外疾病未控、转移灶体积 ＞ 6cm³ 以及原发灶诊断和脑转移诊断时间 ＜ 60 个月等，推荐对于高危患者行 SRT 联合 WBRT，反之则行单纯 SRT。

3. 外科手术 随着手术技术的进步，手术并发症的降低，外科手术治疗成为改善脑转移预后的重要手段。肺癌脑转移大多发生在大脑中动脉供血的额、顶、颞叶，位置不深，为手术成功切除增加了可能性，手术治疗可迅速解除肿瘤对脑组织的压迫缓解颅内高压，消除转移灶对周围脑组织的刺激，改善神经功能状态及症状，能通过切除全部肿瘤而达到局部治愈的目的，并能明确肿瘤病理类型，有利于后续治疗。脑转移瘤患者是否适合手术切除需考虑肿瘤个数、大小和部位、组织学类型、患者的全身状况等，手术适应证为：①脑内单发、部位适合、易于切除，且肿瘤或其水肿占位效应重或导致脑积水的患者适合手术切除。而虽为单发但对放、化疗敏感的病理类型，如 SCLC 等可不首选手术，但下列情况除外：转移瘤和（或）水肿体积大、颅内压失代偿、肿瘤卒中等濒临脑疝、危及生命者应急诊手术，为下一步放、化疗争取时间和空间。②多发脑转移瘤手术治疗目前尚有争议，但一般认为：若肿瘤数目不超过 3 个，且手术能完全切除，则与单发脑转移瘤患者一样也能获得满意的效果。3 个以上脑转移病灶治疗应首选 WBRT 或 SRS，但如果出现肿瘤卒中、梗阻性脑积水等危及生命时，也应行手术减压。③肿瘤大小。肿瘤直径 ＞ 3cm 者，一般不适合放射治疗，宜首选手术；肿瘤最大径 ＜ 5mm，尤其位于脑深部（丘脑、脑干等）宜首选放疗或化疗；如肿瘤最大径介于 1 ～ 3cm，则根据全身状况、手术风险等综合评估来决定首选手术还是其他治疗。④肿瘤部位。尽管目前借助神经导航、术中功能定位等技术，神经外科医师可以到达颅内任何一个部位，但脑深部或功能区转移瘤手术的致残率总体上仍较浅表或非功能区的手术致残率为高。因此，对位于脑干、丘脑、基底节的脑转移瘤原则上不首选手术。

4. 分子靶向治疗

（1）EGFR-TKIs：随着分子检测技术的进步和靶向治疗药物的不断推出，肿瘤的诊疗已经进入规范化全程管理时代。表皮生长因子受体（epidermal growth foctor receptor，EGFR）是最常见的驱动基因，其在中国 NSCLC 患者中的阳性率达 50%。EGFR 酪氨酸激酶抑制剂（EGFR-tyrosinekinase inhibitor，EGFR-TKI）在 NSCLC 的临床治疗中扮演着重要角色。EGFR-TKIs 脂溶性好，能在一定比例上透过血脑屏障，对于 NSCLC 脑转移有治疗作用，可用于 EGFR 基因敏感突变 NSCLC 脑转移患者的治疗。

第一代 EGFR-TKI 为可逆性 EGFR 抑制剂，代表药物包括吉非替尼、厄洛替尼、埃克替尼等。吉非替尼单药治疗 *EGFR* 基因敏感突变的肺腺癌伴脑转移

患者转化性治疗后客观缓解率（ORR）为 87.8%，中位颅内无复发生存（PFS）
为 14.5 个月，中位总生存率（OS）为 21.9 个月，吉非替尼治疗可显著延迟脑
转移患者至放疗时间，中位至挽救性放疗时间为 17.9 个月，此外，EGFR19 号
外显子缺失突变的患者较 EGFR 21 号外显子 L858R 突变的患者预后更好。厄
洛替尼二线治疗无症状的 NSCLC 脑转移的中位颅内 PFS 为 10.13 个月，中位
OS 为 18.9 个月。BRAIN 研究（CTONG1201）结果显示，与 WBRT± 化疗相
比，埃克替尼显著改善了合并脑转移的 EGFR 基因敏感突变型晚期 NSCLC 患
者的颅内 PFS 和颅内 ORR。第一代 EGFR 靶向抑制剂在 NSCLC 领域取得了
良好的效果，但是 EGFR 突变阳性的肺癌患者在使用一代 EGFR-TKI 靶向药平
均治疗为 9～14 个月后均会发生耐药突变。其中 50%～60% 获得性耐药者可
检测到 T790M 耐药突变，第三代 EGFR-TKI 可抑制 T790M 耐药突变。奥希替
尼（Osimertinib，Tagrisso，AZD9291）为第三代 EGFR-TKI，不可逆地抑制
EGFR 基因敏感突变和 T790M 突变的肺癌细胞，并具有抗中枢神经系统（central
nervous system，CNS）转移的临床活性。2015 年 11 月 13 日美国食品药品监督
管理局批准奥希替尼上市，适应证为 EGFR-TKI 治疗进展后的 EGFR T790M 突
变阳性的转移性 NSCLC。动物实验显示，奥希替尼在脑组织中分布较吉非替尼
和阿法替尼更高。FLAURA 研究显示，在 EGFR 敏感突变的 NSCLC 包括中枢
神经系统转移患者中，与目前标准一线治疗（厄洛替尼或吉非替尼）相比，奥
希替尼将脑转移患者的中位 PFS 延长至 15.2 个月，并降低了中枢神经系统进展
风险。

　　（2）ALK 抑制剂：ALK 融合基因是 NSCLC 另一个明确的治疗靶点。
NSCLC 患者 ALK 融合基因阳性率约为 5%，中国 NSCLC 患者 ALK 融合基因
的阳性率为 3%～11%。克唑替尼是一种口服的 ALK 酪氨酸激酶受体抑制剂，
与培美曲塞联合铂类化疗相比，克唑替尼对 ALK 融合基因阳性的 NSCLC 脑转
移患者颅内转移瘤控制率更高。对于克唑替尼治疗后进展的患者，可选择的新
型 ALK 酪氨酸激酶受体抑制剂包括色瑞替尼（Ceritinib，LDK378）和阿雷替
尼（Alecensa，Alectinib）等。Ⅱ期临床研究结果显示，阿雷替尼对于接受过克
唑替尼治疗的 ALK 融合基因阳性的晚期 NSCLC 患者同样具有很好的疗效，尤
其对于脑转移病灶。2015 年 12 月 11 日美国 FDA 批准阿雷替尼上市，用于克
唑替尼耐药的 ALK 阳性晚期 NSCLC 的治疗。

　　5. 化疗

　　（1）NSCLC 脑转移的化疗：化疗是 NSCLC 脑转移重要的治疗手段之一，
以顺铂、卡铂为主的铂类药物为基础，联合第三代细胞毒类药物可给 NSCLC
脑转移患者带来生存获益。培美曲塞联合铂类对 NSCLC 脑转移患者的颅内病

灶有控制作用，化疗组总生存（overall survival，OS）明显长于自然生存时间。替莫唑胺是一种新型咪唑四嗪类烷化剂，可在人体内转化成有活性的烷化剂前体，能透过血脑屏障，对于控制 NSCLC 脑转移有较好的疗效。对于既往接受过 WBRT 或全身化疗的 NSCLC 脑转移患者，可应用替莫唑胺以延长生存时间。替莫唑胺（或联合其他化疗药物）与 WBRT 序贯或同步应用，尤其是同步应用，可提高颅内转移灶的 DCR，为 NSCLC 脑转移患者提供新的治疗方法。

(2)SCLC 脑转移的化疗：化疗是 SCLC 脑转移患者综合治疗的一种有效手段。对于初治 SCLC 脑转移患者，环磷酰胺 / 依托泊苷 / 长春新碱、顺铂 / 依托泊苷 / 长春新碱、环磷酰胺 / 多柔比星 / 依托泊苷三个化疗方案均具有一定疗效，脑转移病灶的 ORR 为 27% ～ 85%。一线化疗对于脑转移病灶的疗效低于颅外病灶的疗效。含铂的足叶乙苷或伊立替康二药方案是 SCLC 的标准一线化疗方案。卡铂单药治疗有症状的脑转移患者的 ORR 是 44%，而卡铂联合伊立替康方案的疗效则是 65%。因此，建议对于广泛期 SCLC 伴有无症状的脑转移患者的一线治疗采用全身化疗，在全身化疗结束后或脑转移进展时再考虑 WBRT。

综上所述，虽然肺癌脑转移的治疗方法越来越多，患者的疗效及 OS 亦有所延长，但总体获益有限。受益于晚期肺癌治疗的全程管理质量的不断提高，预计未来除了发现更多有治疗意义的驱动基因外，还应积极探索血脑屏障渗透率高的药物。可能将会继续颠覆肺癌脑转移的传统治疗模式，造福更多脑转移患者。

（曹延祥　刘朝阳　齐迎春）

参 考 文 献

[1] 石远凯，孙燕，于金明，等 . 中国肺癌脑转移诊治专家共识 (2017 年版)[J]. 中国肺癌杂志，2017, 1(20): 1-12.

[2] Bailon O, Chouahnia K, Augier A, et al. Upfront association of carboplatin plus pemetrexed in patients with brain metastases of lung adenocarcinoma[J]. Neuro Oncol, 2012, 14(4): 491-495.

[3] Chen X, Xiao J, Li X, et al. Fifty percent patients avoid whole brain radiotherapy: stereotactic radiotherapy for multiple brain metastases: a retrospective analysis of a single center[J]. Clin Transl Oncol, 2012, 14(8): 599-605.

[4] Cross D A, Ashton S E, Ghiorghiu S, et al. AZD9291, an irreversible EGFR TKI, overcomes T790M-mediated resistance to EGFR inhibitors in lung cancer[J]. Cancer Discov, 2014, 4(9): 1046-1061.

[5] Gijtenbeek J M, Ho V K, Heesters M A, et al. [Practice guideline 'Brain metastases' (revision)][J]. Ned Tijdschr Geneeskd, 2011, 155(52): A4141.

[6] Iuchi T, Shingyoji M, Sakaida T, et al. Phase II trial of gefitinib alone without

radiation therapy for Japanese patients with brain metastases from EGFR-mutant lung adenocarcinoma[J]. Lung Cancer, 2013, 82(2): 282-287.

[7] Mehta M P, Paleologos N A, Mikkelsen T, et al. The role of chemotherapy in the management of newly diagnosed brain metastases: a systematic review and evidence-based clinical practice guideline[J]. J Neurooncol, 2010, 96(1): 71-83.

[8] Pesce G A, Klingbiel D, Ribi K, et al. Outcome, quality of life and cognitive function of patients with brain metastases from non-small cell lung cancer treated with whole brain radiotherapy combined with gefitinib or temozolomide. A randomised phase Ⅱ trial of the Swiss Group for Clinical Cancer Research (SAKK 70/03)[J]. Eur J Cancer, 2012, 48(3): 377-384.

[9] Postmus P E, Haaxma-Reiche H, Smit E F, et al. Treatment of brain metastases of small-cell lung cancer: comparing teniposide and teniposide with whole-brain radiotherapy--a phase Ⅲ study of the European Organization for the Research and Treatment of Cancer Lung Cancer Cooperative Group[J]. J Clin Oncol, 2000, 18(19): 3400-3408.

[10] Preusser M, Capper D, Ilhan-Mutlu A, et al. Brain metastases: pathobiology and emerging targeted therapies[J]. Acta Neuropathol, 2012, 123(2): 205-222.

[11] Seute T, Leffers P, Wilmink J T, et al. Response of asymptomatic brain metastases from small-cell lung cancer to systemic first-line chemotherapy[J]. J Clin Oncol, 2006, 24(13): 2079-2083.

[12] Shaw A T, Yeap B Y, Mino-Kenudson M, et al. Clinical features and outcome of patients with non-small-cell lung cancer who harbor EML4-ALK[J]. J Clin Oncol, 2009, 27(26): 4247-4253.

[13] Solomon B J, Cappuzzo F, Felip E, et al. Intracranial Efficacy of Crizotinib Versus Chemotherapy in Patients With Advanced ALK-Positive Non-Small-Cell Lung Cancer: Results From PROFILE 1014[J]. J Clin Oncol, 2016, 34(24): 2858-2865.

[14] Wu Y L, Zhou C, Cheng Y, et al. Erlotinib as second-line treatment in patients with advanced non-small-cell lung cancer and asymptomatic brain metastases: a phase Ⅱ study (CTONG-0803)[J]. Ann Oncol, 2013, 24(4): 993-999.

病例 44 晚期右上肺腺癌患者，手术 3 年后复发，经连续多种治疗高质量存活 12 年

【要点】 老年患者，右上肺肿块观察 12 年后手术，手术后病理诊断为晚期肺腺癌，经化疗、放疗、细胞免疫治疗、靶向治疗 11 年，目前仍高质量存活。

一、病 例 介 绍

（一）病史简介

患者，男性，1943 年出生。因"查体发现右上肺阴影 12 年"入院，于 2007 年 3 月 20 日 (64 岁) 手术治疗。

患者于 1995 年 5 月 19 日查体时发现右上肺块影，圆形，似有毛刺，边缘尚光滑。3 次 CEA 均高于正常（分别为 10.0ng/ml、15.0ng/ml、10.0ng/ml），未给予任何治疗。此后定期复查胸部 CT，右上肺阴影变化不大。2006 年 11 月胸部 CT 提示右上肺病灶较前增大，抗感染治疗病灶未见缩小，气管镜活检病理提示为高度可疑细胞，结合 CEA 偏高，考虑肺癌可能性大。于 2007 年 3 月 20 日行"右肺上叶后段切除术，右肺下叶背段局部切除术"。手术后系统随诊，于 2010 年查 CEA 升高至 7.29ng/ml，肺 CT、PET-CT (2010 年 5 月) 检查肺癌复发，伴肺门淋巴结转移，临床分期为 Ⅲ B 期，T4N3M0，予以靶向治疗：Gefitinib，治疗后 CEA 仍增高，肺病变无变化。2010 年 9 ～ 12 月改用化疗：培美曲塞（PEM）+ 顺铂，以后曾用培美曲塞（PEM）+ 恩度，CIK 细胞治疗等治疗。

1. **既往史** 高血压病史 20 年，长期服用降压药，血压控制在 130/60mmHg 左右。颈部血管粥样斑块病史，曾服用阿伐他汀及阿司匹林治疗。2014 年 3 月腹部超声提示肝多发囊肿、胆囊多发息肉、胆囊结石。2014 年 3 月胃肠镜检查提示反流性食管炎 (LA-A)，慢性浅表性胃炎伴糜烂，十二指肠乳头腺瘤性增生。2015 年左后臀及左下肢疼痛，考虑为梨状肌综合征，服马来酸氟比汀 0.1g，每

晚 1 次口服镇痛治疗。

2.体格检查　体温 36.7 ℃,脉搏 75 次 / 分,呼吸 18 次 / 分,血压 120/75mmHg,发育正常,营养中等,神志清楚。全身皮肤黏膜无黄染、出血点。全身浅表淋巴结未触及肿大。桶状胸,双侧胸廓对称。双肺呼吸音清,未闻及干、湿啰音,未闻及胸膜摩擦音。心前区无膨隆,律齐,各瓣膜听诊区未闻及病理性杂音。腹部平坦,未见胃肠型及蠕动波,腹软,无压痛、反跳痛及肌紧张,肝脾肋下未触及,腹部移动性浊音阴性,肠鸣音正常。双下肢无水肿。

3.实验室检查　血常规:血红蛋白 115g/L;白细胞计数 3.46×10^9/L;血小板计数 84×10^9/L。血生化:丙氨酸转氨酶 21U/L,总蛋白 55g/L,白蛋白 37g/L,葡萄糖 5.2mmol/L,尿素氮 5.1mmol/L;肌酐 74μmol/L;胆红素、直接胆红素、γ-谷氨酰基转移酶、碱性磷酸酶、凝血酶原时间、凝血酶原活动度均在正常范围。肿瘤标志物:CEA 5.07ng/ml,AFP 5.98μg/L,CA724 25.31U/L。

4.辅助检查

(1) 2009—2014 年,PET/CT 随访无肿瘤复发迹象(图 44-1 ～图 44-3)。

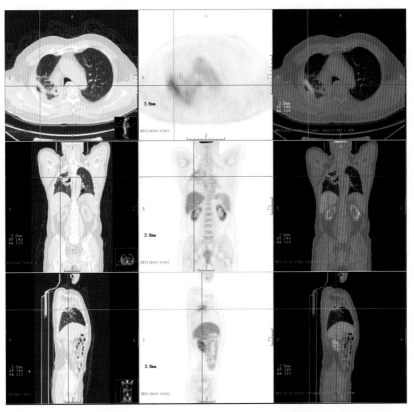

图 44-1　PET/CT (2009 年 1 月 16 日) 未见肿瘤复发

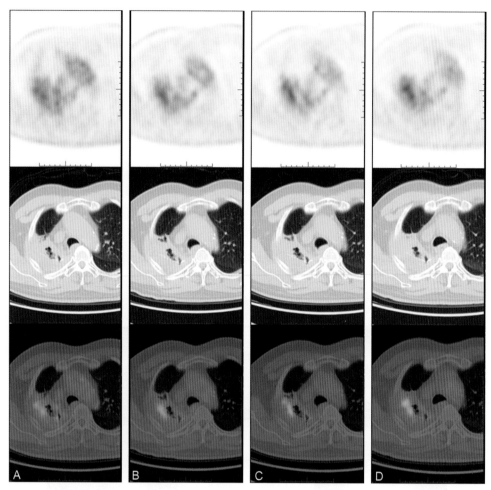

图 44-2 右上肺术后改变，术区斑片索条影，轻度代谢，2011—2014 年多次复查未发现复发、转移

A. 2011 年 4 月 7 日；B. 2012 年 2 月 9 日；C. 2012 年 6 月 6 日；D. 2014 年 3 月 22 日

（2）胸部 CT（2015 年 12 月 25 日）：①右上肺癌术后改变；②右下肺前基底段圆形结节及多处胸膜下结节，考虑转移癌；③左上肺前段纵隔旁小结节，与 2007 年 12 月 21 日片（图 44-4）比较略增大，考虑转移癌（图 44-5）。

（3）PET/CT（2015 年 12 月 31 日）：右肺残留肺组织多发小结节影，SUV 值为 2.0 ～ 4.1，考虑转移性病灶。双侧肺门淋巴结摄取增高，SUV 值 3.9。未见远隔转移（图 44-6）。

（二）临床诊断

①右肺腺癌术后 T4N3M1，Ⅳ期，双肺转移癌；②高血压；③慢性胃炎；

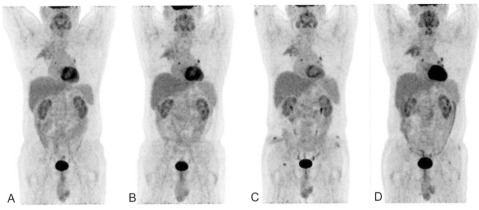

图44-3　PET/CT 躯干部 MIP 图对比：右上肺轻度代谢影，余部未见明确高代谢病变

A. 2011 年 4 月 7 日；B. 2012 年 2 月 9 日；C. 2012 年 6 月 6 日；D. 2014 年 3 月 2 日

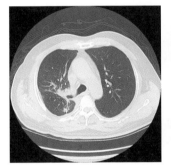

图44-4　胸部 CT（2007 年
12 月 21 日）

右上肺肺癌手术后改变

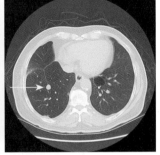

图44-5　胸部 CT（2015 年 12 月 25 日）

右上肺肺癌复发、右下肺转移

④十二指肠乳头腺瘤性增生；⑤肝脏多发囊肿；⑥胆囊多发息肉；⑦胆囊结石；⑧双侧颈动脉粥样硬化；⑨前列腺增生伴钙化；⑩梨状肌综合征。

（三）诊疗经过

1996 年 5 月 19 日发现右上肺块影，CEA 升高，未行治疗。2006 年 11 月肺部 CT 检查提示右上肺病灶增大，抗感染治疗无效。气管镜检查活检病理拟诊肺癌，于 2007 年 3 月 20 日行右肺上叶后段、右肺下叶背段局部切除术。

手术过程：取右后外侧切口，经第 5 肋间进胸探查，胸腔内无粘连、无积液。肿瘤位于右上叶后段肺组织内，并侵犯右下肺背段。肿瘤大小约 3.5cm×3.5cm×2.3cm，质硬。右肺上、中、下肺脏胸膜以及壁胸膜上满布直径 2～3mm 大小白色结节数枚。遂将脏胸膜有数枚白色结节的右肺下叶背段行局部切除术，将部分右肺下叶背段肺组织做楔形切除，送术中冰冻，病理回报为腺癌，

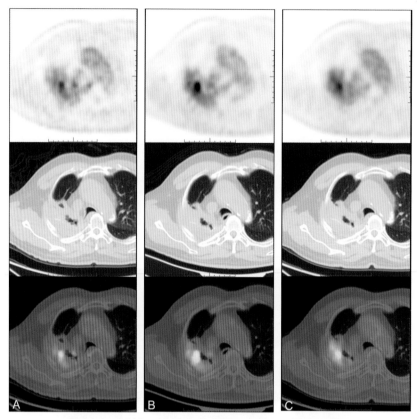

图 44-6 2015、2018 年复查提示右肺局限性高代谢灶
2019 年复查病变代谢较前减低，形态变化不著，考虑转移性病灶
A. 2015 年 12 月 31 日；B. 2018 年 4 月 23 日；C. 2019 年 5 月 17 日

即有明确的胸膜转移，故行右肺上叶后段切除术。分别于第 7、8 肋间腋中线放置胸腔引流管各一根。手术过程顺利，术中出血约 100ml，未输血。

（四）病理诊断

右肺上叶后段周围型低分化腺癌，肿瘤大小约 3.5cm×3.5cm×2.3cm，癌组织未侵透肺膜，小动脉内见肿瘤浸润，癌周肺组织内见转移癌。右肺下叶背段肺膜内转移。明确诊断右肺腺癌，T4N0M0，ⅢA 期（图 44-7 和图 44-8）。

（五）随诊

术后系统复查，于 2010 年 5 月右肺病灶复发，此后应用靶向治疗、化疗、CIK 细胞治疗（表 44-1）。经一系列治疗，2016 年 10 月 20 日复查肺部 CT 示右上肺术后、放疗后改变，右下肺前基底段结节及多处胸膜下结节消失。左上肺纵隔旁小结节，较前片未见明显变化。2017 年 8 月 25 日复查肺 CT：右上肺术后、放疗后改变，左上肺纵隔旁小结节，较前片未见明显变化。证明厄罗替

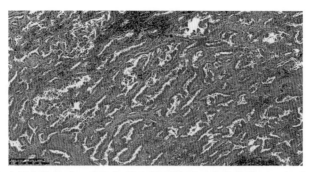

图 44-7 右肺上叶低分化腺癌，癌组织呈不规则腺腔及腺泡状排列，间质反应性增生，HE
染色低倍

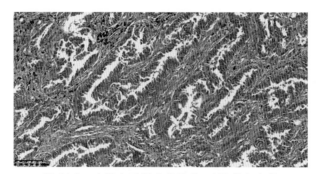

图 44-8 右肺上叶低分化腺癌，HE 染色高倍

表 44-1 右肺腺癌手术及术后辅助治疗

日期	治疗方案	随诊
1995 年 5 月 19 日	查体发现右上肺块影，疑诊肺癌，未治疗	
2006 年 11 月	胸部 CT：右上肺块影增大，抗感染治疗无效，临床诊断右上肺癌	
2007 年 3 月 20 日	手术：右肺上叶后段切除右肺下叶背段局部切除术 术后序贯放化疗 2007 年 4 ～ 7 月 诺维本 50mg 第 1 天，第 8 天；顺铂 40mg 第 1 天～第 8 天×4 个周期。 2007 年 7 月 31 日～9 月 13 日原发灶周围及右侧肺门放疗	手术后紧密随诊。 6 次肺 CT（2007 年 12 月 21 日；2008 年 12 月 11 日；2009 年 5 月 6 日；2009 年 10 月 13 日；2009 年 12 月 11 日；2010 年 4 月 29 日：右下肺胸膜结节影逐渐增大，考虑转移） 3 次 PET-CT（2009 年 6 月；2009 年 11 月；2010 年 5 月）末次复查：肺癌复发，伴肺门淋巴结转移，右肺原术区邻近胸膜不规则增厚、粘连

续表

日期	治疗方案	随诊
		CEA 升高：2010 年 6 月 28 日升至 7.29ng/ml
		临床分期：cⅢB期，T4N3M0
2010 年 05 月～2010 年 9 月	靶向治疗：gefitinib	2010 年 9 月 7 日肺 CT、PET-CT 治疗后未见显著改变
2010 年 9 月 21 日～2010 年 12 月 2 日	培美曲塞 (PEM) 0.8g，第 1 天；顺铂 (DDP) 40mg，第 1～3 天。×4 个周期	CEA（2010 年 12 月 28 日，2011 年 4 月 25 日）：6.15ng/ml，8.33ng/ml PET-CT（2010 年 12 月 24 日）：右肺及肺门淋巴结未见显著改变
2011 年 5 月 3 日，2011 年 6 月 7 日，2011 年 6 月 28 日，2011 年 7 月 19 日	PEM 1g 第 1 天；恩度 15mg 第 1～14 天	3 次肺部 CT，1 次 PET/CT，未见显著改变（图 44-1～图 44-3）
2012 年 3 月 14 日～2012 年 5 月 31 日	4 个周期 CIK 细胞治疗	2015 年 12 月 23 日肺 CT：多处胸膜下结节，考虑转移癌，右上肺前段纵隔旁小结节，与既往比较增大，考虑转移癌（图 44-4，图 44-5） 2015 年 12 月 31 日 PET/CT：右肺残留肺组织多发小结节影，SUV 值 2.0～4.1，考虑转移灶（图 44-6）
2016 年 1 月 12 日，2016 年 2 月 2 日	培美曲塞 1g 第 1 天，恩度 15mg 第 1～14 天	
2016 年 2 月 29 日，2016 年 3 月 21 日，2016 年 4 月 11 日，2016 年 5 月 3 日 化疗 +CIK	贝伐珠单抗 300mg 第 1 天；培美曲塞 1g 第 2 天 CIK 细胞输注	2016 年 5 月 16 日肺 CT：右下肺肿块较前（2016 年 4 月 6 日）略微缩小，右下肺胸膜结节及左上肺纵隔旁病灶较前无变化
2016 年 5 月 20 日	盐酸厄罗替尼 150mg，1 次 / 日	2016 年 6 月 21 日肺 CT：右下肺转移病灶较前明显缩小，缩小超过 50%

尼靶向治疗有效。复查血肿瘤标志物：CEA 9.77ng/ml，较前升高。

二、病例点评

（一）病例特点

1. 患者为老年男性。

2. 1995 年 5 月查体时就发现右上肺块影，怀疑肺癌，但当时没有手术，也未给予任何治疗。而是采取临床观察，定期复查胸部 CT 片，达 11 年之久，右上肺阴影变化不大。

3. 直至 2006 年 11 月胸部 CT 示右上肺病灶较前增大，经气管镜活检病理为高度可疑癌细胞，CEA 偏高，初步诊断肺癌。于 2007 年 3 月 20 日行手术治疗。

4. 术后经病理明确诊断右肺腺癌晚期，临床分期为 T4N0M0，ⅢA 期。

5. 术后根据患者的具体情况，分别进行了辅助化疗（诺维本、顺铂、Gefitinib、培美曲塞、PEM、恩度）、放射治疗、CIK 细胞治疗、贝伐珠单抗、盐酸厄罗替尼靶向治疗。至 2019 年带瘤生存 12 年。

（二）点评

肺癌是我国最常见的恶性肿瘤，可分为小细胞肺癌和非小细胞肺癌（NSCLC）两类。本例病理诊断为腺癌，属非小细胞肺癌。非小细胞肺癌的治疗首选手术。患者在 1995 年 5 月查体时就发现右上肺块影，怀疑肺癌，不知道为什么患者当时没有手术，一直观察了 11 年，至 2006 年 11 月胸部 CT 示右上肺病灶较前增大时，才在 2007 年 3 月 20 日进行了手术治疗，此时肺癌已经有肺内及胸膜多处转移，属晚期。但此病例也给我们一些启示：有些肺癌，尤其是有些老年肺癌，癌细胞相对惰性，生长比较缓慢。不能因为观察胸部 CT 3～5 年，肺阴影变化不大，就轻易否定肺癌的可能，而放弃继续追随和进一步的检查。目前肺癌的诊断方法很多，除常用的胸部 CT（多次复查可用低剂量 CT）、血肿瘤标志物检查之外，还可以反复查痰中癌细胞、气管镜检查、PET-CT，必要时在 CT 引导下肺活检等方法协助诊断。

肺癌的治疗方法也很多，早期 NSCLC 选择手术（可用经胸腔镜进行的微创手术），不适合手术或手术后发现有转移者可以进行辅助化疗、放射治疗、靶向治疗、细胞治疗，以及免疫治疗。治疗时要充分考虑老年人各种器官功能减退，有多种并发症的特点，治疗方案选择个体化。进行靶向治疗时，要参考组织病理学和免疫组化结果，尽可能选择有精准靶点的药物。同时要密切观察治疗的效果和不良反应，及时处理。近 10 多年来，肺癌的治疗已经有了巨大进展，疗效明显提高，不良反应明显减少。像本例患者，手术时虽已晚期，但经过各种治疗，至今带瘤生存已经 12 年余。以前人的观念，认为人一旦患上肺癌，尤其是晚期肺癌，那就是患了绝症，离死亡不远了。随着医学日新月异的进步，这种观念应该改变。有些专家主张：不应该把恶性肿瘤看成是一种绝症，而应该把它视为是一个慢性病，在合理治疗下患者可长期带瘤生存。

（俞森洋）

三、相关疾病精要

老年非小细胞肺癌的靶向治疗

肺癌是许多国家发病率最高的恶性肿瘤之一，也是一种病死率很高的恶性肿瘤。肺癌主要影响中年以上人群。在普通人群中，肺癌发病率为 69/10 万，而在大于 75 岁的人群中发病率可上升到 751/10 万。据估计在全球范围内每年 50 万例肺癌患者中超过半数的患者年龄大于 70 岁。

越来越多的研究显示，靶向治疗在携带 EGFR 敏感突变或 ALK 融合突变的老年晚期 NSCLC 患者中的疗效与总体人群相似，且毒副作用多数在可控制范围内，因此有学者建议将 TKI 作为其标准治疗手段。对于老年（70 岁以上）肺癌患者，由于器官功能较差和合并症的存在，常难以接受含铂的双药化疗，而 TKI 因为耐受性好，可以考虑一线使用。在非选择性中国 NSCLC 患者中，EGFR 总突变率约为 30%，腺癌患者约为 50%，不吸烟腺癌可高达 60% ～ 70%，而鳞癌患者仅约 10% 的突变率。NSCLC 患者 ALK 融合基因的阳性率约为 5%，而在 EGFR、KRAS、HER2 或 TP53 等基因无突变的 NSCLC 患者中，可达 25%，而中国 EGFR 和 KRAS 均为野生型的腺癌患者中 ALK 融合基因的阳性率高达 30% ～ 42%。这种 EGFR 和 ALK 在我国肺癌患者人群的高突变，为我国肺癌患者的分子靶向治疗提供了依据和新的肺癌治疗方法。

因此，中国《晚期非小细胞肺癌分子靶向治疗专家共识》（2013 版）推荐：对于 EGFR 基因敏感的突变的老年患者，推荐使用 TKI 治疗；对于老年或不能耐受化疗，EGFR 突变状态未明的 NSCLC 患者，由于中国患者 EGFR 基因突变率较高，且没有其他有效的治疗方式，可试用 TKI 治疗，密切观察疗效和不良反应。

1. 靶向 EGFR 基因的酪氨酸激酶抑制剂

（1）吉非替尼。吉非替尼已被批准用于一线治疗 EGFR 突变阳性转移性 NSCLC。近期多项研究显示，其在 EGFR 突变阳性老年患者的有效性和耐受性均良好，总体反应率达 61.2% ～ 73.2%，DCR 83.8% ～ 92.7%，中位无进展生存（PFS）和总生存率（OS）为 13.2 ～ 14.3 个月、19 ～ 30.8 个月，且不良反应在可接受范围，最常见的是皮疹和肝酶升高。因此，研究者认为吉非替尼可作为 EGFR 突变阳性老年晚期 NSCLC 患者的标准一线治疗。

（2）厄洛替尼。研究显示其在老年晚期 NSCLC 的有效率并不亚于年轻患者。Ⅲ 期 OPTIMAL 研究和 EURTAC 研究显示，在 ≥ 65 岁存在 EGFR 突变的老年亚组患者中，厄洛替尼受益率高于标准化疗。Ⅱ 期 LOGiK-0802 临床试验的前瞻性研究显示，≥ 75 岁晚期或复发性、EGFR 非选择性 NSCLC 患者客观缓解率（ORR）和疾病控制率（DCR）分别为 20% 和 62.5%，中位 PFS 和 OS 为 5.0 个月、12.2 个月。因此，厄洛替尼或可成为基因突变非选择性老年晚期 NSCLC 患者的潜在有效选择。但此试验发现，厄洛替尼在老年患者的不良事件（AE）似乎更严重，32.5% 患者需进行药物减量。单中心前瞻性临床药理学研究指出，厄洛替尼治疗晚期 NSCLC 患者时，所有 ≥ 75 岁老年人群均发生不良反应，并且是年轻患者的 1.6 倍。在用药 15 天时，血浆厄洛替尼浓度随年龄的增长而增加，≥ 75 岁老年患者血浆厄洛替尼浓度为年轻患者的 1.5 倍，≥ 80 岁竟达 2 倍，并指出这种差异性可能与 75 岁以上患者瘦体重（lean body mass，LBM）减少有关。因此，厄洛替尼在老年患者中的临床应用应更加谨慎，同时密切监测其毒性反应。

（3）阿法替尼。阿法替尼（afatinib）是第二代选择性 TKI 药物，在美国、欧洲等多个地方被批准用于 EGFR 突变阳性转移性 NSCLC 一线治疗。与化疗相比，阿法替尼显著改善了 > 65 岁 EGFR 突变阳性晚期或转移性 NSCLC 患者的 PFS。阿法替尼组 ≥ 65 岁患者最常见的不良反应分别为腹泻、皮疹 / 痤疮、甲沟炎和口腔炎，但整体上可耐受。≥ 75 岁 EGFR 突变阳性老年亚组患者中，阿法替尼相比于吉非替尼有改善趋势（PFS14.7 个月 vs 10.8 个月、OS 27.9 个月 vs 19.7 个月）。总之，单独年龄增长并没有显著影响阿法替尼的临床疗效和安全性。

（4）奥西替尼（osimertinib）。获美国 FDA 批准用于一线治疗 EGFR 敏感突变的 NSCLC 患者，研究证实其在老年患者中的疗效和不良反应也较好。奥西替尼治疗存在 T790M 突变的 Ⅲ B/ Ⅳ 期 NSCLC ORR 可达 70%，且 ≥ 65 岁老年患者中也可观察到这种高缓解率现象；3/4 级不良反应发生率较低。最近，比较奥西替尼和标准化疗在 TKI 一线治疗后进展、存在 T790M 突变的肺癌患者中疗效的试验显示，奥西替尼组 PFS（10.1 个月 vs 4.4 个月）和 ORR（71% vs 31%）均显著改善（均 $P < 0.05$），且奥西替尼在所有亚组均可持续获益，中枢神经系统转移患者的 PFS 持续时间也较长。一项对比奥西替尼与标准 TKI 一线治疗 EGFR 突变阳性晚期 NSCLC 的 Ⅲ 期试验的亚组分析也证实，≥ 65 岁患者可受益于奥西替尼。

2. 靶向 ALK 基因的酪氨酸激酶抑制剂

（1）克唑替尼（crizotinib）是间变性淋巴瘤激酶（anaplastic lymphoma kinase，ALK）融合基因的抑制剂，其在 ALK+ 老年晚期 NSCLC 中表现出良好的有效性和安全性。二线克唑替尼对比标准化疗治疗局部晚期或转移性 ALK+ 肺癌患者的 PROFILE 1007 研究中，患者中位年龄 50 岁左右（22 ～ 85 岁），50 例患者 ≥ 65 岁，结果显示老年人与非老年人群的 PFS 差异无统计学意义

(HR=0.54, 95%CI=0.27 ~ 1.08)。PROFILE 1014 试验患者中位年龄 > 50 岁 (19 ~ 78 岁)，16% ≥ 65 岁，结果显示克唑替尼组 PFS (10.9 个月 *vs* 7 个月，*P* < 0.001)，总体缓解率 (74% *vs* 45%，*P* > 0.05) 均高于化疗组。克唑替尼组耐受性良好，最常见不良反应 (1 ~ 2 级) 为视力障碍 (71%)、腹泻 (61%) 和水肿 (49%)，整体上肺癌症状减轻更多，生活质量改善。肯定了克唑替尼在 ALK+ 晚期 NSCLC 患者中的应用，而老年患者似乎和年轻患者同样受益。

(2) 色瑞替尼 (ceritinib) 和艾乐替尼 (alectinib)。均被批准治疗晚期或转移性、不能耐受克唑替尼或用后进展的 ALK + NSCLC 患者。ASCEND-1/2/3 系列研究报道了色瑞替尼在 20 ~ 80 岁 (中位 > 50 岁) 患者中的类似毒性，ASCEND-1 最常见的不良反应为恶心 (82%)、腹泻 (75%)、呕吐 (46%)、便秘 (43%)、疲劳 (47%)、ALT 升高 (35%)，3 ~ 4 级不良反应为 ALT/AST 升高 (21%、11%)、腹泻和脂肪酶水平升高 (均为 7%)，而以上所有不良反应均导致治疗中止。相比，艾乐替尼毒性似乎好一些，AF-002JG 研究显示，艾乐替尼治疗克唑替尼进展后 ALK+ 晚期 NSCLC、中位年龄 56 岁患者的 ORR 为 55%，毒性主要为疲劳 (30%)、肌痛 (17%) 和外周水肿 (15%)。J-ALEX3 期试验显示，艾乐替尼较克唑替尼中位 PFS 更高 (未达到：10.2 个月)，3 ~ 4 级毒性更低 (26% *vs* 57%)，发生剂量中断 (29% *vs* 74%) 和停药 (9% *vs* 20%) 频率更低。同样，ASCO 会议 ALEX 研究结果也显示，艾乐替尼组 (平均年龄 58 岁) 中位 PFS 更长 (*P* < 0.01)，中枢神经系统进展时间显著延长，颅内病变 ORR 和应答持续时间 (duration ofresponse，DOR) 显著改善。老年 (≥ 65 岁) 亚组分析显示 PFS 与年轻患者相似。

总之，对于 TKI 药物，在携带特定驱动突变的老年患者中表现出良好的应答和耐受性，但特定基因突变在老年患者中发生频率明显低于年轻患者，这意味着能够获得靶向治疗的非小细胞癌老年患者较少。但随着分子靶向药物的涌入，越来越多的临床试验纳入老年患者，为改善老年晚期 NSCLC 治疗现状展现了一线曙光。

（刘朝阳　齐迎春）

参 考 文 献

[1] 石远凯，孙燕，丁翠敏，等．中国埃克替尼治疗非小细胞肺癌专家共识 (2016 年版)[J]．中国肺癌杂志，2016, 7(19): 177-183.

[2] 郑成丽，缪继东，郭开峰，等．埃克替尼联合化疗对 70 岁高龄晚期肺癌生存期及预后的影响 [J]．肿瘤药学，2017, 1(7): 177-183.

[3] 中华医学会呼吸病学分会肺癌学组，中国肺癌防治联盟．晚期非小细胞肺癌分子靶向治

疗专家共识 (2013 版)[J]. 中华结核和呼吸杂志 , 2014, 3(37): 177-183.

[4]　Bakirhan K, Sharma J, Perez-Soler R, et al. Medical treatment in elderly patients with non-small cell lung cancer [J]. Curr Treat Options Oncol, 2016, 17(3): 13.

[5]　Daste A, Chakiba C, Domblides C, et al. Targeted therapy and elderly people: A review [J]. Eur J Cancer, 2016, 69: 199-215.

[6]　Losanno T, Gridelli C. Recent advances in targeted advanced lung cancer therapy in the elderly [J]. Expert Rev Anticancer Ther, 2017, 17(9): 787-797.

[7]　Takayuki N, Keiko T, Junji U, et al. Advanced non-small-cell lung cancer in elderly patients: Patient features and therapeutic management [J]. Biomed Res Int, 2018, 2018: 1-8.

病例 45 晚期肺癌患者，局部肿瘤切除加术后淋巴结放疗及全身化疗，生存达10 年

【要点】 老年伴有纵隔淋巴结转移的晚期左上肺腺鳞癌患者，行左上肺癌楔形切除术，术后行纵隔淋巴结放疗及全身化疗，生存期长达 10 年。

一、病 例 介 绍

(一) 病史简介

患者，男性，1918 年出生。1994 年 6 月手术 (76 岁)，汉族。因咳嗽咳痰 4 个月、发现左肺占位 3 个月于 1994 年 6 月 1 日入院。

1994 年 2 月患者因受凉后咳嗽咳痰、间断发热，进行抗感染治疗后好转，治疗期间行胸部 X 线片 (1994 年 3 月 2 日) 检查提示左上肺阴影，抗感染治疗后复查无明显变化，肺部 CT 检查提示左肺上叶见 2.5cm×2.5cm 大小阴影，并见分叶及毛刺，印象为左上肺尖后段肺癌、纵隔淋巴结转移。2 次支气管镜检查 (1994 年 3 月 10 日、3 月 24 日) 未见肿瘤细胞。12 次痰液病理检查均为阴性。以 "左上肺阴影待查 肺癌可能性大" 收入院。发病以来，精神欠佳，体重无明显变化。

1. 既往史 1976 年诊断为慢性支气管炎，阻塞性肺气肿，间断服用二羟丙茶碱 (喘定)、乙酰半胱氨碱 (痰易净) 治疗。1978 年因心前区闷痛诊断为冠心病，稳定型心绞痛。吸烟史 50 余年，多则每日 2 包，少则每日 5 支，直至 1994 年戒烟。否认家族性、遗传性疾病史。

2. 体格检查 体温 36.5℃，脉搏 76 次 / 分，呼吸 20 次 / 分，血压 135/75mmHg。神清语利，营养中等。体重 75kg。全身皮肤黏膜无黄染，巩膜无黄染，浅表淋巴结未触及肿大。头颈部无异常。桶状胸，双肺叩诊清音，听诊双肺呼吸音清，未闻及干、湿啰音。心率 70 次 / 分，律齐，各瓣膜听诊区未闻及病理性杂音。腹平软，全腹无压痛，未扪及肿块。双下肢无水肿。生理反

射存在，病理反射未引出。

3. **实验室检查** 血常规（1991 年 4 月 23 日）：血红蛋白 127g/L；红细胞计数 3.72×10^{12}/L；血小板计数 202×10^9/L；白细胞计数 4.63×10^9/L；中性粒细胞 0.561，淋巴细胞 0.311，血细胞比容 0.375L/L。血生化（1994 年 4 月 23 日）：肌酐 121μmol/L，尿素氮 7.1mmol/L，谷丙转氨酶、谷草转氨酶正常，总蛋白 62g/L，白蛋白 32g/L。肿瘤标志物：CEA 5.1ng/ml（1994 年 2 月），7.4 ng/ml（1994 年 5 月 17 日）1994 年 3 ～ 5 月多次痰涂片未见抗酸杆菌。

4. **影像学检查**

（1）胸部 X 线片（1994 年 3 月 11 日）：左肺上叶尖后段见一大小约为 3cm×3cm 大小结节影，边界尚清，有浅分叶，考虑肺癌可能性大。

（2）肺 CT（1994 年 3 月 14 日）：左肺上叶尖后段见一大小约为 4cm×3cm 团块状高密度影，密度比较均匀，边缘不规整，纵隔窗见紧贴支气管后壁约 2.5cm×4cm 左右软组织块影，为增大的气管后淋巴结，主动脉窗内见 3 个直径约为 1cm 的淋巴结。考虑左上肺尖后段肺癌并纵隔淋巴结转移。

（3）肺 CT（1994 年 4 月 26 日）：左肺上叶尖后段见块状软组织密度影，约为 2.5cm×3cm，密度较均匀，边缘欠整齐，未见明显毛刺。主动脉窗内可见肿大淋巴结影。较 3 月 14 日扫描片略有吸收，建议密切随访。

（4）肺 CT（1994 年 5 月 16 日）：左肺上叶尖后段见一大小约为 2.5cm×3cm 大小软组织块影，密度较均匀，边缘欠光整。主动脉窗内可见肿大淋巴结。与 4 月 26 日相比无明显变化。

（二）临床诊断

①左上肺占位待查，肺癌可能性大；②慢性支气管炎、肺气肿；③冠心病。

（三）诊疗经过

1994 年 6 月 7 日在全身麻醉下行左上肺叶楔形切除术，取左后外侧切口，切除第 5 肋骨大部分，经肋床进胸。胸内无积液，但上叶尖段与胸膜有索条状粘连，予以切断结扎。肿瘤位于左上叶后段，大小为 4.0cm×3.0cm×3.0cm，质较硬，呈分叶状，肺门及纵隔均有大小不等之肿大质硬淋巴结，直径为 0.5 ～ 2cm，且以主动脉窗处淋巴结居多较大。故考虑同术前诊断除周围型肺癌外，有肺门及纵隔淋巴结转移癌，属于 Ⅲ A 期，不能行根治性切除，按原计划行楔形切除术，未清扫淋巴结。手术顺利，术中出血约 100ml。

术中冰冻病理"中分化鳞状细胞癌"，最终病理：灰褐色不整形结节 1 个，大小为 4.0cm×3.0cm×3.0cm，表面不光滑，切面实性，灰白、灰褐色，质软。左肺上叶后段"腺鳞癌"（图 45-1 和图 45-2）。

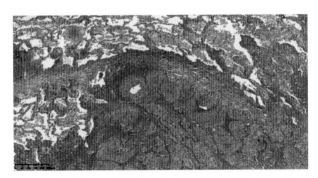

图 45-1 肺腺鳞癌，癌组织具有腺癌和鳞癌分化，HE 染色低倍

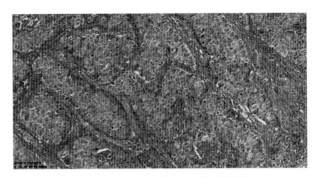

图 45-2 肺腺鳞癌，HE 染色高倍

1994 年 7 月 15 日～ 8 月 30 日放疗，总剂量 65Gy（6500rad），放疗期间感吞咽困难，行食道钡剂检查提示纵隔淋巴结肿大压迫食管所致。放疗结束后症状缓解。

1995 年 5 月 8 ～ 23 日因胸痛、吞咽困难住院期间复查食管钡透：食管上端左后方压迹结合 MRI 考虑为血管影，肺 CT 提示肿大的纵隔淋巴结较前无明显变化。行 CMO 方案化疗，共用长春新碱 1mg×3，环磷酰胺 600mg×3，甲氨蝶呤 20mg×3，化疗期间有轻度消化道反应，未出现肝功能损害及骨髓抑制。1996 年 6 月食管旁、纵隔内可见 4.8cm×2.4cm 肿大淋巴结，压迫食管。较前变化不大。肺部 CT 肿瘤无明显复发。

2001 年肺部 CT 检查提示左上肺小结节，考虑复发可能性大，分别于 9 月 17 日、10 月 17 日分别予以丝裂霉素 C、顺铂、盖诺方案化疗，连续复查血象未见明显异常，但消化道反应较大，出现反酸、腹胀、腹痛，经抑酸、保护胃黏膜治疗后好转，但仍有腹痛，行腹部 CT、B 超、胃镜、癌标等检查，排除了消化道疾病。

2002 年 4 月 5 日：胸部 PET 检查显示左上肺近胸壁处、右上肺有放射性浓

聚灶，但 SUV 值低于 2.5（分别为 0.84，1.97）。肿瘤标志物：NSE 43.13ng/ml，
CYFRA21-1 4.28ng/ml。痰液病理未见癌细胞。动态观察近 3 年胸部 CT，发现
右上肺和左上肺肿物渐趋具体，右上肺肿物形态规整，边缘整齐，直径 ＜ 1cm，
内有小空泡，结合病史，考虑肺癌（肺泡细胞癌）可能性大；左上肺为小片状，
呈梭形，其内有索条状影，结合病史，考虑瘢痕组织可能性大，不除外肺癌。
综合考虑肺癌复发可能性大。由于患者年龄太大，病灶不止一个，不适合手术
治疗。肿瘤生长较慢，为提高生活质量行化疗或生物治疗。采取 NP 方案，予
盖诺及顺铂，加用康莱特（盖诺 50mg+0.9% 氯化钠溶液 100ml，静脉滴注，第 1，
8 天，顺铂 40mg+0.9% 氯化钠溶液 100ml，静脉滴注，第 1 ～ 3 天，同时水化
治疗，予欧贝止吐）。化疗期间，患者精神较差，出现了较重的消化道症状，化
验血尿酸进行性增高，多次复查血常规，白细胞总数多在化疗后的 14 天左右出
现下降，第 20 天左右恢复正常，并有肾功能减退，治疗好转后于同年 7 月 31
日出院。

2 个周期化疗结束，精神较差，睡眠尚可，食欲欠佳。2002 年 6 月 19 日因
出现急性后壁、下壁心肌梗死，转入心肾科进一步治疗。2002 年 6 月 21 日诊
断冠心病，急性侧后壁心肌梗死，治疗好转出院。

2003 年 4 月因肺癌复发，在外地去世。

二、病例点评

该高龄肺癌患者，手术前多次肺部 CT 均提示左肺上叶尖后段占位，伴有异
常增大纵隔淋巴结，最大者可达 4cm，该患者未行纵隔镜或 E-Bus 等介入技术进
行精确的纵隔分期，也许是受限于当时的诊疗技术，但结合左肺上叶病变的影像
学特征，临床诊断左上肺癌伴纵隔淋巴结转移是成立的，按照 TNM 分期，该患
者可划分到局部晚期（LA-NSCLC，N2：同侧纵隔淋巴结转移）。对于 N2 期肺
癌患者，这是一类异质性较大的特殊人群，临床上可分为单站淋巴结转移，多站
淋巴结转移，巨块融合型淋巴结等，因其治疗策略多样化，需因患者而定，不能
完全按照指南或某个医生的经验而轻易制订，最佳的治疗策略是进行多学科讨论
（MDT），这其中至少应包括胸外科，肿瘤内科及放疗科专家，需依据患者的一般
状况、病理类型、肿瘤大小和位置、与血管的毗邻关系、手术难度、放疗参与时机、
化疗敏感性、驱动基因信息等多个要点进行详细讨论，制订周密的治疗方案。

该患者自 1994 年手术，至 2002 年随访，生存期 ＞ 8 年，是明显获益于手
术及后续的放疗和化疗的。也许当时外科医师考虑患者高龄，手术耐受性稍差，
也为了最大程度地保证术后生活质量，因此仅做了左肺上叶楔形切除，且未行

纵隔淋巴结清扫，从现在的外科观点来看，当时的手术范围并不彻底，但随后进行了纵隔区的辅助放疗，以及术后第 10 个月才开始的辅助化疗，虽然化疗开始时间较晚，但仍是非常有必要的。无进展生存期（PFS）达到了 7 年之久，虽然从目前的医疗技术及药物发展来看，20 世纪 90 年代的放疗设备及化疗药物都相对落后，但仍然使该患者获得了长期生存，治疗策略的重要性不言而喻。但仍需要指出的是，该患者在放疗后间隔近 11 个月才开始系统化疗，间隔时间太长，复发风险极高。

患者自 2001 年出现复发，当时我们对肺癌的认知度还未达到如今这样可以从驱动基因的角度对肺癌进行分类和治疗，而且国内尚未普遍开展基因测序及靶向治疗，随后的治疗主要以化疗为主。腺鳞癌是一类混合型癌，兼具腺癌和鳞癌的特点，在培美曲塞二钠问世之前，鳞癌和腺癌的化疗方案没有分别，仅统称为非小细胞肺癌。相对于现在临床上广泛使用的第三代化疗药物，当时的化疗药物毒性较大，效果不佳。该患者后续化疗并不规范，当时的年龄应该在80 岁以上，化疗耐受性差，包括胃肠反应，骨髓抑制，肾毒性等，并且合并冠心病等其他老年常见疾病，严重影响了化疗的顺利进行。另外，对于超高龄肺癌患者，是否真能从化疗中获益，是单药方案好还是联合方案好，其实一直都无定论。老年肺癌患者更需要的应该是个体化策略、个体化方案、个体化剂量，而不能依据指南生搬硬套。

（郭学光）

三、相关疾病精要

Ⅲ A-N2 期 NSCLC 是胸外科"阿喀琉斯之踵"，N2 期（同侧纵隔淋巴结转移）NSCLC 预后和治疗异质性广泛。目前多采取三分类法：偶发性 N2 和术前可切除 N2，潜在可切除 N2、不可切除融合或巨块性 N2。

1. 偶发性 N2 及可切除 N2 LA-NSCLC 偶发性 N2 是在术前评估为 N0/1，但术后标本中发现 N2 淋巴结转移，可切除 N2 指经过周密的术前评估，确认 N2 淋巴结转移阳性，但胸外科医生认为可行 R0 切除（所有国际指南对于直接手术都持明确的否定态度，国内指南认为单站非巨块型，直径 < 2cm 可手术切除），此类患者术后辅助化疗是毋庸置疑的，但辅助放疗的地位一直存在争议。Corso 等回顾性分析 1998—2006 年美国国家癌症数据库（NCDB）中行 R0 切除的30552 例Ⅱ～Ⅲ A 期 NSCLC 患者，其中 3430 例患者接受术后放疗。与术后未接受放疗者相比，术后放疗降低了 N0 期（48% vs 37.7%，$P < 0.001$）和 N1（39.4% vs 34.8%，$P < 0.001$）期患者的 5 年生存率，而接受术后放疗的 N2 期患者

5 年生存率得到提高（27.8% *vs* 34.1%，*P* < 0.001）。Robinson 等回顾性分析 NCDB 数据库 2006—2010 年接受化疗的 4483 例 N2 期 NSCLC 患者，结果同样显示术后放疗可显著提高 5 年生存率（39.3% *vs* 34.8%，*P*=0.014）。Wei 等回顾性分析 2004—2013 年 SEER 数据库中 3334 例行手术切除的 Ⅲ A-N2 期 NSCLC 患者，研究显示，术后放疗能够提高总生存期（*P* < 0.001）。进一步分析发现生存获益主要集中在年龄小于 60 岁（5 年生存率：35.4% *vs* 28.9%，*P*=0.026）和行肺叶切除（5 年生存率：43.5% *vs* 34.5%，*P*=0.001）的 NSCLC 患者。2013 年术后放疗荟萃分析试验组纳入 11 项随机临床试验，共计 2343 例 NSCLC 患者，与单纯手术组相比，对于 Ⅲ A 期 NSCLC 患者，两组在总生存率和无病生存率方面并无明显差别，手术联合放疗组在局部复发率方面下降了 24%，但对于 Ⅰ 期 / Ⅱ 期 NSCLC 患者却是不利的，无论是 OS 还是 DFS 均差于单纯手术组。

　　基于上述证据，2018 年非小细胞肺癌术后辅助治疗中国胸外科专家共识中提出，Ⅲ A 期 NSCLC 不常规辅助放疗（术后综合评估辅助放疗，对于每个 N2 期患者的效益和风险，当有证据支持，如多站淋巴结转移，考虑给予术后辅助放疗，2A 类推荐）。我国胸外科专家认为，术后辅助放疗可能提高 Ⅲ A-N2 期 NSCLC 患者的生存，尤其对于多站淋巴结累及的患者获益明显。但是基于荟萃分析的结果，辅助放疗只是在局部复发率方面显出优势，在没有应用现代放射治疗手段的临床试验证明术后放疗确实可行之前，建议完全切除术后 Ⅲ A-N2 期 NSCLC 不常规行术后辅助放疗。临床实践中最常用的 NCCN 指南（2019. v5）也提到，对于临床分期为 Ⅰ / Ⅱ 期，但术后却发现为 N2 淋巴结阳性的 NSCLC，术后辅助放疗作为辅助化疗的补充，是可以显著提高生存率的，但这个结论来自于一些非随机对照研究。ASCO 指南也明确指出，对于 Ⅲ A（N2）期 NSCLC，不建议常规行辅助放疗，建议进行术后 MDT，包括咨询放射肿瘤学家，以评估每位 N2 患者的辅助放疗的益处和风险（类型：基于证据和小组共识；益处超过危害；证据质量：中级；推荐强度：中等）。

　　辅助靶向治疗。EGFR 敏感突变 NSCLC 的辅助靶向治疗一直都在积极探索当中，国外的 BR.19 以及 RADIANT 研究均探索了 TKI 在 Ⅰ B～Ⅲ A 期、EGFR 非选择 NSCLC 人群中的术后辅助治疗价值，但均以失败告终。SELECT 是一项单臂、Ⅱ 期研究，旨在评估厄洛替尼用于手术切除后的 Ⅰ A～Ⅲ A 期 EGFR 敏感突变 NSCLC 患者的疗效和安全性。该研究入组 Ⅲ A 期比例不足 30%，中位随访期为 5.2 年（范围：17～105 个月），2 年 DFS 率为 88%（95%CI：80%～93%），相比于传统对照（76%），有显著更高的 DFS 率（*P*=0.004 7）。Ⅲ A 期患者 2 年 DFS 为 91%，全组中位 DFS 和 OS 尚未达到，5 年 DFS 为

56%（95%CI：45%～66%）；5 年 OS 率为 86%（95%CI：77%～92%）。由我国肺癌专家吴一龙教授领衔的 ADJUVANT 研究在 2017 年 ASCO 会议上报告，并同年发表在《柳叶刀·肿瘤学》上，这是首项在接受完全切除的病理 Ⅱ～Ⅲ A 期（N1～N2）EGFR 突变阳性 NSCLC 患者中，比较口服吉非替尼 2 年 vs 长春瑞滨＋顺铂（NP）方案的前瞻性 RCT 临床试验，中位随访 36.5 个月（0.1～62.8 个月）。吉非替尼组与化疗组的 mDFS 分别为 28.7 个月 vs 18.0 个月，差异有统计学意义，疾病复发和死亡风险降低 40%（HR0.60；P=0.005），吉非替尼组 3 年 DFS 率显著优于化疗组（34.0% vs 27.0%；P=0.013）。亚组分析显示，吉非替尼组淋巴结状态（pN1/N2 期）与 DFS 有显著的相关性（P < 0.05），其中 N2 亚组患者获益最为显著（HR0.52；P=0.003 2）。我国另外一位肺癌专家王长利教授领衔的 EVAN 研究亮相于 2017 年 WCLC 大会，研究结果发表于《柳叶刀·呼吸病学》，该结果为辅助靶向治疗再添新证据，探索了完全性切除术后的 Ⅲ A 期 EGFR 突变型 NSCLC 患者中，辅助厄洛替尼对比辅助长春瑞滨顺铂（NP）化疗的疗效和安全性，该研究入组的 ITT 人群中，N2 期在厄洛替尼和 NP 组分别占 94.1% 和 100%，两组中位随访时间分别为 33.2 个月和 28.1 个月。厄洛替尼组和 NP 组 2 年的 DFS 率分别为 81.35%（95%CI：69.63～93.08）和 44.62%（95%CI：26.86～62.38），差异有统计学意义（P < 0.001）。厄洛替尼组的中位 DFS 显著长于 NP 组，中位 DFS 分别为 42.42 个月 vs 20.96 个月，HR 0.271，95% CI：0.137～0.535；P < 0.001。两组 OS 数据尚不成熟。上述两个由我国专家牵头开展的研究，为 LA-NSCLC 术后辅助 TKI 治疗在临床的应用奠定了基础，提供了高级别的证据。

另外一个需要探讨的问题，术后化疗和放疗的最佳顺序是什么？序贯还是同步？2018 年 JCO 上发表的一项研究来确定局部晚期或不完全切除的 NSCLC 术后放化疗的最佳治疗顺序。通过对 NCDB 数据库进行回顾性分析，纳入 R0 切除的 pN2 期患者 747 例，随访 32.8 个月，分析发现，术后先化疗再放疗（C→PORT）患者的中位总生存（OS）为 58.8 个月，而接受术后同期放化疗（CRT）的患者中位 OS 为 40.4 个月。研究结论认为，对于 R0 切除的 pN2 期 NSCLC 患者，术后应先化疗，再进行放疗。因此，NCCN 指南也建议尽管术后放化疗的最佳顺序尚未建立，但 PORT 通常在辅助化疗（ACT）之后开展。ASCO 指南建议，对于 R0 切除后的 pN2 患者，建议在 ACT 后再开展 PORT，以免干扰标准化疗的进行。

2. 不可切除性 N2 LA-NSCLC　大部分 N2 期 NSCLC 是不可切除的，NCCN、ASCO、ESMO、ASTRO 及我国的 CSCO 指南均推荐予以根治性同步放化疗，对于老年或伴有其他并发症或耐受性差的患者予以序贯放化疗。尽管如此，仍有超过 50% 的患者最终出现远处转移，40% 的患者出现局部复发，5 年生存率仅 15% 左右。肿瘤学家们做了很多尝试，比如在同步放化疗前增加诱导化疗，或者在放化疗结束后增加巩固化疗，或者提高局部放疗剂量，把手术"拉入"放化疗，分子靶向药物或抗血管靶向药物融入放化疗等，但这些研究均以阴性结果而告终，在标准的根治性同步放化疗方案中增加其他治疗，似乎并不能给患者带来额外获益，不良反应发生率反而显著增加。

随着 2017 年 PACIFIC 研究在 ESMO 大会上发布，并同期在新英格兰杂志上发表，引发了 LA-NSCLC 治疗模式的一场海啸，彻底突破了 LA-NSCLC 5 年生存率仅有 15% 的瓶颈。不可手术 LA-NSCLC 根治性同步放化疗后予以 PD-L1 单抗（durvalumab）巩固治疗，自随机化后的中位 PFS 较对照组（观察）延长了 11.2 个月（16.8 个月 vs 5.6 个月；HR 0.52；95% CI：0.42 ～ 0.65；P < 0.001）。12 个月的 PFS 率为 55.9% vs 35.3%，18 个月时的 PFS 率为 44.2% vs 27.0%。Durvalumab 治疗的客观缓解率显著更高（28.4% vs 16.0%；P < 0.001）。经 durvalumab 治疗缓解的患者中，12 个月和 18 个月时均有 72.8% 的患者仍在缓解中。相对应地，安慰剂组中这一比率分别为 56.1% 和 46.8%。2018 年 NEJM 继续发表了该研究更新的生存数据，中位随访时间 25.2 个月后，durvalumab 组尚未达到中位 OS，安慰剂组为 28.7 个月（HR 0.68；99.73% CI：0.469 ～ 0.997；P=0.002 51），2 年 OS 率提高 10.7%（66.3% vs 55.6%）。因此现在不可手术 LA-NSCLC 的标准治疗为：在根治性的同步放化疗后，疾病尚未进展的患者给予 durvalumab 巩固治疗。

与放疗联用的最佳化疗方案国际上一直未有定论。目前同步放、化疗中最为常用的两种方案是 EP（依托泊苷联合顺铂）方案和 PC 周疗（紫杉醇联合卡铂）方案。前者应用早，欧洲较为常用，可全量与放疗联用，相对方便和经济；后者在美国被广泛使用，是 IV 期患者单纯化疗的标准方案之一，但同步放、化疗时因副作用大需减量且每周使用。2016 年 JCO 发表了 PROCLAIM 研究结果，评估同步培美曲塞 - 顺铂（PP）和胸部放疗（TRT）之后培美曲塞巩固，对比 EP 和 TRT 之后非培美曲塞双联巩固的 OS。研究因为未达到预设终点而提前停止入组。PP 组的 OS 不优于 EP 组（HR 0.98；95%CI：0.79 ～ 1.20；中位：26.8 个月 vs 25.0 个月；P=0.831）。PP 组 PFS 比 EP 组延长 1.6 个月，但差异无统计学意义（HR 0.86；95%CI：0.71 ～ 1.04；中位：11.4 个月 vs 9.8 个月）。PP 组的 3 ～ 4 度药物相关不良反应显著低于 EP 组（64.0% vs 76.8%，P=0.001），包括中性粒细胞减少症（24.4% vs 44.5%，P < 0.001）。研究认为 Ⅲ 期不可切除非鳞 NSCLC，PP 联合 TRT 之后培美曲塞巩固不优于 EP 方案的标准化放疗，但 PP 方案的不良反应较低，剂量调整发生率更低，可在担忧不良

反应的患者人群中考虑使用。另外，由我国肿瘤放疗学专家王绿化教授牵头的一项全国多中心、随机对照、Ⅲ期 CAMS 临床研究，比较了 EP 方案与 PC 方案同步放疗，在 LA-NSCLC 患者中的疗效。研究结果提示，EP 方案要较 PC 方案能够为患者带来更多的生存获益，中位随访时间 73 个月，EP 组的 3 年总生存率明显高于 PC 组（41.1% vs 26.0%；P=0.024）；EP 组中位 OS 为 23.3 个月，比 PC 组延长 2.6 个月（P=0.095；HR：0.76；95%CI：0.55 ~ 1.05）。毒副作用方面，2 级及 2 级以上放射性肺炎发生率在 PC 组明显高于 EP 组（33.3% vs 18.9%，P=0.036），而 EP 组 3 级及 3 级以上放射性食管炎发生率更高（20.0% vs 6.3%，P=0.009）。鉴于上述两项高质量研究的结果，目前 LA-NSCLC 同步放化疗的化疗方案首选 EP（顺铂 50mg/m^2，第 1 天、第 8 天、第 29 天、第 36 天；依托泊苷 50mg/m^2，第 1 ~ 5 天，第 29 ~ 30 天）。

老年患者是一个特殊的人群，在大众人群中开展的临床试验所得结论，并不能指导老年患者的临床实践。美国国家癌症研究所（NCI）支持的协作组研究进行了旨在调查同步放化疗的Ⅱ期或Ⅲ期临床试验，研究人员对协作组开展的 16 项Ⅱ、Ⅲ期试验中的患者数据进行了搜集。这些试验针对Ⅲ期 NSCLC 患者进行了单纯同步放化疗或同步放化疗加巩固化疗或诱导化疗。研究人员对 70 岁以下的患者（较低龄组）和 ≥ 70 岁的患者（较高龄组）的总生存、无进展生存和不良事件进行了比较。此项分析共纳入 3600 例患者，其中 70 岁以下的患者 2768 例，70 岁及 70 以上的老年患者 832 例。研究人员发现：较高龄组患者的总生存更差 [HR 分别为 1.20（95% CI：1.09 ~ 1.31）、1.17（95%CI：1.07 ~ 1.29）]；两组患者的无进展生存相似 [HR 分别为 1.01（95% CI：0.93 ~ 1.10）和 1.00（95% CI：0.91 ~ 1.09）]；较高龄组患者 3 级及 3 级以上不良事件的发生率更高 [OR 分别为 1.35（95%CI：1.07 ~ 1.70）和 1.38（95%CI：1.10 ~ 1.74）]；5 级不良事件发生率也更高（9% vs 4%；P < 0.01）。相较较低龄组患者，较高龄组患者完成治疗的比例更低（47% vs 57%；P < 0.01），更易因不良事件而中断治疗（20% vs 13%；P < 0.01），治疗期间出现的死亡比例（7.8% vs 2.9%；P < 0.01），以及拒绝进一步治疗的比例（5.8% vs 3.9%；P=0.02）均更高。因此 ≥ 70 岁的高龄患者需谨慎进行同步放化疗。

3. 潜在可切除 N2 LA-NSCLC　一直以来，潜在可切除临床 N2（cN2）处于灰区状态，没有标准方案，需要放、化疗及手术多学科的处理，这是临床医师在处理这类患者中的一个难点。一部分患者的治疗非常棘手，完全手术切除的难度较大。这类患者的传统治疗方法是先行新辅助治疗，使肿瘤缩小降期，然后给予手术治疗。新辅助治疗模式可以是单纯化疗，序贯化放疗，同步放、化疗，化疗后同步放化疗等，手术后辅助治疗包括辅助化疗 ± 放疗，虽然有较多随机对照研究在探索不同组合的治疗模式，但最佳模式尚未确定。已发表的联合治疗模式包括诱导化疗后手术对比根治性放疗（EORTC 08941，Ⅲ A/N2 新辅助化疗 3 周期后随机接受手术 vs 根治性放疗）、诱导放、化疗后手术 vs 根治性放、化疗（INT0139，pN2 患者，新辅助同步放化疗后接受手术 vs 根治性同步放、化疗，并都辅以 2 个周期巩固化疗）、新辅助化疗后手术 vs 新辅助序贯放化疗后手术（SAKK，Ⅲ A/N2 新辅助化疗 3 个周期后根治性手术 vs 新辅助诱导化疗续贯放疗 44Gy/22 次后根治性手术）和新辅助化疗＋序贯同步放化疗后根治性手术 vs 新辅助化疗后序贯根治性放、化疗（ESPATUE，Ⅲ A/N2 期和部分选择性Ⅲ B，3 个周期的 PC 方案新辅助化疗后同步放、化疗，每日 2 次 ×3 同步 1 个周期顺铂＋长春瑞滨，可切除病变接受剂量至根治性放化疗 vs 根治性手术）。上述这些研究的 DFS 约 12 个月，OS 在 16 ～ 24 个月，除了 INT0139 显示手术组有 PFS 优势，亚组分析显示新辅助同步放、化疗后接受肺叶切除的患者可能具有一定的 OS 优势外，其他研究皆未能显示出研究组和对照组在生存方面的优势，所以，基于现有研究证据，对于潜在可手术 N2 期 NSCLC 新辅助治疗联合手术可作为治疗选择之一，但新辅助治疗模式仍待进一步研究。

在上述传统放化疗模式的大背景下，手术前进行 TKI 治疗能否在较短时间内使肿瘤缩小并降期，以提高完全切除率？ EMERGING（CTONG1103）研究是第一项对比 EGFR-TKI 和双药化疗用于新辅助治疗的Ⅱ期随机对照研究。由我国肺癌专家在 2018 年 ESMO 会议上介绍了该研究的初步分析结果。针对临界可切除的Ⅲ A-N2 期伴有 EGFR 敏感突变的 LA-NSCLC，1∶1 随机分入厄洛替尼组（术前新辅助治疗 42 天，术后用药 12 个月）或吉西他滨联合顺铂（GC）化疗组（新辅助化疗 2 周期，完全切除后化疗 2 周期）。结果发现厄洛替尼组的有效率优于吉西他滨 / 顺铂组合（54% vs 34%），在新辅助治疗后，厄洛替尼组 31 例（83.8%）和化疗组 24 例（68.6%）接受手术治疗，两组的 R0 切除率分别为 73.0% 和 62.9%，淋巴结降期率为 10.8% 和 2.9%，主要病理缓解（MPR）率为 10.7% 和 0，术后复发时间，厄洛替尼组 21 个月，对照组 12 个月。尽管 EMERGING 是一项Ⅱ期研究，但基于该研究在多项指标上取得改善，它传达了一个强烈的信号：在临床中遇到这类切除难度较大的Ⅲ A-N2 期肺癌患者时，可以考虑新辅助靶向治疗。当然，这个治疗模式还有很多悬而未解的问题，比如术前新辅助 TKI 的最佳时长？术后辅助 TKI 需要多久？术后可否联合辅助放疗？

近几年，在转移性 NSCLC 中，关于抗 PD-1 通路的免疫治疗的研究进展迅速。但对于早期可手术 NSCLC，新辅助免疫治疗是否可提高临床疗效？能否达到缩小肿瘤的目的？ 2018 年一项发布在 *NEJM* 杂志的研究在早期 NSCLC 中评估新辅助 nivolumab 治疗的可行性。研究纳入手术可切除 NSCLC（Ⅰ、Ⅱ 或 Ⅲ A 期）患者，术前给予 nivolumab（3mg/kg）治疗，每 2 周，共 2 次，在第 1 次给药后 4 周左右进行手术。21 例符合纳入标准，Ⅲ A 期 33%（是否为 N2 未描述），在这 21 例接受手术的患者中，20 例达到完全切除；20 例中 9 例（45%）达到主要病理缓解。病理缓解与治疗前肿瘤的突变负荷显著相关。这是一个探索性的小样本量临床研究，nivolumab 在新辅助治疗领域的临床地位仍有待后续随机对照临床试验进一步证实，目前在此领域尚处于探索期阶段。

（王　鹏　陈振鸿）

参 考 文 献

[1] Antonia S J, Villegas A, Daniel D, et al. Durvalumab after Chemoradiotherapy in Stage III Non-Small-Cell Lung Cancer[J]. The New England journal of medicine, 2017, 377(20): 1919-1929.

[2] Burdett S, Rydzewska L, Tierney J F, et al. A closer look at the effects of postoperative radiotherapy by stage and nodal status: updated results of an individual participant data meta-analysis in non-small-cell lung cancer[J]. Lung cancer, 2013, 80(3): 350-352.

[3] Corso C D, Rutter C E, Wilson L D, et al. Re-evaluation of the role of postoperative radiotherapy and the impact of radiation dose for non-small-cell lung cancer using the National Cancer Database[J]. Journal of thoracic oncology: official publication of the International Association for the Study of Lung Cancer, 2015, 10(1): 148-155.

[4] Forde P M, Chaft J E, Smith K N, et al. Neoadjuvant PD-1 Blockade in Resectable Lung Cancer[J]. The New England journal of medicine, 2018, 378(21): 1976-1986.

[5] Liang J, Bi N, Wu S, et al. Etoposide and cisplatin versus paclitaxel and carboplatin with concurrent thoracic radiotherapy in unresectable stage III non-small cell lung cancer: a multicenter randomized phase III trial[J]. Annals of oncology: official journal of the European Society for Medical Oncology / ESMO, 2017, 28(4): 777-783.

[6] Robinson C G, Patel A P, Bradley J D, et al. Postoperative radiotherapy for pathologic N2 non-small-cell lung cancer treated with adjuvant chemotherapy: a review of the National Cancer Data Base[J]. Journal of clinical oncology: official journal of the American Society of Clinical Oncology, 2015, 33(8): 870-876.

[7] Senan S, Brade A, Wang L H, et al. PROCLAIM: Randomized Phase III Trial of Pemetrexed-Cisplatin or Etoposide-Cisplatin Plus Thoracic Radiation Therapy Followed by Consolidation Chemotherapy in Locally Advanced Nonsquamous Non-Small-Cell Lung Cancer. Journal of Clinical Oncology, 2016, 34(9): 953-962.

[8] Wei S, Xie M, Tian J, et al. Propensity score-matching analysis of postoperative radiotherapy for stage IIIA-N2 non-small cell lung cancer using the Surveillance, Epidemiology, and End

Results database[J]. Radiation oncology, 2017, 12(1): 96.

[9]　Yue D, Xu S, Wang Q, et al. Erlotinib versus vinorelbine plus cisplatin as adjuvant therapy in Chinese patients with stage IIIA EGFR mutation-positive non-small-cell lung cancer (EVAN): a randomised, open-label, phase 2 trial[J]. The Lancet Respiratory Medicine 2018, 6(11): 863-873.

病例 46 高龄老年多原发肺癌患者，先后采取手术治疗、根治性放疗加化疗，患者高质量生存10多年

【要点】 患者77岁时发现左肺下叶背段肺腺癌，行左肺下叶切除术。79岁时明确右上肺前段低分化腺癌，先后根治性放疗加化疗。89岁发现胃中分化腺癌，行腹腔镜远端胃癌根治术，同时发现左上肺小细胞肺癌，行姑息性放疗及支持治疗，患者经治疗两年多生活质量仍较好。

一、病例介绍

（一）病史简介

患者，男性，1930年出生，主因查体发现左下肺结节影1个月于2008年8月25日入院，入院时77岁。2008年7月16日X线胸部片发现左肺结节影，考虑为结核结节或肉芽肿性病灶，胸部CT提示左下肺背段结节影，肺癌可能性大。FDG-PET检查示左下肺结节影摄取增高，SUV值2.83，FLT-PET检查摄取轻度增高，考虑结核病变可能。随之PPD试验（＋＋），结核抗体金标（+），ICT-OB试验阴性，快速TB卡试验阳性，不排除陈旧性结核。支气管镜检查无异常但不除外因病灶在背段亚支偏远位置、取不到病理的情况。经多科会诊不能确定诊断。与患者及其家属充分沟通后决定选择手术。患者发病以来，无胸闷、呼吸困难等症状。无头痛、恶心、呕血、黑粪等不适。精神状态良好，食欲、睡眠正常，大小便正常，体重增加约2kg。

1.既往史、个人史、家族史 1986年胃镜诊断"萎缩性胃炎"，此后多次复查胃镜，诊断"慢性浅表性胃炎或者萎缩性胃炎"；1991年发现有Hp感染，用"黄连素，庆大霉素"治疗后好转。1984年因急性前列腺炎住中国人民解放军309医院，经抗炎治疗后好转。2002年诊断高血压，规则服用"益心平"等，血压控制基本稳定。2005年10月因腹股沟斜疝在我院手术治疗，无外伤史。否认肝炎、结核，冠心病，糖尿病等病史。自述曾对"青霉素"过敏，但后来

服用类似药物未再发过敏。吸烟 20 余年，约 20 支 / 日，戒烟 20 余年，无饮酒嗜好。父母早逝，死因不详。否认家族性遗传病史。

2. 体格检查　体温 36.4℃，脉搏 72 次 / 分，呼吸 18 次 / 分，血压 150/70mmHg。身高 172cm，体重 79.3kg，BMI 26.8kg/m²。神志清楚，营养中等。皮肤、巩膜未见黄染，表浅淋巴结未扪及肿大。双侧呼吸运动对称。语颤对称，未触及胸膜摩擦感。双肺听诊呼吸音清，未闻及异常呼吸音。心界不大，律齐，各瓣膜区未闻及杂音。腹平，右下腹手术切口愈合良好，未见胃肠型及蠕动波，腹壁未见静脉曲张。腹软，全腹无压痛、反跳痛，无肌紧张，肝脾肋下未触及，肝肾区无叩痛，移动性浊音阴性，墨菲征阴性。肠鸣音正常存在。四肢无凹陷性水肿。生理反射存在，病理反射未引出。

3. 实验室检查　血常规：血红蛋白 131g/L；白细胞计数 5.08×10^9/L；中性粒细胞 0.66；血小板计数 173×10^9/L。血生化：丙氨酸转氨酶 20.9 U/L，总蛋白 71.7g/L，白蛋白 39.7g/L，葡萄糖 4.93mmol/L，尿素氮 7.10mmol/L；肌酐 83.9μmol/L；γ- 谷氨酰基转移酶 26.1U/L，碱性磷酸酶 46.5U/L，胆红素、直接胆红素、凝血酶原时间、凝血酶原活动度均在正常范围。肿瘤标志物：CYFRA21-1 1.39ng/ml，CEA 2.35μg/L。动脉血气分析（未吸氧）：氧分压 73mmHg，二氧化碳分压 44.8mmHg，氧饱和度 94.5%。痰病理查肿瘤细胞阴性。PPD 结核菌素实验（＋～＋＋），结核抗体金标（＋），ICT-OB 试验阴性，快速 TB 卡试验阳性。原中国人民解放军第 309 医院行痰抗酸杆菌荧光定量 PCR 结果为分子菌型鉴定阴性。

4. 影像学检查

（1）2008 年 7 月 16 日胸部 X 线片：右上肺陈旧性结核。左上肺结节，结核结节或肉芽肿性病灶，建议 CT 检查。

（2）肺部 CT（2008 年 7 月 21 日）：左下肺背段可见一大小 2.4cm×2.8cm 结节影，可见明显分叶，病灶中间可见气囊性囊腔，周围可见长短毛刺，近端可见支气管中段，远侧可见胸膜牵拉征。双肺门未见肿大淋巴结。纵隔内可见小淋巴结。左下肺背段病灶，以肺癌的可能性大，双上肺陈旧结核。肺气肿。

（3）肺部 CT（2008 年 8 月 21 日）：左下肺背段病灶，以肺癌的可能性大（图 46-1）。与 2008 年 7 月 21 日 CT 片相仿。

（4）肺功能（2008 年 7 月 29 日，我院）：MVV 48.06L/min，占预计值 54.1%；FEV_1 1.60L，占预计值 59.9%；1 秒率 71.17%。印象：肺通气功能呈混合性通气障碍（轻度阻塞，轻度限制），残气量占肺总量百分比轻度增高。肺弥散功能轻度减低。

（5）全身 FDG-PET 检查（2008 年 7 月 28 日，我院）：左肺下叶背段降主

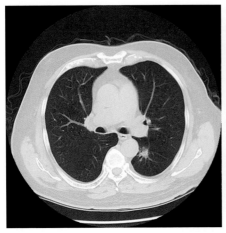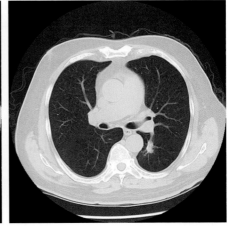

图 46-1　胸部 CT（2008-08-21）：**左下肺背段斑片结节影，边缘不规则、有毛刺，部分呈磨玻璃密度，肺癌可能性大**

动脉旁可见不规则形结节影，大小 1.4cm×1.3cm，该结节可见毛刺，放射性摄取增高，SUV：2.83。纵隔内气管前腔静脉后及两侧肺门见多发对称性淋巴结摄取增高，SUV：6.7～9.6，上述淋巴结未见明显肿大（图 46-2）。结论：左下肺背段高代谢灶，建议 FLT PET/CT 胸部显像协助诊断。纵隔及两侧肺门多发淋巴结代谢增高，考虑老年性摄取可能性大，随诊复查。

（6）FLT-PET（2008 年 8 月 5 日，我院）：左下肺背段见不规则形结节影，该结节放射性摄取轻度增高，SUV：1.1。纵隔及两侧肺门淋巴结轻度显示，SUV：1.6～2.3。结论：左下肺背段结节，FLT 摄取轻度增高，结合 FDG PET/CT 检查结果，考虑结核病变可能。

（7）支气管镜（2008 年 8 月 19 日，我院）：支气管镜下未见异常。

（8）全身骨扫描（2008 年 8 月 27 日，我院）：腰 4、5 椎体侧缘见轻度浓聚，不除外退行性改变。目前全身骨扫描未见明确骨转移征象。

（二）临床诊断

①左下肺腺癌；②高血压；③腹股沟斜疝修补术后。

（三）诊疗经过

1. 多学科临床讨论

（1）放射科：对比两次 CT 左下肺背段病变变化不大，可见明显分叶，病灶中间可见气囊性囊腔，周围可见长短毛刺，近端可见支气管中断，远侧可见胸膜牵拉征。考虑肺癌可能性大。

（2）胸外科：患者年龄大，左下肺病灶 CT 表现考虑肺癌可能性大，右上肺病灶也不能除外，要注意观察。本次只处理左下肺病灶。纵隔没有淋巴结增大，

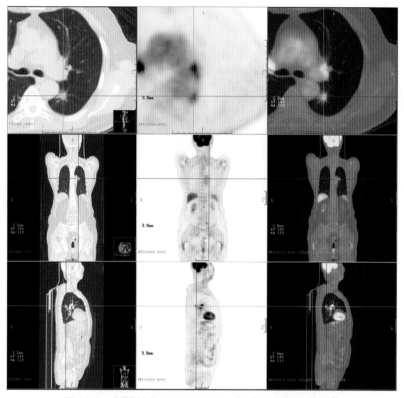

图 46-2　PET/CT（2008-7-28）左肺下叶高代谢结节

适宜手术切除，计划胸腔镜辅助下先行局部切除，切除标本立即送快速冰冻检查，如果为良性则结束手术，如果为恶性做肺叶切除，并清扫肺门、纵隔淋巴结。

2. 手术　2008 年 9 月 9 日行全身麻醉下胸腔镜辅助下左肺下叶切除术，肺门和纵隔淋巴结清扫术。术中探查发现肿物位于左肺下叶背段，大小 1.5cm×1.5cm×1cm，质地中等硬度，胸膜表面明显皱缩。左上纵隔及下肺韧带旁可见小淋巴结数枚，左肺上叶未见异常。鉴于探查结果，先行左肺下叶楔形切除术。冰冻病理提示肺腺癌，细支气管肺泡癌可能性大。遂行左肺下叶切除，肺门、纵隔淋巴结清扫术。沿肺动脉向远端解剖并游离出左肺下叶动脉基底支和背支，分别予以双重结扎、离断。于第 8 肋间胸腔镜观察口处放置胸腔闭式引流管 1 根。手术顺利。麻醉效果满意。术中失血约 200ml，未输血。

3. 术后　术后未行放疗、化疗。

（四）病理诊断

左下肺周围型高分化腺癌，大部分为细支气管肺泡癌结构（图 46-3 和

图 46-4），大小 1.5cm×1cm×1cm，肿瘤侵犯支气管壁，未累及肺膜，支气管残端未见癌，肺门淋巴结及送检淋巴结（第 5 组、第 9 组）均未见转移癌（分别为 0/1，0/1，0/1），免疫组化染色显示肿瘤细胞：p170（+），HER-1（+），Ki-67（+ 50%～75%），HER-2（弱+），Top-Ⅱβ（+≤5%），VEGF（+），p16（弱+），TTF-1（+），p53（+≤1%）。

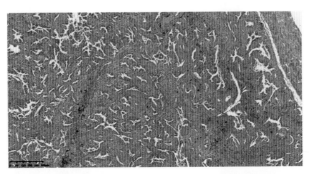

图 46-3　左下肺周围型高分化腺癌，腺管分化较好，间质纤维组织增生，HE 染色低倍

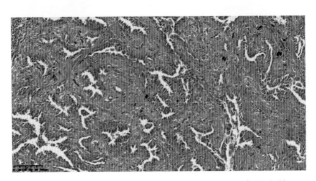

图 46-4　左下肺周围型高分化腺癌，HE 染色高倍

（五）随诊

1. 术后分别于 2008 年 10 月、12 月复查肺部 CT，2008 年 12 月复查 PET-CT 无肿瘤复发或新发提示。

2. 右上肺腺癌。2009 年 3 月 20 日肺部 CT：右肺上叶前段结节影与 2008 年 12 月 19 日 CT 片比较增大，不除外肺癌；左下肺癌术后改变。院内多学科讨论认为右上肺占位原发癌可能性大，但因左肺下叶切除病史，肺功能已经严重受损，如再次行右肺上叶或段切除，将严重影响生活质量，不建议手术治疗。于 2009 年 4 月 24 日～5 月 5 日行 10 次 ×6Gy/ 次放疗。

2010 年 10 月肺部 CT 提示右上肺前段小结节影呈增大趋势，2010 年 11 月 PET/CT 提示右肺小结节 SUV 值 4.7，考虑肺癌复发伴双肺门淋巴结转移（图

46-5）。2010 年 11 月 30 日行 CT 引导下经皮肺穿刺活检，病理结果回报为低
分化腺癌。2010 年 12 月 14 日～2011 年 2 月 23 日共行 4 个周期化疗，方案为
培美曲塞＋顺铂（第一、二周期：培美曲塞，0.8g 静脉滴注，第 1 天；顺铂，
30mg 静脉滴注，第 1、2、3 天；第三、四周期：培美曲塞，0.8g 静脉滴注，第
1 天；顺铂，30mg 静脉滴注，第 1 天，40mg 静脉滴注，第 2 天），化疗后复查
肺 CT、PET-CT 提示结节较前缩小，代谢降低，SUV 值 0.97 *vs* 4.72。

　　2011 年 9 月 1 日复查肺 CT 提示右上肺结节影较前略增大，于 2011 年 9 月
28 日加用厄洛替尼靶向治疗，后于 2011 年 11 月 1 日改服吉非替尼靶向治疗，
复查 CT 示治疗无效，病情进展。2012 年 1 月 4～10 日对右上肺病灶行射波刀
治疗（10Gy×5 次）。此后定期门诊复查（图 46-6，图 46-7）。

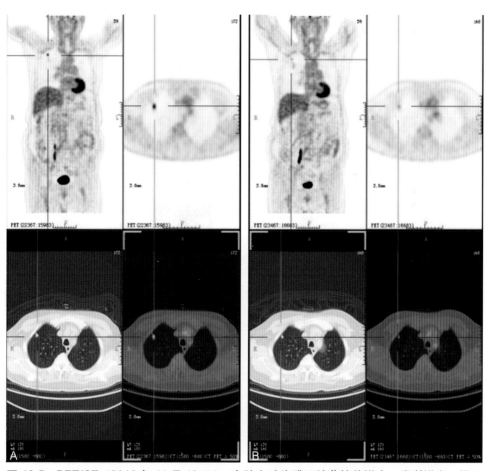

图 46-5　PET/CT（2010 年 11 月 19 日）：右肺上叶胸膜下结节较前增大，代谢增高，提示
肿瘤复发

A. 2010 年 11 月 19 日；B. 2010 年 4 月 13 日

3. 右上肺尖段小结节（肿瘤可能性大）。2018 年 2 月 5 日肺 CT 发现：右上肺尖段近纵隔处小结节影，较前有增大趋势，考虑肿瘤可能性大。2019 年 2 月 13 日复查肺 CT：右上肺尖段近纵隔处小结节影，与 2018 年 10 月 4 日 CT 片有增大（6mm × 13mm *vs* 6mm × 11mm），肿瘤不能除外。

4. 胃窦体交界腺癌。2019 年 2 ～ 4 月期间反复查大便隐血阳性，2019 年 4 月 12 日胃镜检查，胃内发现肿物，病理结果提示：胃（窦）幽门型黏膜高级别异型增生，伴小灶恶变。胃（窦体交界大弯）中分化腺癌。2019 年 5 月 23 日行腹腔镜远端胃癌根治术。术后至今病情平稳。

5. 左上肺小细胞肺癌。2019 年 12 月 9 日复查肺部 CT：①左下肺癌术后改变，左上肺完全萎陷不张，左主支气管和上叶支气管腔内可见结节状密度增高影，左上叶支气管腔内结节不除外肿瘤；②右上肺尖段近纵隔处小结节影，与 2015 年 3 月 2 日以来系列 CT 片对比有增大趋势（6mm × 13mm）；③气管隆突前方

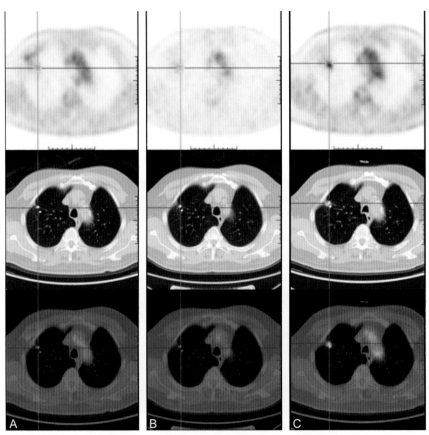

图 46-6　右上肺病灶行射波刀治疗后复查
A. 2012 年 11 月 15 日；B. 2013 年 7 月 12 日；C. 2015 年 3 月 26 日

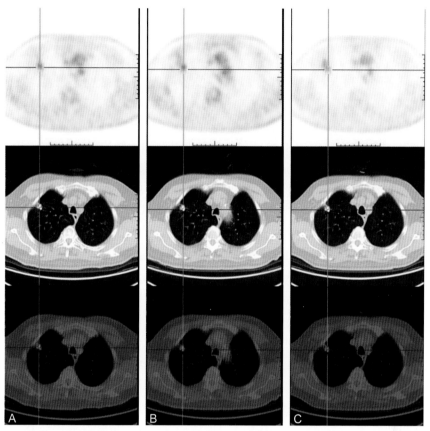

图 46-7　放疗后多次复查 PET/CT 右肺上叶胸膜下高代谢结节变化不著；躯干余部未见明确
肿瘤转移征象

A. 2017 年 2 月 27 日；B. 2018 年 7 月 18 日；C. 2019 年 3 月 13 日

淋巴结与前 CT 片对比相仿，主肺动脉窗淋巴结较前片有增大。2019 年 12 月
18 日行气管镜检查，发现左上叶支气管开口新生物完全堵塞，于此处取活检 7 块。
病理结果为小细胞肺癌。经 MDT 讨论，该患者已 89 岁高龄，无手术、化疗的
条件，行姑息性放疗，阻塞性肺不张得到改善。

二、病例点评

该患者自 2008 年 7 月发现左肺结节，至 2018 年 2 月发现右上肺尖段结节，
将近 10 年期间，双肺共发现 3 处结节（左肺下叶背段 2008 年 7 月，右肺上叶
前段 2009 年 3 月，右肺上叶尖段 2018 年 2 月）。左下肺背段及右上肺前段病
灶均经病理证实为肺腺癌，而且都做了局部根治性治疗，右上肺尖段病灶做随

访观察。该病例看似简单，实则有深层次的问题需要挖掘，患者肺内病灶虽多，但生存期已超过 10 年，一定有其特殊性。

在 2008 年 9 月 9 日，该患者行左肺下叶切除，肺门和纵隔淋巴结清扫术，手术比较彻底，TNM 分期为 I 期（T1bN0M0），病理类型也比较好：左下肺高分化腺癌，大部分为细支气管肺泡癌（BAC）结构。2011 年 IASLC/ATS/ERS 肺腺癌病理分类已取缔 BAC 的概念，取而代之的新术语：①原位腺癌（AIS，原 BAC）；②微浸润腺癌（MIA，原 BAC 含少量浸润性肿瘤，浸润成分 < 5mm）；③鳞屑生长为主型腺癌（lpa，原混合腺癌含有大量 BAC ≥ 5mm），以上均是预后比较好的病理类型。从病历资料来看，该患者出现局部复发或远处转移的概率应该很小，但仅随访了 8 个月后，即在 2009 年 3 月的肺部 CT 中发现右肺上叶前段的结节，后来通过穿刺活检也证实了该结节为低分化腺癌。在临床中遇到此类情况，我们是想当然地判断该结节为转移病灶，还是需谨慎地考虑"多原发肺癌"（multiple primary lung cancer，MPLC）这种特殊情况的存在？

肺癌患者在初诊时，肺部同时存在 1 个以上原发病灶，定义为同时性多原发肺癌，也可能在第一个病灶经治疗后，时过数月或数年，又发生 1 个（异时性）原发性肺癌。异时性 MPLC 在临床中更常见，但无论是同时性还是异时性 MPLC，都必须与转移癌相鉴别，这对制订后续治疗方案起到关键作用，遇此类病情，对临床医师绝对是一个挑战。关于 MPLC 的讨论，在此不展开，可详见"相关疾病精要"。纵观该病例的治疗是成功的，对两处病灶分别采取早期、根治的思路，各个击破，一处手术，一处放疗（右肺前段病灶两次放疗），既根治了病灶，又最大程度地保留了患者的肺功能，随访至 2019 年 2 月，未发现复发及转移，而且生活质量没有下降。

右上肺尖段近纵隔处的结节影，虽然未经病理证实为肺癌，但自 2018—2019 年的随访来看，该结节呈缓慢增大趋势，符合肿瘤的生物学特性，结合该患者有异时性 MPLC 的病史，因此可高度怀疑此结节为原发性肺癌，但如何处理该结节？左下肺叶已经切除，右上肺已经行两次放疗，如果该结节生长缓慢，也许，密切动态观察是最好的方案。

至撰写该文章时，患者再次入院（2019 年 9 月 18 日），肺部 CT（2019 年 12 月 9 日）显示左肺完全不张，行支气管镜检查发现左侧主支气管内可见占位，堵塞远端支气管，活检后病理证实为小细胞肺癌。再次出现新原发癌，经 MDT 讨论，拟行姑息性放疗。众所周知，小细胞肺癌是一种高度侵袭性生长的肿瘤，预后极差，能够接受积极治疗的局限期 SCLC 的 3 年生存率仅为 5%，而晚期 SCLC 的中位生存时间仅 1 年。该患者已 89 岁高龄，无手术、化疗的条件，但通过姑息性放疗，使阻塞性肺不张得到改善，提高肺通气，控制阻塞性肺炎，不失为目前最佳治疗方案。

另外，患者在 2019 年 4 月随访过程中，胃镜检查发现胃窦一处隆起型病变，活检病理提示胃癌，于 2019 年 5 月 23 日行胃癌根治术，术后病理：胃窦小弯侧中分化腺癌，癌组织主要位于黏膜内层，局灶累及黏膜下层，淋巴结未见转移癌。T1N0M0 Ⅰ 期，术后未行辅助治疗，至今病情平稳。这是除肺癌之外的另一处原发癌。

该患者是一例典型的 MPLC，涵盖了 MPLC 的多种情况，同一肺叶的不同病灶，对侧肺叶的新发病灶，组织病理不同的肺癌病灶，甚至并发了不同类型的第二原发癌（胃癌）。该患者病情非常复杂，极其考验临床医师的综合判断及对病情的整体把控。

（张　东）

三、相关疾病精要

多原发肺癌（multiple primary lung cancer，MPLC）是指同一患者肺部同时或异时发生 ≥ 2 个原发肺癌。1924 年已有学者提出 MPLC 的概念，但直至 20 世纪后半叶，也仅见散在个案报道。随着胸部 CT 检查技术的发展和人群癌症筛查意识的增强，MPLC 患者数量快速增加，据报道，NSCLC 和 SCLC 经根治性治疗后再次患新原发肺癌的终身发病率平均每年分别以 1% 和 6% 的速度增长，术后头两年内复发率最高。MPLC 的发病率为 0.2%～ 8%（尸检调查为 3.5%～ 14%），这个趋势是不断上升的。如 2000 年前发表的报道提示手术切除后患者再发第二原发肺癌的比例为 0.5%～ 3.2%，在 2011—2012 年的临床研究中，这一比例提高到 4.1%～ 4.6%，纪念斯隆 - 凯特林癌症中心报道 1284 例接受手术治疗的肺癌患者中 7% 发生了第二原发肺癌。几项研究结果提示从首发肺癌到第二原发肺癌的平均间隔时间为 30～ 50 个月。不论异时还是同时性 MPLC，约 2/3 患者多灶组织病理类型是相同的。既往多原发鳞癌是最常见类型，近些年的报道中多原发腺癌已成为主要类型。这一组织学类型的转变直接影响患者预后，多原发肺腺癌生物学行为上惰性更强，因而预后相对更好。但目前基于各自临床病理特点的标准区分同时性 / 异时性 MPLC 和肺内复发 / 转移仍然比较棘手，但对于这些患者的治疗管理和预后至关重要。如何对 MPLC 和转移复发病灶进行鉴别，如何对 MPLC 进行最佳治疗已成为临床亟须解决的问题。

（一）MPLC 的诊断标准

1975 年，Martini 和 Melamed 提出多原发肺癌的诊断标准（表 46-1），基于肿瘤部位和主要病理类型进行鉴别。M&M 标准是经验性的临床工具，界定较

表 46-1 Martini & Melamed 标准（M&M 标准）

同时性多原发肺癌

　A. 病灶部位不同，相互独立

　B. 组织学类型

　1. 不同

　2. 组织学类型相同，但位于不同的肺段、肺叶或双侧肺，并且：

　　a. 起源于不同的原位癌

　　b. 共同的淋巴引流部位无癌

　　c. 确立诊断时无肺外转移

异时性多原发肺癌

　A. 组织学类型不同

　B. 组织学类型相同时，满足以下任意 1 条

　1. 无瘤间隔期 ≥ 2 年

　2. 起源于不同的原位癌

　3. 再发原发癌位于不同肺叶或对侧肺，且

　　a. 共同的淋巴引流部位无癌

　　b. 确立诊断时无肺外转移

为粗糙，也未经过真正的验证。不过它确实为后来的标准提供了基础。按此标准，第二个原发性肿瘤若与首次肺癌的组织学类型不同，则可归为异时原发性肺癌。若与首次切除病变的组织学类型相同，为区分是新原发还是复发则至少应满足以下条件之一：①两次病变的无病生存期间隔至少为 2 年；②原位癌处又出现新的肿瘤；③除外肺外转移和淋巴转移后，第二次肿瘤发生在不同肺叶或非同侧肺。后来 Colice 教授等又将两次病变无病生存期的间隔延长为 4 年。综合所有研究均强调，评估的首要目的是确定该肿瘤是否可以行根治性治疗，而非纯粹判断其为新生或肿瘤复发。

2007 年，美国胸科协会（ACCP）也发表了 MPLC 的鉴别指南，该指南包含了一些 M&M 标准的特点，有更细致的组织学评估内容，该标准还增加了分子遗传学特征，同时兼顾 MPLC 与转移的鉴别。鉴于 MPLC 以肺腺癌居多，ACCP 推荐利用肺腺癌的组织学亚型鉴别 MPLC 与肺内多发转移，还提出了另外一种鉴别手段——分子遗传学分析，即利用特异的分子标志物或基因突变位点加以鉴别。但是它也有一些未能定义的灰色地带（如间隔 2 ～ 4 年的异时性肿瘤）（表 46-2）。

表 46-2　MPLC 诊断标准（ACCP 标准）

A. 组织学类型相同，但解剖部位不同

　1. 肿瘤在不同的肺叶

　2. N2、N3 站淋巴结无受侵

　3. 无全身性转移

B. 组织学类型相同，病灶间隔暂时性分离

　1. 两病灶间隔不少于 4 年

　2. 各癌灶均没有导致全身性转移

C. 组织学类型不同

　1. 组织学类型不同

　2. 各癌灶具有不同的分子遗传特征

　3. 各癌灶由不同原位癌起源

　　2016 年 IASLC 系统性分析了有关肺癌转移的机制，单个或单独谱系（克隆性）的鉴定数据，以及明确的局部高治愈率或随后播散性转移相关的不同结局的各类因素，综合考虑上述所有结果，制定了 MPLC 或转移癌的 IASLC 标准，该标准从临床特征和病理学特征两个方面分述（表 46-3），纳入了肿瘤形态，代谢摄取，生物标志物，驱动基因等，对临床实践有很大意义。该标准与 ACCP 指南有相似之处，都是在强调利用分子生物学技术对特异性分子标记物或突变位点进行检测和分析，确定两癌灶的异源性，但由于经济效益等原因，这些方法很少应用于临床实践中。这些标准或指南只是作为临床医师参考。MPLC 需要多学科综合诊断，诊断时需要综合考虑组织学类型、遗传学特点、影像学特征及临床表现等加以诊断。

（二）MPLC 的发病机制及鉴别诊断

　　孤立性肺癌的多灶性与"区域性癌化"（field cancerization）过程相关，这个概念最早由 Slaughter 教授于 1953 年提出。根据该理论，由吸烟引起的致癌因素，损伤了支气管树的不同敏感细胞，支气管肺泡上皮可能广泛异型增生，其中某些高级别的异型增生细胞首先癌变，而有些异型气道黏膜细胞暂未癌变，但随着时间推移，也会逐渐癌变，只是这个过程可以是同时或顺序发生。后续的研究通过对 SCLC 或 NSCL 患者的长期观察，证实长期吸烟与第二原发肺癌的发生、发展有密切关系，因此认为异时性原发肺癌的发展可能是多处肺组织因持续暴露在致癌因素刺激下的结果。此外需注意的是，首次手术切除病变和第二个肿瘤形成之间必须有一个足够的间隔。而事实是，绝大多数肺癌患者在

表 46-3 MPLC 诊断标准（IASLC 标准）

临床标准

如果肿瘤明显属于不同的组织学类型（如鳞癌和腺癌），则可将其视为独立的原发肿瘤

如果通过比较基因组杂交确定匹配断点，则可以认为肿瘤起源于单一肿瘤

支持多原发肿瘤的相关论据：

   不同的影像学特征或代谢摄取

   不同的生物标志物模式（驱动基因突变）

   不同的增长率（如果以前的图像可用）

   无淋巴结或全身转移

支持单一肿瘤来源的相关论据：

   放射学特征相似

   生长模式相似（如果以前的图像可用）

   显著的淋巴结或全身转移

相同的生物标志物模式（和相同的组织类型）

病理学标准

如存在以下特征，肿瘤可被视为独立的原发肿瘤

   明显属于不同的组织学类型（例如鳞状癌和腺癌）

   通过全面的组织学评估，明显不同

   是由原位癌引起的鳞癌

如果出现以下情况，可以认为属于单一肿瘤起源

   通过比较基因组杂交确定精确匹配的断点

支持独立原发肿瘤的相关论据（与临床因素一起考虑）

   生物标志物不同模式

   无淋巴结或全身转移

支持单一肿瘤来源的相关论点（与临床因素一起考虑）

   综合组织学评估特征相匹配

   相同的生物标志模式

   明显的淋巴结或全身转移

确诊后生存期不到 3 年；原发癌切除后和异时性肺癌形成的时间间隔从几个月到 17 年不等。因此，许多亚临床第二原发性肺癌可能未能发现或未得到确诊，患者已死于首发癌，所以流行病学所统计的 MPLC 确切发病率可能被低估了。

尽管 Martini 和 Melamed 提出的临床病理标准已获广泛接受，但在不同研究中所观察的生存率却差异显著，其原因可能是 M&M 标准缺乏分子生物学依据，而且过往也仅有少数研究将分子特征和遗传特征与临床病理相联系起来。当把临床 / 组织学特征和基因突变分析的结果相比对时，大部分的研究报道了较大的误诊概率（最高可达 32%）。先进的分子检测技术，如 DNA 指纹或许能够判定两个病灶是独立原发灶抑或同一肺癌，但是这些技术还不能在临床中常规使用，在确定关联性方面仅有提示作用而不能确定。

针对 MPLC 的研究，很大一部分是对基因学的分析，目前认为 MPLC 是癌基因的激活或抑癌基因缺失引起的体细胞突变，X 染色体失活或杂合性丢失（LOH）所致。

在肺癌中抑癌基因 $p53$（17 号染色体）突变十分常见，SCLC 和 NSCLC 的 $p53$ 突变率可高达 70% 和 50%。它们大多是点突变，而且广泛分布在 $p53$ 基因的 DNA- 结合域（外显子 5 ～ 8）。这样可以产生大量的可能突变，因此两个独立的肺部肿瘤不太可能出现相似的突变类型。在最近一些关于 MPLC 和肺内转移癌鉴别诊断的研究中，发现对 $p53$ 基因突变进行分析，可使 35% ～ 66% 的同时性和异时性 MPLC 得到准确的诊断。如果 $p53$ 基因突变发生于两个标本中的一个，或两个发生不同的突变位点，我们一般会诊断两者为多原发癌，若两个标本发生相同的突变可判为两者同源，属原发癌复发或转移。Matsuzoe 等在 861 例原发性肺癌患者中，筛选出 20 例单侧肺同时出现两处相同组织学类型的患者，并排除远处转移，这些患者经临床及组织学检查，最初诊断为肺癌并肺内转移。他们对 20 例配对肿瘤组织进行 PCR 及 DNA 测序分析，检测中包含了 $p53$ 基因的第 5 ～ 9 号外显子。结果发现 $p53$ 突变的分布有 3 种不同的模式：①只有一处肿瘤发生突变（4 例）；②两处肿瘤发生不同的突变（2 例）；③两处肿瘤发生相同的突变（1 例）。①型或②型可诊断为 MPLC，而③型则为肺内转移癌。

X 染色体基因失活在胚胎发育早期发生，针对于它的检测可用于分析克隆肿瘤之间的联系，首次使用这种类型的分析来解决多病灶肺癌来源的研究显示，在临床诊断为同时性或者异时性多原发肺癌的患者中，约有 78% 的多病灶肿瘤有一致的 X 染色体失活。针对于这些病例的研究考虑可能为单一的原发性肺癌，随后发生了肺内的转移。然而这项技术仅限于女性患者，而且尽管它们不是克隆肿瘤仍有 50% 可能性在两个细胞群中存在相同的 X 染色体失活，因此这项技术并没有在临床广泛使用。

杂合性缺失是从一个多态的基因型杂合性到体细胞的纯合性转变，是等位基因丢失的标志。近年的研究表明，非小细胞肺癌中常出现染色体区域中等位基因的杂合性丢失，其中包括 2p、3p、9p、11p、17p 及 19p，而 3p 的部分遗传物质的丢失则是肺癌中最常见的分子变化现象，因此普遍认为在这些丢失区域中可能存在抑癌基因。也就是说在两个等位基因都存在时，会抑制恶性肿瘤的发生。而当一个等位基因明显异常或缺失时（另一个等位基因已经处于没有活性的状态）不再有抑制功能，细胞就转化为癌细胞。LOH 诊断 MPLC 的有效性较高，其检测敏感度为 87%，有些研究甚至认为 LOH 的发生率为 100%。

除了单独检测 LOH 以外，LOH 联合 p53 的检测能够在很大程度上提高 MPLC 诊断的特异性、灵敏性和准确度，该研究回顾性鉴别 14 例 MPLC 和肺内转移癌。从肿瘤细胞 DNA 中检测 3p14.2、3p21、3p25、9p21 和 18q21.1 的 LOH。PCR 检测 *p53* 基因第 5 ~ 8 外显子的突变，然后进行单链构象多态性分析和 DNA 测序，分析每处肿瘤病灶的克隆起源。最终结果发现 14 例中有 11 例（79%）诊断为肺转移癌，只有 1 例诊断为真正的 MPLC，另外两例诊断困难。

（三）治疗

如何处理多原发性肺癌，目前仍是临床上的一个挑战，迄今为止并没有指南可供参考，确诊为 MPLC 后，不同原发病灶应分别进行 TNM 分期并制订相应的治疗策略。国内外针对多原发肺癌的手术治疗原则达成一致，即无手术禁忌证的情况下尽可能选择手术治疗，在尽可能完整切除肿瘤的基础上保留更多的健康肺组织，术后采取多学科综合治疗、综合管理的治疗模式。对于无法手术治疗或考虑为肺内转移癌的患者进行内科治疗，主要包括立体定向放疗及化疗。

1. 手术　对于同时性或异时性 MPLC 患者，如果手术切除 1 个以上病灶后仍有足够的肺功能储备，再次手术切除绝对是标准治疗。如果肺储备有限，则患者可能只耐受 1 个或 2 个病灶的局限性切除（如肺段切除或者楔形切除），或者采取非手术的局部根治性治疗。

确诊同时性原发性肺癌后，应评估两个病灶均手术切除的可能性。两处肿瘤应尽量选择完全解剖性切除的手术方式，接受两个病灶均切除的患者中很大一部分将可能有超过平均 60 个月的远期生存期。国内文献报道，中国人民解放军总医院张东等回顾性分析了 14 例老年 MPLC，其中 6 例（42.9%）早期行手术治疗，中位生存时间达 71.2 个月，最长者 117 个月，显著长于非手术治疗（18.4 个月）。同样是中国人民解放军总医院，汪建新等总结 25 例 MPLC，该组患者术后 3 年生存率为 91.8%（23 例），5 年生存率 48.8%（13 例），中位生存时间 58 个月。

同时性 MPLC 的手术原则需要 MDT 讨论制订，要充分考虑患者的心肺功能、年龄大小、是否伴有呼吸相关的合并症、第二原发灶的临床分期等因素。当多原发灶均在同侧时选择 1 次手术切除多个病灶；如果病灶位于双侧肺叶时，优先选择手术切除；分期较晚、靠近中央区、肿瘤体积大、伴有纵隔或者肺门淋巴结转移的病灶；间隔 1 个月后，择期手术切除对侧分期较早、靠近外周、肿瘤较小、不伴有纵隔或淋巴结转移的病灶。医科院肿瘤医院总结了 31 例接受胸腔镜手术的同时性 MPLC 患者，其中同时性同侧 MPLC 均行同期手术。而同时性双侧 MPLC 则均行分期手术，手术间隔平均 3 个月。上海胸科医院报道 357 例手术治疗的同时性 MPLC。肿瘤位于不同侧肺叶者 97 例（27.17%），同侧不同肺叶者 128 例（35.85%），同一肺叶者 132 例（36.98%）。265 例（74.23%）行同期手术，92 例（25.77%）分期手术，两次手术间隔 1 ～ 6 个月，中位间隔 2 个月。

在某些情况下，两个同时性肿瘤可能组织学上相似，可能无法明确它们是否为 2 个原发性肿瘤。这种情况下，假设这两个病灶是多原发性病灶，将是"最佳情景（best case scenario）"，所以当作 MPLC 来治疗此类患者可能较为恰当，而不应该将其归为Ⅳ期病变，也就是说，能手术的尽量手术，能根治的尽量根治。

2. 非手术局部治疗　对于可手术的早期肺癌，但由于各方面原因而无法接受手术时，比如心肺功能较差，合并较重的其他疾病，在完成详尽的评估后，不适合外科手术切除 1 个或 1 个以上病灶的患者，可以考虑其他的局部治疗方法来达到根治的目的，如立体定向体部放射治疗（stereotactic body radiation therapy，SBRT）、常规放疗、影像学引导下的经皮肿瘤消融术等。在这些治疗方法中，SBRT 是最成熟、最得到临床认可的方法。多项研究报告 SBRT 在多个预后指标上可与手术相媲美。因此逐渐有研究开始探索 SBRT 在 MPLC 中的安全性与疗效。Chang 等回顾性分析对第二处肺部病灶行 SBRT 治疗的 101 例 MPLC 患者，中位总生存期 46 个月，2 年和 4 年局部控制率分别为 97.4% 和 95.7%。2 年和 4 年生存率分别为 73.2% 和 47.5%；无进展生存率分别为 67% 和 58%。与同时性肿瘤患者相比，异时肿瘤患者的 OS 和 PFS 更好（2 年 OS：80.6% 异时 vs 61.5% 同时；4 年 OS：52.7% vs 39.7%；$P=0.047$；2 年 PFS：84.7% vs 49.4%；4 年 PFS：75.6% vs 30.4%；$P=0.000\,1$）。同样，另外几篇研究不再展开叙述，都证明了 SBRT 治疗 MPLC 在中位 OS 和 PFS 方面与手术治疗结果相当，而且值得注意的是，在这些研究中，大多数同时性或异时性肺癌不符合解剖切除的条件。

3. 异时性 MPLC 的处理　根据回顾性研究，原发与新发肺癌之间的时间间隔中位数为 48 个月，且约 2/3 的肿瘤组织学类型相同。治疗第二原发性肺癌的最大挑战之一是评估是否可外科手术切除。约 2/3 的异时性肺癌患者可手术切除，接受切除术的患者中约 1/3 为局限性切除术，对于所有病例均应尝试局限性切除术（至少尝试解剖性肺段切除术）。肺段切除术与肺叶切除术的无复发生存期结局相似，对于 3cm 以下的肿瘤尤其如此。另外，肺段切除术在开胸或胸腔镜下均可安全进行，对肺功能的影响更小。

异时性 MPLC 患者也可从使用非手术治疗方式中获益，尤其是那些外科切除术后肺储备减少、不适合再次切除的患者。

4.NSCLC 切除术后的辅助化疗　目前还没有可指导在 MPLC 患者中应用辅助化疗的随机试验。对于已接受潜在治愈性切除术的单个Ⅱ期或Ⅲ期 NSCLC 患者，基于铂类药物的辅助化疗是标准治疗方案。ⅠA 期患者接受辅助化疗结局可能会更差，而ⅠB 期疾病和肿瘤直径＞ 4cm 的患者接受术后化疗可能获益。

对同时性 MPLC 患者而言，肿瘤的最高分期似乎是预后的最佳预测指标；如果Ⅱ期或Ⅲ期患者已接受病灶切除，则推荐辅助化疗。有 2 个同时性或异时性Ⅰ期 NSCLC 的患者能否从辅助化疗中获益还不确定。有Ⅰ期 NSCLC 的 MPLC 患者比单个Ⅰ期 NSCLC 患者的预后差，基于铂的辅助化疗可带来的绝对获益尚不清楚，这种情况下，临床医师在决定是否采用辅助化疗时，应考虑肿瘤大小，以及患者的共存疾病、体能状态和个人倾向。

（四）随访监测

虽然美国国立综合癌症网络（National Comprehensive Cancer network，NCCN）指南推荐对于接受单个病灶 NSCLC 完全切除的患者，在术后最初 2 年内每 6 ～ 12 个月进行 1 次胸部增强 CT 或 CT 平扫。在 2 年后每年 1 次体格检查，1 次低剂量 CT 平扫，但对于 MPLC 的随访尚无明确的标准或指南可供参考。从目前来看，强制性的术后终身随访，以监控肿瘤复发或尽可能地在早期发现异时性肿瘤是唯一办法。唯有对第二原发性肿瘤的早期诊断才有助于部分患者再次行根治性切除或其他根治性局部治疗。既然没有随访标准，在 2017 年 *JTO* 上发表的一篇文章或许对此有所提示，该研究收集了 SEER 登记处有完整长期随访数据资料的患者。入组 1992—2007 年共 156 494 例首次诊断为原发性肺癌的患者，对第二原发癌的随访至 2012 年。通过比较第二原发癌的发生率和一般人群的发生率来计算标准化发病比（standardized incidence ratio，SIR）。在所有年龄组和不同种族患者中，其中最年轻组（年龄 20 ～ 49 岁）的女性队列，SIR 最高（SIR=15.26；95% CI：12.81 ～ 18.04）。病理类型（腺癌 SIR=4.56，鳞癌 SIR=4.31，SCLC SIR=3.44）。随着时间延长，第二原发癌的累积风险增加，男性和女性继发第二原发癌的中位时间为 5 年，中位年龄分别为 59 岁和 62 岁。总体人群中，继发第二原发癌的风险为每人每年 1.10%，且随着时间的延长，并没有观察到发病风险出现平台期。此外，第一原发为鳞癌和初始诊断为局部疾病的患者，继发第二原发癌的累积风险更高。该研究纳入病例 10 余万人，最

长随访时间达 20 年，其中的某些研究结论或许对部分高危亚群患者提供随访的
参考依据有所帮助。

（张　东　王　鹏）

参 考 文 献

[1] 郭海法, 毛锋, 张辉, 等. 同时性多原发肺癌的预后及生存相关因素研究 [J]. 中国肺癌杂志, 2017, 20(1): 21-27.

[2] 韩连奎, 高树庚, 谭锋维, 等. 同时性多原发肺癌的诊治体会及处理策略新进展 [J]. 中国肺癌杂志, 2018, 21(3): 180-184.

[3] 郎杉, 孙军平, 王娟, 等. 多原发肺癌临床特点及预后分析 [J]. 解放军医学院学报, 2016, 37(5): 421-428.

[4] Carretta A, Ciriaco P, Melloni G, et al. Surgical treatment of multiple primary adenocarcinomas of the lung. Thorac Cardiovasc Surg, 2009, 57(1): 30-34.

[5] Chang JY, Liu Y-H, Zhu Z, et al. Swisher SG: Stereotactic ablative radiotherapy: A potentially curable approach to early stage multiple primary lung cancer[J]. Cancer, 2013, 119(18): 3402-3410.

[6] Detterbeck F C, Franklin W A, Nicholson A G, et al. The IASLC Lung Cancer Staging Project: Background Data and Proposed Criteria to Distinguish Separate Primary Lung Cancers from Metastatic Foci in Patients with Two Lung Tumors in the Forthcoming Eighth Edition of the TNM Classification for Lung Cancer[J]. Journal of thoracic oncology: official publication of the International Association for the Study of Lung Cancer, 2016.

[7] Huang J, Behrens C, Wistuba I, et al. Molecular analysis of synchronous and metachronous tumors of the lung: Impact on management and prognosis[J]. Annals of Diagnostic Pathology, 2001, 5(6): 321-329.

[8] Lou F, Huang J, Sima C S, et al. Patterns of recurrence and second primary lung cancer in early-stage lung cancer survivors followed with routine computed tomography surveillance[J]. The Journal of thoracic and cardiovascular surgery, 2013, 145(1): 75-81; discussion 81-72.

[9] Martini N, Melamed M R. Multiple primary lung cancers[J]. The Journal of thoracic and cardiovascular surgery, 1975, 70(4): 606-612.

[10] Matsuzoe D, Hideshima T, Ohshima K, et al. Discrimination of double primary lung cancer from intrapulmonary metastasis by p53 gene mutation[J]. British journal of cancer, 1999, 79(9): 1549-1552.

[11] Mitsudomi T, Yatabe Y, Koshikawa T, et al. Mutations of the p53 tumor suppressor gene as clonal marker for multiple primary lung cancers[J]. The Journal of thoracic and cardiovascular surgery, 1997, 114(3): 354-360.

[12] Shen K R, Meyers B F, Larner J M, et al. Special Treatment Issues in Lung Cancer: ACCP Evidence-Based Clinical Practice Guidelines (2nd Edition)[J]. Chest, 2007, 132(3, Supplement): 290S-305S.

[13] Shimizu S, Yatabe Y, Koshikawa T, et al. High Frequency of Clonally Related Tumors in Cases of Multiple Synchronous Lung Cancers as Revealed by Molecular Diagnosis[J]. Clinical Cancer Research, 2000, 6(10): 3994-3999.

[14] Slaughter D P, Southwick H W, Smejkal W. Field cancerization in oral stratified squamous epithelium; clinical implications of multicentric origin[J]. Cancer, 1953, 6(5): 963-968.

[15] Tucker M A, Murray N, Shaw E G, et al.Second primary cancers related to smoking and treatment of small-cell lung cancer. Lung Cancer Working Cadre[J]. Journal of the National Cancer Institute, 1997, 89(23): 1782-1788.

[16] Zhang Z, Gao S, Mao Y, et al. Surgical Outcomes of Synchronous Multiple Primary Non-Small Cell Lung Cancers[J]. Scientific reports, 2016, 6: 23252.

附录 解放军总医院实验室检查项目及正常参考值

一、生化科检验项目

	项目名称	英文全称及缩写	正常参考范围
肝功能检查	谷丙转氨酶	Alanine aminotransferase（ALT）	< 40U/L
	谷草转氨酶	Aspartate aminotransferase（AST）	< 40U/L
	总蛋白	Total Protein（TP）	55 ～ 80g/L
	白蛋白	Albumin（Alb）	35 ～ 50g/L
	白蛋白 / 球蛋白比值	Albumin/Globulin（A/G）	1.5 ～ 2.5
	总胆红素	Total bilirubin（TB）	< 21μmol/L
	结合胆红素	Direct bilirubin（DB）	< 8.6μmol/L
	总胆汁酸	Total bile acid（TBA）	< 10μmol/L
	碱性磷酸酶	Alkaline phosphatase（ALP）	< 130U/L
	γ - 谷氨酰基转移酶	γ -glutamyl transferase（γ -GTT）	< 50U/L
	单胺氧化酶	Monoamine oxidase（MAO）	0.3 ～ 1.4U/L
	血氨	Ammonia（NH_3）	< 75μg/dl
	胆碱酯酶	Cholinesterase（CHE）	4650 ～ 12220U/L
	腺苷脱氨酶	Adenosine deaminase（ADA）	4 ～ 24U/L
肾功能检查	尿素	Urea	1.75 ～ 7.50mmol/L
	尿酸	Uric Acid（Ua）	104 ～ 444μmol/L
	肌酐	Creatinine（Cr）	30 ～ 110μmol/L
心脏功能检查	肌酸激酶同工酶	Creatine kinase isoenzyme（CK-MB）	< 16U/L
	乳酸脱氢酶	Lactatedehydrogenase（LDH）	< 250U/L
	肌酸激酶	Creatine Kinase（CK）	< 200U/L
	肌钙蛋白 T	Troponin T（TnT）	< 0.01ng/ml
	肌红蛋白	Myoglobin（MYO）	0 ～ 75ng/ml
	脑利钠肽前体	pro B-type natriuretic peptide（proBNP）	0 ～ 150pg/ml
	心型脂肪酸结合蛋白	Heart type-Fatty Acid Binding Proteins（H-FABP）	0 ～ 5μg/L

	项目名称	英文全称及缩写	正常参考范围
脂类检查	总胆固醇	Total Cholesterol （TCH）	3.12～5.72mmol/L
	三酰甘油	Triglycerides （TG）	0.44～1.70mmol/L
	载脂蛋白 A₁	Apolipoprotein A₁ （ApoA₁）	1.0～1.6g/L
	载脂蛋白 B	Apolipoprotein B （AopB）	0.6～1.10g/L
	ApoA1/AopB		1.0～2.0
	高密度脂蛋白胆固醇	HDL-Cholesterol （HDL-Ch）	1.0～1.60mmol/L
	低密度脂蛋白胆固醇	LDL-Cholesterol （LDL-Ch）	＜3.40mmol/L
	脂蛋白（a）	Lipoprotein （a） [Lp（a）]	＜0.3g/L
	载脂蛋白 A₂	Apolipoprotein A₂ （ApoA₂）	0.35～0.50g/L
	载脂蛋白 C	Apolipoprotein C （ApoC）	22～44mg/L
	载脂蛋白 E	Apolipoprotein E （ApoE）	0.03～0.05g/L
胰腺功能检查	胰淀粉酶	α-Amylase （Amy）	＜150U/L
	脂肪酶	Lipase （Lip）	＜300U/L
	血气分析	pH PCO₂ PO₂ HCO₃⁻ BE SO₂	7.34～7.45 35～45mmHg 80～100mmHg 22～27mmol/L ±3.0mmol/L 0.95～0.98
无机离子检查	钾	Potassium （K）	3.5～5.5mmol/L
	钠	Sodium （Na）	130～150mmol/L
	氯	Chloride （Cl）	94～110mmol/L
	钙	Calcium （Ca）	2.25～2.75mmol/L
	无机磷	Inorganic phosphorus （P）	0.97～1.62mmol/L
	镁	Magnesium （Mg）	0.6～1.4mmol/L
	二氧化碳	CO₂	20.2～30.0mmol/L
	血清铁	Serum iron （Fe）	8.8～32.4μmol/L
	血清铁结合力	Serum iron binding capacity （Tibc）	44.8～80.6μmol/L

续表

	项目名称	英文全称及缩写	正常参考范围
糖尿病检查	血糖	Glucose（Glu）	3.4～6.2mmol/L
	丙酮酸	Pyruvic acid（PA）	0.03～0.1mmol/l
	乳酸	Lactate（Lac）	＜2.4mmol/L
	糖化血清蛋白	Glycated serum protein（GSP）	202～285μmol/L
	糖化白蛋白	Glycated albumin（GA）	11%～16%
	D-3-羟丁酸	D-3-hydroxybutyric acid（D-3-H）	0.03～0.3mmol/L
病毒检查	乙肝病毒 DNA	Hepatitis Bvirus DNA（HBVDNA）	＜20U/ml
	丙肝病毒 RNA	Hepatitis C virus RNA（HCVRNA）	＜15U/ml
肿瘤标志物检查	糖类抗原 72-4	carbohydrate antigen 72-4（CA72-4）	0.1～10U/ml
	酸性磷酸酶	Acidphosphatase（ACP）	0～6.5U/L
	癌抗原 125	Cancer antigen 125（CA125）	0.1～35U/ml
	细胞角质素片段 19	CYFRA 21-1（Cyfra21-1）	0.1～4.0ng/ml
	糖类抗原 19-9	Carbohydrate antigen 19-9（CA19-9）	0.1～37U/ml
	糖类抗原 15-3	Carbohydrate antigen 15-3（CA15-3）	0.1～30U/ml
	神经原特异烯醇化酶	Neuron-specific enolase（NSE）	0～24ng/ml
	鳞癌相关抗原	Squamous carcinoma associate dantigen（SCC）	＜2.6μg/L
	胃蛋白酶原	Pepsinogen Ⅰ（PG Ⅰ） Pepsinogen Ⅱ（PG Ⅱ）	Pepsinogen Ⅰ≤70 且 Pepsinogen Ⅰ/Ⅱ≤3 提示胃黏膜萎缩，单项降低无意义
	甲胎蛋白	α_1-Fetoprotein（AFP）	0～20μg/L
	癌胚抗原	Carcino-embryonic antign（CEA）	0～5μg/L
	绒毛膜促性腺激素 β 亚单位	free β-subunit of human chorionic gonadotropin（β-HCG）	0～5U/L
骨代谢检查	骨钙素	Osteocalcin（OCN）	男：1.71～4.51nmol/L 女：1.33～2.87nmol/L 儿童：2.79～4.71nmol/L
	甲状旁腺激素	Parathyroid hormone（PTH）	15～65pg/ml

续表

项目名称	英文全称及缩写	正常参考范围
降钙素	Calcitonin（CAL）	0～8.4pg/ml
β-胶原降解产物	β-CrossLaps（β-CTx）	男：30～50岁 0.3～0.58ng/ml 50～70岁 0.31～0.70ng/ml ≥70岁 0.35～0.85ng/ml 女：停经前 0.3～0.57ng/ml 停经后 0.55～1.01ng/ml
总I型胶原氨基端延长肽	Totalprocollagen type 1 amino-terminal propeptide（TPINP）	男：20～76 女：19～84
25-羟维生素D₃	25-Hydroxy vitamin D₃（VitD₃）	20～32ng/ml
血清游离钙	Serum freeCa²⁺（FCa）	1.02～1.6 mmol/L
血管紧张素转化酶	Angiotensin converting enzyme（ACE）	18～55U/L
乙醇	Alcohol（Alc）	＜2mmol/L
磷脂	Phospholipids（PILP）	1.9～3.2mmol/L
唾液酸	Sialic acid（SA）	45～75mg/dl

骨代谢检查（行：降钙素至血清游离钙）

其他检查（行：血管紧张素转化酶至唾液酸）

二、风湿免疫实验室

项目名称	英文全称及缩写	单位	参考值
抗心磷脂抗体	anticardiolipin antibody（ACA）	ru/ml	＜12ru/ml
抗β₂糖蛋白I抗体	Antiβ₂ glycoprotein I antibody（A-β₂-GPI）	ru/ml	＜20ru/ml
抗核周因子	Antiperinuclear factor autoantibody（APF）		阴性
抗角蛋白抗体	Anti-keratin antibody（AKA）		阴性
抗环瓜氨酸多肽抗体	Anti-cyclic peptide containingcitruline（ACCP）	U/ml	＜25U/ml

三、微生物科实验室

项目名称	英文全称及缩写	正常参考值
降钙素原检测	Procalcitonin（PCT）	＜ 0.5ng/ml
内毒素检测	Endotoxin detection（ED）	＜ 0.053U/ml
真菌 D- 葡聚糖检测	Fungi dglucan detection（FDG）	＜ 100.5pg/ml
前列腺特异抗原 PSA	Prostate specific antigen（PSA）	＜ 4ng/ml
抗链球菌溶血素 O 试验	Anti-streptolysin O（ASO）	＜ 400U/ml
肺炎支原体抗体测定	Mycoplasma pneumoniae（MP）	＜ 1 : 80
冷凝集检测	Condensing set test（CST）	＜ 1 : 8

四、血液检查

项目名称	英文全称及缩写	正常参考值
白细胞计数	White blood cell count（WBC）	成人静脉血：$(3.5 \sim 10.0) \times 10^9$/L 末梢血：$(4.0 \sim 10.0) \times 10^9$/L
白细胞分类	Differential count（DC）	中性粒细胞：0.50 ～ 0.70 淋巴细胞：0.20 ～ 0.40 单核细胞：0.03 ～ 0.08 嗜酸性粒细胞：0.01 ～ 0.05 嗜碱性粒细胞：0 ～ 0.01
嗜酸粒细胞直接计数	Eosinophilic granulocyte count（EOS）	$(0.05 \sim 0.3) \times 10^9$/L
红细胞计数	Red blood cell count（RBC）	成年男性：$(4.0 \sim 5.5) \times 10^{12}$/L 成年女性：$(3.5 \sim 5.0) \times 10^{12}$/L 新生儿：$(6.0 \sim 7.0) \times 10^{12}$/L
血细胞比容	Hematocrit（HCT）	成年男性：0.40 ～ 0.50 成年女性：0.37 ～ 0.48 新生儿：0.47 ～ 0.67 儿童：0.33 ～ 0.42

续表

项目名称	英文全称及缩写	正常参考值
血红蛋白	Hemoglobin concentration（HGB）	成年男性：137～179g/L 成年女性：110～150g/L 新生儿：170～200g/L
血小板计数	Platelet count（PLT）	（100～300）×10^9/L
网织红细胞计数	Reticulocyte count（RET）	网织红细胞比率：0.004～0.021 低荧光网织红细胞比率0.768～0.954 中荧光网织红细胞比率0.032～0.194 高荧光网织红细胞比率0～0.046
红细胞平均指数	Mean corpuscular volume（MCV）； Mean corpuscular Hemoglobin（MCH）； Mean corpuscular Hemoglobin concentration（MCHC）	MCV：80～100fl MCH：26～34pg MCHC：320～360g/L
红细胞体积分布宽度	Red blood cell distribution width（RDW）	＜0.145
平均血小板容积	Mean platelet volume（MPV）	男性：（10.07±1.18）fl 女性：（10.24±1.58）fl
血小板分布宽度	Platelet distribution width（PDW）	16.8%±0.63%
血小板比积	Plateletcrit（PCT）	男性：0.183±0.041 女性：0.198±0.042
红细胞沉降率（血沉）	Erythrocyte sedimentation rate（ESR）	男性：0～15mm/h 女性：0～20mm/h（魏氏法）
白介素-6	Interleukin-6（IL-6）	＜10ng/L

五、尿液检查

项目名称	英文全称及缩写	正常参考值
尿量	Urinevolume	1～2L/24h 或 1ml/（h·kg）；儿童按 kg 体重计算尿量，为成人的3～4倍
尿液颜色	Urinecolour	淡黄色或黄色
尿液浊度	Urineturbidity	清晰透明

续表

项目名称	英文全称及缩写	正常参考值
尿液比重	Specific gravity	成人：随机尿 1.003 ～ 1.030；晨尿大于 1.020 新生儿：1.002 ～ 1.004
尿液渗透压	Urineosmolality	600 ～ 1000mmol/L
尿液酸碱度	pH	晨尿多偏弱酸性，多数尿液标本 pH 为 5.5 ～ 6.5，平均为 6.0；随机尿 pH 为 4.5 ～ 8.0
尿蛋白	Protein（PRO）	阴性或 < 0.1g/L
尿糖	Glucose（GLU）	阴性
酮体	Ketone bodies（KET）	阴性
尿胆红素	Bilirubin（BIL）	阴性
尿胆原	Urobilinogen（URO、UBG）	弱阳性
亚硝酸盐	Nitrite（NIT）	阴性
尿液沉渣	Urinesediment	红细胞：0 ～ 3 个 /HP 白细胞：0 ～ 5 个 /HP 管型：0 ～ 1 个 /LP
尿乳糜定性试验	Urinechyle	阴性
尿含铁血黄素定性试验	Urinehemosiderin	阴性
尿苯丙酮酸	Urine phenylketone	阴性
尿卟啉	Urineporphyrin	阴性
尿蛋白质定量	Urine protein（PRO）	≤ 0.15g/24h
尿糖定量	Urine glucose	< 5mmol/24h
尿钾	Urine potassium（K）	25 ～ 100mmol/24h
尿钠	Urine sodium（Na）	130 ～ 260mmol/24h
尿氯	Urine chlorine（Cl）	170 ～ 250mmol/24h
尿钙	Urine calcium（Ca）	2.5 ～ 7.5mmol/24h
尿磷	Urine phosphorus（P）	13 ～ 42mmol/24h
尿镁	Urine magnesium（Mg）	2.1 ～ 8.2mmol/24h
尿肌酐	Urine creatinine（Cr）	男性：8.8 ～ 17.6mmol（1.0 ～ 2.0g）/24h 女性：7.0 ～ 15.8mmol（0.8 ～ 1.8g）/24h

项目名称	英文全称及缩写	正常参考值
尿尿素	Urine urea	170 ～ 580mmol/24h
尿尿酸	Urine uric acid（UA）	1.2 ～ 5.90mmol/24h
尿 N- 乙酰 -β-D- 氨基 葡萄糖苷酶	Urine N-acetyl-beta-D-glucosamidase（NAG）	0.3 ～ 12U/L
尿视黄醇结合蛋白	Urine retinol binding protein（RBP）	0 ～ 0.7mg/L

六、脑脊液检查

项目名称	英文全称及缩写	正常参考值
颜色	Colour	无色
透明度	Turbidity	清澈透明
脑脊液蛋白	CSFprotein	阴性
脑脊液细胞计数	CSF cell	无红细胞，仅有少量白细胞 成人：（0 ～ 8）×10⁶/L 儿童：（0 ～ 15）×10⁶/L 婴儿：（0 ～ 20）×10⁶/L
脑脊液蛋白	CSF protein	蛋白：腰池为 200 ～ 400mg/L，脑室 50 ～ 150mg/L，小脑延髓池为 100 ～ 250mg/L
脑脊液葡萄糖	CSF glucose	成人：2.5 ～ 4.4mmol/L 10 岁以下儿童：1.9 ～ 4.7mmol/L 10 岁以上儿童：2.8 ～ 4.4mmol/L 新生儿：3.9 ～ 5.0mmol/L
脑脊液氯化物	CSF Chlorine	成人：120 ～ 130mmol/L 儿童：111 ～ 123mmol/L 婴儿：110 ～ 130mmol/L

七、浆膜腔积液及关节腔积液检查

	项目名称	英文全称及缩写	正常参考值
浆膜腔积液常规	颜色	Color	淡黄色
	性状	Character	清澈透明
	浆膜腔积液蛋白定性	Serous cavity protein	阴性
	浆膜腔积液细胞计数	Serous cavity cells	
	浆膜腔积液比重	Serous cavity Specific Gravity	
浆膜腔积液生化检查	浆膜腔积液蛋白质定量	Serous cavity protein	
	浆膜腔积液葡萄糖	Serous cavity glucose	
	浆膜腔积液氯化物	Serous cavity Chlorine	
	浆膜腔积液乳糜定性	Serous cavity chyle	阴性
关节液常规	颜色	SF Color	无色或淡黄色
	透明度	SFturbidity	透明清亮
	细胞计数	SF cells	无红细胞，有极少白细胞，为（200～700）×10^6/L；65% 为单核 - 吞噬细胞，10% 为淋巴细胞，20% 为中性粒细胞，偶见软骨细胞和组织细胞

八、精液及前列液检查

	项目名称	英文全称及缩写	正常参考值
精液检查	精液量	Semen volue	2～6ml（平均3.5ml）
	精液液化时间	Semenliquefaction time	< 40min
	精液 pH	Semen pH	7.2～8.0
	精子计数	Sperm count	> $20×10^9$/L
	精子活力	Sperm motility	30～60min 内，精子活动率应 > 70%；a 级精子 ≥ 25%，a+b 级精子 ≥ 50%
	精子形态	Sperm morphology	异常精子≤ 40%
	精液果糖	Seminal fructose	≥ 8.3mmol/L；13μmol/ 一次射精
	精液酸性磷酸酶	Seminal acidphosphatase（ACP）	80～1000U/ml
	抗精子抗体	Antisperm antibody（AsAb）	阴性
前列腺液常规	颜色和透明度	Color and turbidity	乳白色、稀薄、不透明而有光泽的液体
	细胞检查	Cell examination	红细胞 < 5 个 /HP 白细胞 < 10 个 /HP
	卵磷脂小体		多量，均匀分布满视野

九、粪便及胃液检查

	项目名称	英文全称及缩写	正常参考值
粪便常规检查	颜色	Colour	黄褐色
	性状	Character	软便
	显微镜检查	Microscopic examination	阴性
粪便化学检查	粪便隐血检测	Fecal occult blood test（FOBT）	阴性
	粪便转铁蛋白	Fecal transferrin	阴性
	粪便苏丹Ⅲ染色	Fecal Sudan Ⅲ staining	阴性

续表

	项目名称	英文全称及缩写	正常参考值
粪便细菌学检查	粪便幽门螺杆菌抗原检查	Fecal helicobacter pylori	阴性
	粪便动力试验		阴性
胃液常规	胃液 pH	pH	1.5 ～ 2.0
	显微镜检查	Microscopic examination	健康人可见少量白细胞
	胃液隐血试验	Occult blood	阴性

十、免疫检查

	项目名称	英文全称及缩写	正常参考值
血液特种蛋白	C 反应蛋白	C-reactive protein （CRP）	0 ～ 0.8mg/dl
	类风湿因子	Rheumatoid factor （RF）	0 ～ 20U/ml
	超敏 C 反应蛋白	High sensitive C-reactive protein （hsCRP）	0 ～ 0.3mg/dl
	前白蛋白	Prealbumin （PAB）	20 ～ 40mg/dl
	铜蓝蛋白	Ceruloplasmin （CER）	20 ～ 60mg/dl
	触珠蛋白	Haptoglobin （HPT）	30 ～ 200mg/dl
	血 β_2- 微球蛋白	β_2-Microglobulin （β_2-M）	0.07 ～ 0.18mg/dl
	转铁蛋白	Transferrin （TRF）	200 ～ 360mg/dl
	α_1- 酸性糖蛋白	α_1-Acid glycoprotein （AAG）	50 ～ 120mg/dl
	免疫球蛋白轻链	Immunoglobulin light chain lambda （LAM） Immunoglobulin light chain kappa （KAP）	K：170 ～ 370 mg/dl λ：90 ～ 210 mg/dl
	补体 C3	Complement C3	90 ～ 180mg/dl
	补体 C4	Complement C4	10 ～ 40mg/dl
	免疫球蛋白 A	Serum immunoglobulin A （IgA）	70 ～ 400mg/dl
	免疫球蛋白 G	Serum immunoglobulin G （IgG）	700 ～ 1600mg/dl

续表

	项目名称	英文全称及缩写	正常参考值
血液特种蛋白	免疫球蛋白 M	Serum immunoglobulin M (IgM)	40 ～ 230mg/dl
	免疫球蛋白 E	Serum immunoglobulin E (IgE)	0 ～ 100U/ml
	总补体效价 (CH50)	Human 50% complementhe-molysis (CH50)	26 ～ 58U/ml
	血清 IgG 亚型四项	IgG subclass IgG$_1$、IgG$_2$、IgG$_3$、IgG$_4$	IgG$_1$: 405 ～ 1011mg/dl IgG$_2$: 169 ～ 786mg/dl IgG$_3$: 11 ～ 85mg/dl IgG$_4$: 3 ～ 201mg/dl
血清蛋白电泳	血清蛋白电泳	Serum protein electrophoresis (SPE)	白蛋白: 60.3% ～ 71.4% α$_1$ 球蛋白: 1.4% ～ 2.9% α$_2$ 球蛋白: 7.2% ～ 11.3% β 球蛋白: 8.1% ～ 12.7% γ 球蛋白: 8.7% ～ 16.0%
免疫电泳	免疫电泳	Immune electrophoresis	
淋巴细胞亚群	T 淋巴细胞 B 淋巴细胞 自然杀伤细胞 (NK)	T lymphocyte B lymphocyte Natural killer cell (NK)	CD3+: 58% ～ 84% CD3+CD4+: 27% ～ 50% CD3+CD8+: 19% ～ 42% CD4+/CD8+: 0.9% ～ 2.0% CD19+: 8% ～ 20% CD3-CD16+/CD56: 9% ～ 25%
脑脊液免疫球蛋白	脑脊液免疫球蛋白 A、G、M	Cerebrospinal fluid immuno-globulinA、G、M (CSF-IgG、IgA、IgM)	IgG: 10 ～ 40mg/L IgA: 0 ～ 6mg/L IgM: 0 ～ 0.22mg/L
尿液免疫学检测	尿液免疫球蛋白 G 及轻链	Urine immunoglobulin G Urine immunoglobulin light chain lambda Urine immunoglobulin light chain kappa	尿 IgG: 0 ～ 0.96mg/dl 尿 κ: 0 ～ 0.790mg/dl 尿 λ: 0 ～ 0.430mg/dl

续表

项目名称	英文全称及缩写	正常参考值
尿微量白蛋白	Urine microalbumin（MALb）	MALB：0～3.00mg/dl 尿白蛋白排泄率＞20μg/min
尿 β₂- 微球蛋白	β₂-Microglobulin（β₂-M）	0～0.02mg/dl
尿 α₁- 微球蛋白	α₁-Microglobulin（α₁-M）	0～1.2mg/dl
尿转铁蛋白	Urine transferrin（TRF）	0～0.19mg/dl

（左侧纵列合并标题：尿液免疫学检测）

十一、凝血与止血检查

项目名称	英文全称及缩写	正常参考值
凝血酶原时间	Prothrombin time（PT）	PT：12～16s PA：60%～120% INR：0.95～1.50
活化部分凝血活酶时间	Activated partialthromboplastin time（APTT）	30～45s
凝血酶时间	Thrombin time（TT）	15～21s 超过正常值3s为异常
纤维蛋白原	Fibrinogen（Fg）	成人：2～4g/L 新生儿：1.25～3.00g/L
血浆 D- 二聚体	D-dimer（D-D）	0～0.5mg/L
血浆抗凝血酶Ⅲ活性	Antithrombin Ⅲ（AT Ⅲ）	75%～125%
血浆蛋白 C 活性	ProteinC（PC）	70%～140%
血浆蛋白 S 活性	ProteinS（PS）	60%～130%
纤维蛋白（原）降解产物（FDP）	Fibrin（-ogen）degradation products（FDP）	0～5mg/L
纤溶酶原	Plasminogen（PLG）	80%～120%
α₂ 抗纤溶酶	Human α₂-Antiplasmin（α₂-AP）	80%～120%

（左侧纵列合并标题：常规检查）

	项目名称	英文全称及缩写	正常参考值
特殊检查	血浆凝血因子Ⅷ、Ⅸ、ⅩⅠ、ⅩⅡ活性	Blood coagulation factor FⅧ、FⅨ、FⅪ、FⅫ	50%～150%
	血浆凝血因子Ⅱ、Ⅴ、Ⅶ、ⅩⅡ活性	Blood coagulation factor FⅡ、FⅤ、FⅦ、FⅩ	50%～150%
	血浆狼疮抗凝物质	Lupus anticoagulant factor（LAC）	0.8～1.2
	血管性假血友病因子	von Wilebrand factor（vWF）	O 血型：42%～141% A/B/AB 血型：66%～176%
	血小板聚集	Platelet aggregation test（PAgT）	诱导剂 ADP：50%～90%
	血浆黏度	Plasma viscosity	1.26～1.66（男）；1.26～1.70（女）
	全血黏度	Whole blood viscosit	切变率 1.00（1/s）：17.63～21.35（男）；13.79～17.91（女） 切变率 5.00（1/s）：8.31～9.95（男）；6.81～8.53（女） 切变率 30.00（1/s）：5.18～5.94（男）；4.29～5.45（女） 切变率 200.00（1/s）：3.53～4.65（男）；3.36～4.32（女）
	血栓弹力图试验	Thrombelastography（TEG）	R：5～10min K：1～3min MA：50～70mm EPL：0～15% TPI：5～90s E：92～218s Cl：-3～3 LY30：0～8% Angle：53～72deg

十二、血液病检查

项目名称	英文全称及缩写	正常参考值
骨髓细胞形态	Bone marrow celmorphous	
骨髓活检病理诊断	Bone marrow biopsy（BMB）	
脑脊液找白血病细胞 / 胸腔积液、腹水查肿瘤细胞	Cerebrospinal fluid for leukemia cels/ Pleural effusion andascites for tumor cels	
过氧化物酶染色	POX	
中性非特异性酯酶染色及氟化钠抑制试验	α-Naphthol acetate esterase（NAE）	
氯醋酸 AS-D 萘酚酯酶	Naphthol AS-D chloroace-tate esterase（CE）	
中性粒细胞碱性磷酸酶染色	NAP	男：阳性率3%～50%，积分3～73分 女：阳性率15%～70%，积分17～145分 儿童（5～12岁）：阳性率43%～92%，积分84～234分
甲苯胺蓝染色	Toluidine blue	
酸性非特异性酯酶	ANAE	
骨髓内铁 / 外铁组化染色	Ferric stain	内铁：阳性率15%～46%，含铁颗粒数17～76 外铁：+～++
糖原染色	PAS	
浓缩血找白血病细胞		

十三、细胞遗传学检验

项目名称		英文全称及缩写	正常参考值
染色体核型分析	外周血染色体核型分析	Chromosomekaryotype analysis of peripheral blood	46，XX（女） 46，XY（男）
	羊水染色体核型分析	Chromosomekaryotype analysis of amniotic fluid	46，XN（原位培养法）